临床神经科学
Clinical Neuroscience

彩色图解教程
An Illustrated Colour Text

〔英〕保罗·约翰（Paul Johns） 主编
BSc，BM，MSc，FRCPath
伦敦大学圣乔治学院和圣乔治医院国家健康服务信托神经病理学顾问
兼神经解剖学高级讲师
刘骞豪 董安琴 李 哲 主译

河南科学技术出版社
·郑州·

图书在版编目（CIP）数据

临床神经科学：彩色图解教程 /（英）保罗·约翰（Paul Johns）主编；刘骞豪，董安琴，李哲主译. 郑州：河南科学技术出版社，2025. 10. -- ISBN 978-7-5725-1423-4

Ⅰ. R741-64

中国国家版本馆CIP数据核字第2025Q5E293号

出版发行：河南科学技术出版社

地址：郑州市郑东新区祥盛街27号　邮编：450016

电话：（0371）65788629　65788613

网址：www.hnstp.cn

出 版 人：乔　辉

策划编辑：李　林

责任编辑：李　林　张　晓

责任校对：董静云

封面设计：李小健

责任印制：徐海东

印　　刷：河南瑞之光印刷股份有限公司

经　　销：全国新华书店

开　　本：889 mm × 1 194 mm　1/16　印张：13.5　字数：363千字

版　　次：2025年10月第1版　2025年10月第1次印刷

定　　价：138.00元

如发现印、装质量问题，影响阅读，请与出版社联系并调换。

ELSEVIER
Elsevier (Singapore) Pte Ltd.
3 Killiney Road, #08-01 Winsland House I , Singapore 239519
Tel: (65) 6349-0200; Fax: (65) 6733-1817

ISBN: 978-0-443-10321-6

This Translation of Clinical Neuroscience: An Illustrated Colour Text by Paul Johns was undertaken by Henan Science and Technology Press and is published by arrangement with Elsevier (Singapore) Pte Ltd.

Clinical Neuroscience: An Illustrated Colour Text by Paul Johns由河南科学技术出版社进行翻译，并根据河南科学技术出版社与爱思唯尔（新加坡）私人有限公司的协议约定出版。

《临床神经科学：彩色图解教程》（刘骞豪　董安琴　李　哲　主译）
ISBN:978-7-5725-1423-4

翻译委员会名单

主　译　刘骞豪　董安琴　李　哲

副主译　崔　明　郭永坤　郝道剑　陈宁宁　冯亚男

译　者（按姓氏笔画排序）

王正辉　冯亚男　刘骞豪　许灵玲　孙海洋

李　哲　李丽荣　李晓丽　杨俊涛　张　婕

张香玉　张俊玲　陈宁宁　金雪明　郝道剑

姚南南　郭永坤　曹灵修　崔　明　梁英姿

彭乾乾　董安琴

献给 Iris

出生于2013年12月5日

致谢

感谢Nick Fox教授、Steve Gentleman教授、Andrew Mackinnon博士、Gemma Northam博士、Gil Rabinovici博士、László Seress教授和Roy Weller教授提供的各种扫描、显微照片，以及各种其他图片（在某些情况下不止一张）。

感谢以下专家评审员对脑卒中、癫痫、痴呆和帕金森病章节的宝贵意见和建议：John Bamford博士、Paul Bolam教授、Peter Garrard博士、Steve Gentleman教授、David Mann教授、Barry Moynihan博士、Andrew Nicolson博士、Dominic Paviour博士、Maria Thom博士、Michael Trimble教授和Matthew Walker教授。还要特别感谢James Thomas博士在项目的早期阶段对本书进行了数小时的讨论、反馈和对我的鼓励。

感谢Elsevier的许多工作者，他们以各种方式帮助本书的出版。他们是Jeremy Bowes，Fiona Conn，Uma Natarajan和Andrew Riley。特别感谢Timothy Horne，他最先给了我编写这本书的机会。还有Graeme Chambers，他成功地把我许多页的手绘图片和潦草的笔记内容转换成了极好的插图和图表。

最后，我要感谢Gemma（图3.6和附录图5~附录图7由她提供），不仅是因为她愿意帮助我通过许多不同的方法完成这本书，更是感谢她愿意忍受我所有的缺点。最重要的是，谢谢她，愿意做我的妻子。

Paul Johns

伦敦，2014

前言

《临床神经科学——彩色图解教程》通俗易懂地介绍了基础与临床神经科学。本书希望可以涵盖“读者所需要知道的相关神经科学知识”，以帮助读者更好地理解神经系统及最重要的神经系统疾病。本书主要有两个目标：

- 解释神经科学相关的细胞和分子方面的核心原理，强调其对于理解常见的神经系统疾病的重要性。
- 为最重要的神经疾病（如脑卒中、癫痫和痴呆等）提供科学依据和相关的综合性、最新描述。

本书应该是市面上非常流行的Crossman和Neary编写的《神经解剖学——彩色图解教程》的理想配套图书，这两本书是以相同的章节格式为基础进行编写的。虽然本书没有划分为几个部分，但是书的后半部分比前半部分更具有临床导向性。

书的前几章介绍了一些核心的神经科学主题，包括神经系统的发育、解剖和细胞组成。同时，还解释了一些基本的（或有可能混淆的）概念，如神经元的电冲动和突触传导的原理。在详细讨论特定的神经疾病之前，有一个关于神经疾病的细胞机制的介绍性章节，概述了疾病基本的病理过程（如炎症、胶质增生、细胞死亡和神经变性），可以帮助读者更好地阅读和理解。

书的后半部分主要集中讲述了最常见和最重要的神经系统疾病，包括颅脑损伤、脑卒中、癫痫、痴呆、帕金森病和多发性硬化等章节。这些章节全面且综合地介绍了相关疾病。这些章节先从关键的临床特征（如症状、体征和主要影像学表现）开始讲述，然后介绍诊断和治疗方面的内容。而关于病因和发病机制的章节借鉴了解剖学、病理学、生理学和药理学的相关知识。此外，作为强调，我们用一些特殊标志标注了书中一些广泛存在的神经系统疾病及其诊断和治疗。

神经科学是一门具有挑战性的学科，通过理解去学习它，你将会发现更多的乐趣，也会更容易记住它。因此，学习的重点是理解而不是死记硬背。例如，我们给出了部分词语的英语单词的起源（至少它们看起来挺有意义的！），我们将最重要的知识点以“要点”的形式框出，以方便考试准备。

本书是根据医学生的需要进行编写的，讲述风格与医学生以案例和解决问题为基础的课程风格一致，因此可用作大多数医学本科生的教材。本书不仅适用于以学习理论知识为主的青年医学生，也适用于与神经系统相关的住院和门诊轮转医生。同样，本书对于刚入职的医生及正在接受专业训练的医生来说也是有帮助的。

虽然本书是为神经科学医学生和初级医生编写的，但本书同样也适合任何对神经系统及其疾病感兴趣的学生，如神经科学、心理学和生物医学科学的本科生和研究生等。本书的内容与大多数医疗保健专业相关，因为这些专业是医学相关专业，需要对神经系统及其病症有基本的了解。为了帮助非医学读者更容易理解它，我们将解剖术语进行了简单的整理，做成了附录。

这本书的大部分内容是我在英国the National Hospital for Neurology and Neurosurgery（位于伦敦皇后广场）的神经病理学专家培训期间编写的，并是在我担任了目前所在的St George's Hospital（南伦敦）的神经病理学顾问后完成的。虽然编写本书确实是一项艰苦的工作，但我乐在其中。我真诚地希望这本彩色图解教程对于读者来说是有用的、值得拥有的。

Paul Johns
伦敦，2014

目录

第一章
神经系统概述

本章目录

本章概述了神经系统的主要结构和功能，并介绍了脑地形图及其保护层。在随后的章节中，我们将更详细地讨论本章介绍的许多概念。

神经系统的组成

中枢神经系统和周围神经系统

神经系统分为中枢神经系统和周围神经系统（图1.1）。中枢神经系统由脑和脊髓组成，包裹在颅骨和脊柱的骨骼中。中枢神经系统是神经系统的主要整合和决策中心。周围神经系统包括位于椎骨之间的31对脊神经（图1.2）和脑底部的12对脑神经（图1.3）。在上肢和下肢的根部，感觉神经纤维和运动神经纤维在臂丛和腰骶丛中重新分布，进入许多已被命名的周围神经（图1.4，图1.5）。周围神经的功能是将神经冲动传入和传出脑和脊髓。

周围神经系统的运动成分进一步细分为躯体运动神经和自主神经。躯体运动神经系统支配骨骼肌，负责“随意运动”（受意识支配的运动）。自主神经系统支配内脏器官和神经结构，负责产生不随意运动（不受意识支配的运动）。

自主神经系统

自主神经系统也称内脏运动神经系统，主要作用是调节心血管、呼吸、消化和泌尿生殖系统的活动。它自主运行（autonomously：自主地。这个单词由两个希腊词语组成：autos，“自身”“自己”的意思；nomos，“法治”的意思）。自主神经系统依

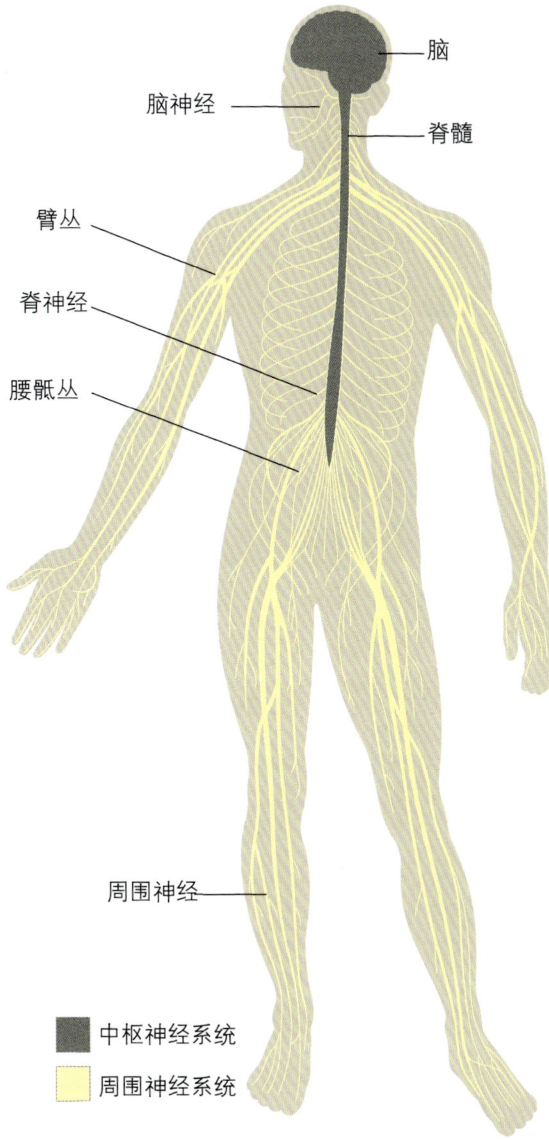

图1.1　中枢神经系统和周围神经系统。中枢神经系统包括脑和脊髓。周围神经系统由进出中枢神经系统的感觉神经纤维和运动神经纤维组成。

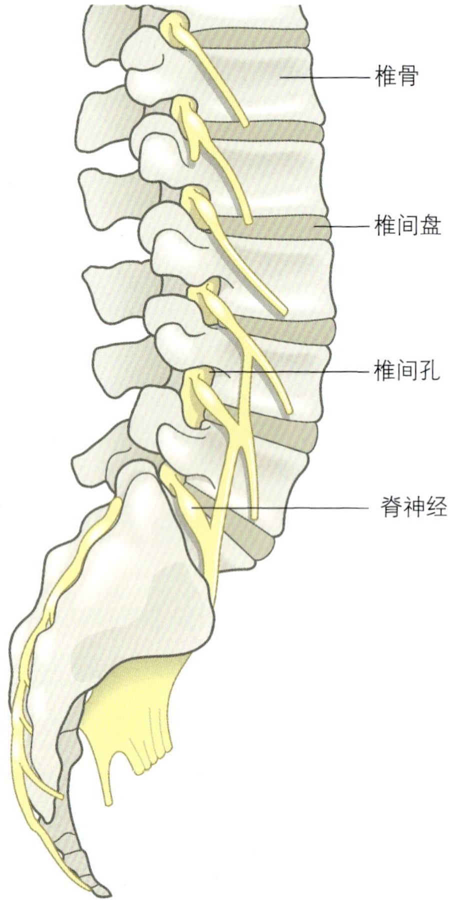

图1.2 腰骶区脊柱的侧视图。可以看到混合脊神经从椎间孔发出。

靠来自内脏器官和血管的持续感觉信息来调节心脏和平滑肌的收缩，以及腺体的分泌活动。自主神经系统的高级调控中枢位于下丘脑。下丘脑是大脑中心的一个微小区域，有时被称为自主神经系统的“头部神经节”（见第三章）。

自主神经系统的分类

自主神经系统有两个广泛支配身体的部分，它们对目标结构的作用是相拮抗的（图1.6）。

- 交感神经系统在强烈恐惧或愤怒、极度紧张的情况下最为活跃，表现为“战斗或逃跑”反应，如瞳孔放大、口干、脉搏加快。据说这是对情感的“同情”。
- 副交感神经系统通常对特定的器官或组织具有拮抗或互补作用，并且与生长活动（休息和消化）关系更大。

重要的是要注意，大多数结构受自主神经系统的两类神经支配，它们可以单独作用（如可以在不增加心率的情况下扩张瞳孔）。“战斗或逃跑”反应是记忆交感神经影响的有效方法。

自主神经系统的两个部分有不同的解剖学起源。交感神经纤维起源于脊髓的胸段和上腰段

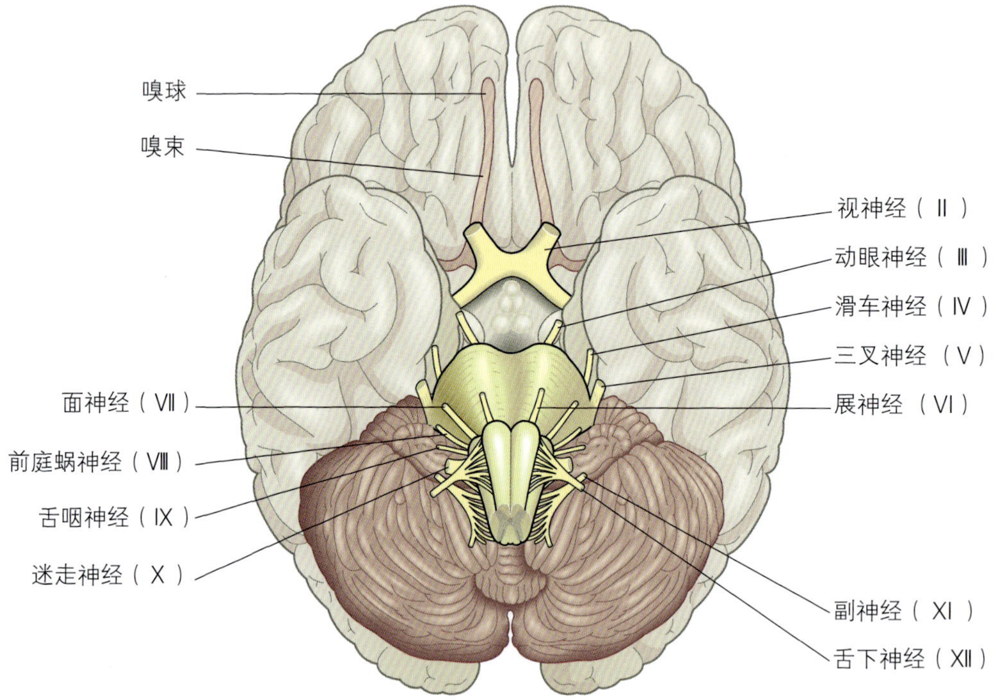

图1.3 脑腹侧面，可以看到脑神经，脑神经通常用罗马数字标记。本图未显示嗅神经（Ⅰ），嗅神经由数百万根来自鼻腔和嗅球突触的细丝组成。

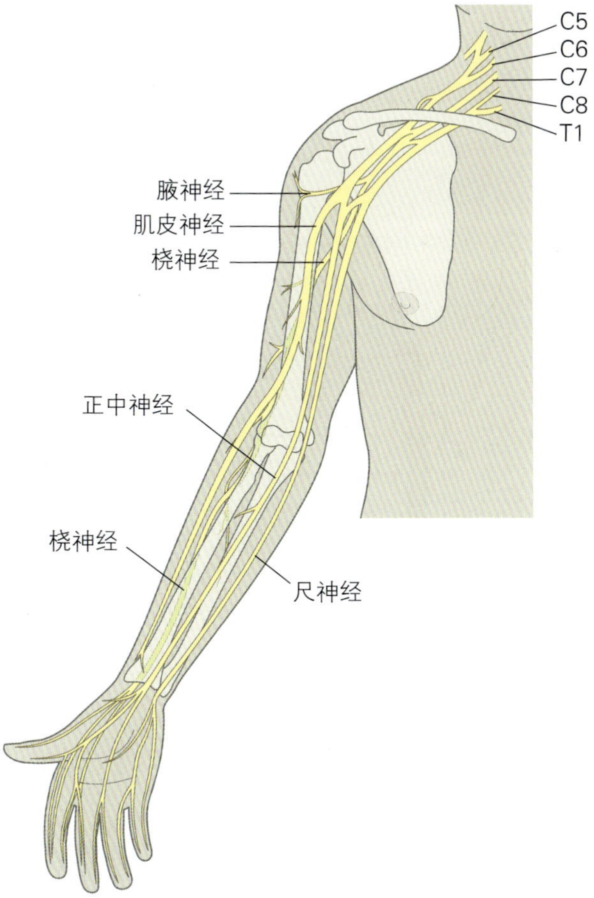

图1.4　臂丛发出上肢主要周围神经。

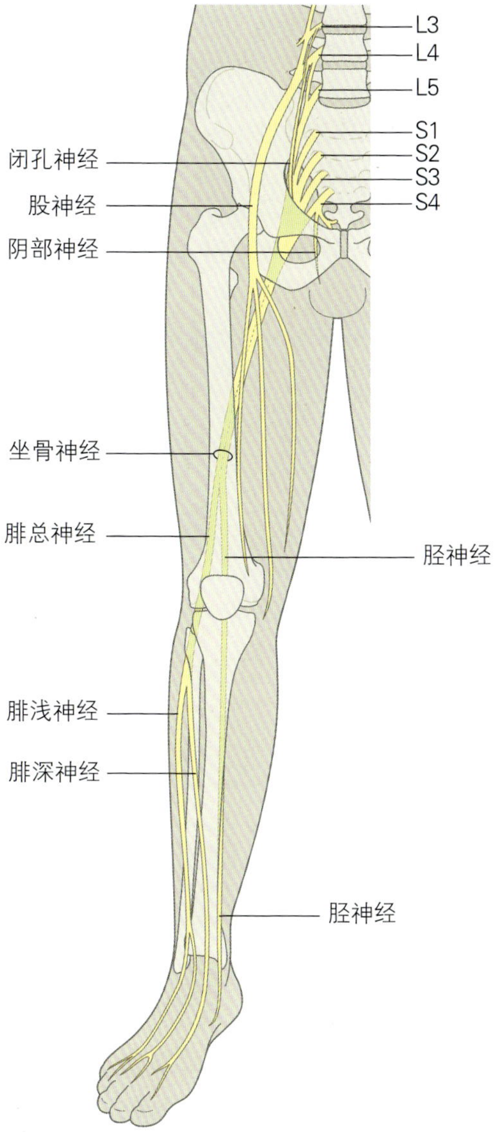

图1.5　腰骶丛发出下肢主要周围神经。

（T1~L2/L3），从胸腰段发出（图1.7）。它进入脊柱两侧的交感神经链，发出支配全身的交感神经。

副交感神经纤维起源于第Ⅲ、Ⅶ、Ⅸ和Ⅹ对脑神经，以及骶髓（S2~S4），从颅骶发出（图1.8）。迷走神经（第Ⅹ对脑神经）的分布范围很广，包括位于胸部和腹部的大部分内脏。

肠神经系统指的是整个胃肠道内广泛的神经元网络。肠神经调节消化腺的活动，并协调推动食物通过肠腔的蠕动波。虽然它是自主神经系统的一个组成部分，但有学者认为它是一个独立的系统，因为它能够独立于脑和脊髓而进行协调活动。

神经系统细胞

神经组织包含两种特殊的细胞：神经元和神经胶质细胞。这些将在这里介绍，并在第五章进一步讨论。

神经元（神经细胞）

神经元或神经细胞是神经系统的基本结构和功能单位。神经元是电兴奋细胞，高度专业化，通过快速电化学脉冲接收、整合和传输信息。典型的神经元如图1.9所示。

神经元胞体直径为5~120μm，包含核DNA和用于蛋白质合成和其他管家功能的细胞器。细胞体有两种类型的突起。树突（dentrite，来自希腊语dendron，“树”的意思）的大量分支专门用来接收和整合信息，其可以接收来自成千上万其他神经元的投射。

神经冲动在胞体中触发，并沿着细长的神经纤维或轴突从神经元传出。一个典型的神经细胞

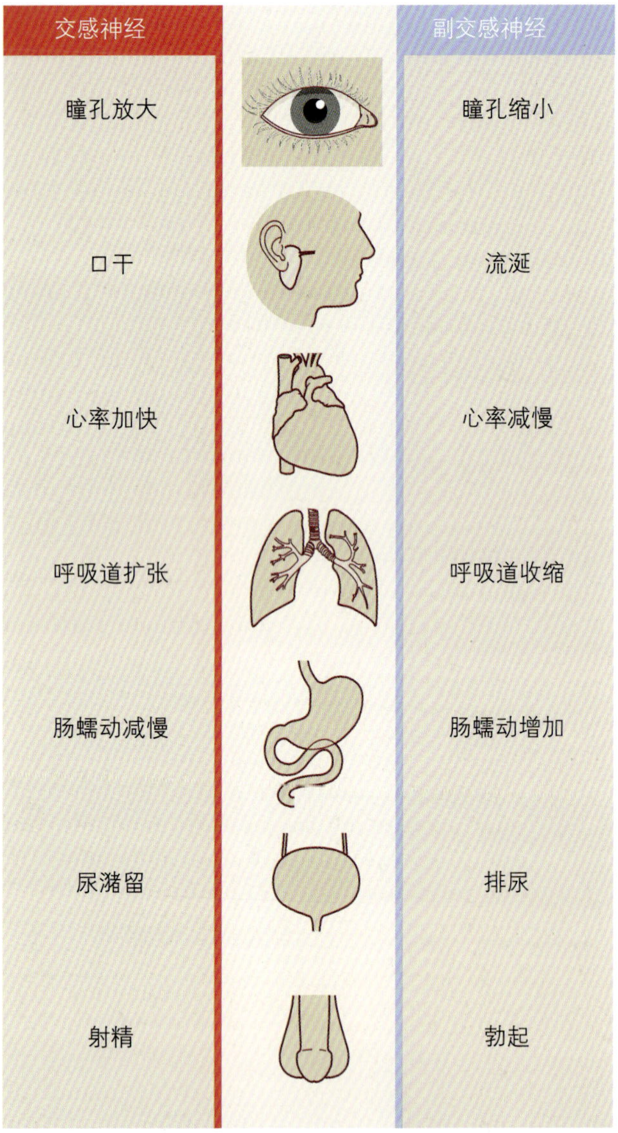

图1.6　自主神经系统交感神经和副交感神经的比较。自主神经系统的两个分支对它们的目标结构产生互相拮抗或补充的影响。

要点

- 中枢神经系统由脑和脊髓组成，包裹在颅腔和脊柱内。
- 周围神经系统包括12对脑神经和31对脊神经，它们由将神经冲动传至中枢的感觉神经纤维和将神经冲动由中枢传至外周的运动神经纤维组成。
- 在上肢和下肢的根部，感觉和运动纤维在臂丛和腰骶丛中重新分布，形成大量混合周围神经。
- 周围神经系统的运动成分可分为躯体运动神经系统（躯体运动）和自主神经系统（内脏运动）两部分。
- 躯体运动神经系统与（骨骼）肌肉组织的随意运动有关。
- 自主神经系统支配内脏、血管平滑肌、心肌和腺体。它由下丘脑控制。
- 自主神经系统交感神经分支（自胸腰椎发出）的生理作用以“战斗或逃跑”反应为典型特征。
- 自主神经系统的副交感神经分支（起源于颅骶神经）通常对特定的器官或组织的作用与交感神经相拮抗。

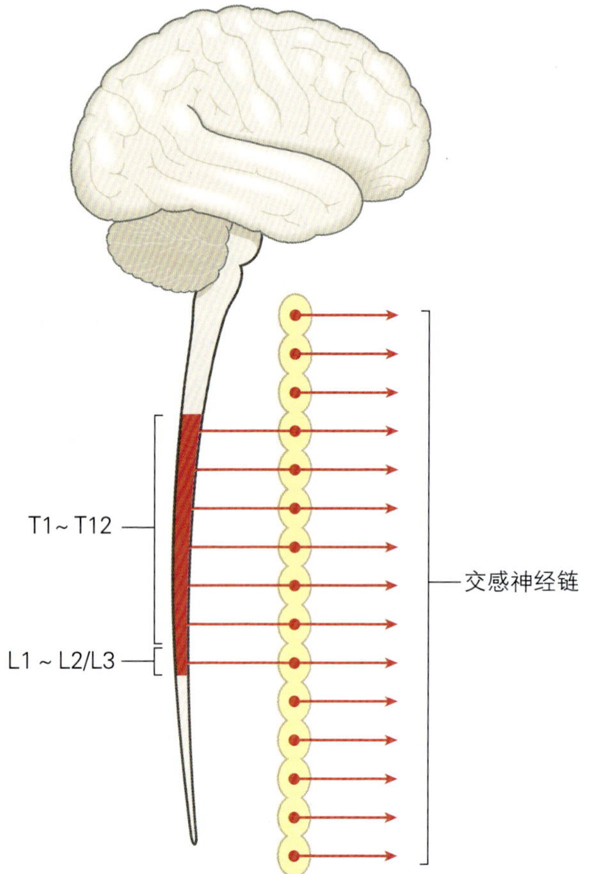

图1.7　胸腰段交感神经的分布。胸段和上腰段脊髓（T1~L2/L3）的交感神经纤维支配位于脊柱两侧的交感神经链。交感神经链的上下延伸为整个身体提供交感神经支配。

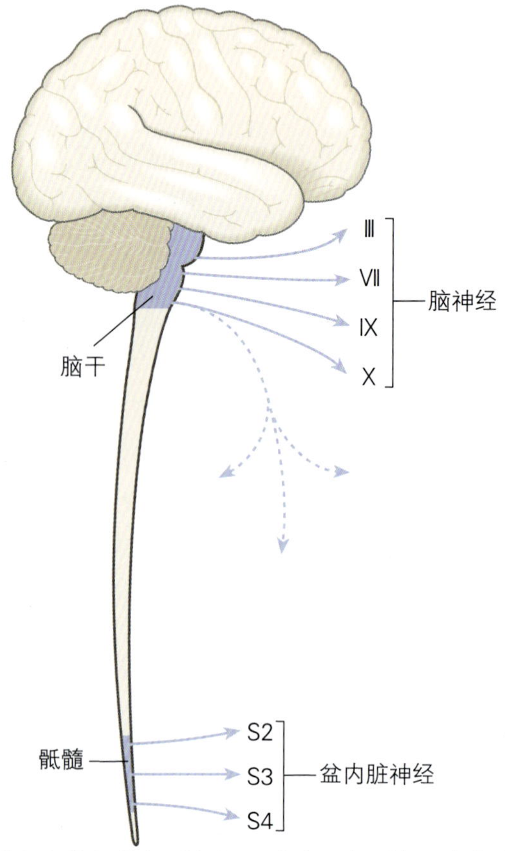

图1.8　副交感神经的颅骶起源和分支。颅骶起源包括第Ⅲ、Ⅶ、Ⅸ和Ⅹ对脑神经，以及盆内脏神经。盆内脏神经来自骶髓的S2~S4节段。请注意，迷走神经起自脑干，在颈部下行（蓝色虚线），支配大部分胸部和腹部器官。

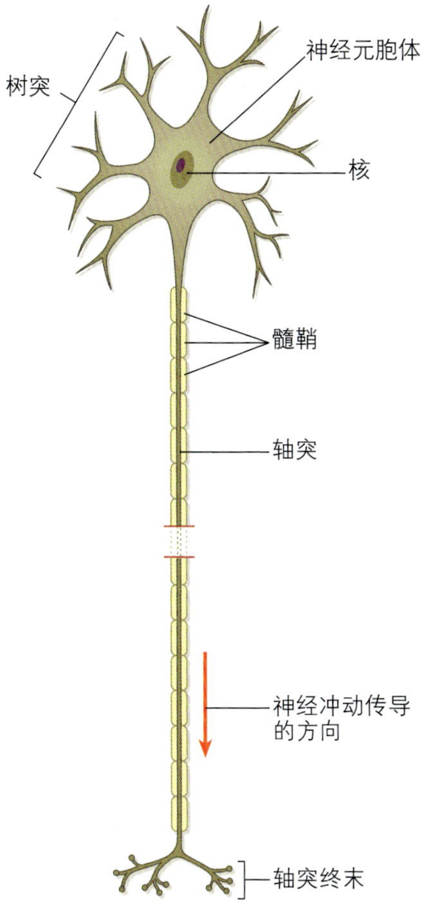

图1.9 典型神经元。

只有一个轴突，轴突在人类中可长达2 m。轴突在称为轴突终末的膨大处与它们的靶细胞接触（并且可能分支影响多个靶细胞）。轴突通常有分支（或侧支），这些分支通常与神经纤维的长轴成直角。

两个神经元之间的接触点称为突触（synapse，来自希腊语sunapsis，“接触点”的意思）。神经元会影响效应器的结构，如神经效应接头处的肌纤维和腺组织。躯体运动神经元和骨骼肌纤维之间的特殊连接是神经肌肉接头（见第四章）。靶细胞的电活动受神经递质的影响，神经递质是神经冲动到达轴突终末时释放的化学介质。神经递质储存在轴突末端被称为突触囊泡（见第七章）的膜结合细胞器中。

根据功能，可将神经元分为三种（图1.10）：

- 传入神经元向中枢神经系统传递神经冲动。传入是指任何向特定结构传递神经冲动的过程。例如，“皮质传入”是将冲动传递到大脑皮质。因为传入神经元传递的是意识感知到的信息，所以也称感觉神经元。
- 传出神经元将神经冲动从中枢神经系统传出。传出是指从特定结构带走神经冲动的过程。因为传出神经元是将神经冲动自中枢传向身体各部，支配或管理各种肌肉组织的活动，所以也称运动神经元。
- 中间神经元也称联络神经元，位于传入神经元和传出神经元之间，在脑和脊髓内构成了巨大的网络。中间神经元具有整合功能，可将感觉输入转化为适当的运动反应。中间神经元数量较多，大多数神经元都属于这一类型。

神经元根据它们拥有的突起数量分为假单极神经元（也称单极神经元）、双极神经元和多极神经元。图1.9所示的是多极神经元，因为它有几个突起。具有一个或两个突起的神经元分别为假单极神经元和双极神经元。中枢神经系统中大多数神经元是多极神经元。

灰质和白质

中枢神经系统组织可分为灰质和白质（图1.11）。灰质主要由神经元胞体、树突和突触组成。它与邻近的白质有着明显的区别，白质由神经纤维组成，这些神经纤维出白质后分布于神经系统的其他部位。白质轴突周围包绕可以提高其传导速度的髓鞘（图

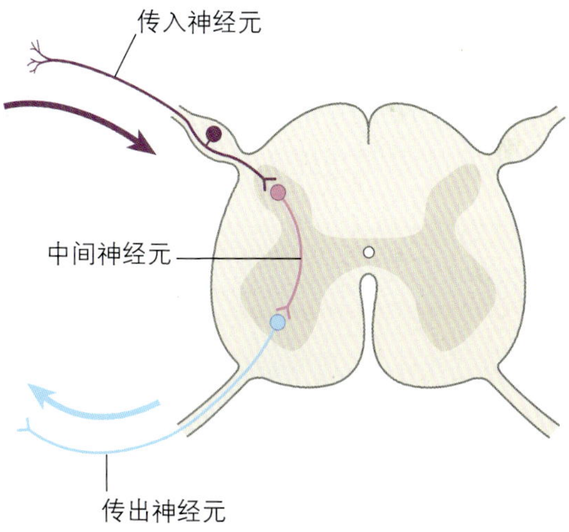

图1.10 传入神经元、中间神经元和传出神经元。中枢神经系统中的绝大多数神经细胞是中间神经元（联络神经元）。

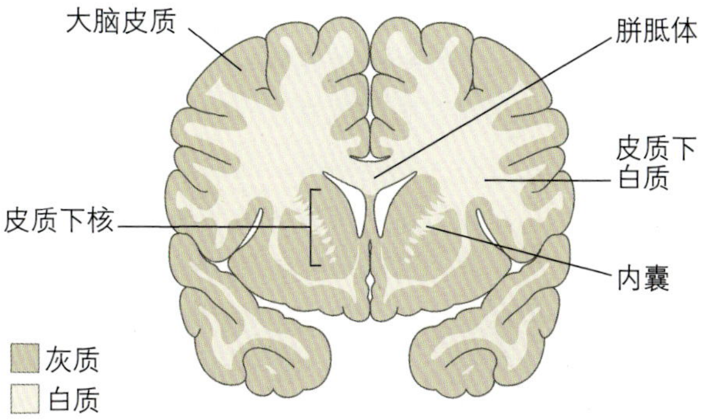

图1.11 灰质与白质。胼胝体是连接左右大脑半球的主要连合束；内囊是主要的投射系统，由进出大脑皮质的纤维组成。

1.9；另见第五章和第六章），髓鞘富含髓磷脂，在新鲜标本中呈白色，白质因而得名。中枢神经系统中离散的神经元群称为神经核（或神经核团）。在周围神经系统中，神经元胞体的集合形成类似一根绳子上的结的聚集体，称神经节。

神经胶质细胞

除了神经元，神经系统还包含多种支持细胞，统称神经胶质细胞（neuroglial cell，glia来自希腊语，“胶水”的意思）。最初人们认为这些细胞的主要作用是提供物理支持，即将神经组织结合在一起，但现在人们认为它们具有广泛且重要的功能。神经胶质细胞的四种主要类型（在第五章中进一步讨论）是：

- 星形胶质细胞，为神经元提供结构和代谢支持，并帮助调节血液和脑之间的分子交换。
- 少突胶质细胞，在脑和脊髓中形成轴突髓鞘。
- 施万细胞，作用与少突胶质细胞类似，不同的是，施万细胞形成的是周围神经的髓鞘。
- 小胶质细胞，是中枢神经系统的吞噬细胞和免疫活性细胞。

虽然神经胶质细胞相对较小，平均直径为4~8 μm，但它们的数量比神经元多，其与神经元的比例为10∶1，其约占中枢神经系统总体积的50%。神经胶质细胞能够进行细胞分裂（不同于神经元，神经元是有丝分裂后的细胞）。

> **要点**
>
> - 神经元是神经系统的基本结构和功能单位。主要类型有传入神经元（感觉神经元）、传出神经元（运动神经元）和中间神经元（联络神经元）。
> - 树突是神经细胞的传入神经部分，它可以接受来自成千上万个其他神经元的突触接触。神经冲动在胞体中产生，并通过轴突传递给其他神经细胞。
> - 神经元在突触处与其他神经细胞、肌肉纤维和腺体交流。神经冲动到达轴突末端会触发和影响靶细胞的化学神经递质的释放。
> - 灰质主要由神经元胞体组成，而白质由有髓鞘的轴突组成。神经细胞的集合在中枢神经系统和周围神经系统中分别形成神经核和神经节。
> - 星形胶质细胞是支持（神经胶质）细胞的主要类型。它们执行重要的代谢活动，并帮助调节中枢神经系统和血流之间的分子通道。
> - 轴突被中枢少突胶质细胞和外周施万细胞包裹在富含脂质的髓鞘中。髓鞘增加轴突传导速度。

基本脑地形图

人脑是一个非常柔软的凝胶状淡粉色器官，平均质量约为1.3 kg。它可以分为三个主要部分——大脑、小脑和脑干（图1.12）。脑干进一步细分为中脑、脑桥和延髓。

大脑

大脑由负责认知、语言、记忆、情感和行为的两个大脑半球组成。大脑半球的表面由一层薄薄的灰色皮质组成，皮质厚2~4 mm。大脑皮质折叠形成许多沟和回（图1.13）。大脑皮质的折叠使灰质的表面积在有限范围内最大化，2/3的皮质隐埋在大脑沟中。

大脑被称为大脑纵裂的深裂分隔成左、右大脑半球，并通过大脑横裂与下方的小脑分开。大脑凸面上的两个突出沟——外侧沟和中央沟，将大脑半球分成额叶、顶叶、枕叶和颞叶（图1.14；另见第三章）。

感觉与运动传导通路的交叉

中枢神经系统组织的感觉和运动传导通路在往返大脑两半球途中的某个点穿过中线。穿过中线的过程称交叉（decussation，来自拉丁语decussis，罗马数字“X”的意思），意思是大脑半球与其对侧身体的感觉和行为有关。交叉形成的原因尚不清楚，可能反映了我们海洋祖先的逃避反应（C-启动逃跑反射），这种反应仍存在于现代鱼类中，身体一侧的感觉刺激可触发对侧侧翼肌肉的快速收缩，使鱼快速调头。

功能侧化

控制优势手的大脑半球被认为占主导地位。在大多数情况下，这是左侧大脑半球，因为90%的人是右撇子。其余许多人表现出混合的惯用手，而不是完全用左手。大脑两半球还有特定的认知功能，据说是侧化的。最好的例子是语言，无论惯用手是左手还是右手，占主导地位的是左侧大脑半球还是右侧大脑半球，大多数人的语言由左侧大脑半球控制。

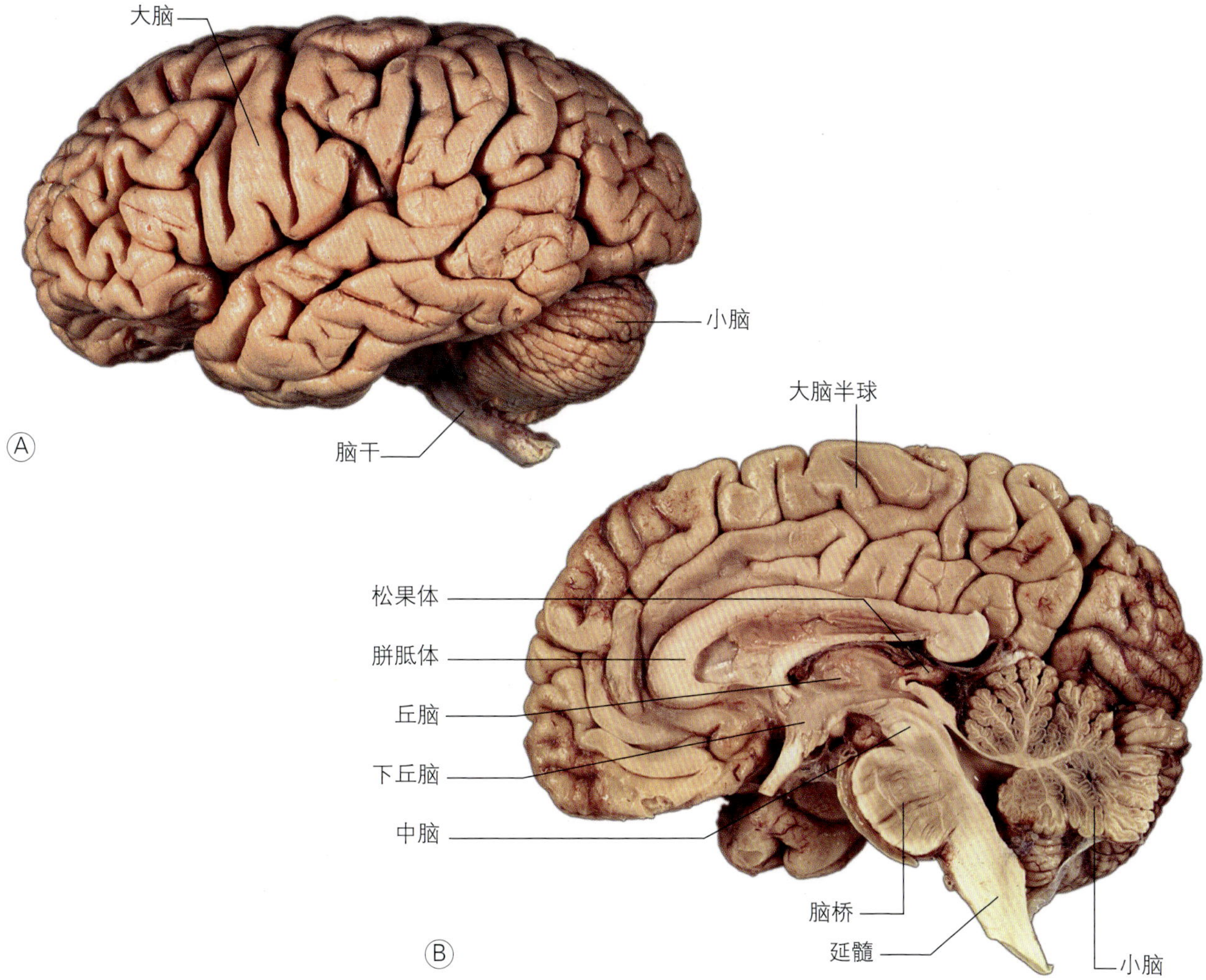

图1.12　大脑的主要分区和一些重要的解剖标志。A.侧面；B.正中矢状切面。
引自Crossman：Neuroanatomy ICT 4e（Churchill Livingstone 2010），已授权。

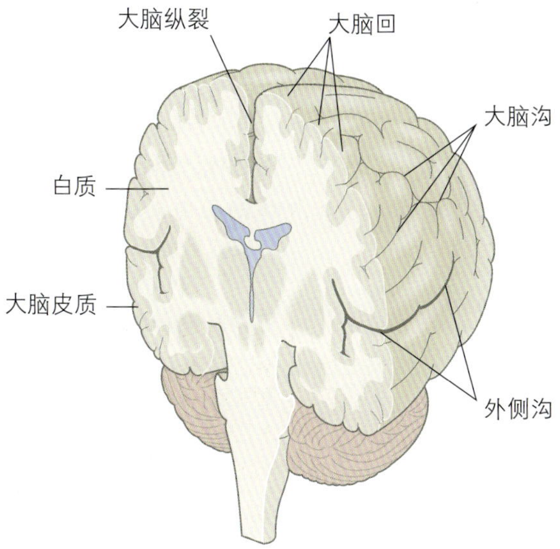

图1.13　大脑皮质折叠形成沟和回。大脑沟是由灰色皮质折叠形成的沟。比较图中的大脑纵裂和外侧沟，外侧沟由连续的灰色皮质带形成，大脑纵裂则不是。

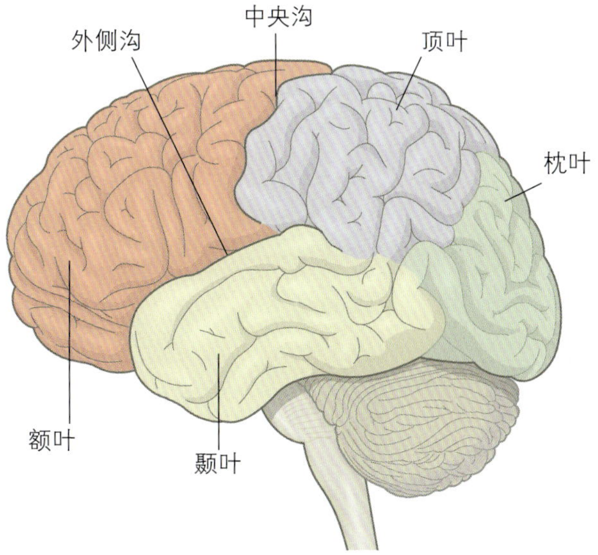

图1.14　大脑的侧面，显示了大脑半球的四个主要分叶。注意：大脑半球的外侧面没有明显的沟作为后面分叶的边界。

内部解剖学

从大脑切片中可观察到许多灰质结构，包括纹状体、杏仁核和丘脑（图1.15）。这些皮质下结构与大脑内部的充满液体的腔和通道密切相关，称脑室系统。

纹状体是基底核的最大组成部分，是神经细胞核的集合（有的书把基底核称作基底神经节，笔者认为“神经节”是一个不恰当的词语）。它们参与运动控制，帕金森病与其病变有关（见第十三章），它们还与认知、情感和行为有关。杏仁核与情绪反应（尤其是焦虑和恐惧）有关，它与边缘叶有着密切的联系，边缘叶是大脑中与情感和记忆特别相关的部分。

丘脑和下丘脑属于间脑［diencephalon，来自希腊语dia-（“在……之间”的意思）和enkephalos（“脑”的意思）］。这个区域位于脑的中部，围绕着第三脑室，通常隐藏在大脑两半球之间（图1.16）。丘脑被认为是大脑皮质的“门户”，因为大多数上行感觉传导通路在经过丘脑中的神经核后到达它们的目标皮质。下丘脑控制自主神经系统和内分泌系统，

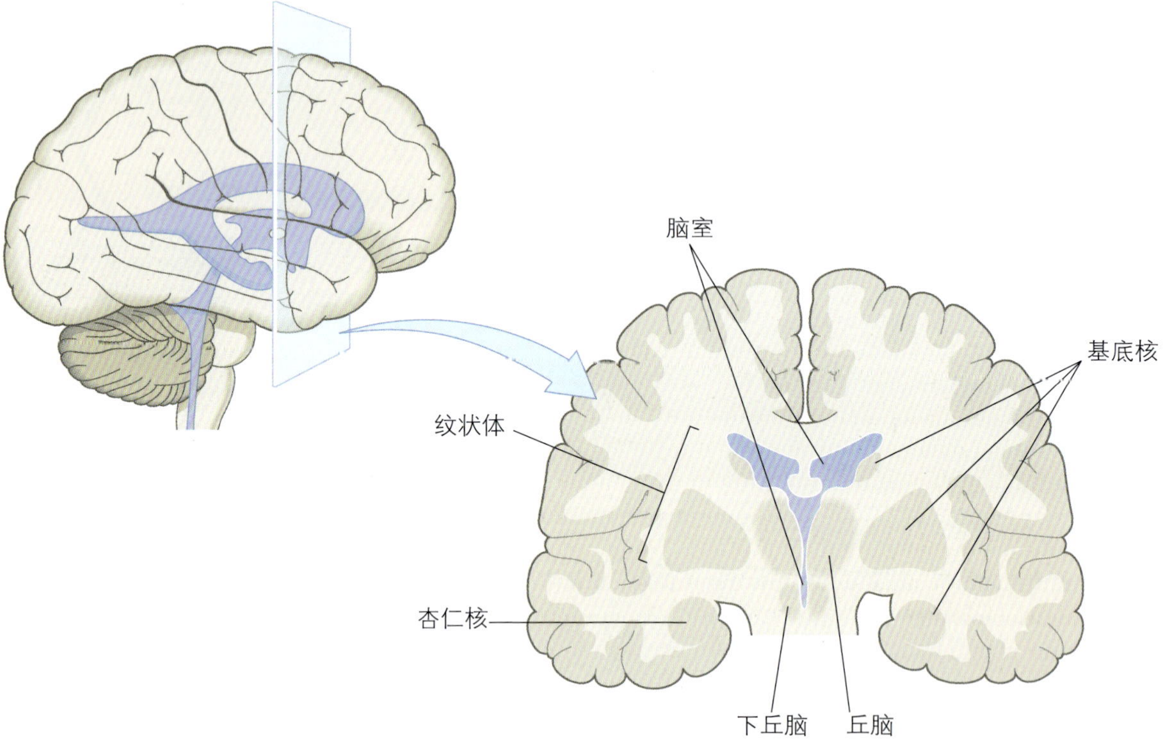

图1.15 大脑半球的冠状切面，显示脑室系统和深灰色神经核。纹状体和杏仁核属于基底核（大脑半球底部的灰质）。丘脑和下丘脑不属于基底核，是间脑的一部分。间脑位于脑的中部，包裹第三脑室。

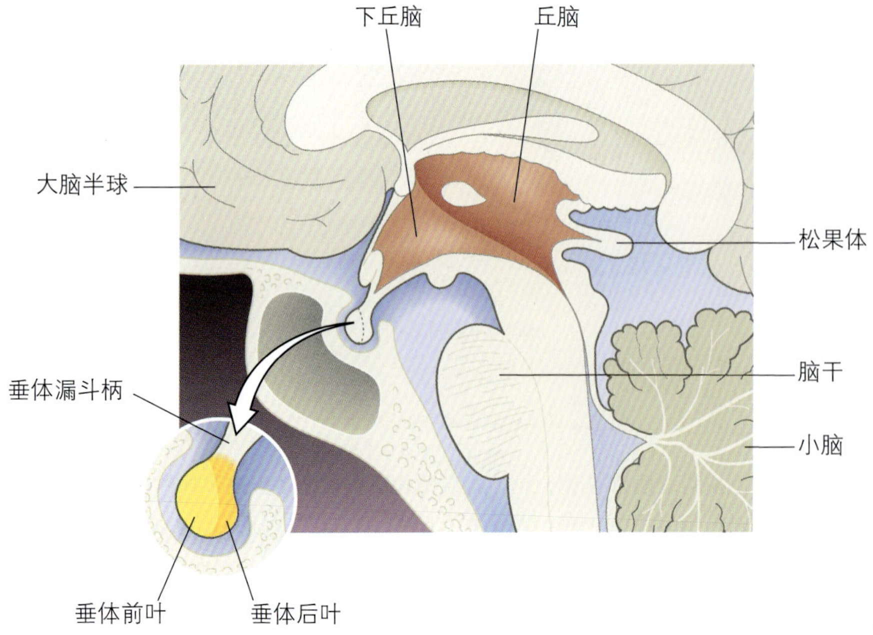

图1.16 间脑（丘脑区）和垂体的正中矢状切面。间脑的主要成分是丘脑和下丘脑（红色），它们构成第三脑室的侧壁和底壁。虽然垂体不是间脑的一部分，但它附着在第三脑室的底部，并与下丘脑相连。

并参与维持体内平衡。

垂体

垂体位于下丘脑下方，通过垂体漏斗柄与下丘脑相连。它分为前部（腺垂体）和后部（神经垂体）。垂体是内分泌结构，释放控制生长、新陈代谢和性功能的激素。垂体分泌的激素的主要作用是促进其他腺体的分泌（没有直接的生理作用），因此垂体被称为内分泌系统的“主腺体”。垂体分泌激素的活性分别由下丘脑释放的可溶性介质控制。它们通过“下丘脑–垂体门脉系统”的毛细血管网络到达垂体前叶。下丘脑通过“下丘脑垂体束”的神经纤维直接与后叶沟通。

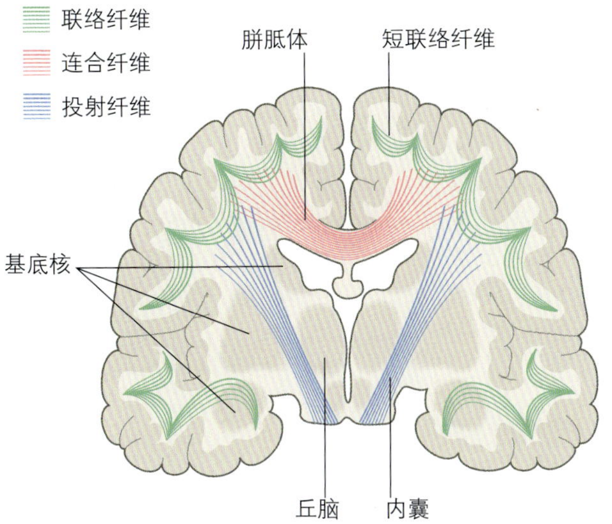

图1.17　大脑半球冠状切面，显示皮质下白质的主要联络纤维、连合纤维和投射纤维。胼胝体是大脑半球之间的主要脑白质连合纤维；内囊是一个巨大的白质束，由进出大脑皮质的纤维组成。

大脑半球的白质

皮质下白质由许多交织的纤维束组成，这些纤维束是具有共同起源、目的和功能的轴突群。两个或两个以上的纤维组成纤维束。大脑中有三种主要类型的白质束（图1.17~1.19）：

- 联络纤维是连接同侧半球的各部分皮质的纤维。短联络纤维（皮质下“U纤维”）连接相邻脑回。长联络纤维连接同侧半球内更远的区域。
- 连合纤维穿过中线，与对侧半球的相应区域相连。最大的连合纤维是胼胝体，由2亿~3亿个有髓轴突组成。颞叶前部和中部由小得多的前连合连接在一起（见第三章，图3.25）。
- 投射纤维是进出大脑皮质的纤维。内囊是一个巨大的脑白质系统，由2000万根穿过纹状体的投射纤维组成。

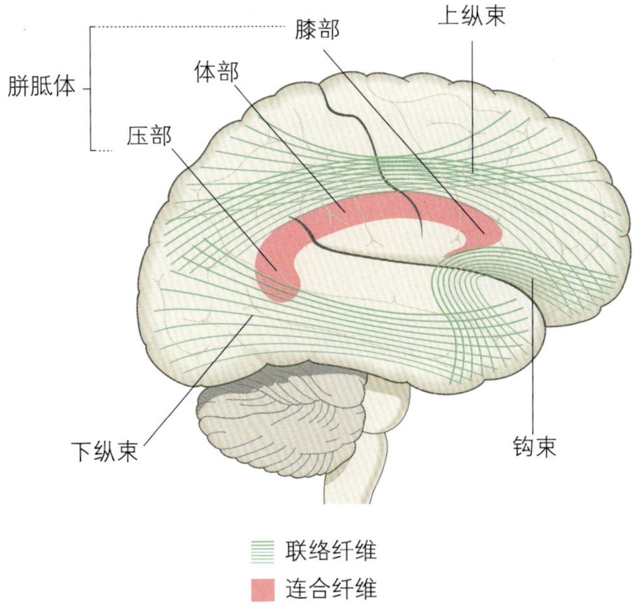

图1.18　大脑半球的侧视图，显示了脑白质通路。一些主要的长联络纤维投射到大脑半球的表面。胼胝体的大致位置出现在横切面上；注意膝部和压部，它们分别产生连接额叶和大脑半球后部的纤维。

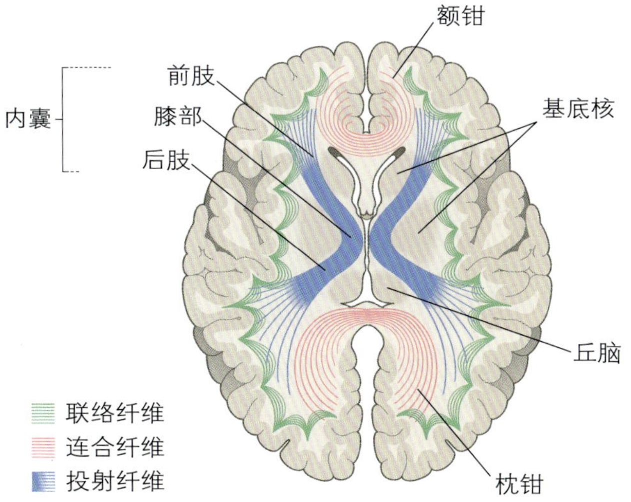

图1.19　大脑半球轴（水平）切面图，显示了通过深部灰质的内囊前肢和后肢。内囊（蓝色）在横切面上可见，由进出大脑皮质的上行和下行轴突组成（可以与图1.17对比，了解纤维的方向）。在本图中还可以看到额钳和枕钳，它们是分别穿过胼胝体膝部和压部中线的连合纤维（与图1.18对比）。

小脑

与其他哺乳动物相比，小脑在人类中不成比例的大且发育良好。它从后面夹住脑干，形成第四脑室的顶部。小脑与平衡性、肌张力和协调性有关。

小脑由两个大的小脑半球组成，它们通过狭窄的蚓部（vermis，是拉丁语，“蠕虫”的意思，蚓部因类似花园蠕虫而得名）在中线相连（图1.20A）。小脑半球和蚓部被原裂进一步细分为前叶和后叶。小脑还有一个叫作绒球小结叶的结构，由成对的绒球和蚓部小结组成（见第三章）。

像大脑一样，小脑也有一层折叠的灰质外层，覆盖在白质的中央核。小脑皮质排列在平行的称为叶（由称为缝的皱褶隔开）的嵴中，具有相对简单的三层结构。小脑半球的斜切面显示嵌入皮质下白质的齿状核（图1.20B）。齿状核是小脑的主要传出核。

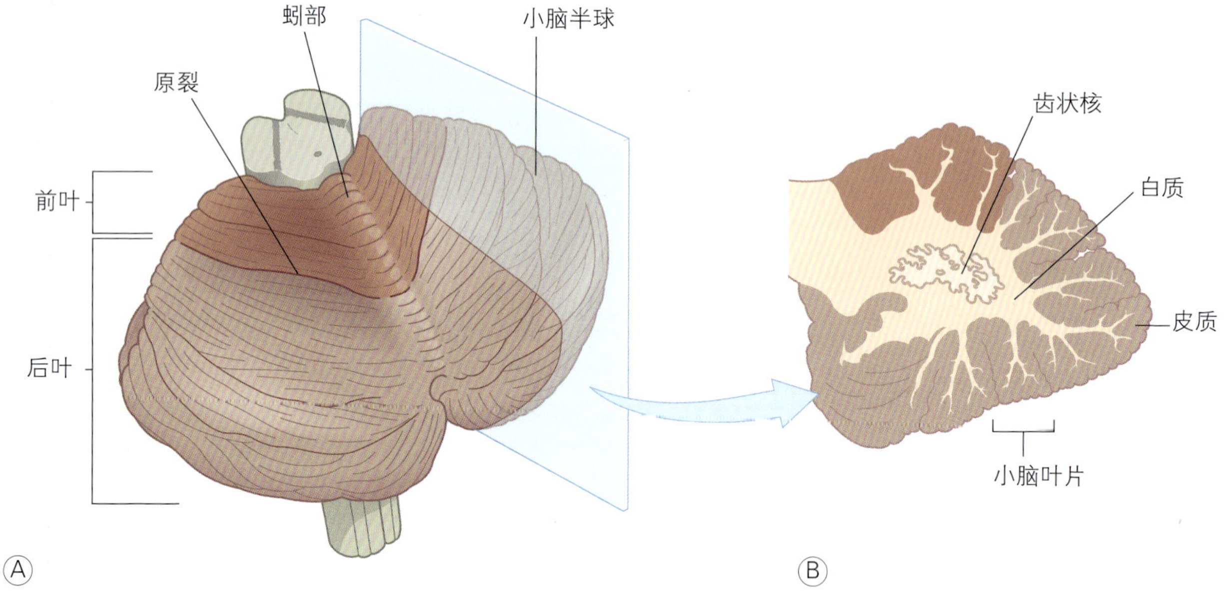

图1.20 小脑的解剖。A.后外侧斜视图，可以看出小脑与脑干关系密切。图示小脑半球和蚓部分为前叶和后叶。绒球小结叶在此视图中不可见（只能从前面看到）。B.小脑半球的斜切面，显示皮质、白质和齿状核。

小脑脚

小脑通过三对白质束连接到脑干（图1.21）：

- 小脑上脚附着于中脑，包含从齿状核到对侧丘脑和额叶的主要投射。
- 小脑中脚来自脑桥，是小脑半球的主要传入神经（主要来自对侧额叶）。
- 小脑下脚连接延髓，传递来自脊髓的传入感觉信息。

额叶的运动区和运动前区通过额桥脑通路投射到脑桥基底（同侧）。脑桥核产生脑桥横行纤维，投射到对侧小脑半球（通过小脑中脚）。注意，每个额叶都投射到对侧小脑半球。小脑是“非交叉的”（相对于大脑），因此单侧小脑损伤影响同侧身体的协调。

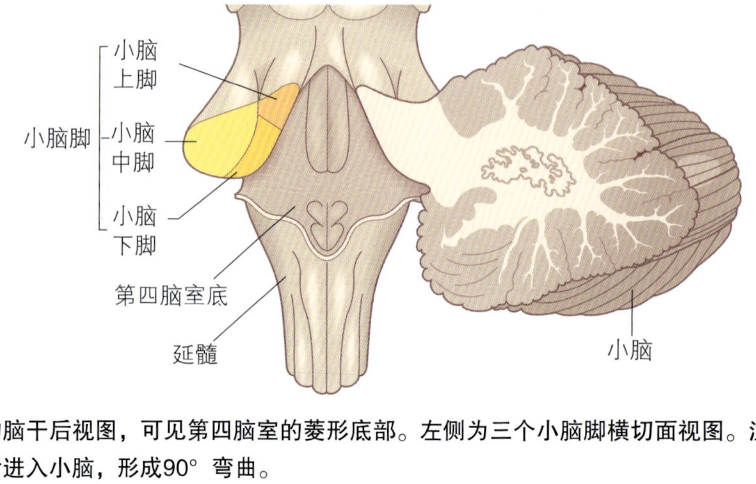

图1.21 切除小脑左半部的脑干后视图，可见第四脑室的菱形底部。左侧为三个小脑脚横切面视图。注意：小脑下脚通过延髓垂直上行，然后直接向后进入小脑，形成90° 弯曲。

要点

- 脑由大脑、小脑和脑干组成。
- 大脑由负责认知、行为、语言、记忆和情感的一对大脑半球组成。
- 大脑皮质折叠形成沟和回。中央沟和外侧沟将大脑皮质分为额叶、顶叶、颞叶和枕叶。
- 大脑半球基部的核（基底核）包括纹状体和杏仁核。纹状体参与自主运动、认知和情感。杏仁核与情绪反应有关。
- 间脑隐藏在第三脑室周围的大脑两半球之间，功能不对称。间脑包括丘脑（通往大脑皮质的“门户”）和下丘脑。
- 皮质下白质包含：①短联络纤维和长联络纤维，连接大脑半球内的皮质区域；②连合纤维，穿过中线进入对侧大脑半球；③进出大脑皮质的投射纤维。
- 小脑由小脑半球和蚓部组成。原裂将小脑半球分为体积较小的前叶和体积较大的后叶。
- 像大脑一样，小脑有一层皮质外层（在平行排列的称为叶的嵴中）和白质组成的中央核，主要传出结构是齿状核。
- 小脑通过三对白质束与脑干相连，这三对白质束分别是小脑上、中、下脚。它们分别连接中脑、脑桥和延髓。
- 小脑的主要功能包括保持平衡、姿势、肌张力和协调。小脑病变会出现同侧不协调。

脑干

大脑和小脑都附着在脑干上，脑干由中脑、脑桥和延髓组成（见第三章）。

作为一个整体，脑干可以分为两个纵向区域，称为基底部和被盖（图1.22）。其他动物，如啮齿动物，脑干基底部位于下方，被盖位于上方。因为人类是两足动物（直立），所以基底部位于被盖的前面。基底部主要由下行轴突组成，如包含主要运动通路或锥体束的锥体。被盖是脑干的核心，它包含10对脑神经（第Ⅲ~Ⅻ对脑神经）的脑神经核和被称作网状结构的神经元扩散网络。脑干传输的长通路，包括上行（感觉）和下行（运动）通路。

网状结构

网状结构是脑干被盖中形成的多突触网络结构。它包含生命中枢（呼吸中枢和心血管中枢），可调节保护呼吸道的脑干反射（如咳嗽、打喷嚏、呕吐）。它还通过与脑神经核的连接来协调与进食有关的刻板动作，如流涎、咀嚼、吞咽和呕吐。网状结构的其他功能活动包括控制：①膀胱排空（排尿反射）；②共轭凝视（通过中脑和脑桥的垂直和水平凝视中心）；③姿势、肌张力和步态。

网状上行激活系统（ARAS）是从头侧脑干发出的弥散投影。它接受来自每个感觉系统的传入信号，并通过释放包括乙酰胆碱和去甲肾上腺素在内的兴奋性神经递质来影响皮质兴奋性（图1.23）。网状上行激活系统的活动受一般和特殊感觉传入的影响，对保持清醒至关重要。因此，脑干损伤可能导致昏迷（临床知识拓展1.1）。

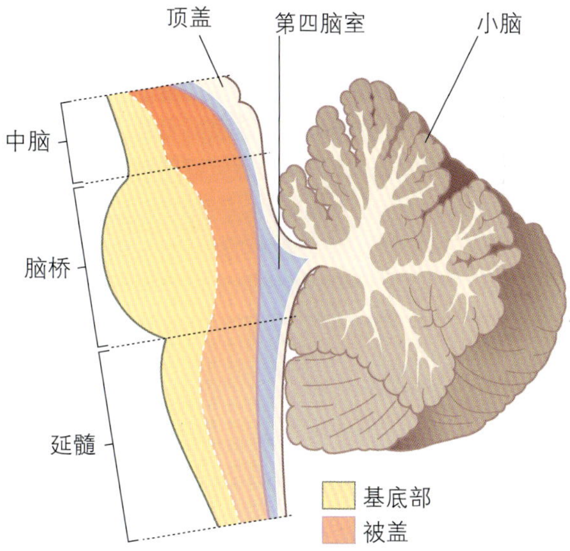

图1.22　脑干的正中矢状视图，显示基底部和被盖，图中可见小脑。注意中脑也有一个位于中脑导水管背侧的“顶板”——顶盖，但是在脑桥和延髓没有相应的区域。

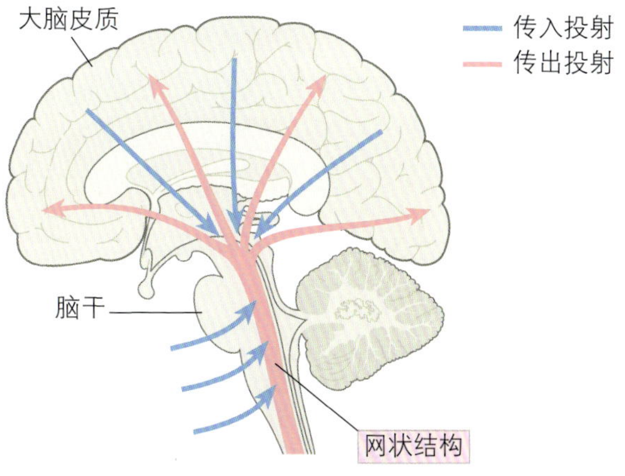

图1.23　网状上行激活系统的传入和传出投射。这些联系与觉醒和昏迷有关。

临床知识拓展1.1 昏迷和脑干死亡

网状上行激活系统受损（如脑干损伤后）可导致昏迷。昏迷是一种深度的无意识状态，其特征是对外界刺激缺乏反应和睡眠觉醒周期的缺失。严重的损伤会导致危及生命的自主呼吸和心血管驱动的丧失，称为脑干死亡。人工通气可以延长生命，但是如果脑干受到不可逆的损伤，恢复是不可能的。

弥散神经化学系统

许多小的脑干核团产生影响整个中枢神经系统的极其弥散的神经化学投射（图1.24）。这些弥散调节系统通过遍布大脑和脊髓的突触末端释放神经递质血清素、去甲肾上腺素、多巴胺和乙酰胆碱。主要通路在内侧前脑束内，脑干和大脑半球之间。

后缀“ergic（能）”是指用于释放普通神经递质的纤维，因此释放血清素的纤维称为“serotonergic（血清素能）”，释放去甲肾上腺素的纤维称为“noradrenergic（去甲肾上腺素能）”。扩散投射中的协调活动在全局范围内影响神经功能，包括觉醒、警觉、睡眠-觉醒周期和情绪（临床知识拓展1.2）。

临床知识拓展1.2 胺类和抑郁症

20世纪60年代，出现了一种理论，旨在解释抑郁症是一种神经递质化学紊乱。医学界已经注意到，一些接受利血平治疗高血压的患者变得抑郁，甚至出现自杀。众所周知，利血平的作用机制是耗尽神经元的胺类神经递质。后来，生产治疗结核病的新药物的尝试导致了异烟肼的开发，该药物被证明具有使精神兴奋的特性。该机制似乎是通过抑制导致内源性胺降解的关键酶（单胺氧化

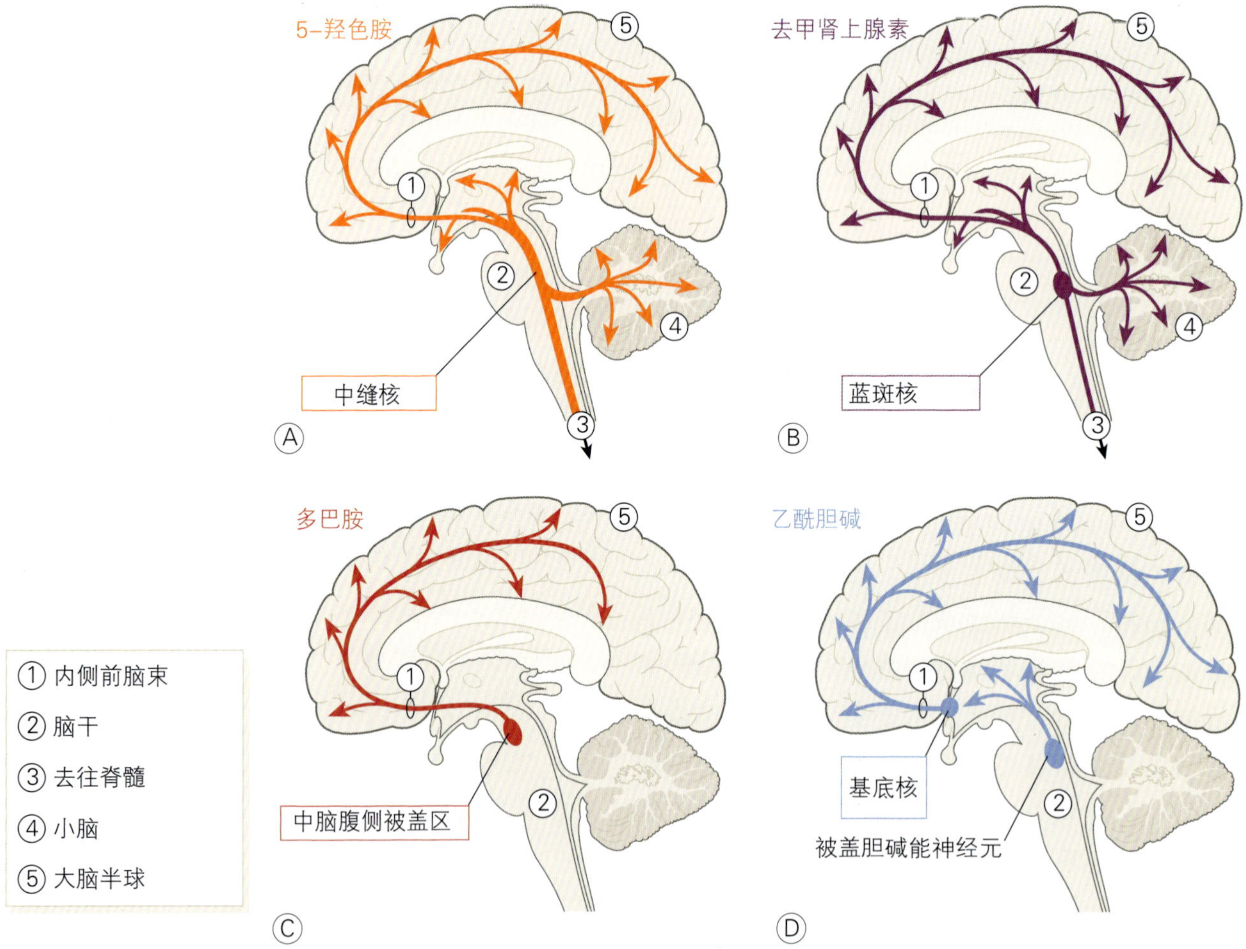

图1.24 弥散神经化学系统。A.5-羟色胺能纤维起源于中缝核。B.喙侧脑桥的成对蓝斑核产生去甲肾上腺素能纤维。C.多巴胺通过中脑腹侧被盖区的纤维释放到大脑皮质、边缘叶和杏仁核；黑质（作为基底核一部分的另一个中脑多巴胺能神经核）仅投射到纹状体，而不是扩散投射系统。D.有几个胆碱能核引起弥散性投射，包括基底核和脑干被盖内的神经核。

酶）来增强内源性胺的。因此，人们假设抑郁症可能提示中枢神经系统胺类（如血清素和去甲肾上腺素）的缺乏，这被称为生物胺假说。事实上，所有现代抗抑郁药似乎都增强了这些神经递质系统。然而，尽管中枢突触发生快速变化，症状开始改善仍会延迟2~4周。这表明神经元生物化学中的“连锁”效应可能是症状减轻的原因。当试图从用于治疗疾病的药物机制中推断某种疾病病因时须保持谨慎，就像虽然我们用少量胶水修复了眼镜，但不能得出眼镜一定是“缺胶”的结论。

要点

- 脑干由中脑、脑桥和延髓组成。
- 脑干被盖包含第Ⅲ~Ⅻ对脑神经、网状结构和几个上行（感觉）束，底部包含下行（运动）通道。
- 网状结构维持正常的心肺功能，调节保护呼吸道的脑干反射，并参与觉醒和昏迷。
- 弥散神经化学系统来自脑干和大脑半球底部。它们通过中枢神经系统释放递质5-羟色胺、去甲肾上腺素、多巴胺和乙酰胆碱，并影响情绪、觉醒、警觉和睡眠-觉醒周期。
- 其他脑干中枢介导共轭凝视、调节膀胱排空和维持正常肌张力、姿势和步态。

脊髓

脊髓是脑干的细长延续，位于椎管内。脊髓长40~50 cm，宽1.5 cm，包含大约10亿个神经元。从脊髓的侧面可以观察到脊髓有两处膨大——颈膨大和腰膨大，这是给上肢和下肢提供感觉和运动支配所必需的（图1.25）。

脊髓明显短于脊柱，终止于第一腰椎的下缘（L1/L2），即逐渐变细的脊髓圆锥。这种长度差异的结果是，上根水平穿出脊髓，但下根沿逐渐倾斜的路线穿出脊髓。在脊髓圆锥下面，形成一条几乎垂直的皮带，叫作马尾。

31对脊神经通过由一系列脊神经根产生的后根（感觉根）和前根（运动根）与脊髓连接。每个后根都有一个脊神经节，它包含感觉神经元的胞体。

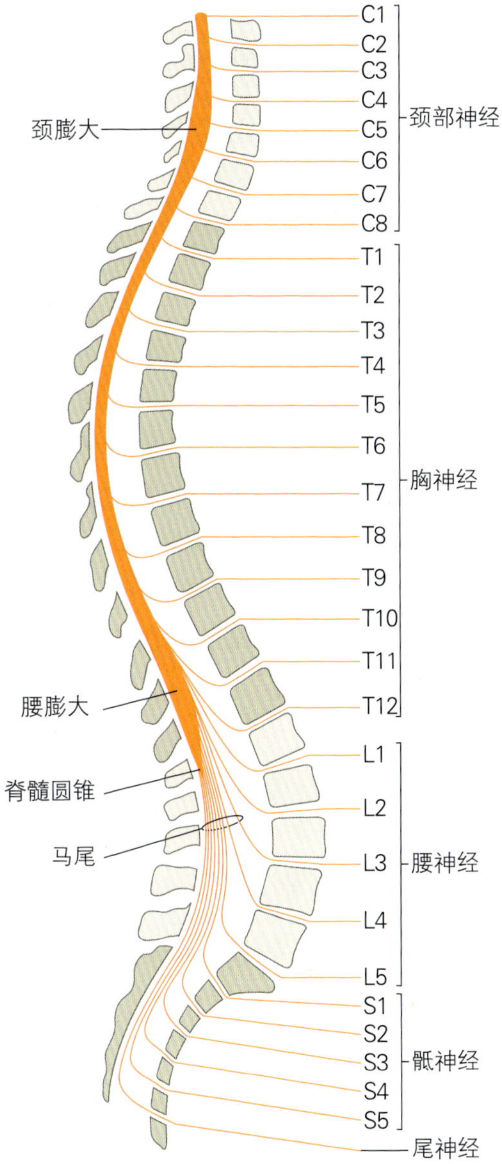

图1.25 脊柱、脊髓和脊神经之间的关系。除了于第七颈椎下方穿出的C8神经之外，其他颈神经于它们相应的椎骨上方穿出。因此虽然只有七节椎骨，但有八对颈神经。所有其他脊神经（胸神经、腰神经和骶神经）都从相应的椎骨下方穿出。脊髓终止于脊髓圆锥（L1/L2椎间盘水平）。

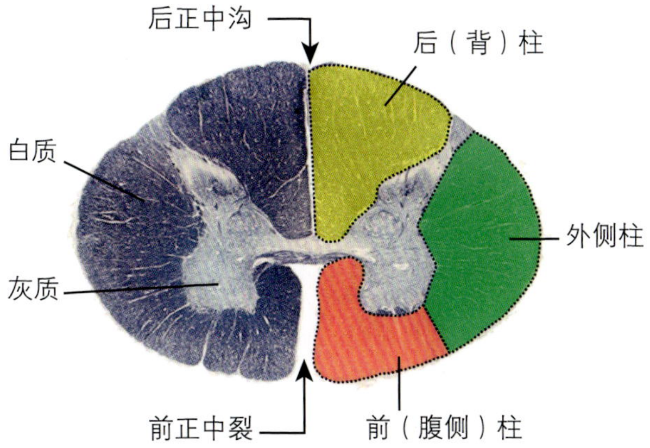

图1.26 腰椎脊髓的横截面。
改自The Human Brain in Photographs and Diagrams 3e（Mosby，2007），已授权。

内部解剖学

脊髓中间包含一个由灰质组成的H形核心（有后角和前角），被一层厚厚的白质包围。脊髓白质排列成三个纵列，包含上行和下行通路（图1.26）。

后柱位于后根之间，由后正中沟隔开。前柱位于前根之间，由较大的前正中裂隔开。外侧柱位于脊髓每侧后根和前根的附着点之间。

脊髓反射有助于维持正常的肌张力，并调节许多简单的运动反应（如对疼痛刺激的回缩反射）。脊髓还包含复杂的神经元网络，称为中枢模式发生器。协调动作，如行走被大脑的下行投射控制和调节。

要点

- 脊髓是脑干的延续，它位于骨性椎管内，终止于第一腰椎的下缘，即脊髓圆锥。
- 从脊髓的颈膨大和腰膨大发出的神经分别支配上肢和下肢的感觉和运动。
- 脊髓产生前（运动）根和后（感觉）根，它们结合形成混合脊神经。后根有脊神经节。
- 脊髓将神经冲动传入和传出大脑，并调节几个重要的反射。它还协调较复杂的运动（如行走）。

中枢神经系统的保护层

中枢神经系统受颅骨和脊柱骨骼，以及三层脊膜的保护。此外，大脑和脊髓周围的空间充满液体，提供了缓冲或“减震”效果。

颅骨和脊柱

颅骨由脑颅骨（包含大脑）、面骨和下颌骨（下颌）组成。大脑位于颅腔内部，靠在颅底上。它被圆顶状的颅盖覆盖。颅盖也称为颅顶（图1.27），由额骨、顶骨、枕骨和颞骨组成，大脑两半球的叶以此命名。颅盖骨在颅缝处结合，这个过程直到大约18个月时才完成。

颅底容纳大脑的腹侧部分，并可分为三个凹陷或窝。额叶和颞叶分别位于颅前窝和颅中窝，而脑干和小脑占据颅后窝。脑干通过枕骨大孔与脊髓相连。颅窝包含许多开口，脑神经通过这些开口到达头部和颈部的目标结构。

脊髓受脊柱的保护，脊柱由多个独立的椎骨组成，这些椎骨对齐形成中空的椎管。脊柱关节、韧带和肌肉为脊髓提供了必要的稳定性和保护，以及很好的活动性（图1.28）。

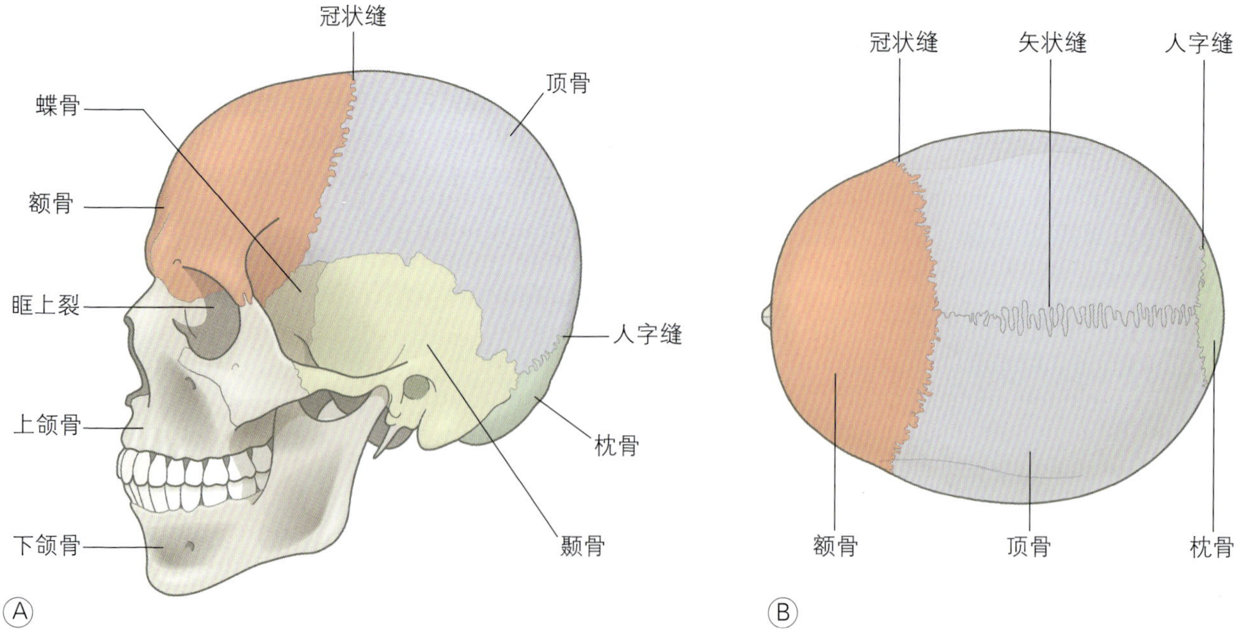

图1.27 包裹大脑的颅盖（颅顶）。A.侧视图；B.俯视图。颅盖骨在颅缝处结合在一起。

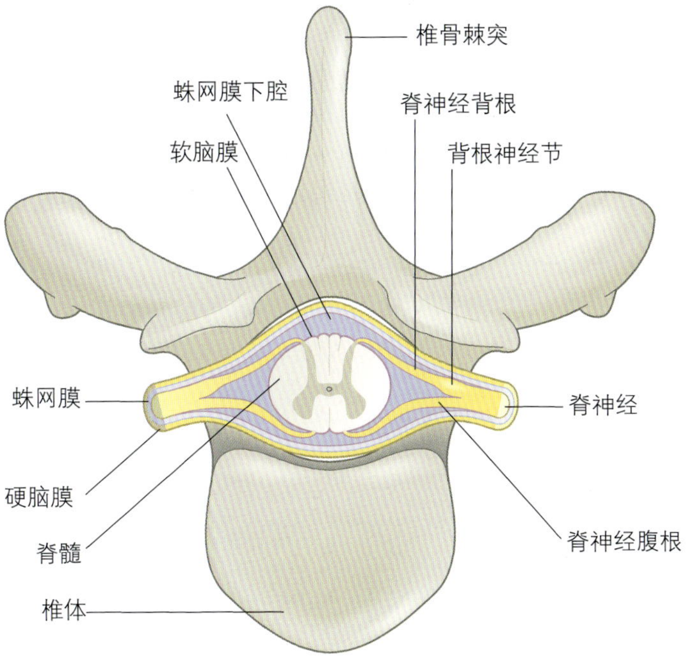

图1.28 胸椎横切面，显示了脊髓、脑膜和脊柱之间的关系。

脑脊膜

除了骨覆盖物，中枢神经系统由三层保护膜（脑脊膜）构成（图1.29）。

脑脊膜的最外层是硬脑膜，其是一种坚韧的纤维膜，紧密附着在颅骨内侧，并与骨膜融合。硬脑膜延伸穿过枕骨大孔包围脊髓，形成硬膜囊，终止于第二骶椎（S2）水平。硬膜囊通过硬膜外静脉丛与脊柱骨分离，硬膜外静脉丛嵌入脂肪结缔组织中。

蛛网膜紧密贴合并松散地附着在硬脑膜上。硬膜-蛛网膜衬在颅骨上并形成硬膜囊的双层。

脑脊膜的最里面的膜是软脑膜，其是一薄层血管结缔组织，与大脑和脊髓表面密切相连，深入每个沟和裂。当动脉穿过大脑和脊髓时，软脑膜鞘也会覆盖动脉。

蛛网膜下腔

蛛网膜和软脑膜之间形成蛛网膜下腔。蛛网膜下腔充满脑脊液，并通过大脑底部的三个开口与脑室相连（见第二章）。因此，中枢神经系统的表面浸在脑脊液（CSF）中，脑脊液中含有氧和葡萄糖，有助于滋养神经组织。

蛛网膜下腔也有保护作用，因为它提供浮力，并对头部的突然移动起缓冲作用。蛛网膜和软脑膜（蛛网膜小梁）之间的细小纤维连接有效地使大脑像木偶一样悬吊，为大脑提供了进一步的支持。由于脑脊液与大脑和脊髓密切相关，因此有时在临床上会通过穿刺脑脊液来寻找感染、代谢紊乱或肿瘤的证据（临床知识拓展1.3）。

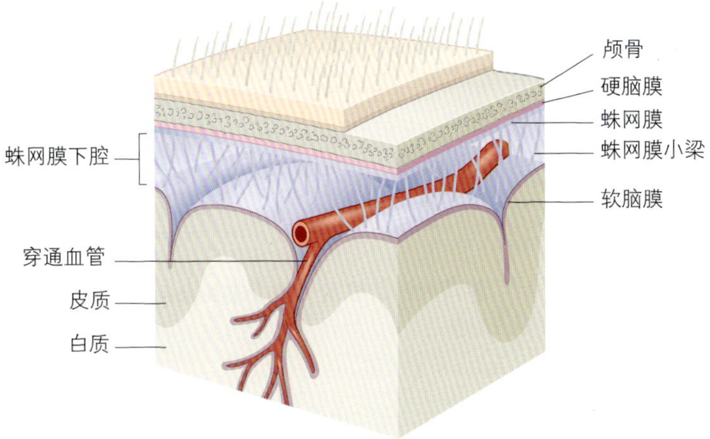

图1.29 脑膜与大脑表面的关系。请注意，脑动脉占据充满液体的蛛网膜下腔，穿通血管在插入中枢神经系统组织时被软脑膜鞘包绕。

临床知识拓展1.3 腰椎穿刺

脑脊液样本有助于鉴别感染性、炎性、代谢性或毒性中枢神经系统疾病。如果样本中含有恶性肿瘤细胞，也可以诊断出肿瘤（非常少）。通过腰椎穿刺从蛛网膜下腔获得样本（图1.30）。穿刺针在局部麻醉下插入第三和第四腰椎之间（远低于L1/L2，脊髓的终点），并穿过硬膜囊进入蛛网膜下腔，推开马尾神经根。测量脑脊液压力，收集10~20 mL无色透明液体进行分析。脊髓或神经根损伤极为罕见，大多数患者仅诉手术后出现轻度头痛（脑脊液压力低的缘故）。

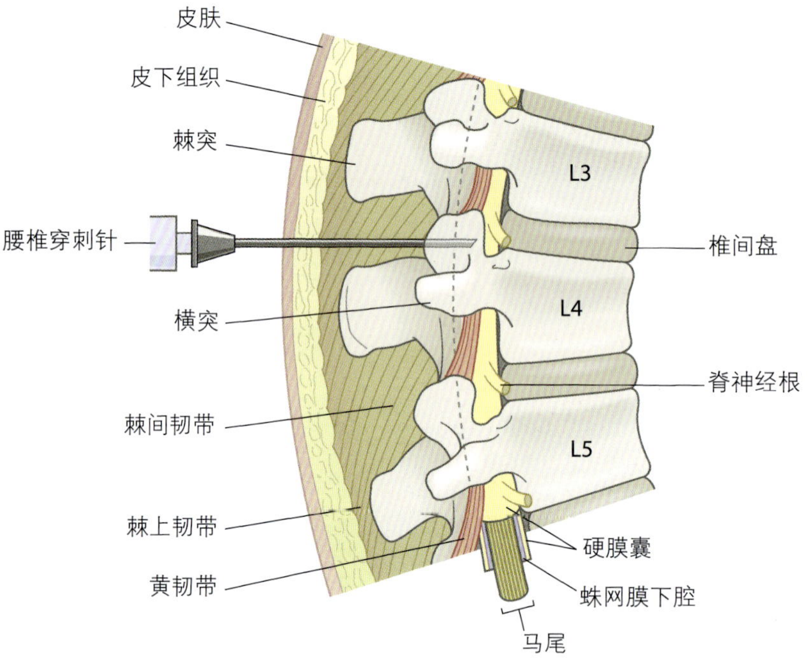

图1.30 腰椎穿刺时，患者侧卧，低头抱膝，穿刺针穿过皮肤、皮下组织、棘上韧带、棘间韧带和黄韧带，然后进入充满脑脊液的硬膜囊。

硬脑膜隔室

双层硬脑膜在颅骨内形成两个不完整的分隔区，像蛋壳内一样将其分开（图1.31）。

大脑镰是硬脑膜的镰刀状褶皱，位于大脑半球之间的纵裂处。小脑幕位于大脑和小脑之间，占据横裂；因此，它以帐篷状的方式拱起小脑半球和颅后窝，在中线处达到最高点。脑干从幕上的间隙（小脑幕裂孔）通过。幕上包含大脑半球的区域是幕上隔室；下面被脑干和小脑占据的区域是颅后窝。

硬脑膜包含许多血液循环的通道，这些通道沿大脑镰和小脑幕的自由边缘和附着边缘延伸（图1.32）。这些是硬脑膜静脉窦，脑静脉流入其中。大脑动脉在第十章讨论。

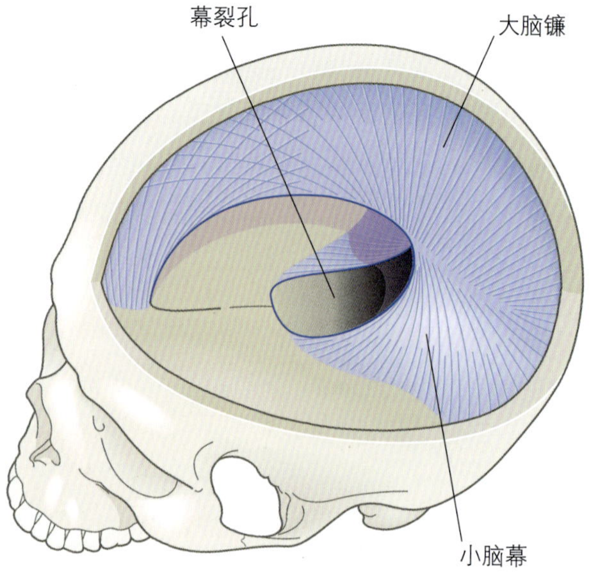

图1.31 颅骨内部，显示了两个主要硬脑膜分区的结构：大脑镰和小脑幕。

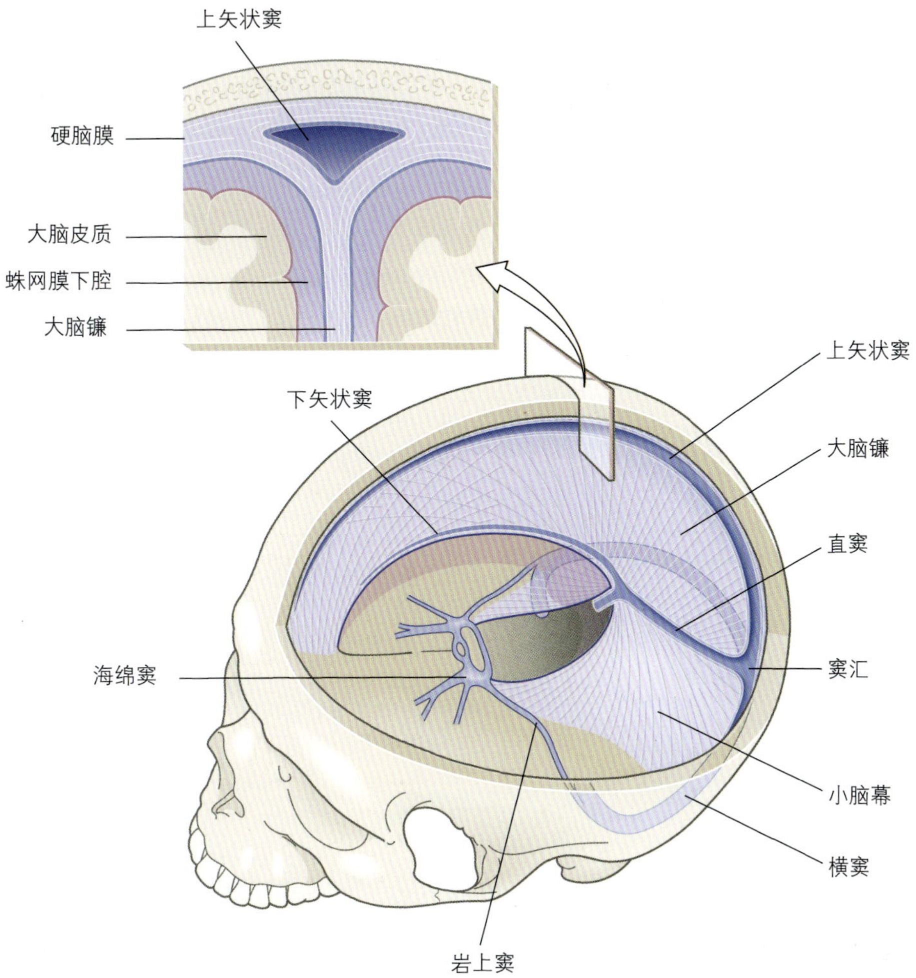

图1.32 硬脑膜静脉窦。大脑浅静脉和深静脉的血液流入硬脑膜静脉窦。它从前到后流向窦汇，然后进入横窦和乙状窦，后者流入颈部的颈静脉。

蛛网膜下腔

蛛网膜下腔的深度在中枢神经系统内随部位而异。在某些区域，蛛网膜下腔的深度显著扩大，形成充满脑脊液的脑池（图1.33）。其中最大的是位于小脑和延髓之间的小脑延髓池。当腰椎穿刺在技术上有困难时，偶尔会用它采集脑脊液样本。

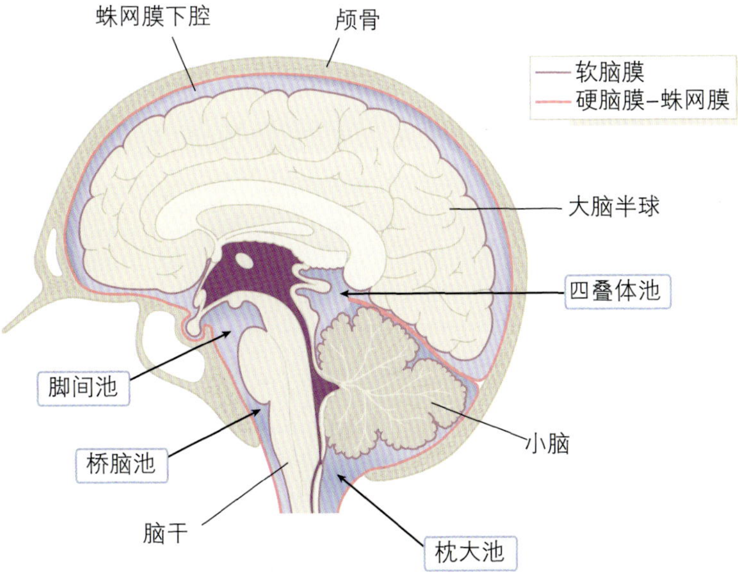

图1.33 基底池是蛛网膜下腔的扩大区域。脑脊液池出现在大脑表面（被软脑膜覆盖）距上覆颅骨（由硬脑膜–蛛网膜衬覆）一定距离的地方。枕大池是最大的基底池，也称为小脑延髓池。

要点

- 中枢神经系统受颅骨和脊柱的保护。
- 大脑包含在颅骨中并受其保护。颅骨分为具有颅前、中、后窝的颅底和颅盖。
- 大脑和脊髓也受到三层脑膜的保护：硬脑膜、蛛网膜和软脑膜。
- 脑膜形成两个硬脑膜分区：大脑镰（在纵裂内）和小脑幕（在横裂内）。
- 被脑脊液填充的蛛网膜下腔包围着大脑和脊髓，其提供了浮力，并有助于缓冲突然的头部运动对大脑造成的震荡。
- 脑脊液样本可通过腰椎穿刺获得。穿刺针穿过L3和L4椎骨之间（远低于脊髓终端的高度），进入硬膜囊。

第二章 脑的发育

本章目录

神经管的形成

中枢神经系统来源于受精后第四周出现的神经管。在这个早期阶段，胚胎以三层胚盘的形式存在于羊膜囊的底部（图2.1）。

胚盘由三层组织构成，身体的所有结构都起源于这三层组织：

- 外胚层（希腊语：ektos，外）主要形成皮肤，也形成中枢和外周神经系统。
- 中胚层（希腊语：mesos，中）是心血管、肌肉、骨骼、泌尿和生殖系统的起源。
- 内胚层（希腊语：endon，内）主要形成呼吸道和胃肠道，包括肝、胆囊和胰。

胚胎外胚层产生神经管的过程称为初级神经胚形成（图2.2）。它是由脊索发起的，脊索是一种杆状的中胚层结构，有助于确定胚胎的纵轴。脊索释放可溶性介质，包括细胞黏附分子和营养因子。这些物质影响覆盖的外胚层。这个过程称为神经诱导。

超声研究表明，人类神经管在受精后21~23天开始形成，那时胚胎只有2~3 mm长。第一个变化（发生在第18天左右）是神经板的出现，这是背侧外胚层增厚的一大片区域。浅的纵向凹陷称为神经沟，其将神经板分离成成对的神经褶皱，这些褶皱逐渐卷起形成圆柱体。神经褶皱最终在中线汇合，形成神经管和神经椎管。融合开始于假定的颈椎区域，以“拉链式”的方式从上到下进行。神经管的开口端称为脑神经孔和尾神经孔，通常在第五周开始闭合。临床知识拓展2.1讨论了神经管闭合不良引起的疾病。

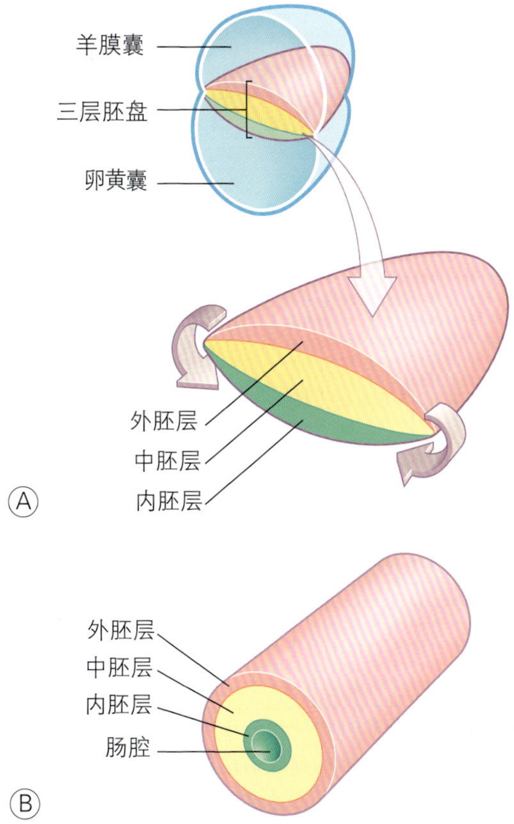

图2.1　位于羊膜囊底部的三层胚盘，在冠状面一分为二。A.胚盘由三个原始胚层组成，所有身体组织都来自这三个胚层。一个复杂的折叠过程（无图示）改变胚盘，使外胚层位于外部，内胚层沿肠腔排列。B.可以形象地表示为一个中空的圆柱体，口在一端，肛门在另一端。

骶、尾部节段起源于尾端隆起，是发育中的神经管下方的一团细胞，最终融合在一起。一个中心腔形成于尾端隆起内，并与脊髓中央管相连。这个过程称为次级神经胚形成。

神经元和胶质细胞的起源

神经管管壁可分为三个同心区（图2.3）。最接近充满液体的神经管将成为脑室，由增殖的神经祖细

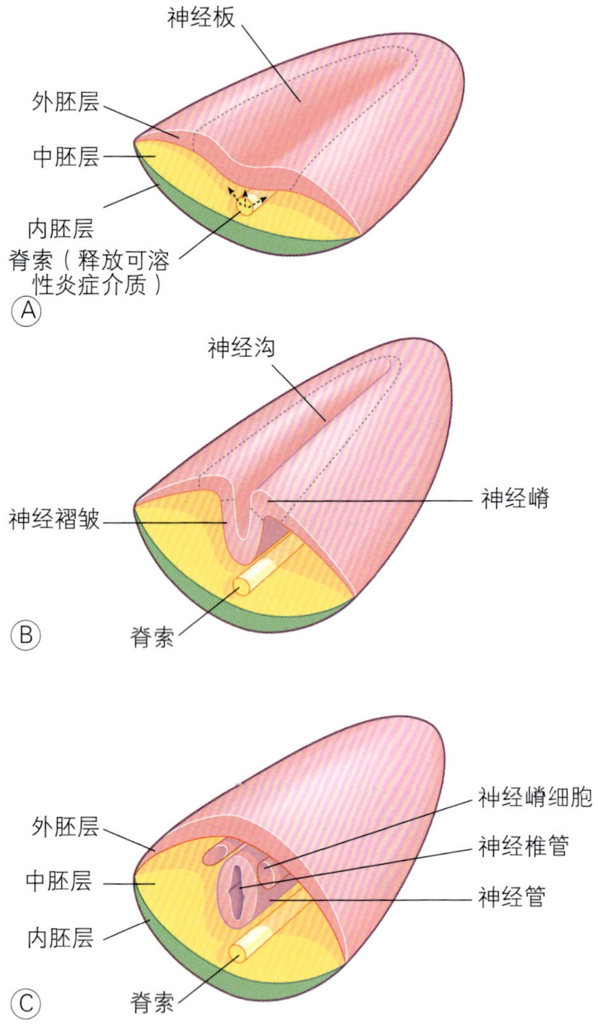

图2.2　神经管和神经嵴的起源。A.中胚层脊索释放可溶介质，诱导上覆外胚层神经管形成（神经诱导）；B.神经管是由神经沟侧面成对的神经褶皱形成的；C.神经嵴细胞从神经管背外侧边缘分离出来，产生许多周围神经系统，包括脊髓和自主神经节。

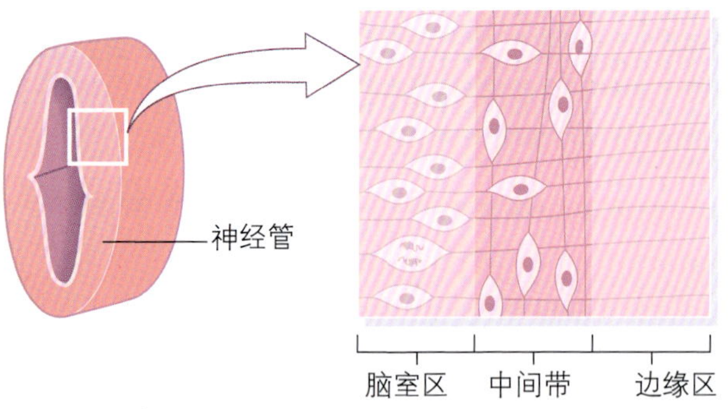

图2.3　神经管横切面，显示脑室区、中间带、边缘区。细胞分裂（有丝分裂）发生在脑室区，产生神经元和胶质细胞。

胞组成。包括神经母细胞（神经元前体）和胶质母细胞（胶质前体），它们产生了中枢神经系统的大多数特化细胞。小胶质细胞是大脑的固有吞噬细胞，但起源于骨髓，属于中胚层而非外胚层谱系。

临床知识拓展2.1　神经管缺陷

神经管不完全闭合导致的一组发育障碍，称为神经管缺陷。发病率约为活产婴儿的1/500。最常见的是脊柱裂，是由尾神经孔闭合异常导致的脊髓下段畸形。从轻微或没有神经损伤到下肢瘫痪、大小便失禁等，严重程度不一。只影响椎弓而无症状者（隐性脊柱裂）高达10%。神经管闭合不良可导致脑原基发育不良的无脑畸形（anencephaly，希腊语。a-，无；enkephalos，脑）。无脑儿通常是死胎，但也可能在出生后存活几个小时。研究表明，育龄妇女补充叶酸可将神经管缺陷的发生率降低约70%。

脑室区出现的细胞通过神经管壁向外迁移。这是由放射状神经胶质细胞促进的，它提供了一个“支架”，细胞可以沿着这个支架爬行，由信号分子引导。神经元和胶质细胞聚集在神经管的中间区域，在那里它们扩展并开始与其他细胞连接。最外层是边缘地带，细胞相对较少，主要由神经元和胶质细胞组成。

大脑皮质的形成

神经管的三层结构逐渐发育形成大脑。在发育中的大脑半球中，第二层（浅层）神经元叫皮质板，是大脑皮质的前身。它下面是一个叫作子板块的瞬态结构。

皮质神经元出现在脑室区（称为大脑的生发基质），沿径向胶质细胞迁移进入皮质板，或在基板内形成短暂的连接。那些最终将占据大脑皮质六层中最深处的神经元最先到达，在神经发生和迁移的连续波中，会有更多的浅层细胞加入。这意味着大脑皮质是由内而外构造的。

正常的神经元迁移依赖于位于大脑皮质最表层的 Cajal-Retzius细胞层。新形成的神经元向外迁移由蛋白质reelin调控，这是一种由Cajal-Retzius细胞分泌的分子停止信号，确保神经元到达大脑皮质的适当层。

在大脑半球，大多数神经元最终离开中间区域或经历程序性细胞死亡（见第八章），这个区域最终成为皮质下白质。在发育中的大脑中产生的多达50%的神经元未达到预期的目标或建立适当的功能连接，从而被程序性细胞死亡删除。

感觉区和运动区

神经管有两个功能分区，被界沟分隔（图2.4A）。基板占据神经管腹侧部分（在界沟前），主要为运动结构；翼板位于背侧，具有感觉功能。感觉区和运动区之间的这种背腹分隔反映在成人脊髓中，感觉纤维通过背根进入，运动纤维出现在腹根中（图2.4B）。背腹分隔在整个中枢神经系统中高度一致，因此，运动结构（如皮质区、束、核）往往位于感觉结构的前面。

神经嵴

周围神经系统主要来源于神经嵴。这是神经形成过程中从神经板外侧边缘分离出来的细胞群（图2.2）。位于神经管背外侧的神经嵴细胞最终成为脊神经节的主要感觉神经元。这些神经元最初是双极性的，但它们的中心和外围过程融合在一个共同的“T”形扩展的细胞体，形成一个单一的连续轴突。因此，它们被描述为伪单极。脊神经节细胞的中枢过程支配神经管的翼（感觉）板，而周围过程在每个节段水平进入脊神经（图2.4B）。

脊神经腹根是基板运动神经元的轴突。虽然不是所有的脑神经都携带感觉纤维，但脑神经节的主要感觉神经元也是脊神经支配的。其他神经嵴衍生物包括自主神经系统的神经节、外周施万细胞和内侧两层脑膜（软脑膜和蛛网膜）。相比之下，硬脑膜是一种中胚层衍生物。神经嵴也产生非神经结构，包括皮肤黑色素细胞、喉软骨和牙齿的成分。

大脑的分区

早在第三周，在神经管关闭之前，大脑的三个基本部分就可以在神经板上识别出来。图2.5所示为（发育后期）示意图：

- 前脑泡（prosencephalon）是前脑的前身，它将产生大脑半球、基底核区和丘脑区（间脑）。

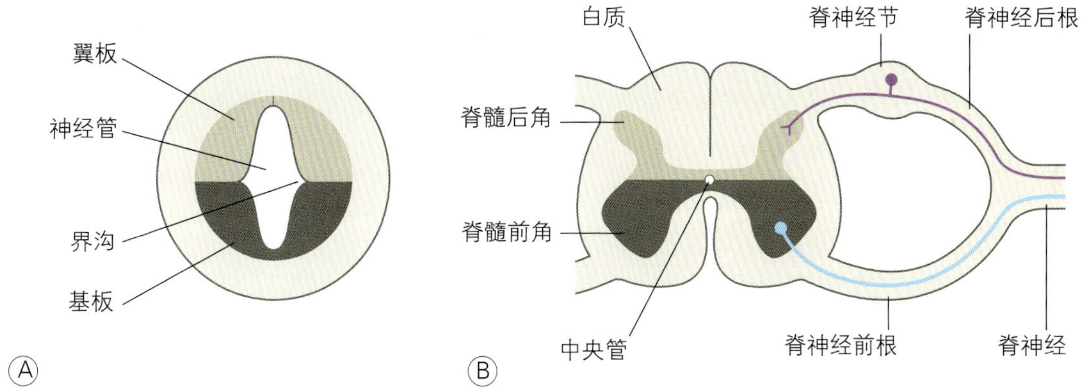

图2.4 横切面。A.发育中的神经管；B.成年脊髓。基板（运动）与翼板（感觉）由沟缘分离。

要点

- 脑和脊髓由外胚层的神经管发育而来。神经褶皱在神经沟的两侧向上隆起并融合成一个圆柱体。
- 神经管的管壁被放射状神经胶质细胞划分为三个同心圆区。脑室区含有增殖的祖细胞，这些细胞生长为神经元和胶质细胞。
- 神经管被界沟分为运动板和感觉板。
- 神经嵴起源于神经管的背外侧边缘，产生包括脑、脊髓和自主神经节在内的大部分周围神经系统。
- 育龄妇女补充叶酸可将脊柱裂和无脑儿等神经管缺陷的发生率降低70%。

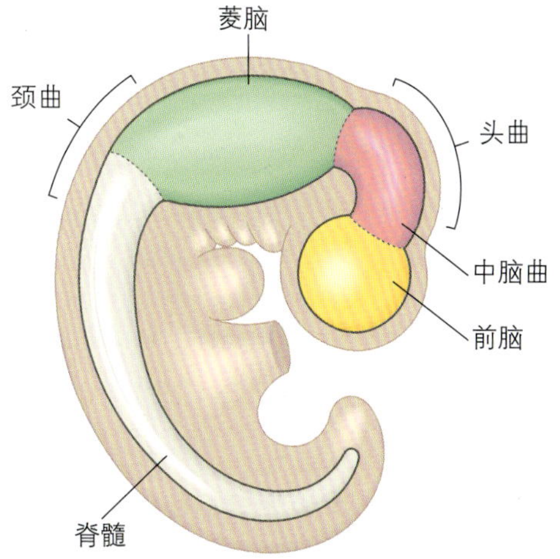

图2.5 胚胎学的三个基本分区：前脑、中脑和后脑（菱脑）。注意这两个前曲，有助于神经系统纵轴的变化。

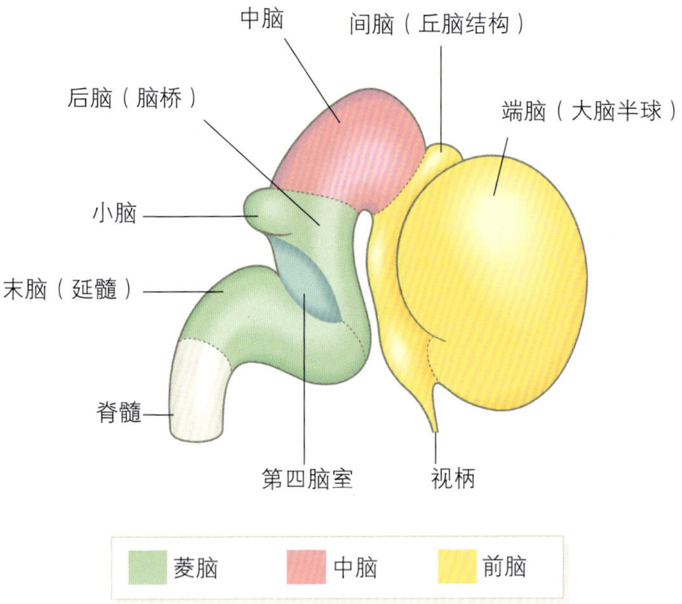

图2.6 在受精后第五周结束时，大脑的五个主要解剖分区可以被识别出来。在这个阶段，胚胎的长度约为10 mm。

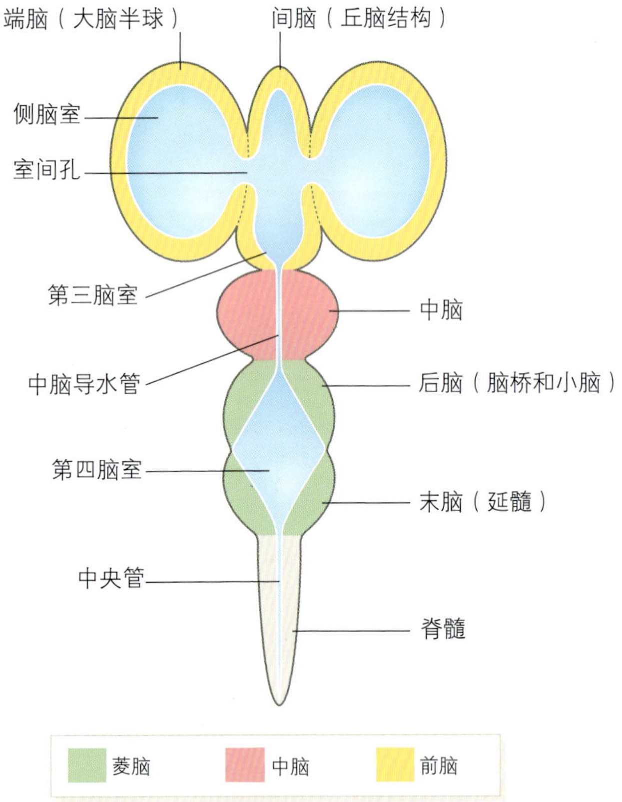

图2.7 脑室系统。大脑的每一部分都有一个与神经管腔相对应的充满液体的腔或通道。

- 中脑相当于成人的中脑。
- 菱脑（形状像菱形）形成后脑，包括脑桥、延髓和小脑。

在第四周和第五周，神经管关闭，颅部经历巨大的转变，分化成五个区域，将成为成人大脑的主要解剖分区（图2.6）。每一个部分都包含一个与神经管腔相对应的充满液体的腔或通道（图2.7）。

前脑（或大脑）产生两个大泡，是大脑半球的前身。两个大泡在最靠近大脑的前脑两侧。端脑是神经管的一部分，在人类中，端脑经过生长，逐渐占据整个大脑。前脑剩余的中线部分位于大脑半球之间，是间脑。这部分大脑将变成丘脑、下丘脑和一系列围绕第三脑室的相关结构（包括松果体）。

后脑也分为两部分。上半部分变成后脑后突，是脑桥和小脑的前身，构成后脑的大部分。下半部分形成末脑，与延髓相对应。

相比之下，中脑没有进一步细分。相反，通过一个狭窄的中脑导水管，与成人中脑一样保留了一个管状结构。

要点

- 大脑的三个基本部分是前脑、中脑和菱脑（后脑）。
- 这就产生了与大脑的主要解剖组成相对应的五个部分：端脑、间脑、中脑、后脑、末脑。
- 前脑（大脑）包括端脑（大脑半球）和间脑（丘脑区域）。后脑包括后脑后突（脑桥、小脑）和末脑（延髓）。中脑没有进一步细分。

弯曲和神经轴

神经管产生三个弯曲。两个前曲（颈曲和中脑曲；图2.5，图2.6）引起神经系统纵轴（神经轴）的改变。脊髓是垂直的，而大脑半球是水平的。人类神经轴的90°弯曲与其他动物形成对比（部分原因是我们直立行走、两足站立），并改变了某些解剖学术语的意义（图2.8）。

脑桥曲的方向与前面所述的两个相反，它是脑桥与延髓的边界，还会导致神经管沿着相对较弱的融合线分裂，并在后面裂开（图2.9；另见图2.6）。脑桥曲形成了菱形的第四脑室，这也是菱脑一词的起源。

端脑的扩张

由于端脑不均匀扩张，大脑半球和侧脑室变成“C”形（图2.10）。随着额叶、顶叶、颞叶和枕叶的发育，端脑像充气气球一样膨胀。位于基底核

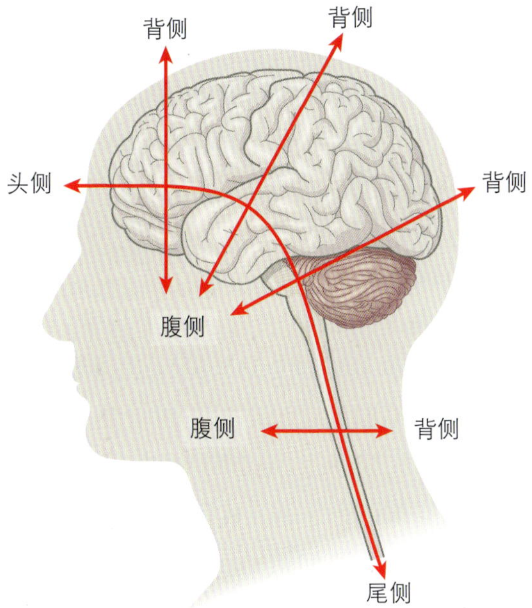

图2.8　人类神经轴在脊髓中近乎垂直，在大脑中近乎水平。部分原因是我们直立、两足站立的姿势，改变了背腹侧轴和腹侧轴（即在脊髓，背侧=后方，腹侧=前方；而在大脑，背侧=上侧，腹侧=下侧）。

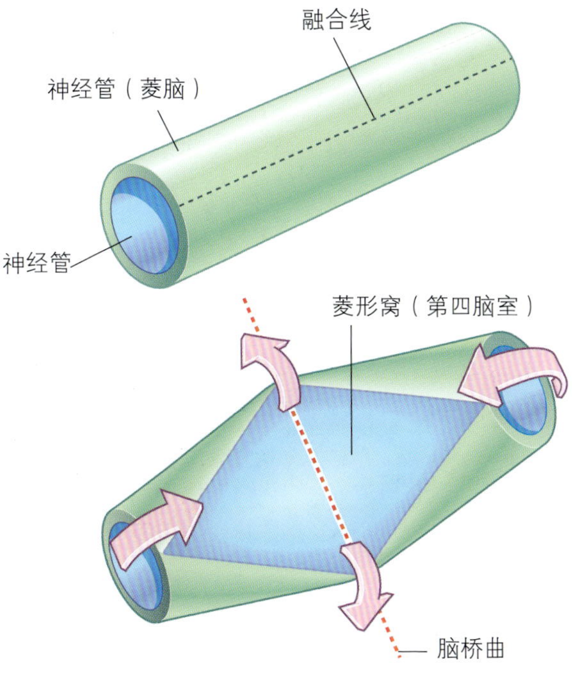

图2.9　脑桥曲如何导致神经管向后“张开”，形成菱形窝（第四脑室的底部）。神经管从后面看。这一视角通常会被小脑遮挡，小脑覆盖着菱形窝，并形成第四脑室的顶部。这可以通过弯曲一张A4纸来模拟。

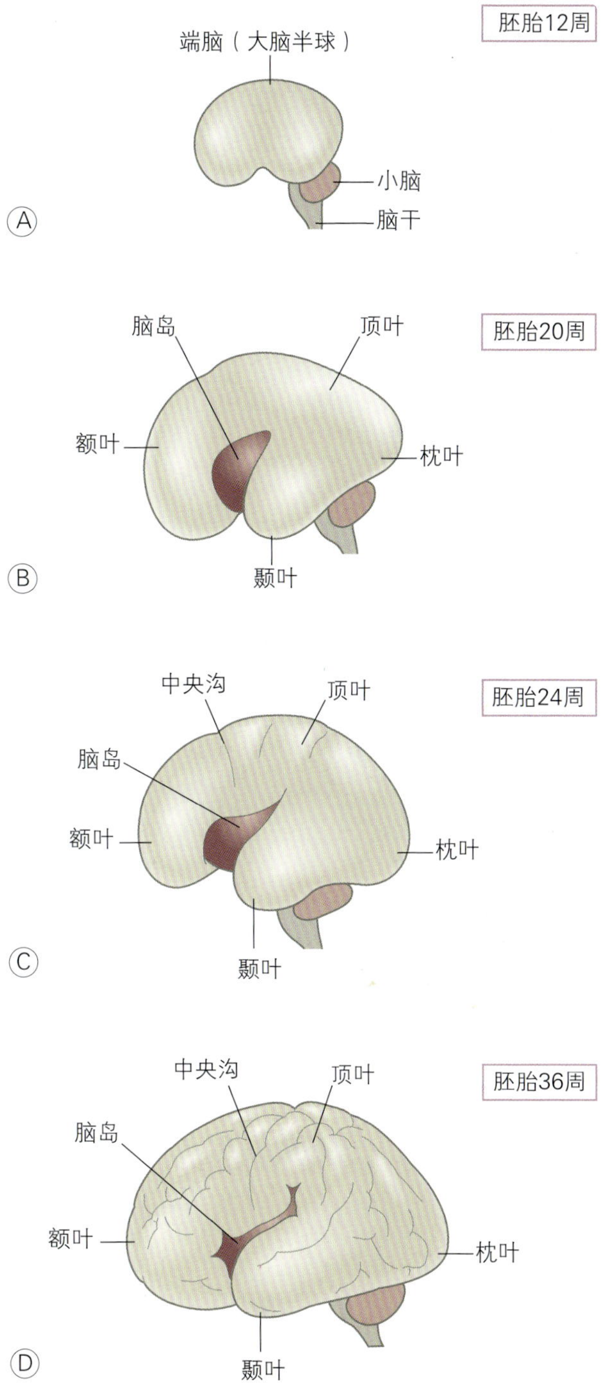

图2.10　端脑的急剧膨胀和岛叶的起源。A.12周时，大脑表面仍然光滑；B.20周时，四个脑叶清晰可见；C.外侧沟内可见脑岛；D.36周时，表面卷积发育良好，脑岛大部分隐藏在外侧沟内。

上方的一个组织小岛，其扩张相对较小，并逐渐被周围的额叶、顶叶和颞叶“吞噬”。这个区域对应于脑岛，脑岛隐藏在成熟大脑外侧沟的深处。

随着端脑的不断扩张，它最终与间脑包裹融合。一旦发生这种情况，轴突可以直接通过大脑半球和脑干，穿过基底核区并将其部分分割（见第三章）。大脑的扩张会扭曲许多内部半球结构。大脑半球和侧脑室呈相同的“C”形，包括海马和它的传出通路，参与记忆形成的穹隆（图2.11）（见第三章）。

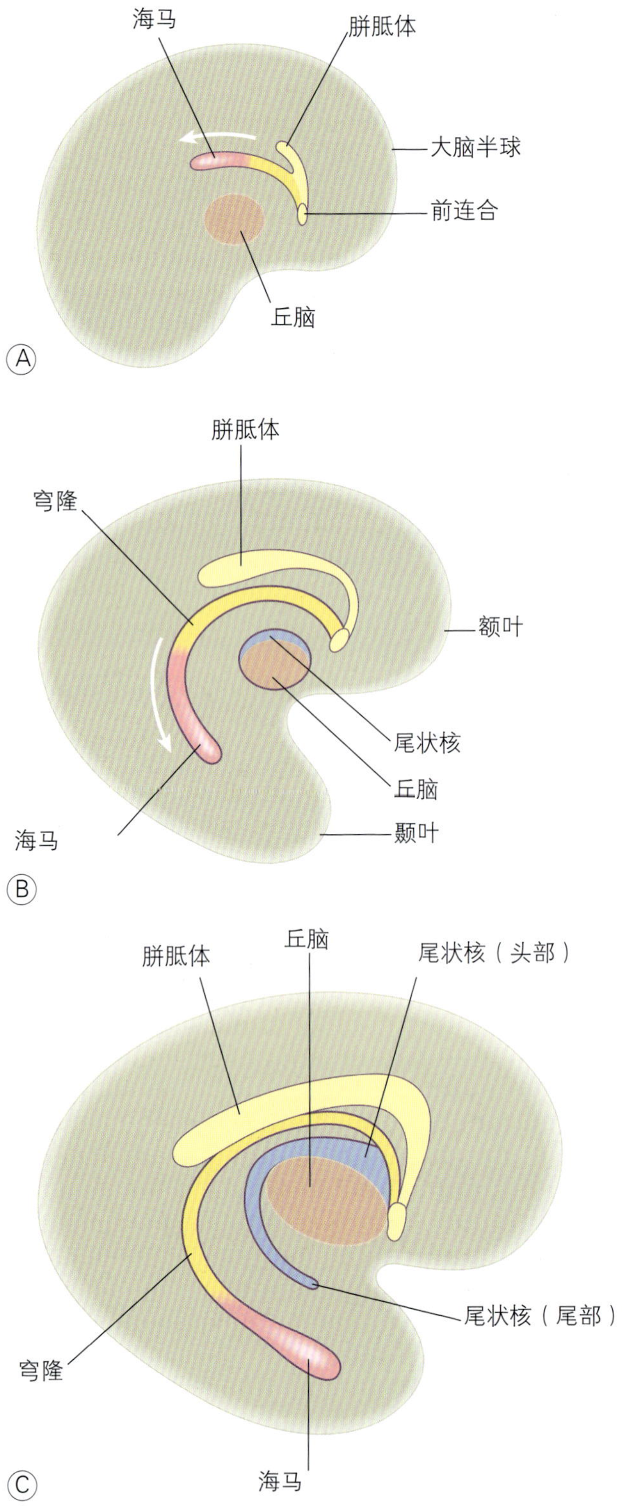

图2.11 端脑扩张时海马的下降。A.海马起源于背侧中线结构，高于丘脑，其他物种保持这种位置；B.当人类端脑膨胀时，海马向下向前移动，来到颞叶底部；C.海马留下一条拱形的脑穹隆白质痕迹，与大脑半球和侧脑室的“C”形弯曲相呼应。
改自Clinical Neuroanatomy and Neuroscience 5e（2006），已授权。

脑回和脑沟的形成

脑回发育在妊娠晚期达到高峰。受精后24周内，除了侧沟和中央沟外，胎儿大脑表面几乎是光滑的。在接下来的几周内，脑回和脑沟的正常排列逐渐显现出来，并呈现出表面卷曲的模式，与成人相似。但是，出生时的神经发育还远未完成，大脑的质量只有350 g左右（成人约1350 g），尤其是新生儿的大脑半球髓鞘发育不良。

小脑的发育

小脑起源于后脑后突的背侧生长晕。它覆盖脑桥和第四脑室（图2.12）。头后突的翼（感觉）板（包括悬于第四脑室上部的菱唇）融合形成小脑板。小脑板的扩张产生小脑半球和蚓部，最终覆盖菱形窝，形成第四脑室盖。小脑作为翼板衍生物的起源是一致的，小脑的传出连接比传入连接多，在

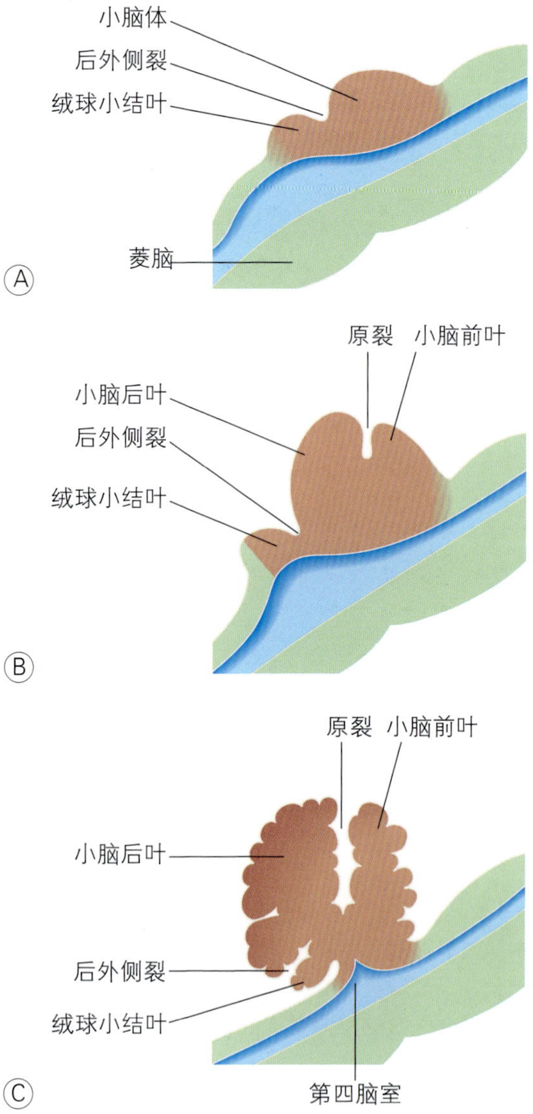

图2.12 小脑的发育。A.小脑起源于后脑后突的翼板，最初由后外侧裂分为小脑体和绒球小结叶；B、C.原裂进一步将小脑体分为前叶和后叶。在成熟的人脑中，绒球小结叶是非常小的。

运动启动中没有直接的作用。

小脑最初由后外侧裂分为小脑体和绒球小结叶。小脑体被原裂（primary fissure）细分为小的前叶和比前叶大得多的后叶。成人小脑的狭窄中线部分称为小脑蚓（vermis，拉丁语，“蠕虫”的意思），据说类似分节的蠕虫，它的两侧是小脑半球。

要点

- 颈椎和中脑的弯曲导致神经系统轴从垂直（脊髓）向水平（大脑）转变。
- 桥脑屈曲导致神经管沿融合线“张开”，形成小脑菱形窝（第四脑室底）的形状。
- 小脑起源于后脑的翼（感觉）板。它被原裂和后外侧裂分为前叶、后叶和绒球小结叶。

脑室系统

在成人大脑中，充满液体的神经管腔由脑室系统表示。有四个相互连接的腔或脑室，其中包含约30 mL无色脑脊液（图2.13）。

侧脑室是大脑半球内的“C”形腔。每个侧脑室有一个中央体和三个角（前角即额角，后角即枕角，下角即颞角）。脑室体与枕角和颞角连接的地方称为侧副三角（trigone）。

槽状的第三脑室位于间脑（丘脑区）。两个丘脑构成侧壁的上半部分，下丘脑构成底部和下半部分侧壁。第三脑室非常狭窄，80%的人的两个丘脑会在第三脑室左右壁上接触，形成丘脑连接，但没有轴突交换。这使第三脑室形状独特，就像一个扭曲的环状甜甜圈（中央的孔是两个丘脑接触的地方）。侧脑室通过成对的室间孔与第三脑室相通，在冠状面上形成一个“Y”形的轮廓。第四脑室位于脑干和小脑之间。其菱形窝位于脑桥和延髓的背面。第三脑室和第四脑室通过中脑导水管连接，这是一条穿过中脑的狭窄通道。

脑脊液循环

脉络丛是高度血管化的结构，投射到每个脑室，并通过血液的活性分泌物持续产生脑脊液。

脑脊液通过三个孔——一个正中孔和两个侧孔，从第四脑室（到蛛网膜下腔）流出。它最终通过蛛网膜粒被重新吸收到静脉系统，蛛网膜粒沿大脑半球的上表面排布（图2.14）。这些与蛛网膜绒毛相对应，指状突起进入称为上矢状窦的大静脉通道。这些结构允许脑脊液重新吸收到静脉循环中。

颅内脑脊液总量约为140 mL，大部分位于蛛网膜下腔；脊髓脑脊液体积变化较大，难以估计。由于持续的生产和再吸收循环，脑脊液每天被替换多达四次。

干扰脑脊液的产生或引流可导致脑室扩张和颅内压升高（临床知识拓展2.2）。

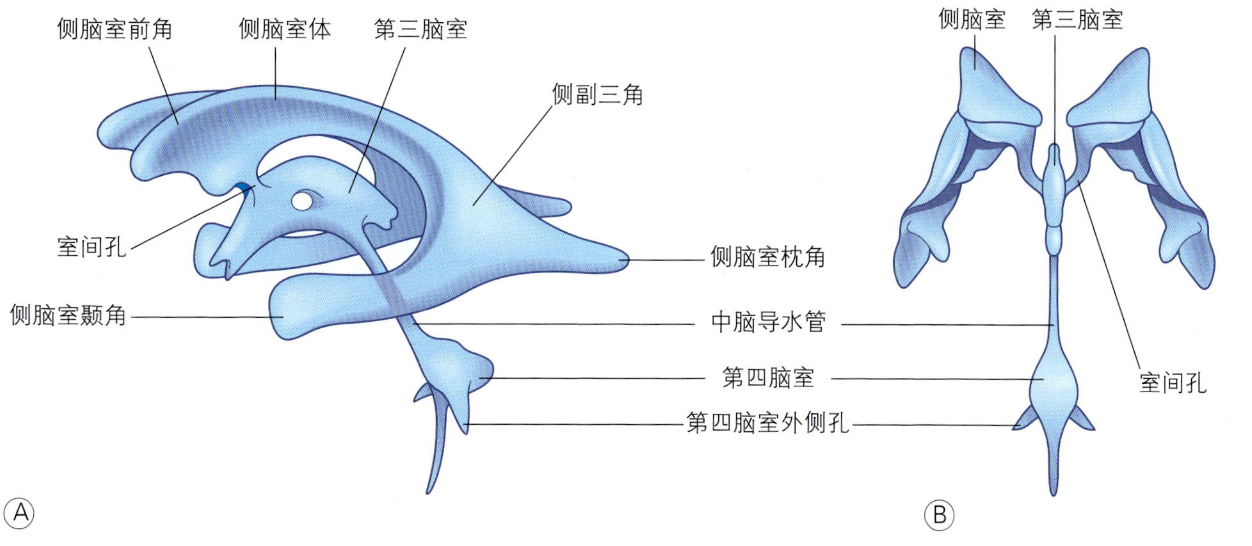

图2.13　脑室系统。A.横向；B.前切面。

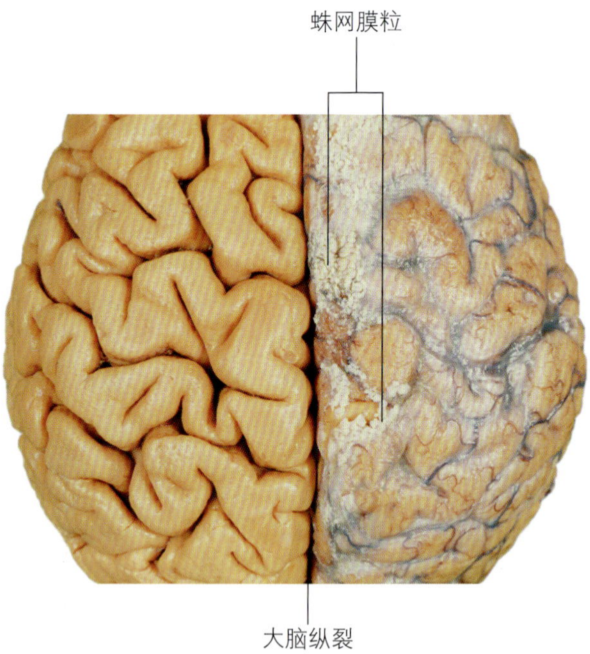

图2.14 大脑半球的背侧表面。图中没有坚韧的硬脑膜（硬脑膜紧贴骨膜，当大脑被切除时，硬脑膜通常留在颅骨内），但右侧有软脑膜和蛛网膜，包括蛛网膜粒。在左侧，脑膜被剥离，以显示潜在的脑回和脑沟。

引自Crossman：Neuroanatomy ICT 4e（Churchill Living stone 2010），已授权。

要点

- 成人大脑的每一部分都有一个与胚胎神经管相对应的充满液体的腔或通道。这构成了脑室系统。
- 侧脑室和第三脑室通过（左、右）室间孔连接，第三和第四脑室通过（单个）中脑导水管连接。
- 脑脊液由每个脑室的脉络丛产生。脑脊液从第四脑室经正中孔和外侧孔流出，到达蛛网膜下腔。
- 脑脊液通过蛛网膜粒被重新吸收到静脉系统（上矢状窦）。脑室系统扩大称为脑积水，可以通过分流术治疗。

临床知识拓展2.2 脑积水

脑脊液积聚导致脑室增大称为脑积水（图2.15）。脑积水通常与颅内压增高有关，可导致进行性脑损伤。

先天性脑积水的患儿，颅骨可能会变得非常大，因为颅骨的融合要到18个月时才会完成。梗阻性脑积水是由脑脊液引流通道阻塞引起的，可导致部分脑室系统的扩张。交通性脑积水导致整个脑室系统扩张，是由于脑脊液的重吸收不足或是（非常罕见的）脉络丛肿瘤过多地产生脑脊液造成的。脑积水可以通过插入分流器进行手术治疗，分流器可以将多余的脑脊液分流到腹腔（图2.16）。一个压力操作的阀门，有时也包括一个抗虹吸装置，以确保适当的单向流动。不幸的是，分流容易发生感染、堵塞，易出现故障。需经常更换（12年故障率80%左右）。

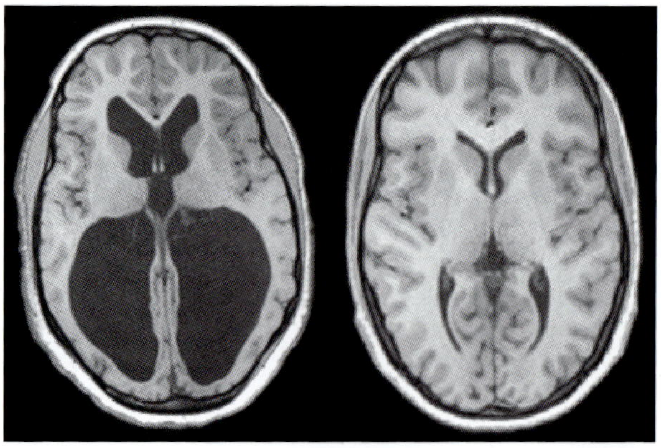

图2.15 脑积水患者（左）和正常对照组（右）大脑的轴向（水平）T1加权磁共振成像（MRI）。这些图像是在相同的层面上拍摄的，脑积水患者的侧脑室扩张，这通常与颅内压增高有关，如果不及时治疗，颅内压增高可能导致进行性脑损伤。

图片由Gemma Northam博士提供。

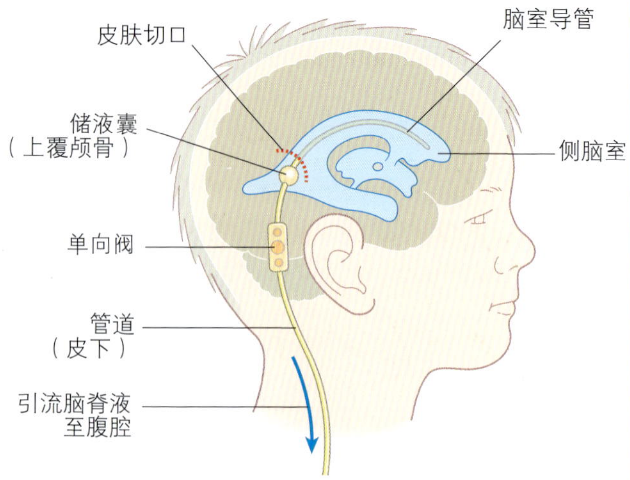

图2.16 脑积水的外科治疗。这张图片显示的是一个植入脑室-腹腔分流器的儿童。将分流管的远端置于皮下，使多余的脑脊液流入腹腔。

第三章
功能神经解剖

本章目录

本章主要介绍大脑的功能解剖，重点关注大脑皮质、基底核、海马和杏仁核的功能。除此之外，我们还要探讨丘脑的主要功能分区，以及脑干和小脑。中枢神经系统的感觉和运动传导通路将在第四章详细阐述，大脑的血液供应将在第十章详细阐述。

大脑皮质

本节讲述大脑半球的脑沟及脑回（图3.1~图3.3），并探讨大脑皮质的主要功能区（图3.4）。对有重要功能或临床意义的区域，我们用带括号的布罗德曼区（Brodmann area，BA）数字着重强调。BA数字是皮质区由微观结构的微观差异定义的大脑皮质编号（见第五章）。

额叶

额叶位于中央沟前、外侧沟上方。它约占皮质面积的40%，负责人体的运动、行为、性格和语言等功能，分为额叶侧面、内侧面和下侧面。

外侧观（图3.1，图3.4A）

中央前回脑带在大脑前方向前越过突起，紧靠中央沟的前方。它对应初级运动皮质（BA 4），拥有与对侧身体对应的、倒置的、点对点的对应关系脑区。中央前回中每个身体部位对应的脑区的面积与该部位的控制精度成正比。这意味着控制手、脸和舌的脑区不成比例的大（图3.5）。控制手的区域是识别运动前回的一个标记，它是一个类似倒置大写希腊字母“Ω”形状的脑部结构（图3.6）。

额叶侧面的其余部分从上到下分为额上回、额中回、额下回。中央前回前面的区域是运动前区（BA 6），它不对应任何特定的脑回或脑沟的边界。运动前区也包含倒置的身体图形对应关系，并且其功能是负责运动准备和运动的执行序列，特别是那些响应外部触发而发生的运动序列（如接球，而不是投球）。更靠前面的是额叶眼区（BA 8），此区是皮质注视中枢，负责双眼的同向对侧运动。额叶眼区和额叶外侧的其余部分属于前额叶皮质，将在下面单独讨论。

要点

- 额叶位于中央沟前、外侧沟上方。它是四个主要脑叶中最大的一个，总计占皮质表面积的40%。
- 中央前回对应初级运动皮质。它包含与对侧躯体对应的倒置的脑区（点到点）。
- 识别初级运动皮质的标志是控制手的区域，其类似倒置的大写希腊字母“Ω”。
- 运动前区位于中央前回前面，负责运动准备和运动的执行序列，特别是那些响应外部触发而发生的运动序列。

内侧观（图3.2，图3.4B）

额上回和额中回都延续到大脑半球的内侧面。额上回和下方边缘叶围成的区域是扣带沟。扣带沟在转向半球前缘之前与胼胝体平行，即所谓的边缘叶（边缘部分）。中央沟位于边缘叶正前方并向后向下以几乎90°包绕其向下走行。旁正中小叶是一个位于中央沟下大脑半球中间呈“U”形卷曲的一段脑回。它横跨额叶和顶叶。旁正中小叶包括支配下肢及生殖器的初级运动和感觉区域的脑区。

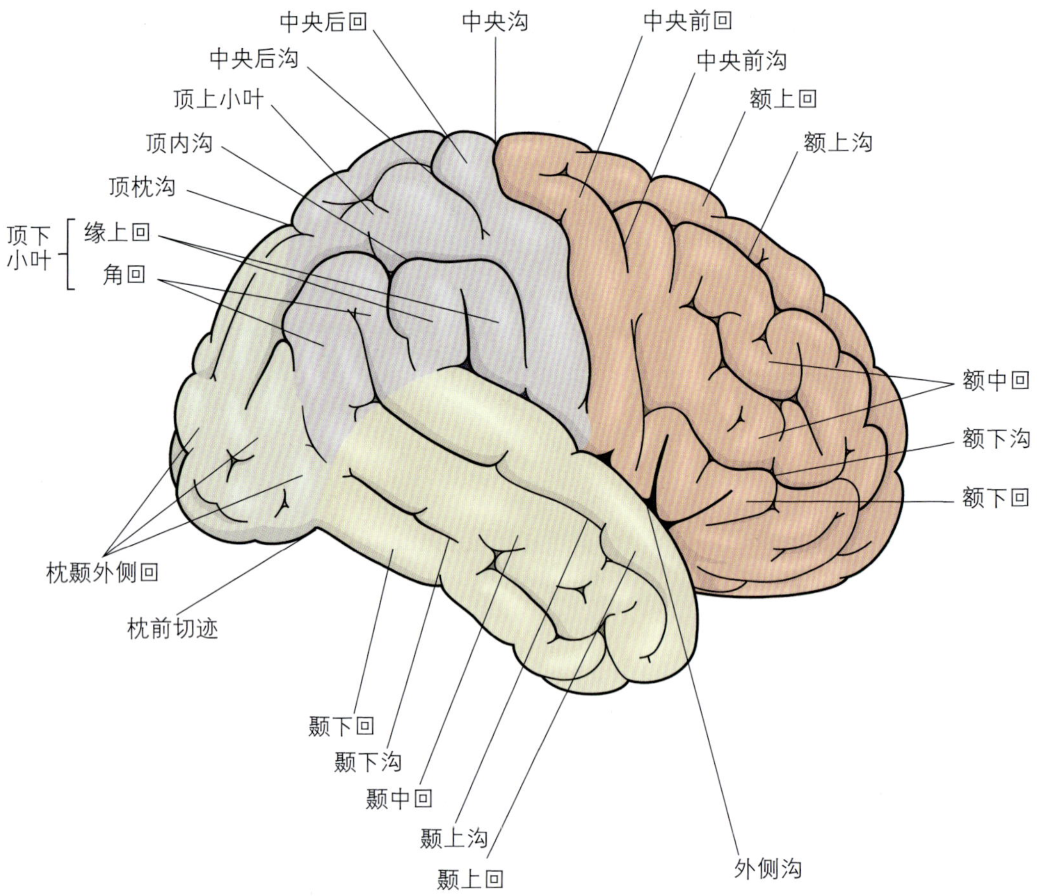

图3.1 大脑半球外侧视图，显示主要的脑沟和脑回。

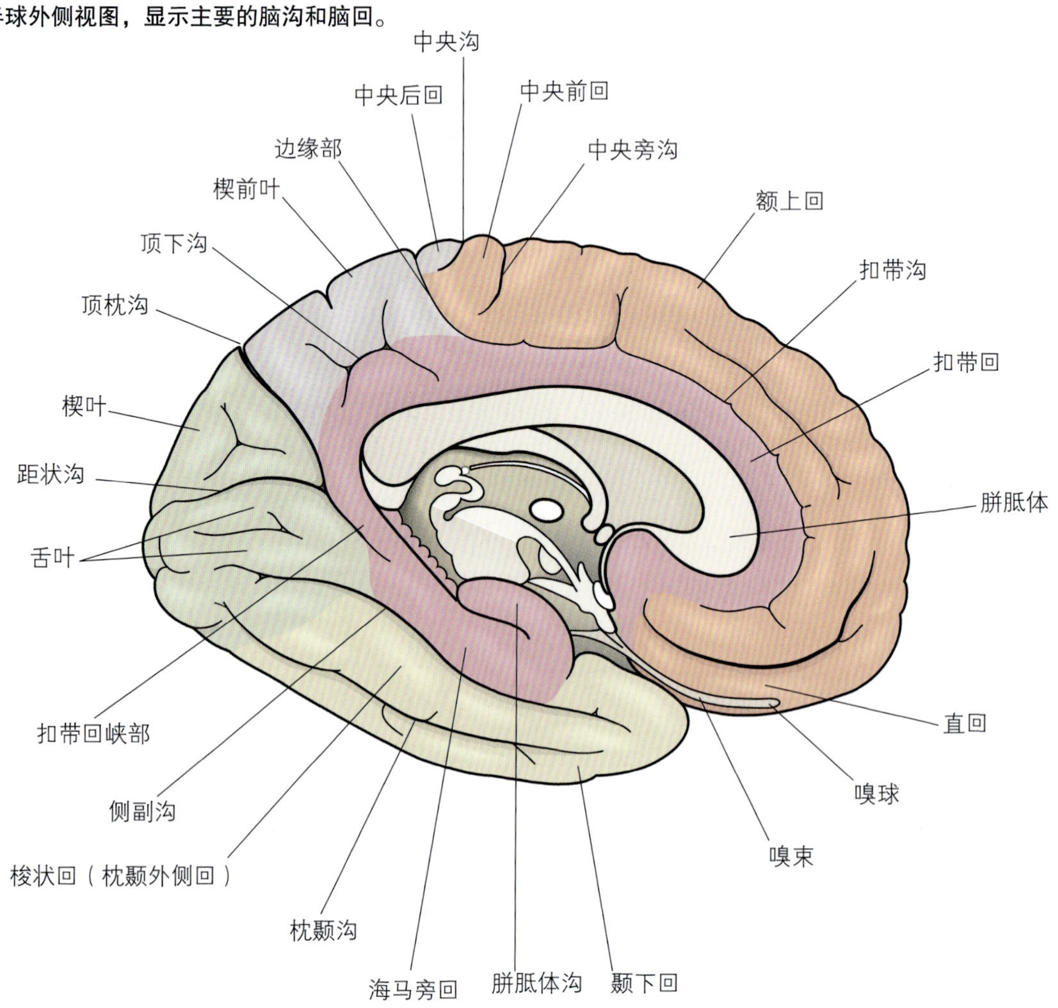

图3.2 大脑半球内侧视图，显示主要的脑沟和脑回。

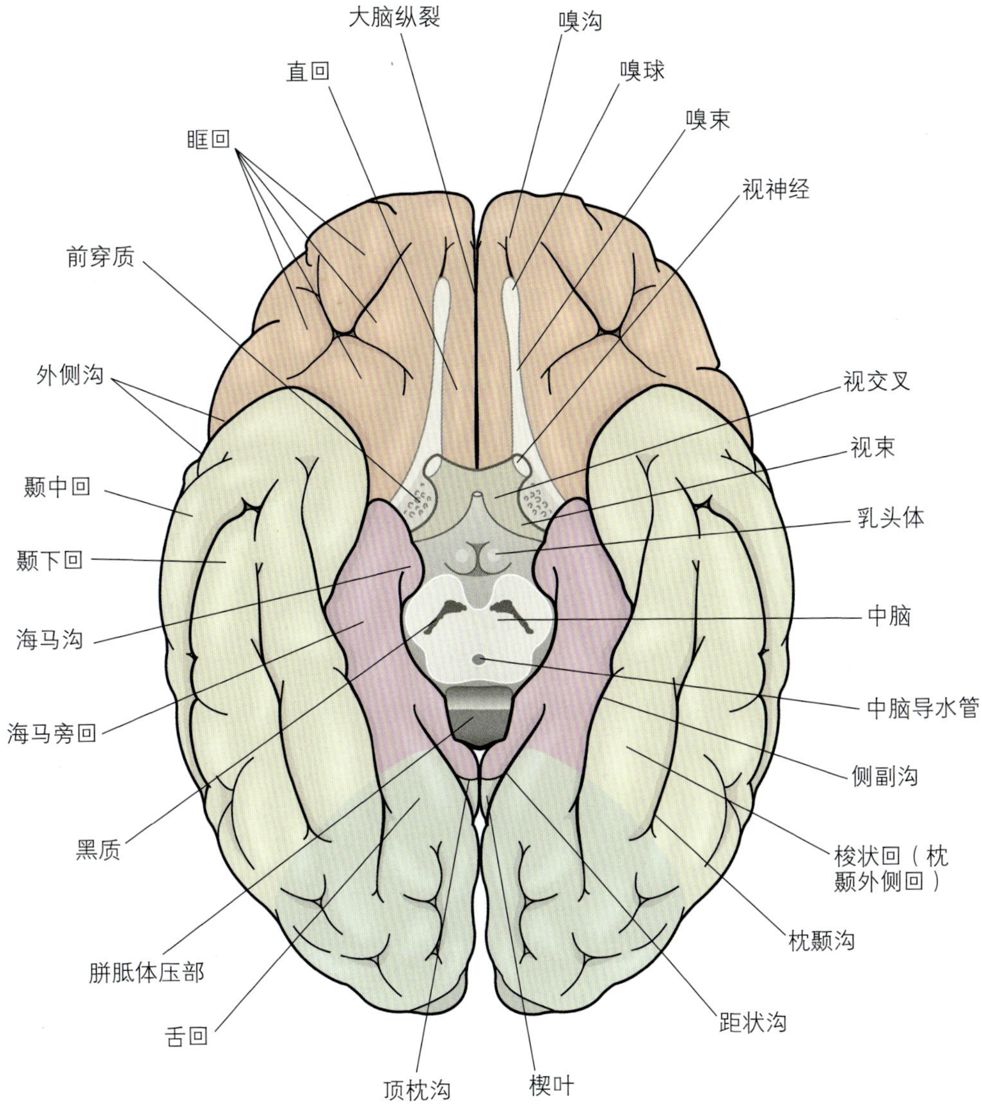

图3.3 大脑半球下视图，显示主要的脑沟和脑回。

补充运动区（SMA）就在旁正中小叶正前方。它包含双侧躯体图式，且往往对侧半球对应脑区的兴奋会引起双侧肢体运动（例如，当双手一起操纵一个物体时）。与运动前区不同，补充运动区（或“内侧前运动区”）负责内部产生的（自我触发）运动序列，而不负责响应外部事件触发的运动序列。帕金森病患者的补充运动区处于低活跃度，且那里的运动起始缓慢（见第十三章）。在补充运动区的正前方有一小段额眼区的内侧延伸。

下侧观（眶额部）（图3.3）

额叶下部是眶额皮质，它横跨眼眶上部。嗅沟将眶额皮质分为两部分。其内侧面有一个长条状皮质，称为直回，还有一个更大的包含“H”形脑沟的脑区属于前额叶皮质。

前额叶皮质（图3.3，图3.4）

额叶的大部分位于运动区和运动前区前方，负责人体个性、行为、语言和智力等方面的调控。它分别进入背外侧、眼眶和内侧部位：

- 背外侧前额叶皮质（DLPFC）负责组织和规划追求短期、中期及长期目标的行为。
- 眶额皮质（OFC）主要起抑制作用，其会防止不适当的行为（如在社交互动场合），并促进适度、克制和机智的行为。
- 内侧前额叶皮质（mPFC）与情绪、动机和情感有关。它是所谓的大脑“默认网络”的一部分（此区域在人体安静地沉思期间活跃）。

前额叶皮质包括布罗卡（Broca’s area）（将在下文讨论）和前额叶眼区（见上文）。临床知识拓展3.1讨论了前额叶皮质病变的影响。

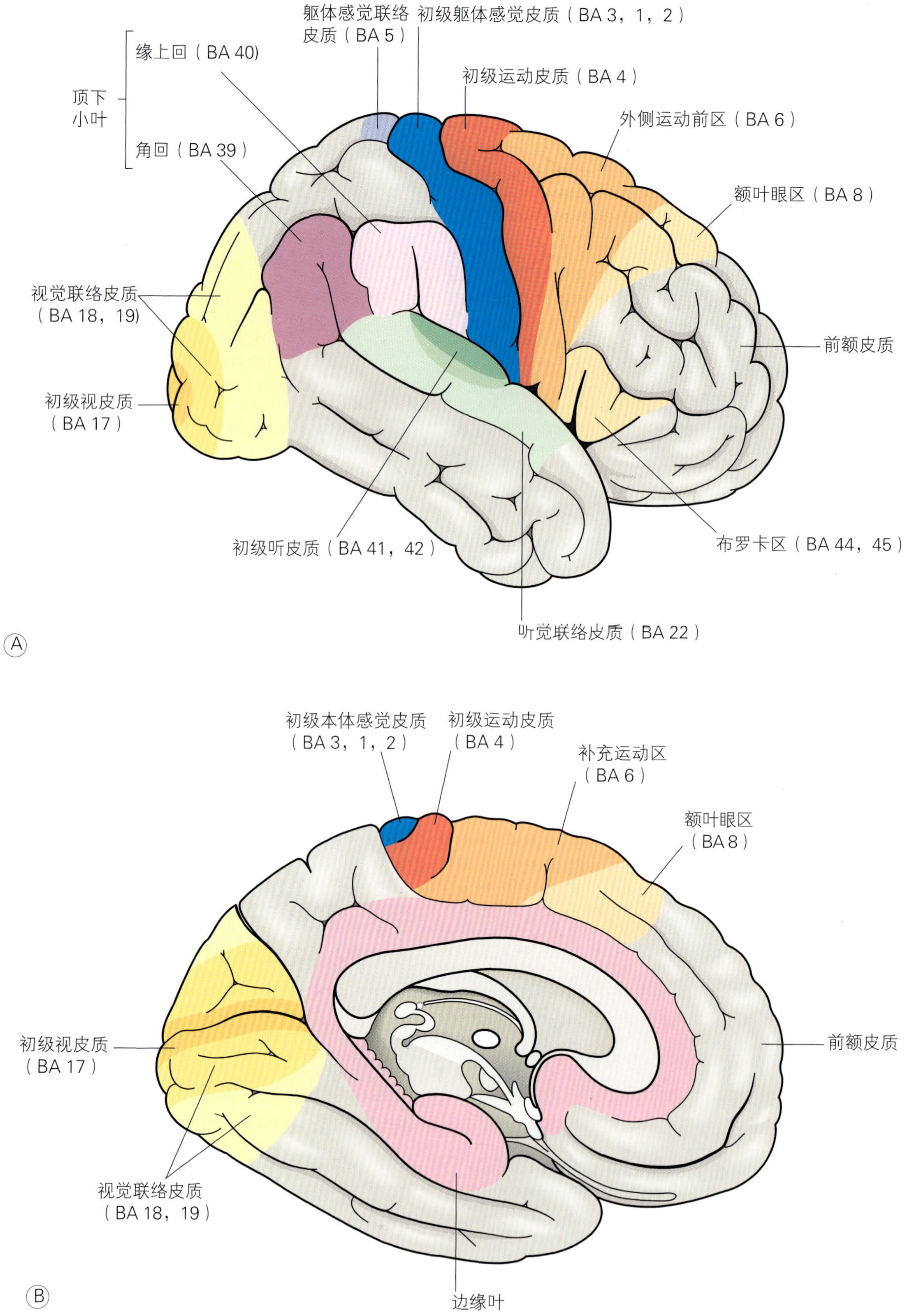

图3.4 大脑半球的主要功能区。A.外侧；B.内侧。括号内显示的是布罗德曼区（Brodmann area，除了前额叶和边缘叶，它们是包含许多皮质功能区的大区域）。

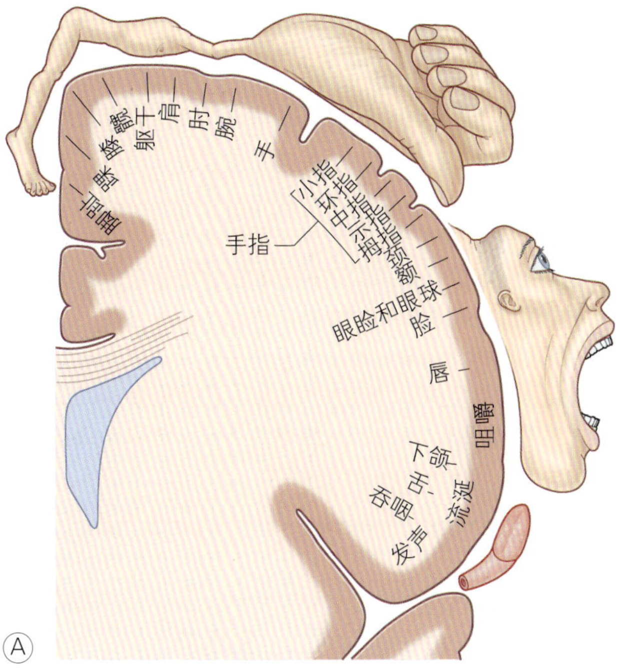

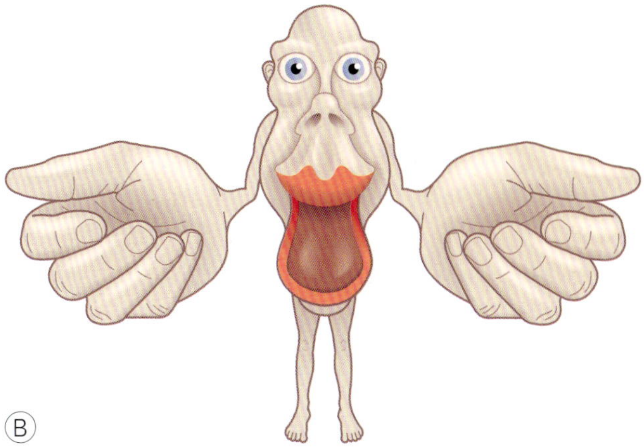

图3.5　初级运动皮质。A.运动带包含对侧身体的有序体位（点对点）表示，从脚趾（内侧）到面部和舌（外侧）；B.每个身体部位投影区的大小反映了运动控制的精度，手、脸和舌的精度大，投影区也大。

引自Matthew Levy，Bruce Koeppen，Bruce Koeppen，Bruce Stanton：Berne & Levy Principles of physiology 4e（Mosby 2006），已授权。

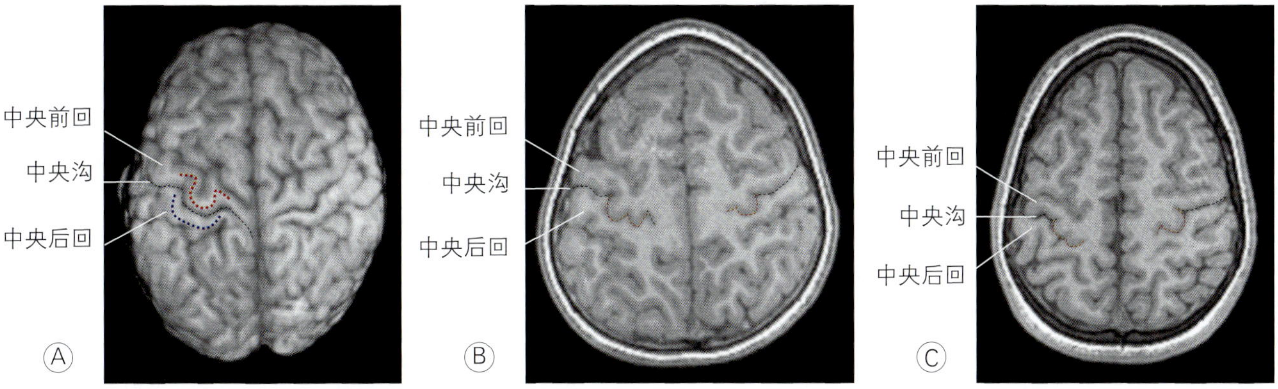

图3.6　中央前回手区。A.大脑上表面（容积MRI扫描图），显示脑回对应手的初级运动皮质，在大脑表面多呈现为倒置的大写"Ω"。感觉手区（中央后回）用蓝色虚线表示。B.轴向切片（同一个体T1加权MRI扫描图）可以看到初级运动皮质的手区向后突出（红色虚线）。它的形状通常像一个门把手（图片右侧）。C.另一个病例。注意：单把手（"Ω"形）常见，双把手（"ω"形）不常见。

图片由Gemma Northam博士提供。

要点

- 在大脑半球的内侧面上，扣带沟的边缘区是寻找位于其正前方的中央沟的良好标志。
- 旁正中小叶是一个位于中央沟下大脑半球中间呈"U"形卷曲并同时包含运动（前）和感觉（后）功能的一段脑回。
- 补充运动区就在旁正中小叶正前方，负责自我触发运动序列调控，帕金森病患者的补充运动区处于低活跃度。
- 前额叶皮质是位于运动区前方的一大块脑区，负责人体个性、行为、语言和智力等方面的调控。

临床知识拓展3.1　前额叶皮质病变

前额叶皮质的损伤（或病变）会导致人格、行为和智力的改变。眶额皮质病变往往会导致行为控制力变差，患者变得粗鲁、行为失当或淡漠。还可导致判断和决策受损，缺乏克制，导致鲁莽或不谨慎的行为（伴随淡漠或缺乏洞察力）。背外侧前额叶病变更可能导致执行功能受损（计划、组织、决策），并且可能存在强制性的重复思想或行为，称为强迫症。内侧前额叶病变与情绪变化相关，如冷漠、失去同理心或意志缺失（与兴高采烈相反），并伴随主动性、动机和动力降低。

顶叶

顶叶位于中央沟后、外侧沟上方。它的后缘是顶枕沟，顶枕沟只能从大脑半球的内侧看到。顶叶与本体感觉和视觉空间感知有关。它包括侧顶叶和内顶叶。

外侧观（图3.1，图3.4A）

中央后回位于中央沟后面，位于运动区的后面并与之平行。它对应于初级躯体感觉皮质（BA 3，1，2）。感觉区包含对应身体另一侧的倒置图式，即与运动区相反的躯体图式，身体部位的相对比例反映的是对应躯体的触觉灵敏度，而非运动精确度。

侧顶叶的其余部分由顶内沟分为顶上小叶和顶下小叶。这是一条与中央沟呈直角的深裂。躯体感觉联络皮质（BA 5）是顶上小叶的一个小区域，就在感觉区的后面。此处病变可能导致感觉异常：无法通过触摸识别物体。后顶叶皮质（BA 7）与枕叶有密切关系，与视觉空间感知和注意有关（临床知识拓展3.2），包括对物体的识别和操纵（如使用刀和叉），且对移动物体的感知（如识别逐渐靠近的移动车辆）。某些半随意运动是从顶叶皮质到外侧前运动区的兴奋引发的（临床知识拓展3.3）。

顶下小叶是一个多模态联合区域，位于视觉、听觉和体感皮质的交界处。它由前部的缘上回（BA 40）和后部的角回（BA 39）组成。顶下小叶有助于识别语言，如音韵、阅读和拼写，特别是在语言占优势的半球。它还与抽象概念的空间和符号的识别有关，包括对数量和数字的掌握。

内侧观（图3.2，图3.4B）

顶上小叶继续向上延续至半球的内侧面。这个矩形区域和心理图像与个人回忆的处理相关。像内侧前额叶皮质一样，它是大脑“默认网络”的一部分，在白日梦和内省等活动中参与其中。中央后回（感觉带）也继续延续至半球的内侧面，构成中央旁小叶的后部（掌控身体的下半部分）。

> **临床知识拓展3.2　忽视综合征**
>
> 非优势半球（通常是右侧）顶叶的病变可能导致半空间忽视，这样的患者会在视力正常的情况下忽略身体对侧（通常是左侧）的事物（如只从盘子的一侧取食，化妆的时候只画一侧的脸）。与其相关的现象是感觉忽视，如果同时在被忽视侧和正常侧给予刺激（如手指在左视野和右视野中移动），则可能不会注意到受影响侧的刺激，这种现象称为感觉缺失。一些偏侧忽略患者有相关的神经系统损伤，如肢体瘫痪，但他们意识不到缺陷，可能否认缺陷的存在。这称为病感失认。

> **临床知识拓展3.3　失用症**
>
> 英语单词“praxis”在神经学中被用来描述某些类型的功能缺失、半随意性运动（如使用剪刀或系鞋带）。患有失用症的患者可能能够下意识地做到这些事情，但要求他模仿时就会感到困难。这种现象称为随意–自动分离。简单来说，失用症代表后顶叶皮质（参与运动起始）和侧运动前区（在运动准备/执行中具有更直接的作用）之间通路的“损坏”或“断开”。

枕叶

枕叶位于枕前切迹和顶枕沟后方。它完全负责视

要点

- 顶叶位于中央沟后、外侧沟上方。其后缘（与枕叶）是顶枕沟。
- 中央后回对应初级躯体感觉皮质，并包含对侧身体的倒置图式，与运动区的图式相反。
- 顶上小叶与枕叶有密切联系，涉及注意力和视觉空间感知方面，包括对物体的识别和操纵。
- 顶下小叶由角回和缘上回组成。这些脑区有助于语言优势半球的阅读、写作和算术。
- 后顶叶病变可能导致忽视综合征或感觉注意力涣散、对视野对侧刺激的注意力受损。
- 失用症可能由优势半球后顶叶皮质、外侧运动前区，以及连接两个区域的白质通路的病变引起。

觉，有内侧、外侧和下侧面。

内侧视图（图3.2，图3.4B）

距状沟起伏地从顶枕沟前面向枕极延伸。它是一个深裂缝，延伸到侧脑室的枕角。距状沟上方的楔形区域是楔叶，负责对侧下1/4象限视野的视力。舌状的舌回位于距状沟下方，负责对侧上1/4象限视野的视力。

许多初级视皮质（BA 17）隐藏在距状沟的两侧。中央视野皮层更趋近于枕极，周围视野皮层更偏向前侧。初级视皮质位于楔叶和舌回内的视觉联络皮质（BA 18和19）的上方和下方。

外侧视图和下视图（图3.1~图3.4）

枕骨外侧区域的脑回具有变异性，但可以识别出在枕极上、中、下汇聚的枕叶上、中、下回。这些主要由视觉联络皮质组成。枕下表面和颞叶的下侧面是连续的。

中央视觉通路（图3.7，图3.8）

视网膜包含一个点对点（视网膜定位）的视野代表区，这包含在整个中央视觉通路中。视网膜神经节细胞产生超过100万个轴突，使眼睛的后极成为视神经。然后两个视神经结合形成视交叉。交叉后，视束继续向两侧延伸至丘脑外侧膝状体核（LGN），它们在那里交换神经元。最后，丘脑皮质神经元通过视辐射投射到初级视觉皮质。

视交叉（图3.7）

中央视觉通路是交叉的。这意味着右视野投射在左枕叶，反之亦然。由于光以直线传播并通过瞳孔的小孔进入眼睛，因此右视野中的物体投射到每个视网膜的左半部分（图3.7中的红色）。因此，来自每个视网膜左半部的轴突必须向左大脑半球投射。为此，来自视网膜内半部的神经纤维必须越过中线进入相反的视神经束。

初级视觉皮质

视觉信息被初级视觉皮质（V1）和视觉联络皮质（V2，V3……和更高）分成三个独立的"通道"（与形式、运动和颜色有关）。处理视觉感知的不同方面的两个平行的视觉"流"来自枕叶。背侧或顶叶通路与物体的位置和运动及其相对于身体的位置（位置通路）有关。腹侧或枕颞通路合成有关形状和颜色的信息，允许识别物体（物体通路）。中心视觉通路病变在临床知识拓展3.4中讨论。

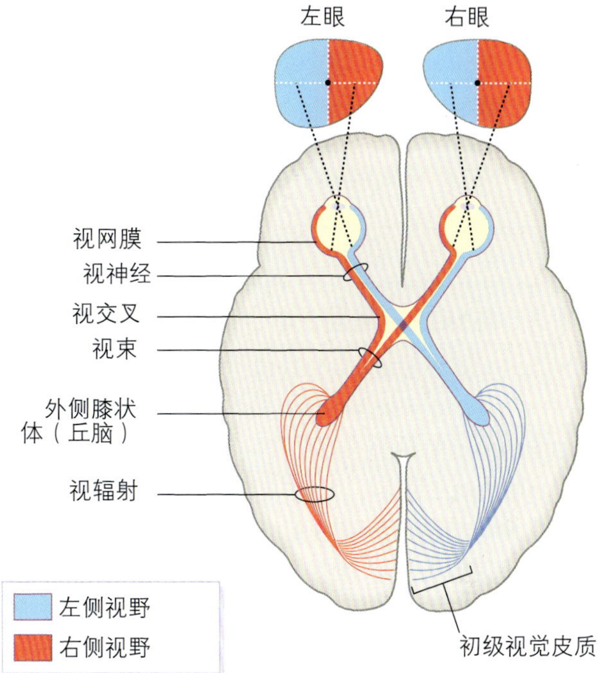

图3.7　中央视觉通路。图中每只眼睛的视野是分开显示的，但在现实中它们广泛重叠，以实现双眼视觉（并有助于深度感知）。

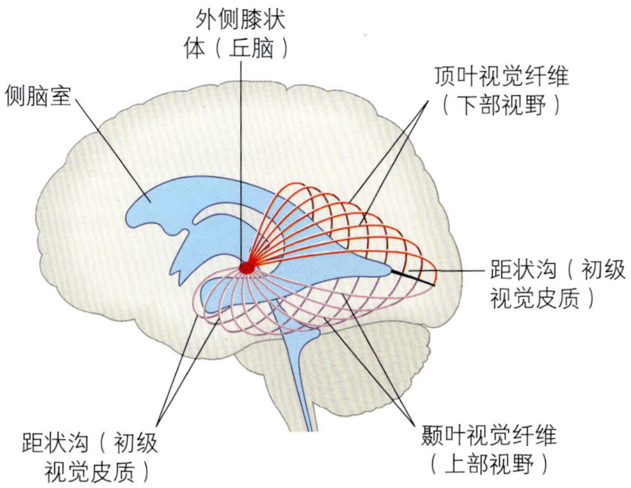

图3.8　视辐射。

> **要点**
>
> - 枕叶位于枕前切迹和顶枕沟后方。它完全与视觉有关，并包含在胼胝体沟内的初级视觉皮质。
> - 对侧视野的上半部分和下半部分分别在舌回和楔叶。
> - 中央视觉通路的第一部分由视神经、视交叉和视束组成。它起源于视网膜，终止于丘脑外侧膝状体核。

- 在视交叉处，来自视网膜内（鼻）一半的纤维穿过中线，以确保来自每个视野的信息到达对侧半球。
- 丘脑外侧膝状体核通过视觉辐射投射至初级视觉皮质（V1）。高阶视觉联想区（V2、V3等）逐渐远离初级视觉皮质。
- 背侧视觉通路（位置通路）投射至顶叶。腹侧视觉通路（物体通路）投射到颞叶。

临床知识拓展3.4 视觉通路病变

中央视觉通路的离散病变可能导致小盲点、暗点或更大的视野缺损。中央视觉通路不同部位病变的影响如图3.9所示:

- 单眼失明或单眼视力丧失是由位于视交叉前方一侧的眼睛或视神经疾病引起的。
- 双眼偏盲是指双眼视野的外侧（颞部）一半丧失。通常是缘于视交叉的病变（如垂体肿瘤的压迫）。
- 偏盲是由于视交叉后方的病变而导致的半视野（双眼视野的左半部分或右半部分）失明。
- 象限盲是在一个半视野的上象限或下象限的失明。病变可能位于视觉辐射或视觉皮质。

两只眼睛中相同侧的缺陷称为同侧偏盲，两只眼睛中不同侧的缺陷称为异侧偏盲。中央（黄斑）视力通常不受影响，称为黄斑回避，因为：①黄斑投射到两个半球；②皮质的这一部分由两条大脑动脉供应（见第十章）。

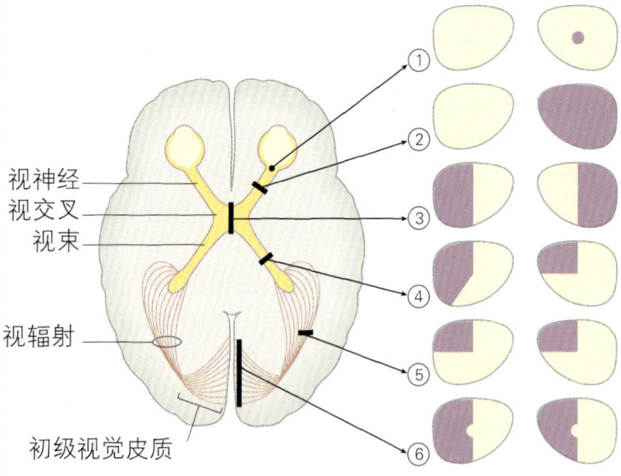

图3.9 视觉通路病变。图示为中央视觉通路不同部位病变的影响。淡黄色为左眼和右眼的视野，紫色为视力下降或缺失的区域。①右眼小暗点（盲点）；②单眼失明，右眼；③颞侧偏盲或隧道视觉；④异侧偏盲，左侧视野缺损；⑤左上象限盲，同侧视野缺损；⑥左侧偏盲伴黄斑（中央）回避。

颞叶

颞叶位于外侧沟的下方，并且以类似拳击手套拇指的形状向下和向前倾斜。其后缘（枕叶）是枕前切迹。颞叶涉及听觉、语音理解和视觉识别。 它具有上侧、外侧和下侧表面。

上视图（图3.10）

颞叶上表面隐藏在外侧沟内并包括颞横回。这些指状褶皱倾斜（后部和内侧）包括初级听觉皮质（BA 41和42）。听觉皮质包含音调图式，代表可听频谱（外侧低频、内侧高频）。

听辐射从丘脑内侧膝状核（MGN）投射到听觉皮质。初级听觉皮质接收来自双耳的投射。这意味着颞叶损伤不会像枕叶损伤可能导致对侧失明那样导致对侧耳聋。

颞叶侧面的周围皮质是听觉联络皮质（BA 22）。在语言占优势的半球中，这里专门负责理解语音。

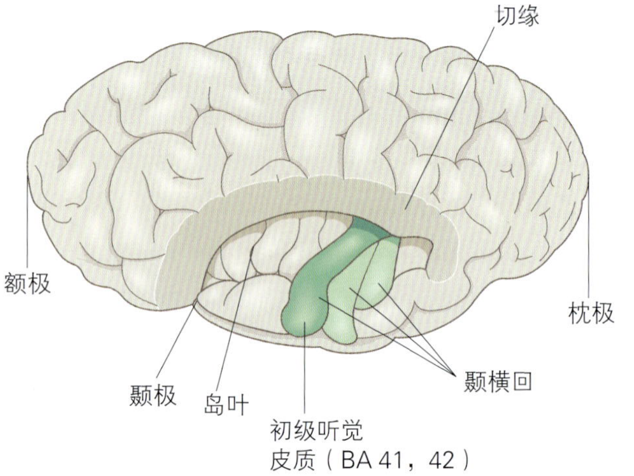

图3.10 颞叶上表面和初级听觉皮质。本图显示的是左侧大脑半球的上外侧，额叶和部分岛盖被切开，显露颞叶的上表面（包括颞横回和初级听觉皮质），岛叶的一部分也可以看到。

外侧视图（图3.1，图3.4A）

外侧颞叶有颞上回、颞中回、颞下回，由颞上沟、颞下沟分隔。颞上沟与外侧沟平行，一般不间断，而颞下沟常被分成若干节段。外侧颞叶由视听觉联合皮质组成。

下视图（图3.3）

在大脑半球的下半部分，枕叶和颞叶形成一个连续的、不间断的表面，由枕叶内侧和外侧组成脑回。枕颞内侧回位于侧副沟内侧间。枕叶内的部分也称为舌回，位于颞叶的部分为海马旁回。枕颞外侧回位于侧副沟内侧、枕颞沟外侧。枕颞外侧回的前、后端通常呈锥形，这使得脑回呈纺锤形，因此枕颞外侧回也称为梭状回。它接收来自枕叶（“物体通路”的一部分）的投射，似乎参与了复杂视觉模式的识别。它有助于阅读（语言占主导地位的半球）和人脸识别（非语言占主导地位的半球）（临床知识拓展3.5）。

语言区域（图3.12）

95%惯用右手的人和70%惯用左手的人的语言区域在大脑左半球。纯粹的右半球语言区域是不常见的，发生率可能不到2%。这意味着，大多数语言左偏性不强的人往往具有双侧皮质表征。

临床知识拓展3.5　视觉失认症

视力正常，由侧颞叶和下颞叶病变产生的目标识别障碍，称为视觉失认症。视觉失认症的两种主要类型如图3.11所示。统觉失认症是早期认知阶段的问题，会干扰感知物体的能力。联想失认症涉及认知的后期阶段。物体是正常可见的，可以描述物体细节，但不能命名，只能通过其他感官（如触觉、嗅觉）来识别和命名。有时失认症会影响特定类别的物体（如食物、生物、工具）。非显性梭状回的损伤，在颞下区域，可能导致选择性的面孔视觉失认症，称为面孔失认症。

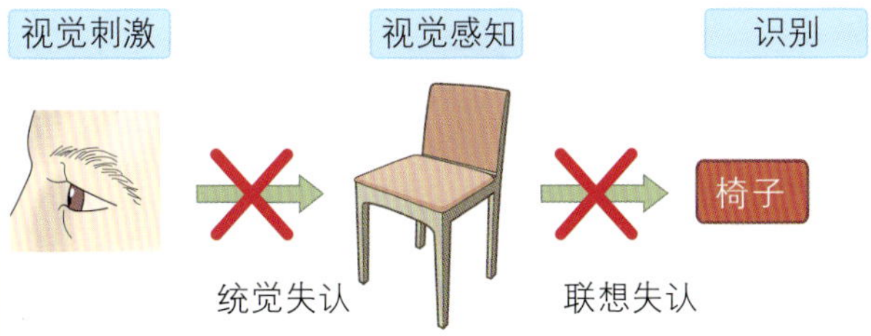

图3.11　统觉失认症和联想失认症。

要点

- 颞叶位于外侧沟下方，其后缘（与枕叶）为枕前切迹。
- 颞叶上表面（通常隐藏在外侧沟内）包括颞横回，颞横回包含初级听觉皮质。
- 外侧颞区包括听觉联络皮质。它还与枕叶紧密相连，有助于视觉识别。

布罗卡区

布罗卡区负责口语和书面语的表达（受语法和句法规则限制的句子）。它对应于额下回（BA 44和45）的岛盖部和三角部（图3.12A）。如图3.12A所示，由外侧沟的两个分支（一个上升的分支，一个水平的分支）界定，它们“切开”额下回。为了与它在言语和语言中的作用保持一致，布罗卡区紧邻面、舌和喉的运动区和运动前区。在相对半球的同源区域参与非言语交流，如面部表情、手势和调节语速、节奏和语调等。

韦尼克区

韦尼克区为颞上回的后1/3，是听觉联络皮质的一部分（图3.12B）。它位于视觉皮质和听觉皮质的交界处，参与将字母（图形）的视觉印象转化为语音（音素）的心理特征。因此，它对语言理解和阅读很重要。非优势半球的韦尼克区涉及对语调和重音（言语的“音乐”）的理解，这可以极大地改变词语的意义。因此，一些非显性颞叶病变的患者可能有单调、“机械”地说话，或者无法掌握语调的细微差别（称为非韵律）。

语言传导通路

两个主要的语言区由弓状束连接，这是一个大的白质束，在外侧沟周围拱起（图3.12B）。

其中一个传导通路，即长神经通路（long segment），直接通过布罗卡区和韦尼克区。还有一个间接通路（由两个短节段组成）通过顶下小叶连接前、后语言区。这些通路共同构成了背侧语言通路，背侧语言通路与语言的音系有关。

第二个语言相关通路通过钩束将颞叶前部和外侧与额叶下部相互连接（见第一章，图1.18），称为腹侧语言通路，更关注语言的语义方面（单词和概念的意义）。言语障碍在临床知识拓展3.6中讨论。

边缘叶和岛叶

边缘叶是围绕大脑半球内侧边界的环状脑叶

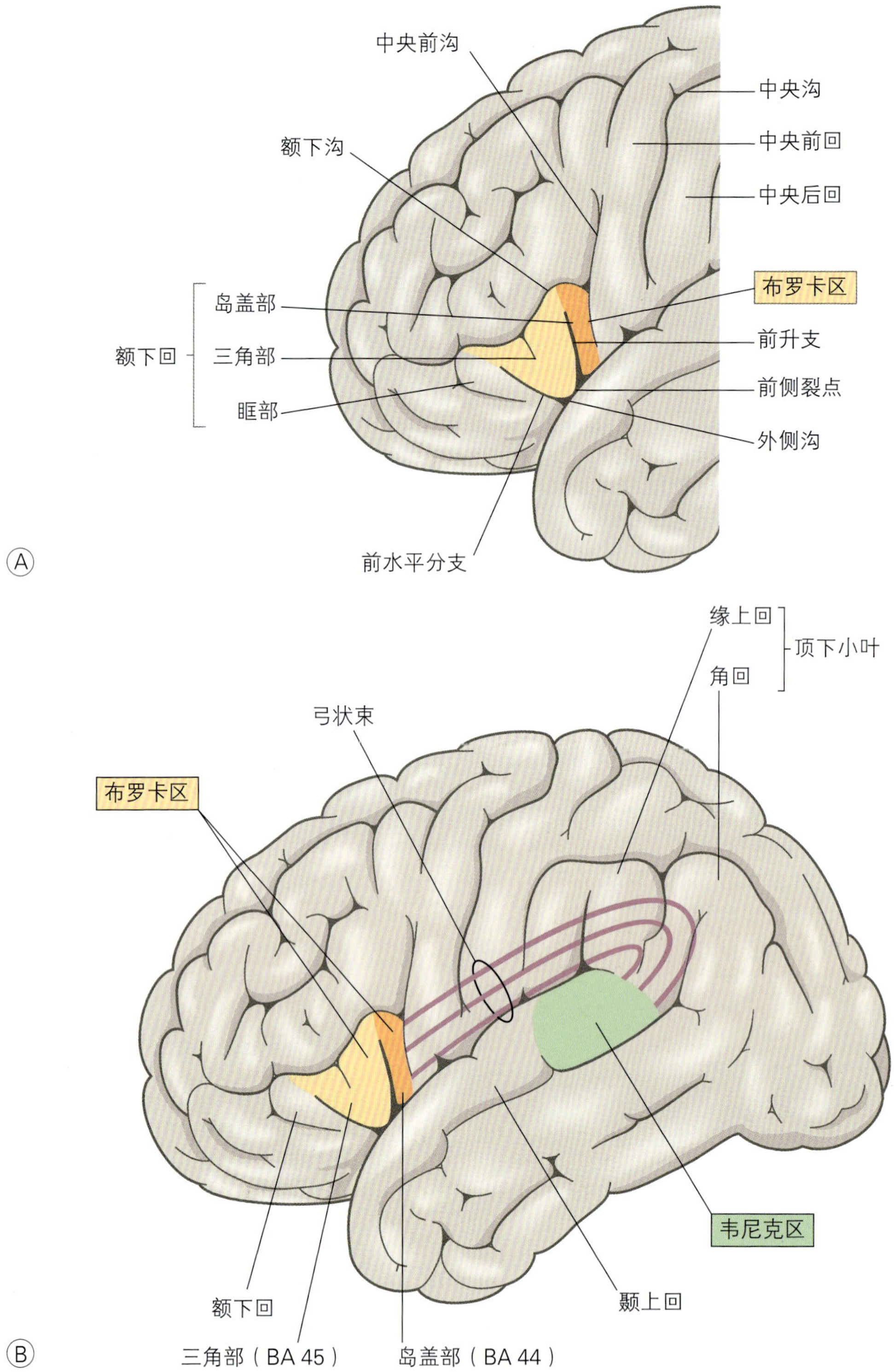

图3.12　左侧大脑半球外侧视图，显示的是主要语言区。A. 布罗卡区与额下回的岛盖部和三角部相对应（岛盖部和三角部分别为橙色和黄色），外侧沟的升支和水平支是外侧沟的扩大，称为外侧裂前点；B.前、后语言区由弓状束连接，弓状束是主要的语言相关白质束。

（图3.13）。它主要与情感和记忆有关。岛叶前部、眶额后皮质和颞极具有相似的功能，称为边缘区。海马（属于边缘叶的皮质区域）和杏仁核（参与情绪反应的皮质下结构）分别在下文中讨论。术语“边缘系统”有时被用作“情感大脑”的模糊缩写，但它没有正确的定义，最好避免使用。

边缘叶

边缘叶包括扣带回和海马旁回，由一个叫作扣带（或扣带束）的白质束连接。扣带回环绕大脑半球内侧表面的胼胝体。扣带回沟把它与上覆的额叶分开。

要点

- 韦尼克区位于颞叶与顶叶交界处，与语言理解有关。病变可导致流利性失语，对口头和书面语言的理解受损。
- 布罗卡区包括额下回的岛盖部和三角部，与语言表达有关。病变引起非流利性（运动性）失语症。
- 背侧语言通路连接着布罗卡区和韦尼克区（通过弓状束直接和间接成分），与音系有关。
- 腹侧语言通路连接颞叶前部和外侧与额叶下部（通过钩束），与语义有关。

临床知识拓展3.6　言语障碍

言语障碍是一种后天获得的口语和书面语障碍。病变累及布罗卡区可引起运动性失语，表现为不流利性失语。说话犹豫不决，支离破碎，像电报一样，找词困难，缺少动词和介词等语法成分。由于理解相对较少，患者在表达自己时往往会感到沮丧。听觉性失语是由韦尼克区病变引起的。语言流畅，但没有什么意义，由单词碎片、替代词和新词（无意义的单词）组成。由于理解受到影响，患者可能意识不到自己的错误。运动性失语和听觉性失语的结合称为完全性失语（或失语症）。尽管语言流畅、理解能力正常，但重复句子（如“如果”“而且”“但是”）的特殊问题称为传导性失语症。它通常缘于弓状束的损伤——两个主要语言区被切断了。

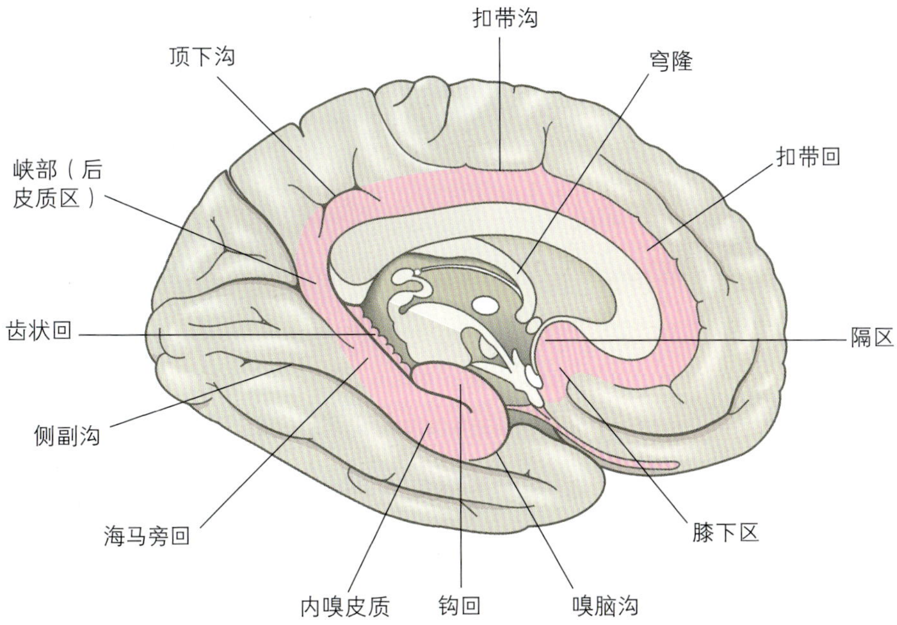

图3.13　大脑半球内侧，显示边缘叶。脑干被移除，可以看到齿状回的“牙齿”。也可以看到隔区，其连接与情绪、感情和基于奖励的学习区域有关的大脑区域。

顶叶的边界是顶下沟。在脑后，扣带回逐渐变细，在胼胝体后形成狭窄的峡部。边缘叶作为海马旁回（侧副沟内侧）继续进入内侧颞区。它的末端是钩状的皮质褶皱，称为钩回。

岛叶

岛叶是隐藏在外侧沟深处的皮质“岛”，它可以通过牵拉额叶、顶叶和颞叶组成的岛盖暴露出来（图3.14；另见第二章，图2.10）。岛叶由岛叶中央沟分为前部（内脏）和后部（躯体）。岛叶前部接受嗅球的投射，是初级嗅皮质的一部分。它还与恶心、呕吐、厌食和痛觉有关，包括伴随的内脏和自主现象。功能磁共振成像（fMRI）研究表明，紧邻布罗卡区的岛叶前部也可能与语言有关。岛叶后部整合了与触觉、视觉和听觉相关的非内脏（躯体）信息。

海马和杏仁核

海马是一个皮质区域（属于边缘叶），其与记忆形成和空间导航有关。杏仁核是一种皮质下结构（一组神经核），其与情绪反应和学习有关。

要点

- 边缘叶是位于大脑半球内侧边缘的环状脑回。它包括扣带回、海马旁回和海马回。
- 岛叶是埋在外侧沟内的皮质“岛”，岛叶中央沟将岛叶分为前部（内脏）和后部（躯体）。
- 边缘叶和前岛叶与情绪、记忆和嗅觉有关。

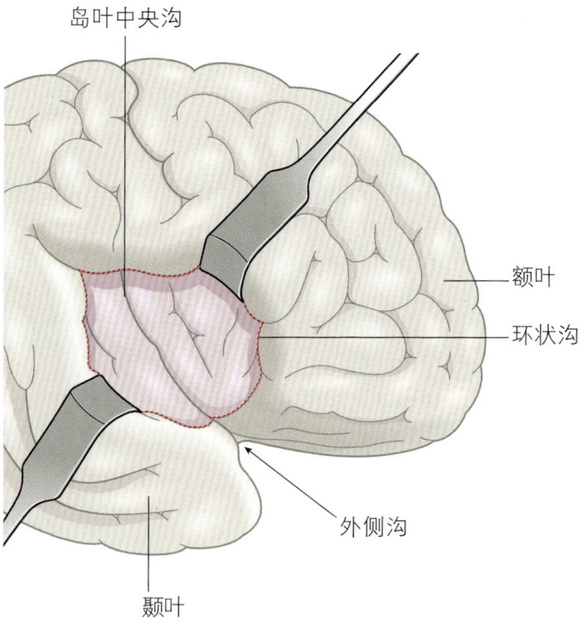

图3.14　岛叶。额叶、顶叶和颞叶岛盖被掀开，露出岛叶。岛叶通常隐蔽在外侧沟深处，覆盖在基底核上。

海马

海马体占据侧脑室的颞角。因此，它“淹没”在脑脊液中，并在脑室底形成纵向隆起（图3.15A）。海马体被一层叫作海马白质的薄薄的白质覆盖，海马白质的英文为alveus，源于拉丁语，意为“河床”。海马的名字延续了水的主题，反映了它与海马的相似之处（图3.15B）。海马一词起源于希腊神话中的一种半马半鱼的生物。

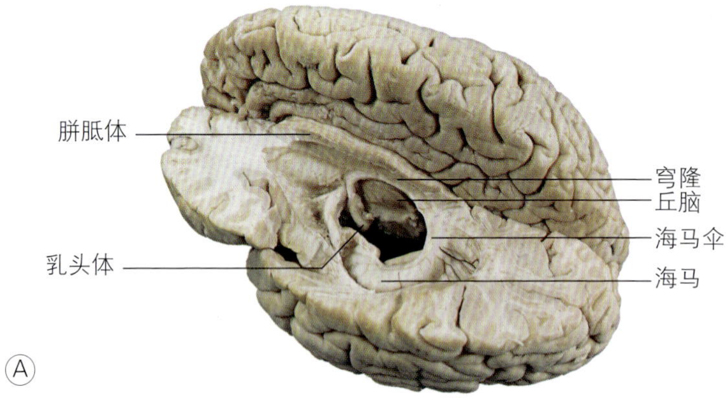

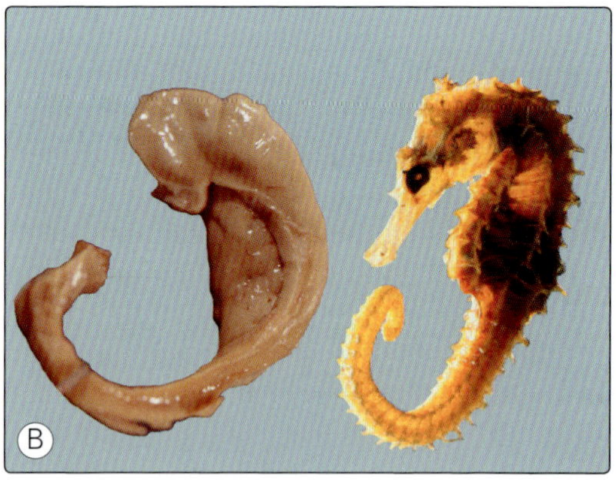

图3.15　海马的大体解剖。A.左侧大脑半球解剖显示侧脑室颞角底的海马。穹隆是海马的主要传出通路，在第三脑室底的乳头体前终止，穹隆向中线（胼胝体下方）拱起。B.把海马和穹隆从大脑中分离出来时，它们的样子很像海马。
图A引自Standring：Gray ’s Anatomy 40e（2008: Churchill Livingstone），已授权。
图片由Lάszló Seress教授提供。

海马的部分

海马是由一个相对简单的三层皮质的“S”形褶皱形成的，它与邻近的海马旁回相连。它由旧皮质（见第五章）组成，比大脑半球90%的六层新皮质更薄，也没有那么复杂。其与侧脑室和海马旁回的关系如图3.16A所示。海马体由齿状回和脑室内的阿蒙角及下面的下托组成（图3.16B）。阿蒙角（也称为海马本身）包含排列在CA1、CA2和CA3三个区域的大锥体神经元。CA是拉丁语cornu ammonis（阿蒙角）的缩写。

传入和传出的神经联系

海马的主要传入投射是前穿质通路。它起源于海马旁回前部的嗅皮质（BA 28），终止于海马齿状回颗粒细胞。齿状回颗粒细胞（称为苔藓纤维）的轴突依次投射到CA3锥体细胞。这些长轴突从海马（到下丘脑和脑干）伸出。海马的内部连接也会投射回内嗅区，形成一个闭环，这在记忆的形成中非常重要。“海马结构”包括内嗅区和海马。

海马伞和穹隆

海马传出纤维聚集在沿海马内侧边缘分布的海马伞内（图3.16）。海马伞从海马的后部穿出，穿出后被重新命名为穹隆。这是一个白色的索状结构，向上延伸到中线，在胼胝体下方形成一个拱形（图

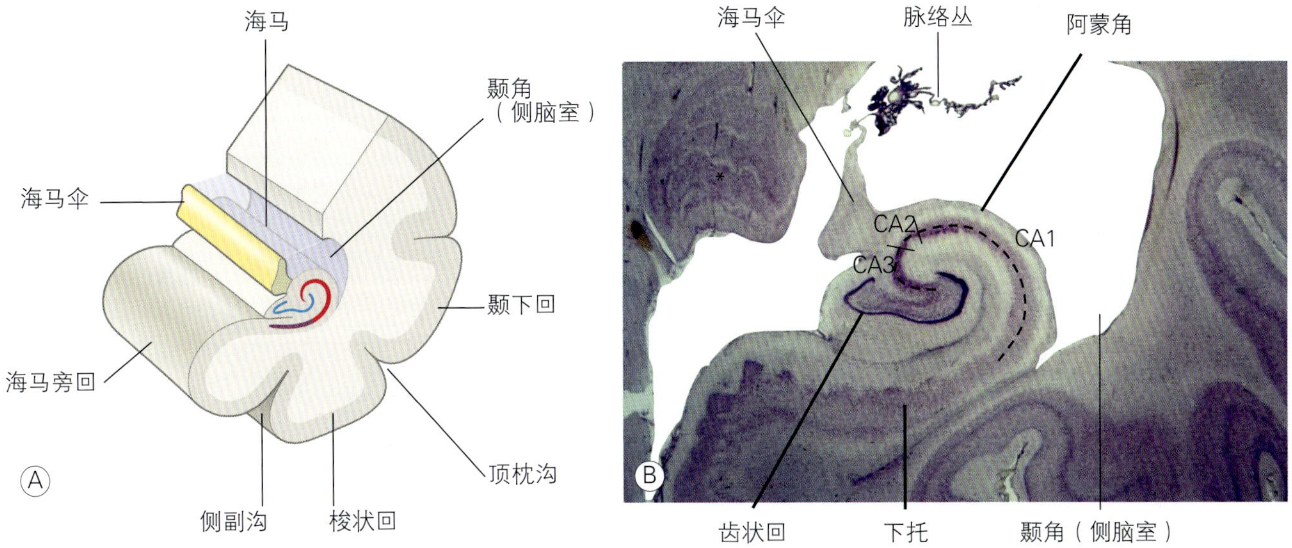

图3.16 海马。A.海马（从内侧看）及其与侧脑室海马旁回和颞角的关系（蓝色，齿状回；红色，阿蒙角；紫色，下托）；B.海马主要部分的显微结构，包括阿蒙角亚区CA1~CA3（Nissl染色）。*表示丘脑外侧膝状体。
引自Weller,R:Advances in Clinical Neuroscience and Rehabilitation, Vol 7（Whitehouse Publishing 2008），已授权。

3.15A）。穹隆终止于第三脑室底部的乳头体（下丘脑）。乳头体依次投射到扣带回（通过丘脑前侧的“中继站”），并通过扣带束形成一个完整的回路，可追溯到内嗅区（图3.17）。

海马的功能

海马参与新记忆的形成，对个人经历的回忆，即情景记忆尤为重要：这与语义记忆相反，语义记忆与抽象知识和事实有关（临床知识拓展3.7）。海马还储存了我们用来导航的环境空间地图（如熟悉的城镇、街道和建筑物）。人们发现，在持有执照的伦敦出租车司机中，这部分的比重比一般人要大得多。临床知识拓展3.8和3.9讨论了海马病变的影响。

临床知识拓展3.7 记忆分类

记忆可以分为短期（分钟、小时）记忆和长期（周、月、年）记忆。长期记忆进一步分为陈述性记忆和非陈述性记忆。陈述性（或外显）记忆是指可以用文字表达的记忆。它们进一步细分为语义记忆和情景记忆。语义记忆包括抽象的事实和信息，情景记忆是对日常经历的个人记录。非陈述性（内隐）记忆包括各种形式的半自动学习，只有部分意识才能理解。程序记忆就是一个例子，它对学习运动技能很重要。工作记忆指的是同时记住、注意和处理几条信息的能力。

临床知识拓展3.8 海马病变与记忆

患有广泛双侧海马病变的患者失去形成新记忆的能力（顺行性遗忘），尤其是情景记忆的缺失。但他们的程序记忆通常是正常的，这意味着他们仍然可以学习新的技能。例如，训练患有内侧颞叶失忆症的人弹钢琴是有可能的，但他们不会意识到自己学过任何课程。一些已经存在的记忆也可能在海马损伤（逆行性遗忘）后丢失，偶尔会延续数年。因此，海马可能在新皮质巩固之前暂时储存记忆。阿尔茨海默病（最常见的痴呆，见第十二章）海马和内嗅区严重退化，与情景记忆和空间导航严重紊乱有关（如忘记最近的谈话或在熟悉的地方迷路）。

要点

- 海马（齿状回、阿蒙角和下托）是大脑皮质的一部分，属于边缘叶。它由侧脑室颞角的三层异型皮质的“S”形褶皱构成。
- 齿状回是海马体的传入（或“输入”）部分，接收来自内嗅区的主要投射，称为前穿质通路。
- “海马结构”是指海马和内嗅区。这些结构参与情景记忆的形成和空间导航。
- 穹隆是海马的主要传出通路，它拱起于胼胝体下方，终止于下丘脑的乳头体（两侧）。
- 海马、穹隆或乳头体病变可能与顺行性遗忘有关，有时与虚构（虚构记忆的产生）有关。

临床知识拓展3.9　韦尼克-科尔萨科夫综合征

韦尼克脑病是一种急性神经系统综合征，其特征是思维混乱、共济失调和凝视麻痹（眼肌麻痹）。它通常见于维生素B_1（硫胺素）缺乏相关的酗酒者。病理改变包括乳头体少量出血、海马神经连接中断。反复发作可能会导致科尔萨科夫精神病，这是一种伴有虚构（患者认为是真实的虚构记忆）的严重顺行性遗忘综合征。

杏仁核

杏仁核是位于内侧颞区前部的杏仁状灰质团块，与情绪反应有关。杏仁核位于海马前部，靠近颞极，与内侧颞皮质融合（图3.21）。杏仁核参与所有类型的情绪反应（包括“积极的”和“消极的”），在引发焦虑、恐惧或愤怒的情况中，它尤其重要。杏仁核有三个主要核团（图3.18）。

- 基底外侧核团是人脑中最大的分支。它从颞叶的视觉和听觉联络区接收特别强的投射。
- 皮质内侧核团主要接收嗅球的感觉传入。因此，在嗅觉敏感动物（具有敏锐嗅觉的动物）中更为重要。
- 中央核通过终纹投射到下丘脑和脑干自主神经核，引起情绪反应（图3.19）。

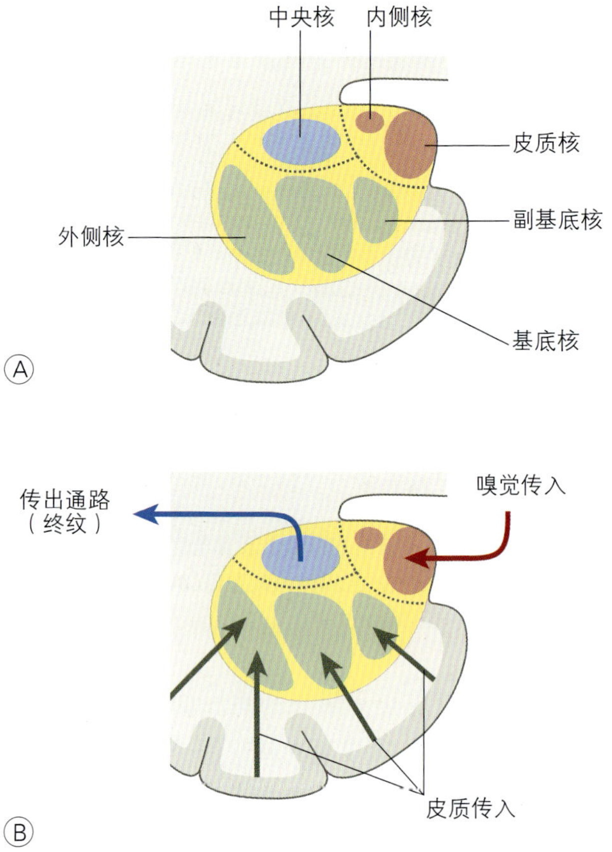

图3.18　杏仁核。A.杏仁核的三个主要核团（皮质内侧核、基底外侧核和中央核）及其主要亚核。B.皮质内侧核和基底外侧核分别接受嗅觉传入和非嗅觉传入。中央核产生一个主要的传出投射，即终纹。

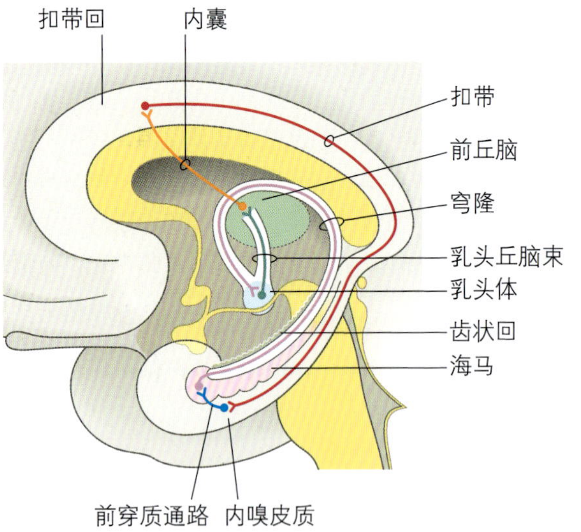

图3.17　海马的传入和传出连接。海马的主要传入投射是前穿质通路（蓝色），它起源于海马旁回前部的内嗅区；主要传出投射是穹隆（粉红色），穹隆向上拱起，直到下丘脑的乳头体。

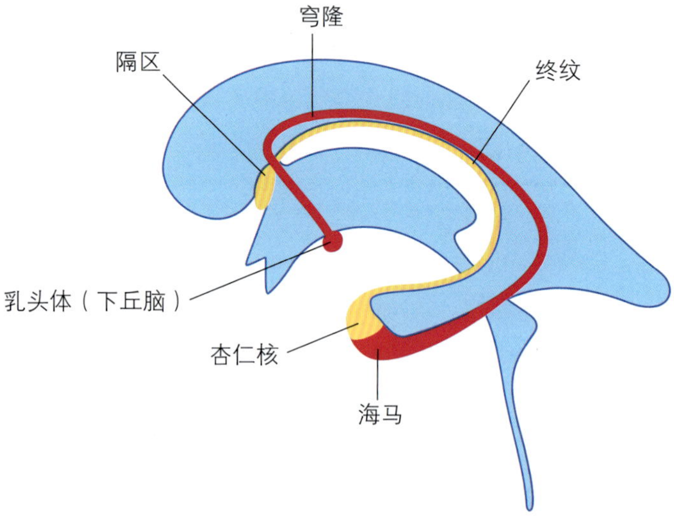

图3.19　杏仁核、海马相对于侧脑室的位置及其主要传出通路：终纹、穹隆。终纹和穹隆的靶点相似，包括下丘脑、脑干和基底核的边缘（情感相关）。两种途径也投射到隔区（图3.13），涉及情绪、感情和基于奖励的学习。

杏仁核整合了多种感官、认知和其他信息，帮助确定特定情境的情感意义。杏仁核的一个重要作用是识别潜在的有害环境，并通过对下丘脑和脑干的投射触发适当的自主反应（如“战斗或逃跑反应”）。因此，杏仁核被描述为“危险探测器”。前额皮质的眶区对杏仁核有调节作用，杏仁核可以根据环境或以前的经历改变或抑制情绪反应（如逃离在森林而不是在动物园或宠物店地面上遇到的蛇）。

杏仁核也参与内隐学习，尤其是在情绪激动的情况下（恐惧条件反射）。这可能与焦虑症有关，包括恐惧症和创伤后应激障碍（PTSD）。其他作用包括识别表达情感的面部表情，帮助我们理解他人的想法和感受［称为心理理论（theory of mind，ToM）］。这对于正常的社交往至关重要，但在孤独症（也称自闭症）患者中受到干扰。

要点

- 杏仁核是一个杏仁形状的灰质团块，位于内侧颞区（海马体的前部），主要与情绪反应有关。它由几个亚核组成。
- 皮质内侧核团和基底外侧核团分别接收嗅觉传入和非嗅觉传入，提供事件和社会互动的信息。中央核通过终纹投射到下丘脑，使其能够影响自主神经系统和内分泌系统的活动。
- 杏仁核参与决定事件的情绪意义，并产生适当的情绪反应，由眶额皮质的投射调节。
- 杏仁核参与所有类型的情绪反应，在引发焦虑、恐惧或愤怒的情况中尤为重要，被称为“危险探测器”。

基底核

基底核是一组大脑深部灰质的集合，它有助于自主运动、认知和行为。帕金森病是最常见的基底核疾病（见第十三章）。基底核的最大组成部分是纹状体。

纹状体（图3.20）

纹状体是大脑半球底部的一大块灰质，与侧脑室和内囊密切相关。由于有髓纤维呈小束状排列，其横切面呈条纹状，因此得名。纹状体由尾状核和豆状核组成。

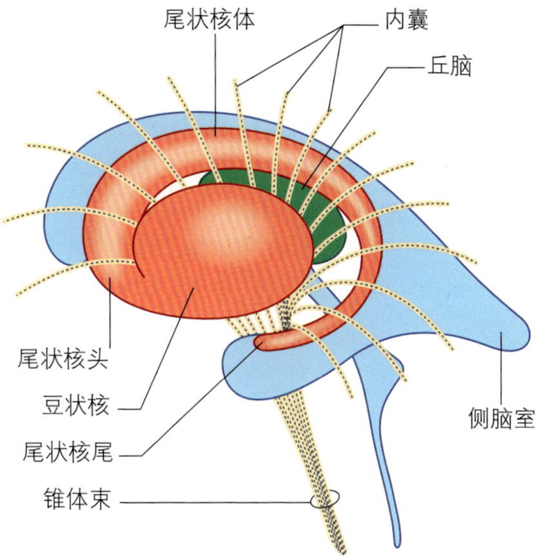

图3.20 纹状体由“C”形尾状核和锥形豆状核组成。这两个核在很大程度上被内囊的白质分割，但向前融合。注意，在此视图中，只能看到锥形豆状核的底部，其钝尖指向中线（与图3.21的冠状切面图相比）。

尾状核

尾状核是一个巨大的“C”形结构，有头、体和尾，嵌在侧脑室的内部弯曲处。在冠状切面上，尾状核的头部和体部膨出到侧脑室侧壁，而它细长的尾巴向下扫入颞叶，占据颞角的顶部。

豆状核

豆状核位于岛叶下方。据说它像一个透镜，但最好把它看作圆锥体，底部位于岛叶之下，锥尖指向中线（图3.21）。豆状核的外层，紧靠岛叶下方的是壳核。其内部为苍白球，分为内、外两部分。苍白球因其与深灰色的尾状核和壳核相比外观苍白而得名。这是由于有髓纤维的存在形成了基底核的内部连接。

内囊

内囊是由投射纤维（见第一章，图1.17）组成的一层厚厚的白质片，由投射纤维进出大脑皮质。它在豆状核的顶端形成膝部（一个尖锐的“膝关节弯曲”）。这使轴向（水平）切面观察时它呈“V”形（图3.22）。因此有前肢（在豆状核和尾状核头部之间）和后肢（在豆状核和丘脑之间）。

要点

- 纹状体是基底核最大的组成部分，由“C”形尾状核和锥形豆状核组成。
- 豆状核的外部部分为壳核，内部部分为苍白球（苍白球本身有内部和外部节段）。
- 内囊由穿过纹状体的投射纤维组成。它在豆状核的顶端形成弯曲（膝部），呈“V”形。
- 内囊前肢穿过尾状核（内侧）和豆状核（外侧）。
- 内囊后肢穿过丘脑（内侧）与豆状核（外侧）。

功能分工

将纹状体分为尾状核和豆状核反映了它们被内囊白质分开的物理过程（图3.21，左）。也可以根据传入和传出连接来识别两个功能区（图3.21，右）：

- 纹状体（尾状核和壳核）是基底核的“输入”部分，接收来自上皮质的投射。
- 苍白球（特别是苍白球的内部部分）是基底核的“输出”部分，投射到丘脑。

图3.23列举了用于描述纹状体的各种术语；注意结构术语“纹状体（corpus striatum）”（尾状核+豆状核）与功能术语“纹状体（striatum）”（尾状核+壳核；是传入或“输入”区域）不同。

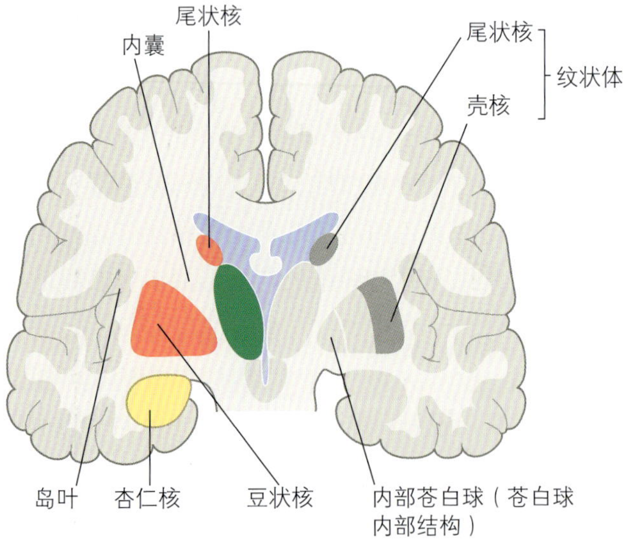

图3.21 纹状体冠状切面。左侧为尾状核和豆状核，由内囊的白质分割，杏仁核在锥形豆状核下方，位于内侧颞区。右侧显示的是纹状体的功能分区。输入区（纹状体）由尾状核和壳核组成，深灰色所示。输出区（内侧苍白球）由苍白球的内部部分组成，浅灰色所示。

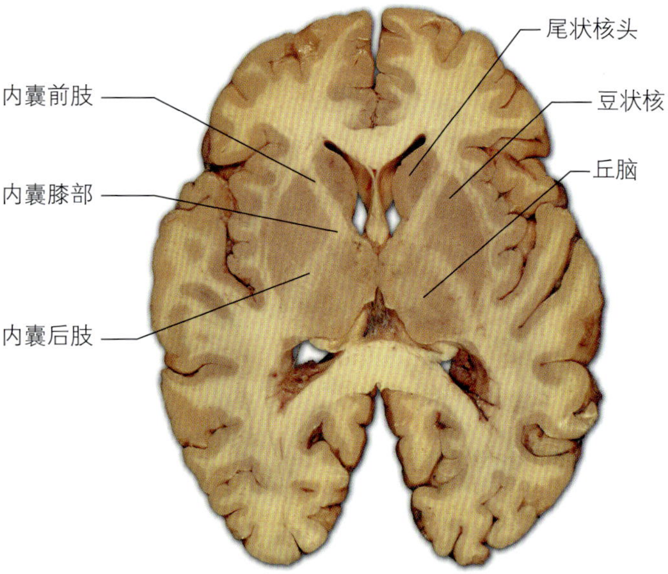

图3.22 大脑半球轴向（水平）切面显示内囊。切面穿过锥形豆状核，其基部向外侧，其顶端指向中线。内囊呈“V”形，包裹在锥体顶端，形成膝部、前肢和后肢。前肢位于尾状核和豆状核的头部之间，后肢位于丘脑和豆状核之间。引自Standring: Gray's Anatomy 40th ed（2008: Churchill Livingstone），已授权。

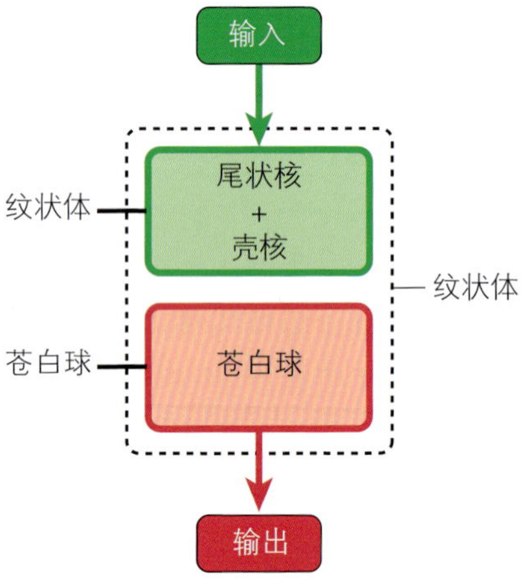

图3.23 纹状体相关术语。纹状体由尾状核和豆状核组成。纹状体（尾状核和壳核）是基底核的输入部分，接收来自大脑皮质的投射。苍白球（苍白球的内部部分）是基底核的输出部分，投射到丘脑。

基底核环路

纹状体的外部连接形成一个基底核环路，从额叶出发并终止于额叶。在每一种情况下，这些投射都起源于额叶皮质，投射到纹状体的特定部分（“输入区”）。基底核的内部连接集中在内侧苍白球（“输出区”），它依次向丘脑投射。当丘脑皮质神经元投射回额叶皮质区域时，这个环路就完成了。基底核环路的活动是由神经递质多巴胺促进的，多巴胺是由中脑黑质提供的。

自主运动回路

运动回路是基底核的最佳组成部分，在帕金森病等运动障碍中受到干扰。投射来自内侧额叶的补充运动区并投射到壳核内。因此，纹状体核被认为是纹状体的“运动部分”。纹状体核产生直接和间接的投射，这些投射汇聚在内侧苍白球上。它依次投射到丘脑，丘脑通过皮质投射回补充运动区完成这个循环。帕金森病的多巴胺缺乏会导致运动环路和补充运动区的活性不足，干扰自主行为的启动。运动回路的控制（通过直接和间接途径）将在第十三章进一步讨论。

认知-执行回路

通过尾状核的基底核环在前额叶皮质出现并终止。它们影响认知和行为，发出和终止在额叶眼区的投射也有助于控制视觉注意力和自主凝视。尾-前额叶连接的过度活跃与强迫症（OCD）有关（临床知识拓展3.10）。

临床知识拓展3.10　强迫症

强迫症是一种焦虑性疾病，约2%的人群受其影响。强迫症是一种持续的、不受欢迎的想法，而强迫性行为则是对特定行为或仪式的非理性冲动。患者典型的关注点包括污染和伤害、秩序和对称、宗教和性别。病态怀疑也很常见，导致检查仪式、强迫性洗手和病态迟缓。神经成像显示，尾状核和前额叶皮质之间可能存在过度活跃的联系，在使用5-羟色胺选择性重摄取抑制剂（SSRI）成功治疗后，这种联系可恢复正常。

边缘-情感回路

尾状核和壳核的前部在内囊的前肢下方融合（图3.20）形成腹侧纹状体。由于靠近隔区（图3.24），它也称为伏核或伏隔核。基底核“边缘环”的投射出现在边缘叶或杏仁核，投射到腹侧纹状体。这一区域富含阿片受体，与动机、基于奖励的学习和成瘾行为有关。

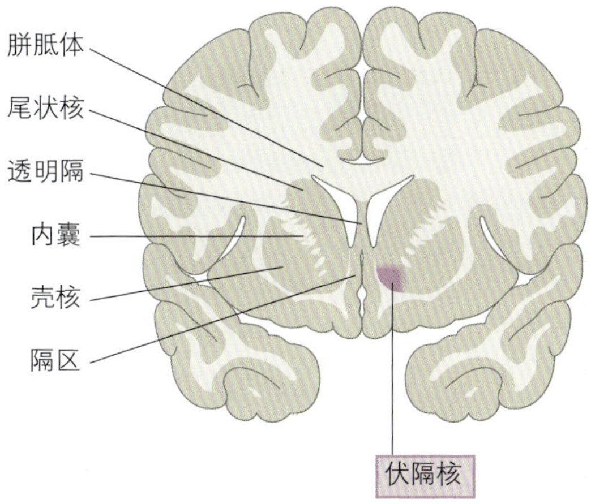

图3.24　前额叶前部伏隔核（腹侧纹状体）和隔区冠状切面。尾状核和壳核的最前部融合于内囊前肢下方（图3.20），形成伏隔核（也称腹侧纹状体）。

要点

- 基底核“环路”在额叶出现并终止，受神经递质多巴胺的影响。
- 纹状体是基底核的“输入区”，由尾状核（用于认知-执行回路）和壳核（用于自主运动回路）组成。
- 尾状体和壳核融合在内囊前肢下方，形成腹侧纹状体。这涉及情绪、动机、基于奖励的学习和成瘾。
- 苍白球是基底核的“输出区”，由苍白球的内部分支组成，向丘脑投射。

丘脑和下丘脑

丘脑和下丘脑是间脑的一部分（图3.25）。这是大脑的一部分，通常隐藏在大脑两半球之间，围绕着第三脑室腔。

丘脑

丘脑是大脑中央的一对大的卵圆形灰质团。在中间矢状切面上，可以在第三脑室的侧壁中看到丘脑的内侧面。

丘脑核

几乎所有上行通路都在丘脑核中继以到达大脑皮质。因此，丘脑被描述为皮质的“门户”。它由十几

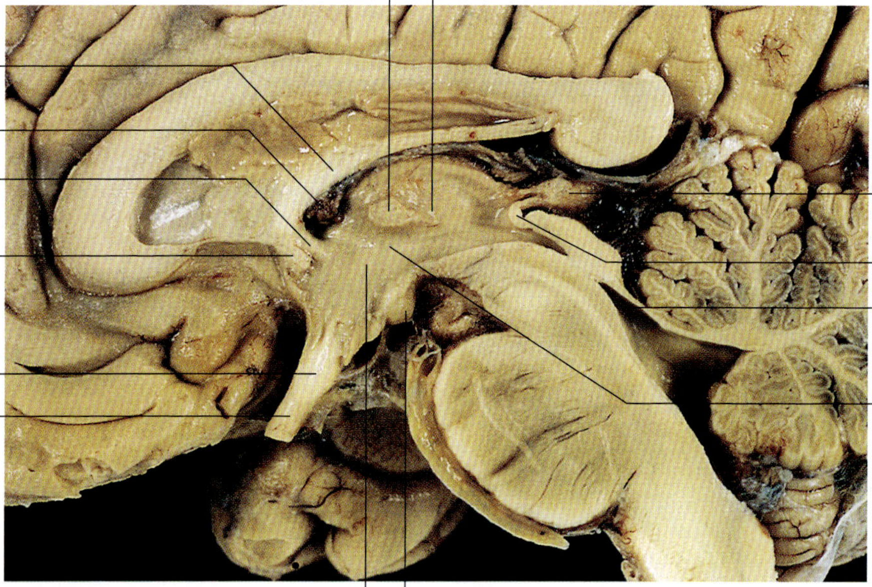

图3.25 大脑半球矢状面中部切片显示第三脑室周围间脑（丘脑区）的主要部分。穹隆穿过下丘脑到达第三脑室底的乳头体，形成室间孔的前界。

引自Crossman: Neuroanatomy ICT 4e（Churchill Livingstone 2010），已授权。

个细胞核组成，被“Y”形内髓板分成前核群、内侧核群和外侧核群。这片薄薄的白质含有一些小的髓内核，它们参与唤醒、觉醒和疼痛（见第四章）。丘脑的外侧核群包含背侧核群和腹侧核群。腹侧核群包含特异性丘脑核，其发出的轴突投射至皮质，如初级感觉区和运动区。非特异性丘脑核与皮质的大片区域形成弥散的相互连接。

松果体

松果体位于第三脑室顶部的丘脑后上方。当光照水平较低时，它会分泌睡眠诱导激素——褪黑素。这有助于控制睡眠-觉醒周期和昼夜节律。褪黑素释放受来自下丘脑视交叉上核投射的影响，其作为生物钟，通过落在视网膜上的光量来调节释放量。

下丘脑

下丘脑是一个小结构，形成第三脑室的下侧壁和底壁，位于背侧丘脑的前下方。下丘脑有许多核，它们共同负责维持内部环境的稳定（稳态）。下丘脑通过调节基本驱动力（如饥饿、口渴），协调内分泌和自主神经系统的活动来达到稳态。下丘脑持续监测核心体温和血糖浓度等参数，并调控脑干和脊髓中的自主神经中枢，使其保持稳定。它还影响与其邻近的垂体释放激素（见第一章）。

要点

- 丘脑区（环绕第三脑室）是间脑。它包括丘脑、下丘脑和松果体。
- 丘脑由“Y”形内髓板分为前核群、内侧核群和外侧核群。外侧核群有背侧核群和腹侧核群。
- 丘脑核内的大多数上行通道突触都是为了到达大脑皮质。因此，丘脑被描述为通往大脑皮质的“门户”。
- 下丘脑位于第三脑室下侧壁和基底，控制自主神经系统和内分泌系统的活动。

脑干和小脑

脑干由中脑、脑桥和延髓组成，它们与上覆的小脑关系密切。脑干的一些重要表面标志见图3.26。

中脑

中脑位于脑干顶端（图3.26，图3.27）。中脑导水管从第三脑室和第四脑室之间穿过，它上方是第三脑室，下方是第四脑室。中脑导水管背侧是中脑顶盖（tectum，拉丁语，“顶部”的意思），体积较小。位于中脑导水管前部的体积较大的部分（构成除中脑顶盖外，两侧中脑的50%）由左、右大脑脚组成。

中脑顶盖（图3.26C，图3.27B）

中脑顶盖有四个平滑的隆起或丘。上丘（统称为视顶盖）产生了顶盖脊髓束，在定向反射过程中协调头部、颈部和眼睛的运动（如无意识地转向一个新的或意想不到的刺激）。下丘是耳蜗和初级听觉皮质之间复杂通路的一部分。临床知识拓展3.11讨论了中脑在控制瞳孔大小方面的作用。

大脑脚（图3.27B）

从正面看，大脑脚像两根粗壮的罗马柱，由脚间窝隔开。穿过中脑的横切面，显示深色的黑质。它通过黑质纹状体通路向基底核提供多巴胺。腹侧被盖区（为腹侧纹状体提供多巴胺）要小得多，位于黑质内侧，肉眼无法看到。被盖是位于黑质后面的大脑脚的一部分。黑质的前面是大脑脚。大脑脚将初级运动通路的轴突从大脑皮质下行至脊髓（皮质脊髓束）。

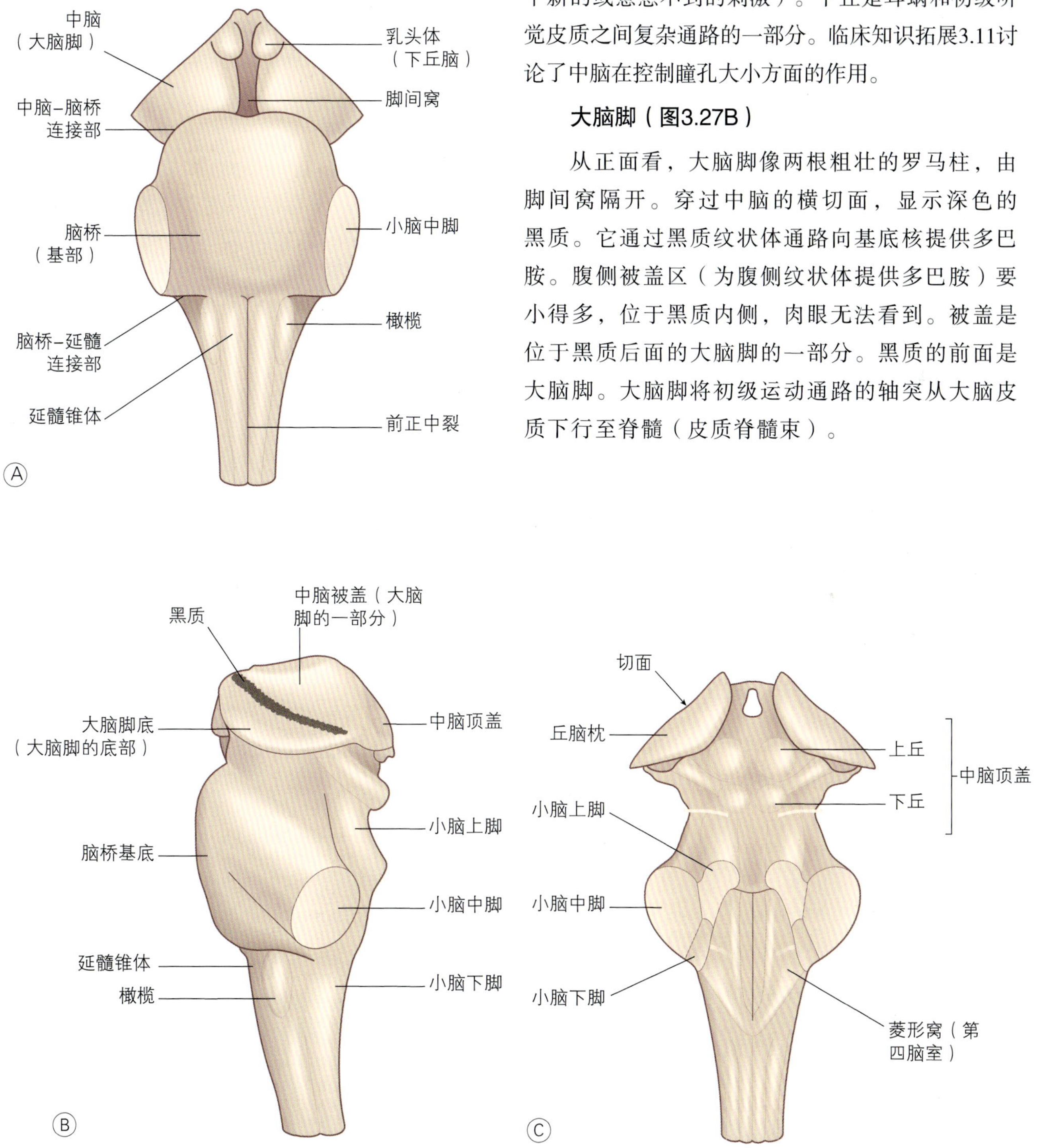

图3.26 脑干的主要表面标志。A.前位；B.矢状位；C.后位。小脑和大脑半球已被移除。

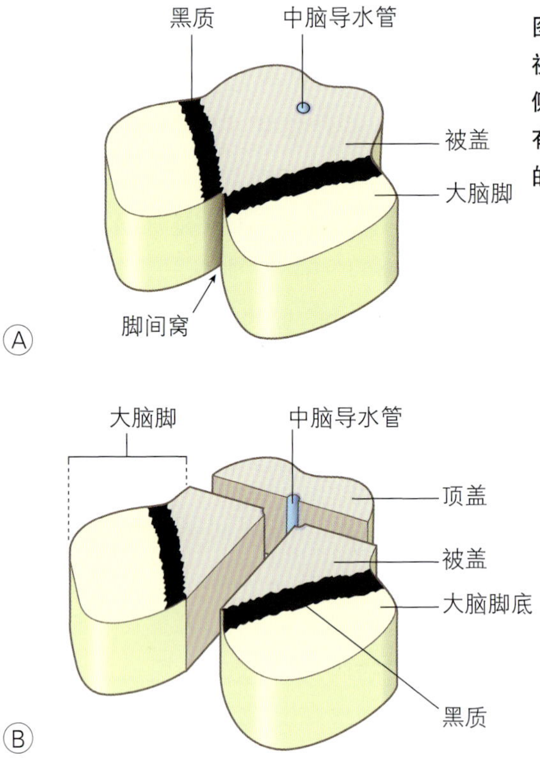

图3.27 中脑。A.与脑干其余部分分开的完整的中脑前外侧视图。B.显示顶盖和成对的大脑脚的中脑分解图。注意：两侧大脑脚分别构成每侧中脑的50%（不包括顶盖），但经常有人误用大脑脚描述包含皮质脊髓束的中脑前部（这个区域的正确术语是大脑脚底）。

要点

- 中脑包含中脑导水管，其连接第三脑室（上）和第四脑室（下）。
- 中脑导水管后部的一小部分是顶盖。它有上丘和下丘（分别与视觉和听觉反射有关）。
- 中脑的其余部分由大脑脚组成。它们被黑质分为被盖（后）和大脑脚底（前）。
- 大脑脚的两侧都有皮质脊髓（运动）束。中脑前部（黑质前面）常被（错误地）称为大脑脚。

临床知识拓展3.11 瞳孔对光反射

临床使用笔式电筒测试瞳孔反射（图3.28）。

照射一只眼睛引起两个瞳孔的反射性收缩：通过直接和间接瞳孔对光反射。这是由视网膜到中脑顶盖前核的投射介导的，位于上丘吻侧。顶盖前核依次投射到脑干两侧的（副交感神经）动眼神经副核。这些核纤维随动眼神经（Ⅲ）一起运动，刺激睫状神经节，睫状神经节支配瞳孔括约肌（导致瞳孔收缩）。顶盖前区通过穿过位于松果体下方的微小后连合的中线到达对侧的动眼神经副核（图3.25）。

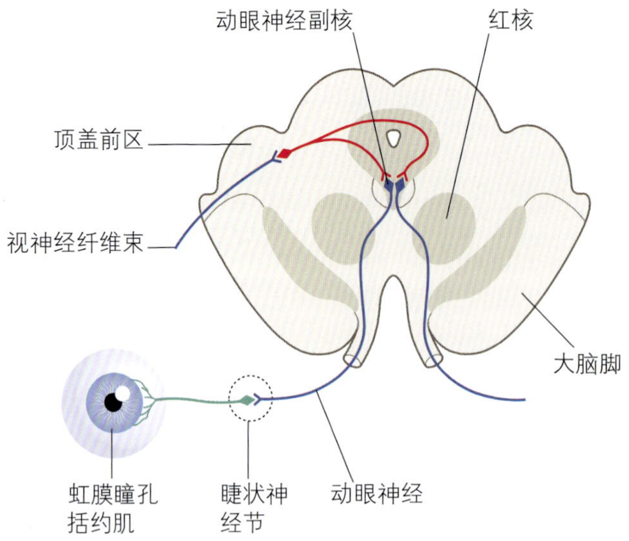

图3.28 通过中脑上部的横切面，显示调节瞳孔对光反射的连接。
引自Crossman：Neuroanatomy ICT 4e（Churchill Livingstone 2010），已授权。

脑桥

脑桥是脑干的中间部分。从正面看，它似乎连接小脑半球。脑桥分为基底部和被盖部。

脑桥基底部

前2/3的脑桥为脑桥基底部。它传递成束的下行皮质脊髓束，这些下行皮质脊髓束已经穿过了内囊和大脑脚（上面），然后到达脊髓（下面）。它还含有脑桥核，脑桥核产生轴突，轴突通过小脑中脚（作为横行脑桥纤维穿过中线）投射到小脑半球的另一侧。

脑桥被盖部

脑桥的背侧1/3是脑桥被盖部，其后表面形成第四脑室底的一部分。脑桥被盖部包含脑桥网状结构，以及几个脑神经核和上行束。在脑桥头侧可看到蓝斑，就在每侧第四脑室底下方。这些色素沉着的核产生了去甲肾上腺素能神经元的弥散投射（见第一章）。

延髓

延髓是脑干的最下端，在枕骨大孔的水平上与脊髓相连。它包括基底部和被盖部。

延髓基底部

延髓前部包含两个锥体状逐渐变细的白质柱，相当于中脑和脑桥的“基底部”。锥体传递主要的运动通路（皮质脊髓束），因此也称为锥体束（图3.29）。在延髓上部锥体外侧是橄榄（图3.26），橄榄向对侧的小脑发送上行投射。这种小脑神经通路通过向意外事件（如在学习杂耍的时候掉了一个球）发出神经冲动来促进运动学习，并向小脑提供“训练信息”，这个信息会改变突触的联系方式，从而降低错误出现的概率。

延髓被盖部

延髓被盖部由延髓网状结构、脑神经核和上行束组成。它还包括一些“重要的中心”，辅助心肺功能和保护反射（如咳嗽、打喷嚏、呕吐）。

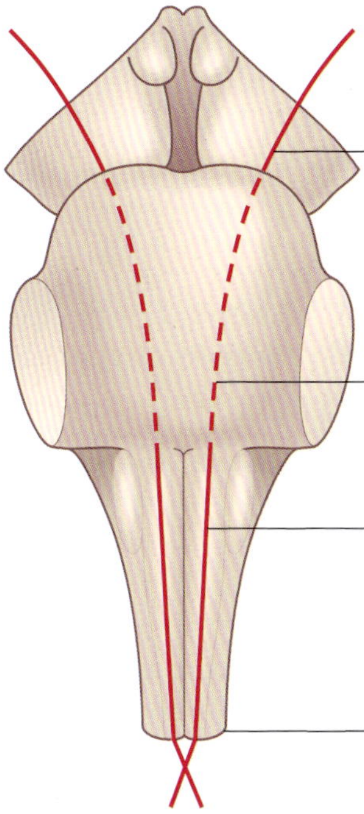

图3.29　锥体（皮质脊髓束）通过脑干的过程。在脑桥基底部（虚线），皮质脊髓束纤维被横行脑桥纤维遮挡。

> **要点**
>
> - 脑干下部（脑桥和延髓）参与基本的生命维持功能，包括心肺（生命）中枢。
> - 延髓基底部和锥体包含皮质脊髓束的主要运动纤维（与上面的大脑脚相连）。
> - 脑干被盖区包含网状结构、脑神经核和上行感觉通路。

小脑

小脑的大体解剖结构已在第一章中概述。本节将探讨其三个功能结构。重要的是，与大脑半球相反，小脑疾病会在身体的同侧引起症状和体征。

功能分工

小脑有三个功能区，分别对应：①绒球小结叶；②蚓部；③小脑半球（图3.30）。注意，功能区域与大的解剖学（脑叶）边界不完全重合。

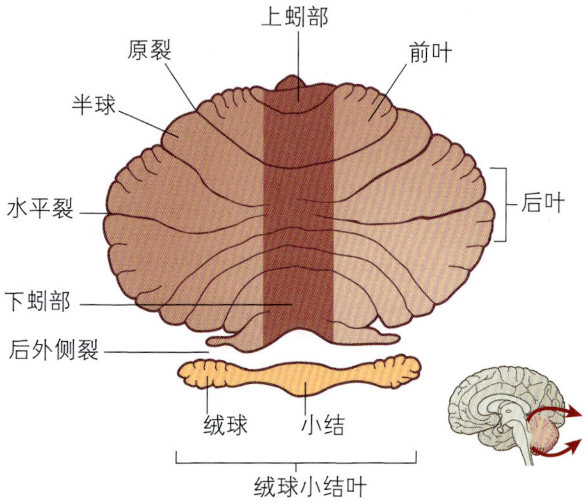

图3.30 小脑功能分区，图示为展开的小脑皮质，以说明三个功能分区的大致位置：小脑绒球小结叶（橙色）、小脑蚓部（深棕色）和小脑半球（浅棕色）。
引自Crossman: Neuroanatomy ICT 4e（Churchill Livingstone 2010），已授权。

前庭小脑

前庭小脑或原小脑是进化过程中最古老的分支，存在于鱼类和两栖动物中。它与绒球小结叶相对应，绒球小结叶由小脑半球上成对的绒球和蚓部小结组成。它与脑干的前庭核相连，利用内耳的信息来帮助保持平衡。这是由影响躯干和四肢反重力肌肉的前庭脊髓束介导的。它还调整眼球运动，以纠正头部位置的变化（前庭眼反射）。

脊髓小脑

脊髓小脑或旧小脑是一个进化较晚的分支，在爬行动物和鸟类中表现突出。它与蚓部和副蚓部相对应，包括大部分前叶。脊髓小脑接收来自脊髓的持续感觉（本体感受）反馈。这包括来自后柱、背侧和腹侧脊髓小脑通路的投射。它有助于调节姿势、肌张力和步态。

大脑小脑

大脑小脑或新小脑只存在于哺乳动物中，在人类大脑中比例较大。它包括小脑半球和后叶的大部分，以及齿状核。这些通过小脑上脚形成小脑的主要传出系统。来自对侧丘脑齿状核的投射，依次投射到额叶运动区和运动前区。新小脑确保动作准确流畅地进行（如手部精细动作）。它还与喉和舌的精确控制有关，这对言语清晰度很重要。

在运动控制中的作用

小脑起着“比较器”的作用。额叶的运动区和运动前区提供有关计划运动的信息，而脊髓小脑束（和其他通路）提供有关实际运动的信息。两者之间的任何差异都会产生“错误信号”，反馈给运动皮质，以对正在进行的运动进行持续的修改或改进。因此小脑病变会导致共济失调（临床知识拓展3.12）。

临床知识拓展3.12 小脑病变

小脑病变与笨拙、不协调的运动有关，称为小脑共济失调。类似的临床表现也可能由脊髓或周围神经疾病引起，称为感觉性共济失调。这种情况，由于小脑缺乏感觉反馈而无法正常工作。一些临床证据表明，小脑半球的病变可能与情绪、认知和语言障碍有关，称为小脑认知–情感综合征。

要点

- 小脑在结构上可分为小脑半球和小脑蚓部（前小脑、后小脑和小脑小叶），也可分为三个功能分区，分别与平衡（原小脑）、姿势和音调（旧小脑）、协调（大脑小脑）有关。
- 小脑起着“比较器”的作用，能识别预期动作和实际动作之间的任何不匹配，并产生“错误信号”，反馈给运动皮质，使之能够持续修改或改进。
- 小脑病变往往与运动协调不良或笨拙有关（小脑共济失调）。与大脑半球病变不同，症状是同侧的。

第四章
感觉和运动通路

本章目录

中枢神经系统包含大量的通过脑和脊髓的上行、下行传导通路。本章主要讨论神经学临床检查中进行常规检查最重要的三条通路。上、下神经元的概念，肌张力和腱反射的解剖学基础也会做进一步介绍。

脊髓节段

脊髓分为31个节段（图4.1A），每段包含一对后根（感觉）和一对前根（运动）。前、后根共同组成混合性的脊神经（脊神经根）（图4.1B）。每个神经根分出一个小的背支和一个较大的腹支，前者支配背部椎旁肌肉皮肤感觉，后者支配四肢和躯干。每个脊髓水平的后根神经节包含的躯体感觉神经元所支配的皮肤区域称为生皮节（图4.2）。这些感觉神经元也支配肌肉、肌腱、韧带和关节。

要点

- 脊髓分为31个节段，每段包含一对后根和一对前根，共同组成混合性的脊神经（脊神经根）。
- 后根神经节含有支配特定生皮节的初级传入神经元的胞体。传入神经元为相应的生皮节提供感觉。前根含有传出（运动）纤维。
- 脊髓的内部解剖结构包括一个位于其核内的"H"形的灰质（排列为前角和后角）和位于其外层的白质。
- 脊髓白质包括脊髓和通行其中的进出脑的长传导束。

脊髓的内部解剖

脊髓的内部解剖结构包括一个位于其核内的"H"形的灰质（排列为前角和后角）和环绕灰质的厚层白质。腹侧（前）角包括通过前根支配骨骼肌的纵向运动神经元，每一条运动神经元支配相应

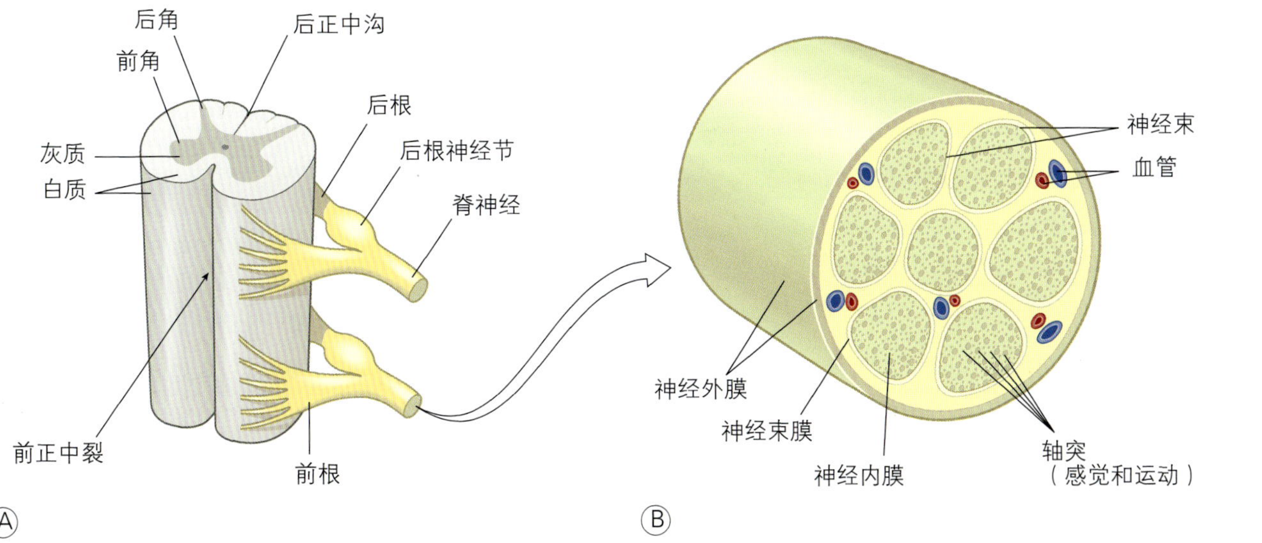

图4.1　脊髓节段和神经根。A.两个脊髓节段；B.横切面显示的脊神经根。神经根由感觉和运动轴突组成，成束排列，周围有结缔组织（神经内膜、神经束膜、神经外膜）和血管。
改自Fitzgerald：Clinical Neuroanatomy and Neuroscience 5e（2006），已授权。

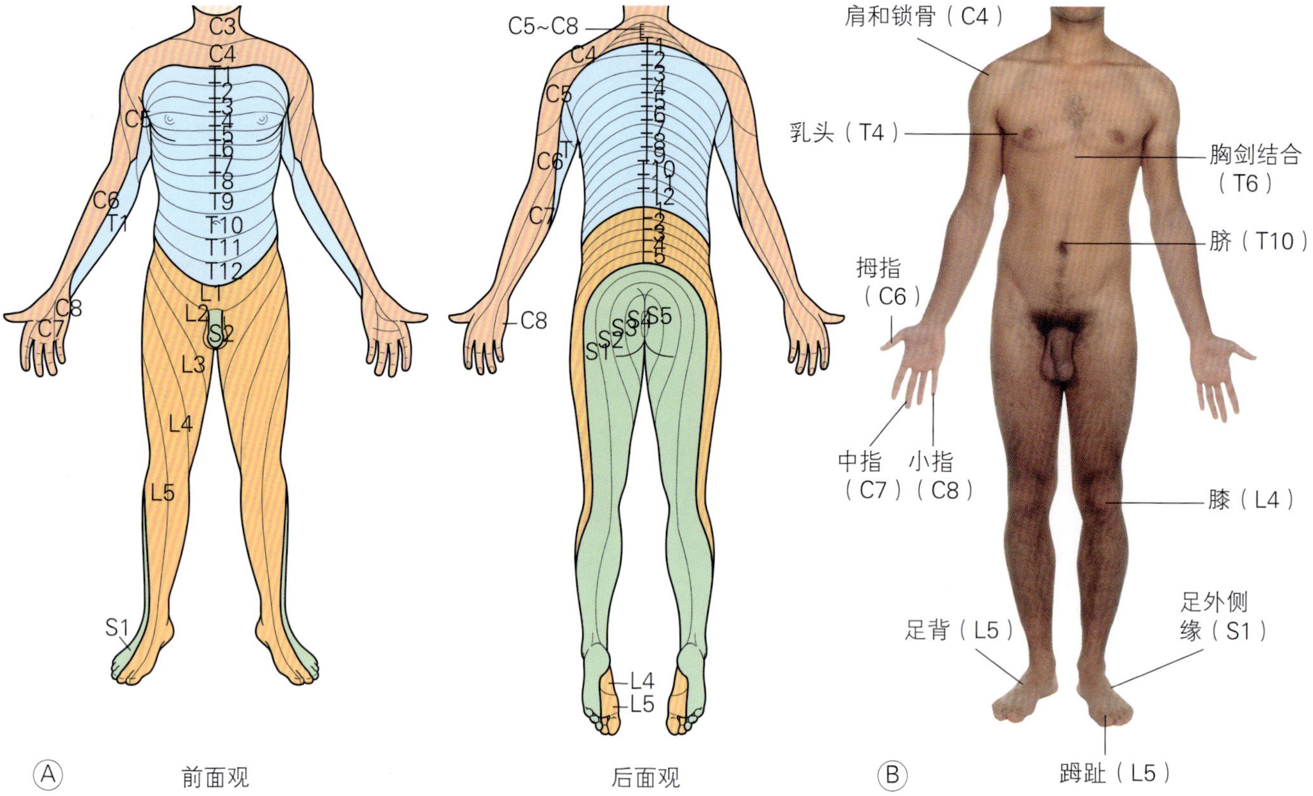

图4.2 生皮节。A.从前、后两面完整地展示皮肤节段支配图，并显示相应脊神经节段；B.显示临床上常用的皮肤节段定位关键点。

功能的肌群。背（后）角包括感觉神经元，接受来自后根神经节的传入投射。脊髓白质包括脊髓和通行其中的进出脑的长传导束。

躯体感觉通路

两条主要的脊髓通路将感觉信息传递到大脑皮质，并被大脑有意识地感知。后索通路与精细触觉和关节位置觉有关。脊髓丘脑束主要与痛觉和温度觉有关。每条神经通路由相似的三级神经元构成（图4.3）。

- 一级神经元胞体位于脊神经后根神经节内，一部分组成外周神经，另一部分进入脊髓。
- 二级神经元胞体位于脑干灰质或脊髓，在上升至丘脑前穿过轴突在中线交叉。
- 三级神经元位于丘脑腹后核（VP），通过内囊后肢投射到初级感觉皮质（见第三章）。

躯体感觉通路的轴突排列具有精确的点对点或躯体特定区的对应关系。这意味着支配相邻身体表面的纤维在大脑神经通路上保持并行排列。

后索通路

后索通路主要与精细触觉和包括关节位置觉的本体感觉有关。它包括冲动传导速度达120 m/s的粗有髓轴突（A-α纤维）。后索功能的完整性最好用音叉进行临床评估（临床知识拓展4.1）。

薄束和楔束

后索位于后根进入的区域之间。在脊髓的每一侧，后索包括两条纤维束。靠近中线的脊髓水平，称为薄束。传导来自T6以下及双下肢的感觉信息。呈楔形的楔束位于薄束外侧，但只存在于脊髓的上部。它包括T6及双上肢的感觉纤维。

至大脑皮质的通路（图4.4）

后索神经通路的一级神经元胞体位于后根神经节。中枢轴突进入后索，不交叉，连续上行至延髓。这些纤维终止于后索的二级神经元（薄束核和楔束核）。

轴突从后索核发出，向前和向内拱起，穿过髓质，形成内弓状纤维。这些轴突穿过中线成为巨大的内侧丘系交叉。很重要的一点是后索通路中所有二级轴突均在中线交叉（在延髓的内侧丘系交叉处）。

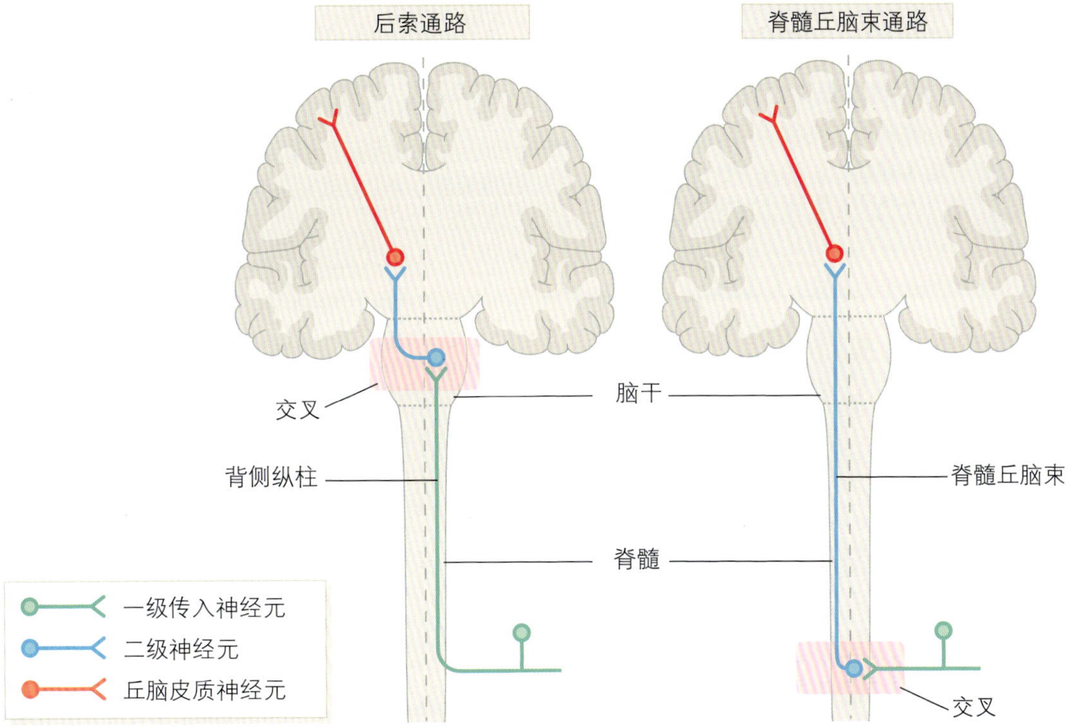

图4.3　躯体感觉通路的常规排列。一、二、三级神经元分别为绿色、蓝色和红色。注意两条通路中的二级神经元胞体都位于中枢神经系统（CNS），并产生一个轴突，该轴突交叉至中线并上升到丘脑。两条通路主要的不同是二级神经元的位置（因此决定了每条通路中线交叉的位置）。

临床知识拓展4.1　后索功能检查

振动觉的评估是检查后索通路最好的方法。将低频（128 Hz）音叉置于患者骨骼突出部位，患者闭眼并报告振动何时开始和停止。检查轻触觉和本体感觉亦可行，但可靠性低。轻触觉可以用一缕棉花触碰患者不同的皮肤部位进行评估；而关节位置觉可以通过询问患者（再次闭上眼睛）指出检查人员正在屈或伸不同的关节评估。另一种表明关节位置觉受损的征象为闭眼时难以直立，称为闭目难立征阳性。

中线交叉后，二级神经纤维作为内侧丘系垂直上升至丘脑。这条带状束在穿过脑干时缠绕成带状。内侧丘系终止于位于丘脑的三级神经元，接着投射到顶叶的初级躯体感觉皮质。

脊髓丘脑束

脊髓丘脑束传导痛觉和温度觉。通过较细的无髓鞘的C纤维和薄髓鞘的A-δ纤维以0.5~15 m/s的相对较慢的速度传导冲动。临床上可用无菌针检查此通路（临床知识拓展4.2）。

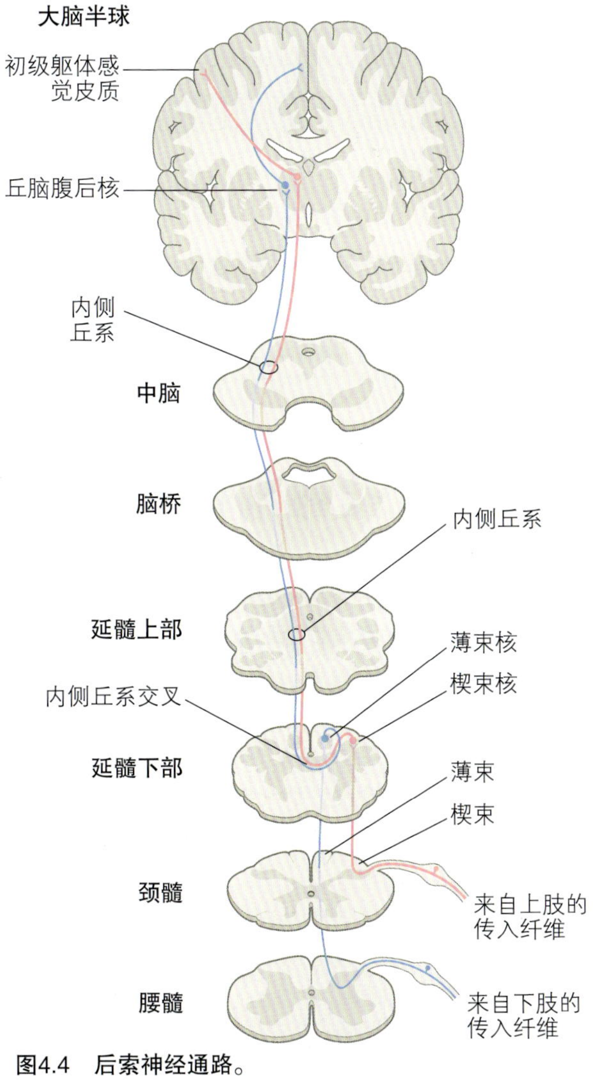

图4.4　后索神经通路。

临床知识拓展4.2 脊髓丘脑束的检查

脊髓丘脑束完整性的最佳检查方法是轻微痛觉。将无菌检查针系统地置于皮肤表面的不同点，并随机换至另一端（钝端）。患者闭上眼睛，说出是锐痛还是钝痛。对温度觉的检查因缺乏临床实用性而不列入常规检查。

至大脑皮质的通路（图4.5）

脊髓丘脑束一级神经元胞体位于脊髓的后根神经节。发出轴突进入脊髓后在脊髓后角终止于二级神经元。

二级神经元的轴突在白质前连合处穿过中线（脊髓前角）至脊髓对侧。交叉后，二级纤维在脊髓前外侧上升为脊髓丘脑束，进入脑干后为脊髓丘系。此纤维系统走行靠近内侧丘系，也终止于丘脑的三级神经元。

最后，三级神经元丘脑皮质纤维投射至大脑初级躯体感觉皮质。需要特别注意的是脊髓丘脑束（不同于后索通路）二级神经元的轴突在所有水平的脊髓节段均交叉，而不是单一的内侧丘系交叉。

脊髓丘脑通路

部分脊髓丘脑轴突参与了位于脑干网状结构的脊髓网状通路突触的形成。从这里，网状丘脑纤维上行至丘脑的板内核，然后投射到边缘叶和岛叶，两者负责内脏和情感功能，包括痛觉（临床知识拓展4.3）。

临床知识拓展4.3 伤害性感受与疼痛

伤害性感受是对伤害性刺激的检测，但它与痛觉的关系并不是直接的。例如，在战斗中遭受毁灭性损伤的士兵或发生严重事故的人，感觉不到疼痛。这被称为战场镇痛，是一种维持生命的抗伤害机制。再如，刺激性镇痛（或针刺），似乎依赖于内源性阿片样物质的释放，这与吗啡相似。相反，有些患者有慢性疼痛综合征，而无明显生理上的原因；而有些患者的疼痛，似乎与伤害程度不相称（如轻微外周神经损伤所致的神经性疼痛）。强大的心理因素能够影响痛觉。安慰剂效应可以证明这一点。在安慰剂效应中，服用药片或输注盐水可以缓解剧痛，即使是重症患者也能得到缓解。

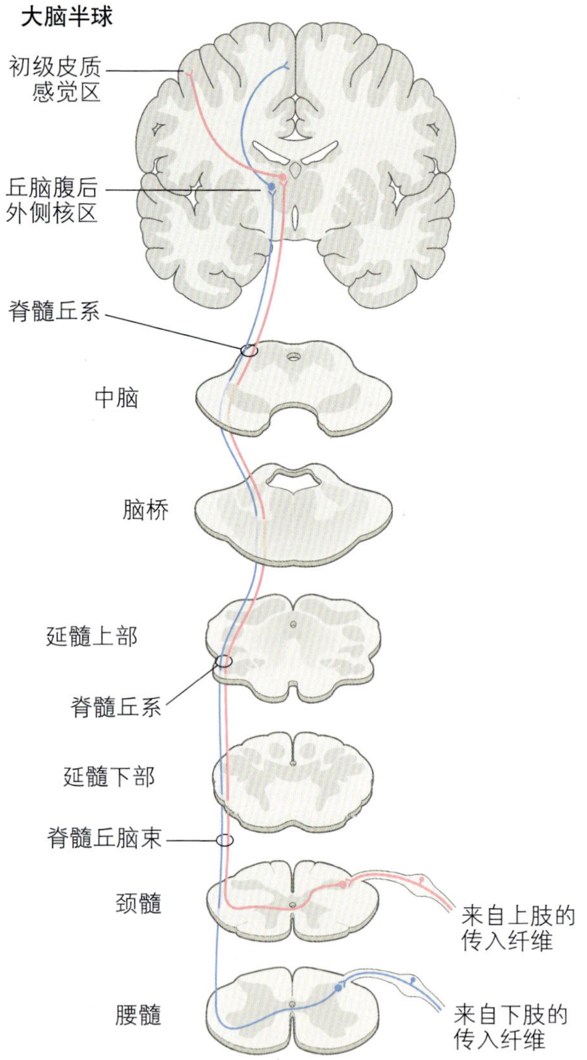

图4.5 脊髓丘脑束。二级神经元穿过中线（在脊髓前）经过白质前连合交叉至对侧（见正文）。

要点

- 两条躯体感觉通路有着相似的一级、二级、三级神经元线性排列的组织、构成。
- 一级神经元胞体位于脊髓后根神经节，通过后根（感觉）进入脊髓。
- 二级神经元胞体位于中枢神经系统的灰质（脑干或脊髓），发出轴突，在上行至丘脑前经中线交叉。
- 三级神经元（丘脑）从丘脑腹后核投射至顶叶初级感觉皮质。
- 后索通路的二级神经元包括延髓内的薄束核和楔束核，其轴突全部交叉至对侧。
- 在脊髓丘脑束中，二级神经元位于脊髓后角，其轴突通过白质前连合经过中线（全部脊髓水平）交叉至对侧。

内脏疼痛

内脏对切割和烧灼等刺激不敏感，但对机械牵拉、痉挛、炎症和缺血等刺激引起的疼痛敏感。与内脏相关的痛觉传入纤维通过内脏传入纤维到达中枢神经系统，并与自主神经伴行。内脏病理可产生三种类型的疼痛：内脏痛、体腔壁痛、牵涉痛。

内脏痛和体腔壁痛

内脏痛是弥漫性的，定位不准确，主要集中在身体中线。它通常与自主神经功能有关，表现为出汗、恶心、呕吐和面色苍白等。相反，体腔壁痛是尖锐的，定位准确。它由与身体（体壁）结构（如壁层腹膜）接触的患病器官的炎症性渗出物引发。腹部疾病（如阑尾炎）可能出现弥漫性内脏疼痛，继而进展为尖锐的内脏疼痛（图4.6）。

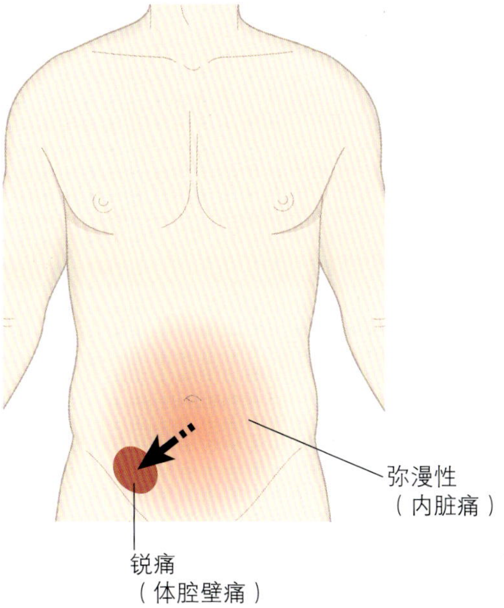

图4.6　急性阑尾炎的内脏痛和体腔壁痛。在阑尾炎的早期阶段，患者通常表现为恶心，以脐部为中心的局部（内脏）钝痛。随着炎症扩散到腹壁，在腹部右下象限，表现为与阑尾位置一致的锐痛（体腔壁痛）。

牵涉痛

这是某些内脏疾病引起的远离该脏器体表部位发生疼痛或痛觉过敏的现象（如心肌梗死时出现左臂疼痛或胆囊发炎时出现右肩疼痛）（图4.7）。这是由于内脏和躯体传入纤维均位于脊髓丘脑通路的二级神经元，因此内脏与躯体相同的脊髓节段水平的疼痛同源（“被误解的”）。

如心脏痛时，来自心脏的内脏传入纤维进入第1~5胸髓（心脏交感神经的起源），疼痛被转移到上肢相应的皮节，放射到颈部和下颌。再如，胆囊疾病可能表现为肩痛（C4生皮节），是由于膈肌（连同肝和胆囊）的胚胎学自颈部区域下降而保留原节段神经供应。

感觉门控与镇痛

感觉通路受门控控制，这意味着促进或抑制脉冲可以被来自大脑的下行通路影响。这可能发生在感觉通路上的任一突触，包括脊髓后角、延髓和丘脑。

在脊髓中，脊髓后角的胶状质控制伤害性信号从一级神经元传导至二级神经元（脊髓丘脑束）。这包含传导冲动至大脑影响与疼痛有关的兴奋性和抑制性中间神经元。这些连接以大直径皮肤传入纤维活动的方式排列以阻止伤害性纤维的传导，这解释了摩擦疼痛膝关节为何可减轻疼痛（图4.8）。

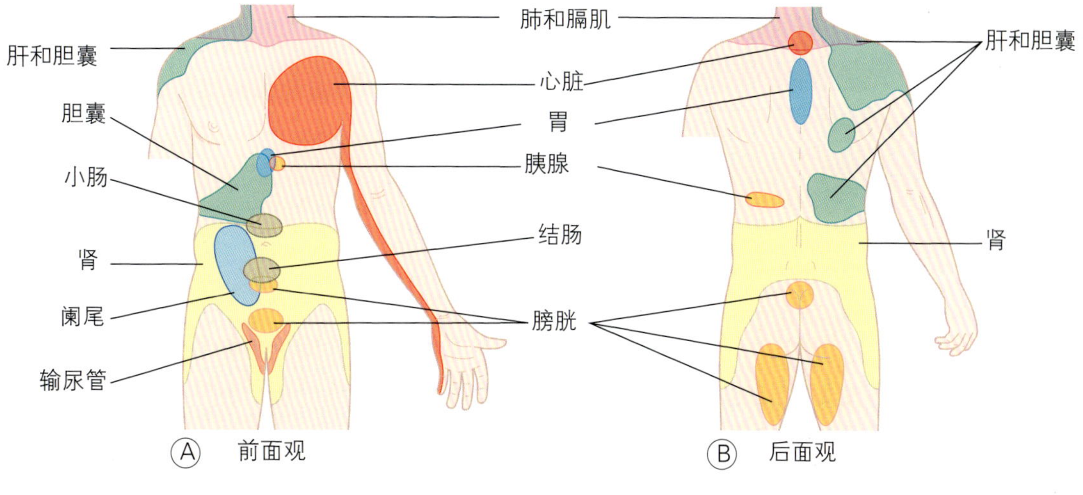

图4.7　常见的牵涉痛部位：A.前面观；B.后面观。

脊髓以上水平的影响

中脑导水管周围灰质（PAG）参与脊髓疼痛的调节。研究非人类灵长类动物已经证明了电刺激对PAG有很强的镇痛作用，能够阻断来自脊髓的疼痛信号，这是通过与网状结构连接的脑干的中缝核的调节实现的（见第一章）。这些胶状质中的脊髓纤维突触抑制脊髓丘脑传导束中的一级和二级传入纤维的突触传递（图4.8）。这部分解释了为什么三环类抗抑郁药（如阿米替林）具有镇痛作用，因为它们能增强5-羟色胺的神经传递。

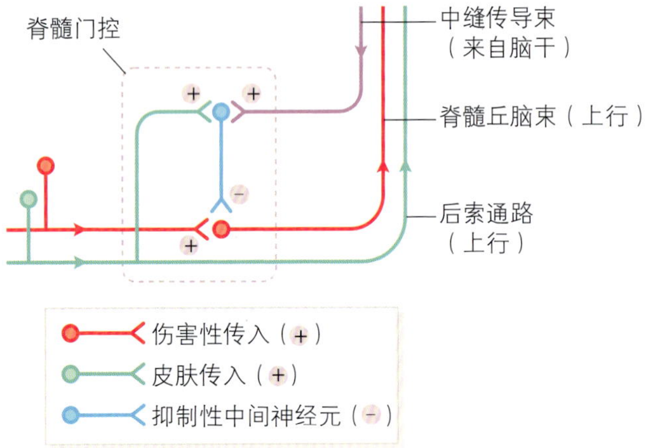

图4.8　脊髓“门控”机制的概念。该示意图说明疼痛相关冲动的传导概念。从脊髓到大脑与疼痛相关的脉冲可以被大直径皮肤传入纤维或自脑干而来的下行传导束抑制或兴奋（胶状质内的突触连接尚不确定）。

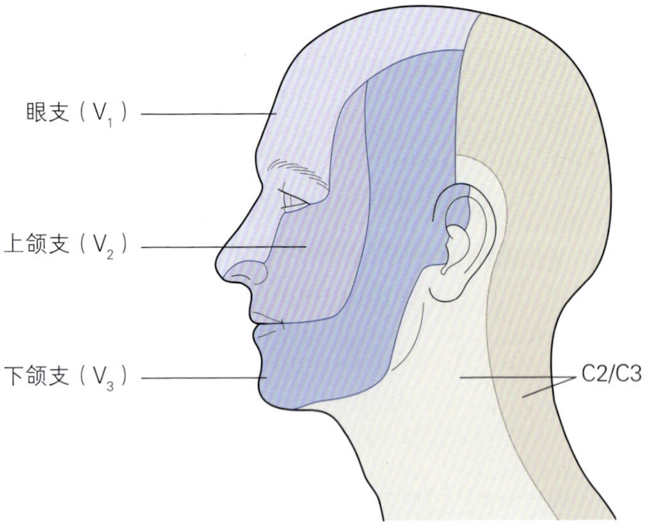

图4.9　三叉神经的三条分支支配头部和颈部的大部分感觉，三叉神经也调节口、鼻、鼻旁窦、牙齿、颅内、硬脑膜和脑动脉的感觉。

三叉神经丘脑通路

头颈部一般的躯体感觉是通过两条类似的三叉神经丘脑通路介导的。这些位于三叉神经（V）区域的感觉传递（图4.9）可以通过诱发角膜反射检查（图4.10）。

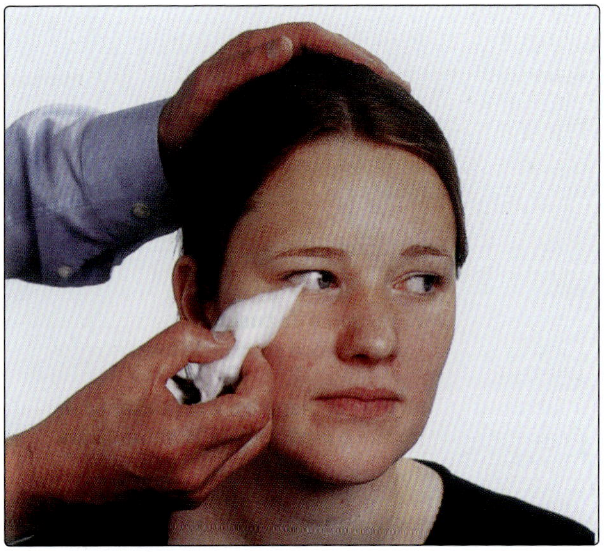

图4.10　角膜反射的检查。角膜由三叉神经的眼支支配，用一缕棉花轻触角膜进行检查。双眼反射性眨眼表明三叉神经（感觉）和面神经（运动）反射通路正常。

引自Munro et al.：Macleod’s Clinical Examination 10e，已授权。

一般触觉

三叉神经感觉神经元胞体位于三叉神经感觉神经节，类似脊髓后根神经节。三叉神经丘脑通路中的二级神经元位于脑桥中的三叉神经感觉主核，发出纤维穿过中线并上升到丘脑的三叉丘系。这些轴突也终止于丘脑腹后核，接受来自躯干和四肢感觉的丘系纤维。三级神经元丘脑皮质束最终投射到初级感觉皮质的“面部区域”（见第三章）。

痛觉和温度觉

来自头部和颈部（包括调节各种症状，如头痛、耳痛和牙痛）的细胞体也位于三叉神经节。中枢部通过三叉神经根（脑桥）进入脑干，然后下行至三叉神经脊束核的突触神经。这类似胶状质，并部分包含于高位颈髓。轴突产生于从脊神经核来的穿过中线汇入三叉丘系的二级神经元。

要点

- 内脏引起的疼痛可能是内脏痛（弥漫性的、定位不准确），体腔壁痛（锐痛、定位准确）或牵涉痛。
- 在远离受影响器官的地方感受到疼痛，来自内脏传入纤维的冲动被“误解”为同源于与躯体疼痛相同的脊髓节段水平。
- 与其他感觉投射一样，中枢疼痛通路是以门控为准。这意味着脊髓以上节段的影响（来自大脑）可以促进或抑制上行信号。
- 来自三叉神经支配区域头部和颈部的疼痛通过三叉神经丘脑系统支配。
- 二级神经元胞体位于三叉神经脊束核，类似位于脊髓背角的胶状质。

躯体运动通路

对随意运动的控制来自部分脑区的贡献（见第三章），是复杂且未完全被理解的。前额叶皮质位于额叶的运动区和运动前区之前，参与目标导向行为的计划和组织。前运动皮质与复杂运动序列的准备和执行联系，而初级运动皮质对单个肌群有更直接的影响。

初级运动通路有两个组成部分。皮质脊髓束起源于额叶的运动区和运动前区，下行至脊髓，支配肢体和躯干肌肉。皮质核束也起源于额叶的运动区和运动前区，但只下降到脑干的脑神经运动核。因为皮质脊髓束穿过延髓锥体，故初级运动通路也称为锥体运动系统（或锥体束）。锥体束的中断会导致肌无力或瘫痪。

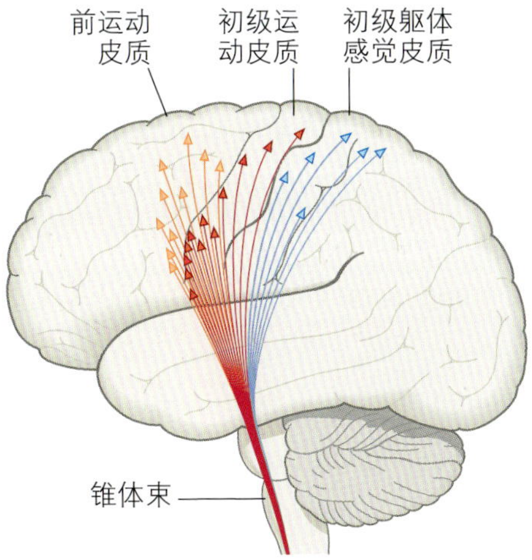

图4.11　初级运动（锥体）通路的起源。锥体束由皮质脊髓束（支配躯干和四肢）和皮质核束（支配脑神经运动核）组成。改自Fitzgerald：Clinical Neuroanatomy and Neuroscience 5e（2006），已授权。

皮质脊髓束

皮质脊髓束是主要的躯体运动传导通路，也是中枢神经系统内路径最长的连续的白质通路，对肢体远端肌肉的精细分离随意运动十分重要（如手的控制）。皮质脊髓束每侧有超过100万个髓鞘的轴突，其中2/3来自额叶的初级运动和前运动区域（图4.11）。其余1/3的纤维突触来自顶叶和脊髓的后角（感觉）初级感觉皮质。这部分的皮质脊髓通路不直接参与运动，但对“过滤”复杂运动产生的本体感觉和其他感觉信息非常重要。通过预测和过滤这些传入神经冲动，大脑能够增加“信噪比”，把重点放在更重要的或意外的感觉反馈上。

起源、路径和目的地（图4.12）

皮质脊髓束轴突离开大脑皮质进入皮质下白质，通过内囊后肢到达中脑大脑脚的前部。穿过大脑脚和脑桥基底部后，皮质脊髓纤维进入延髓，在延髓前部中线形成锥体束。在延髓下端，75%~90%的锥体纤维交叉进入对侧脊髓。

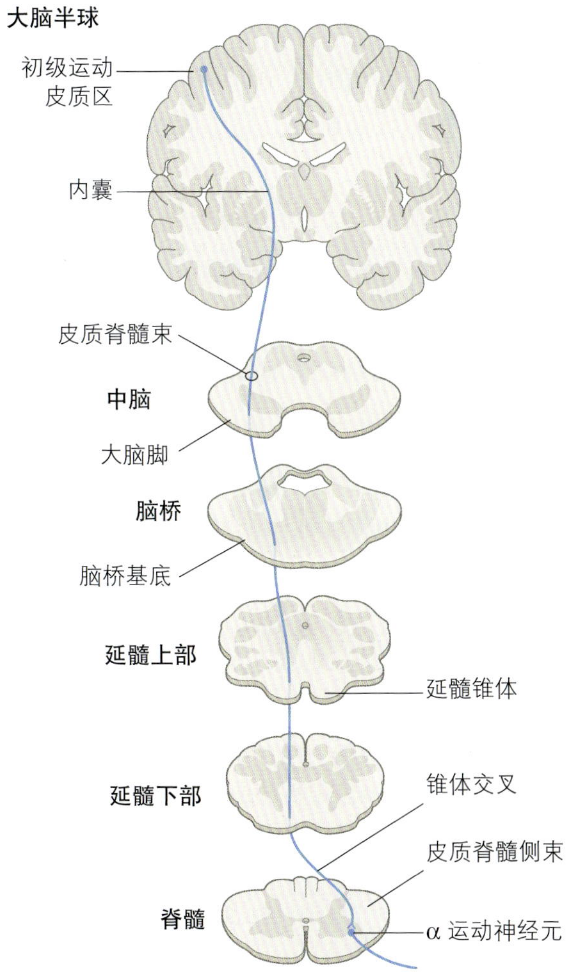

图4.12　皮质脊髓束。

这条通路一直延伸到皮质脊髓侧束，主要支配肢体远端肌肉组织（尤其是屈肌群）。未交叉的10%~25%的纤维是锥体束的直接延续。它们在中线两侧（作为皮质脊髓前束）脊髓前部下降。其中大部分纤维最终交叉，主要支配近端和躯干肌肉组织（尤其是伸肌群）。只有一小部分皮质脊髓束轴突与脊髓运动神经元的直接突触联系（主要支配手内在肌）。大多数终止于中间神经元而间接影响脊髓运动神经元。

皮质核束

皮质核束起源于大脑皮质并投射到脑干。投射区域主要是初级运动皮质，以及运动前皮质的“面”和“舌”区域。皮质核束沿皮质脊髓束一直延伸到脑干。它们依次通过皮质下白质及内囊到达中脑大脑脚并位于皮质脊髓纤维内侧。

皮质延髓纤维的终点

脑干下行过程中，来自皮质核束的部分投射纤维与皮质脊髓束投射纤维伴行，随后逐渐“分离”以到达各自的目标核。皮质核束直接投射到四个位于脑桥和延髓上的脑神经运动核，所支配的肌肉包括：①与下颌相连的肌肉，包括咀嚼肌；②面部表情肌；③调节语言、吞咽和咽反射（临床知识拓展4.4）传出支的肌肉；④控制舌的肌肉。

眼球随意运动是由额叶发起的（见第三章）。通过内囊前肢，垂直和水平注视中心投射区位于中脑和脑桥。脑干注视中心影响支配眼外肌的脑神经核。

延髓纤维交叉

大多数脑神经运动核接受来自双侧大脑半球的投射，一侧大脑损伤往往不会导致对侧延髓无力。但支配舌肌的舌下神经核及支配面下部肌的面神经核，主要受对侧支配。这就解释了为什么孤立的面下部麻痹有时会出现于中风后（因为面上部同时受对侧大脑半球支配）。

临床知识拓展4.4　咽反射

该反射的检查（如在常规神经系统检查中）需要用木制压舌板分别触压两侧咽后壁。正常反应是“干呕”，软腭和悬雍垂升高。该反射的传入支（感觉）由舌咽神经（Ⅸ）支配，传导咽部和舌后1/3感觉。传出支（运动）由迷走神经（Ⅹ）介导，支配喉、咽肌。

下运动神经元

要点

- 初级运动（锥体束）通路包括主要来自额叶的运动区和运动前区的皮质脊髓束和皮质核束。
- 皮质脊髓束通过内囊、中脑大脑脚、脑桥基底和延髓锥体下行。
- 在延髓下端，75%~90%的皮质脊髓束纤维交叉进入对侧脊髓。
- 皮质核束的部分投射纤维与皮质脊髓束投射纤维伴行，随后逐渐分离以到达各自的目标核（多数情况下为双侧）。

临床上，下运动神经元是指支配骨骼肌的脊髓和脑干的运动神经元。相反，上运动神经元指的是胞体位于额叶运动皮质的皮质脊髓束和皮质核束神经元。

来自脊髓的下运动神经元的细胞体位于脊髓前角，因此也称为前角细胞。替代术语α运动神经元反映了它们的大直径A－α轴突，它能高速传导神经冲动。下运动神经元被描述为“最终共同通路”，因为这是所有运动（随意的和反射的）共同活动的路径。

运动单位和等级收缩

运动单位由单个前角细胞和它支配的肌纤维组成。运动单位按照“全或无”的方式运作，因此肌肉收缩只能按招募的全部运动单位数目分级。能够进行精确、精细的分离运动的肌肉运动单位较小。支配手的固有肌通常少于10个肌纤维，而上、下肢带肌和躯干肌的运动单位可以由1000个或更多的肌纤维组成。

为了增加肌肉的收缩力，根据大小原则，运动单位会被逐渐募集。即小的运动单位（支配较少的肌纤维）会在大的运动单位之前被募集。这是自动发生的，因为小神经元更容易去极化，这也意味着运动只需要最小的力便能被更精确地分级。

神经肌肉接头

下运动神经元与骨骼肌通过神经肌肉接头（NMJ）联系，NMJ在结构上与突触相似（图4.13）。作用于烟碱样乙酰胆碱（ACh）受体的乙酰胆碱是神经递质。NMJ是指“故障-安全”，也就是说下运动神经元产生的100%的神经冲动会引起肌肉收缩。自身免疫性疾病重症肌无力是一种神经肌肉传导障碍疾病（临床知识拓展4.5）。

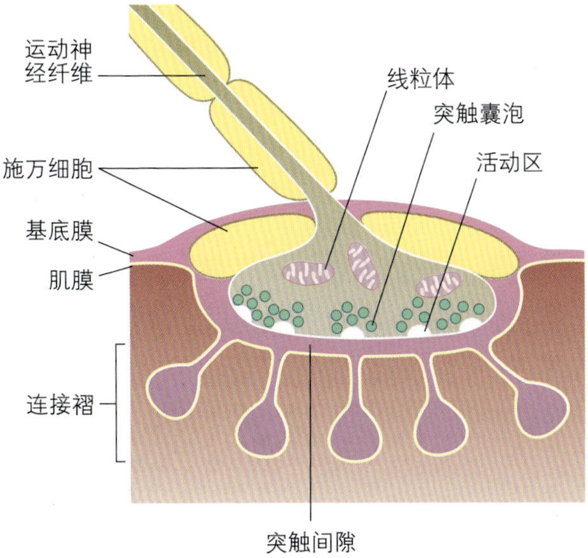

图4.13　NMJ（运动终板）。

临床知识拓展4.5　重症肌无力

重症肌无力是由神经肌肉接头处的烟碱样乙酰胆碱受体传递障碍引起的一种罕见的自身免疫性疾病。该病的显著特点是肌无力和易疲劳，劳累后加重，休息后减轻。女性多见，约3/4的患者有胸腺异常。多为胸腺增生（腺体增大和活性增加），但10%的患者为一种叫作胸腺瘤的良性肿瘤。虽然重症肌无力不能治愈，但它可以通过阻止乙酰胆碱降解或抑制自身免疫反应来缓解症状。

要点

- 下运动神经元（细胞体位于脊髓前角或脑神经的运动神经核）代表所有被调节运动的“最终共同通路”。
- 下运动神经元的轴突位于周围神经，在神经肌肉接头处使用神经递质乙酰胆碱与骨骼肌连接。
- 下运动神经元和一组肌纤维构成一个运动单位。灵活的肌肉（如手肌）拥有较小的运动单位。
- 按照大小原则，肌肉收缩通过运动单位募集，等级不同收缩力亦不同：小运动神经元（支配较少的肌纤维）先于大神经元被募集。

反射和肌张力

反射是一种对特定刺激反应的固有运动应答，表现为潜伏期、持续时间或振幅上的不同。最简单的反射类型是单突触反射，由单个传入神经元、单个传出神经元和一个突触传递构成。有些是多突触反射，可能会涉及多个脊髓节段而产生更复杂的运动应答。

肌张力

肌肉表现出一定程度的张力有助于维持正常的姿势和关节稳定性。临床检查可以通过被动屈伸关节得到轻微的抵抗力。静止性肌张力不是肌肉的固有属性，它是由牵张反射介导的。这是一种简单的使肌肉收缩的单突触反射，在肌肉受到外力牵拉使其伸长时，能引起受牵拉肌肉的收缩，从而抵抗肌肉长度的被动变化。

牵张反射

牵张反射的传入支起源于称为肌梭的本体感觉器（图4.14）。它们的大小和形状与一粒米大致相同，分散在骨骼肌中。其包含的横纹肌位于肌梭的结缔组织被膜内。位于肌梭内的肌纤维称为梭内肌纤维，而构成肌肉的纤维大部分为梭外肌纤维。肌梭平行于梭外肌纤维，任何作用于长轴肌肉的张力都会拉伸这两种类型的纤维。

肌梭被机械敏感性的神经支配，末端终止于一部分非收缩中心的纤维。这些神经末梢对肌纤维长度的

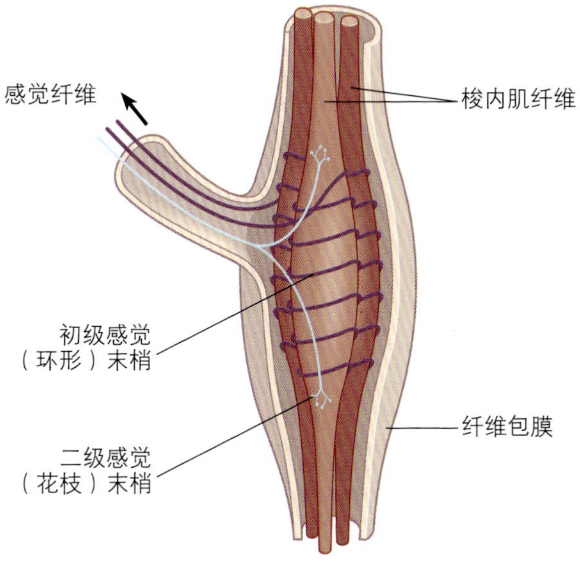

图4.14　肌梭。

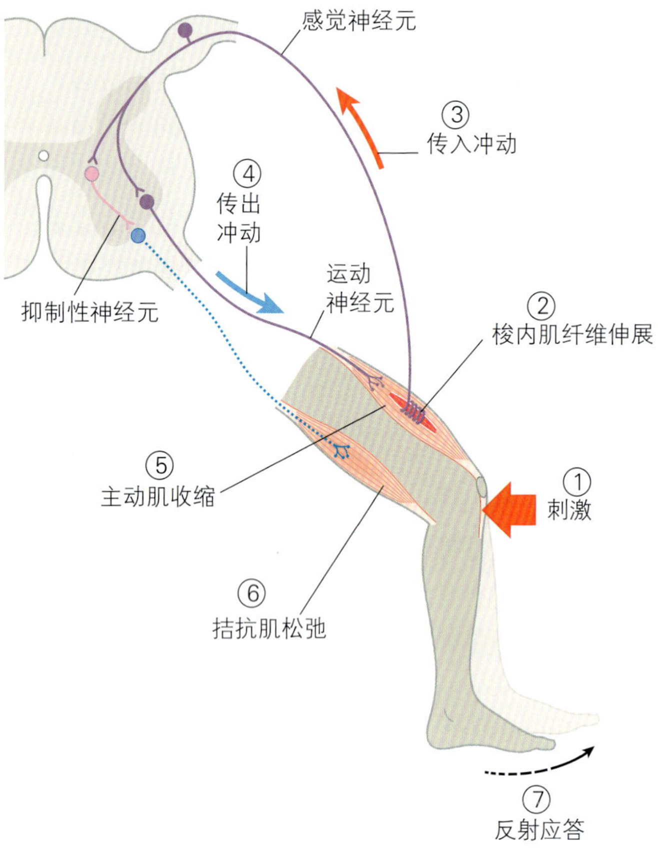

图4.15 牵张反射。

变化非常敏感，尤其是长度变化率。因此，短而急的拉伸可比持续的拉力产生更有效的刺激。

传入纤维进入脊神经后根，位于前角细胞的突触直接支配同名肌群（图4.15）。此外，侧支纤维通过抑制性中间神经元与运动神经元形成突触连接抑制拮抗肌。牵张反射在临床神经学中十分重要，因为它负责肌张力和腱反射（临床知识拓展4.6）。

> **临床知识拓展4.6 腱反射**
>
> 腱反射是指通过叩诊锤敲击肌腱，使肌肉牵伸并触发来自肌梭的一系列传入冲动而产生的反射。肌肉的反射收缩与拮抗肌的相互抑制相结合，使肢体短暂“抽动”（如膝反射时叩击髌腱）。异常反射能够帮助将病变定位到特定的脊髓水平（如肱二头肌反射，C5/C6；膝反射，L3/L4）。反射的速度或振幅增加称为反射亢进，描述为反射活跃。反射减弱（或消失）称为反射低下（或消失）。反射因人而异，但是不对称通常是病理学的标志。

γ环路

梭内肌纤维有独立的运动神经支配，起源于γ运动神经元（位于前角）。这些神经元与α运动神经元共同激活，以确保肌肉收缩时梭内肌纤维保持一定的张力（不松弛），从而在运动过程中保持一定的张力敏感性。

长潜伏期牵张反射

肌肉的电记录显示牵张反射有两个部分。其中一个为发生在25~40 ms早期、短潜伏期的单突触反射。另一个为长潜伏期反射，发生在50~75 ms，并可能涉及大脑皮质。牵张反射“长环通路”的过度活跃可能是帕金森病特征性肌肉僵硬（肌张力增加）的原因（见第十三章）。

肌张力增高和痉挛

牵张反射的敏感性受大脑调节以确保正常的肌张力。下行的网状脊髓束（来自脑干的网状结构）抑制脊髓运动神经元并“减轻”牵张反射以优化肌张力。这种影响通常会在上运动神经元损伤后消失（机制不确定），导致牵张反射亢进（临床知识拓展4.7）。

> **临床知识拓展4.7 上运动神经元和下运动神经元损伤**
>
> 上运动神经元损伤，如脑卒中、肌无力，其特征是牵张反射的过度兴奋，包括肌张力增高、反射亢进、痉挛、折刀样强直。在弛缓性瘫痪的初期，典型临床特征需要几天时间才能演变（可能是由于来自皮质的下行投射兴奋性下降，接着下运动神经元敏感性增加）。下运动神经元损伤，如周围神经损伤，部分或完全影响去神经支配的肌肉，导致虚弱、消瘦和肌无力（或严重无力性麻痹）等。还有可能看到称为肌束震颤的肌肉抽搐，由单个的运动单位随机自发放电引起。

痉挛

肌张力的显著增加称为痉挛（图4.16），特点是肢体主动活动时的强大抵抗。它与速度有关，因此受影响关节的快速屈或伸会遭遇突然的“痉挛性制止”（类似猛拉汽车安全带）。痉挛可以用力克服，使关节突然“复位”（折刀现象）。这是一种安全机制，可以防止肌腱因负荷过大而断裂。痉挛通常伴有异常的足底反射（临床知识拓展4.8）。典型的运动神经元病可以看到上运动神经元的特征与下运动神经元的异常信号（临床知识拓展4.9）。

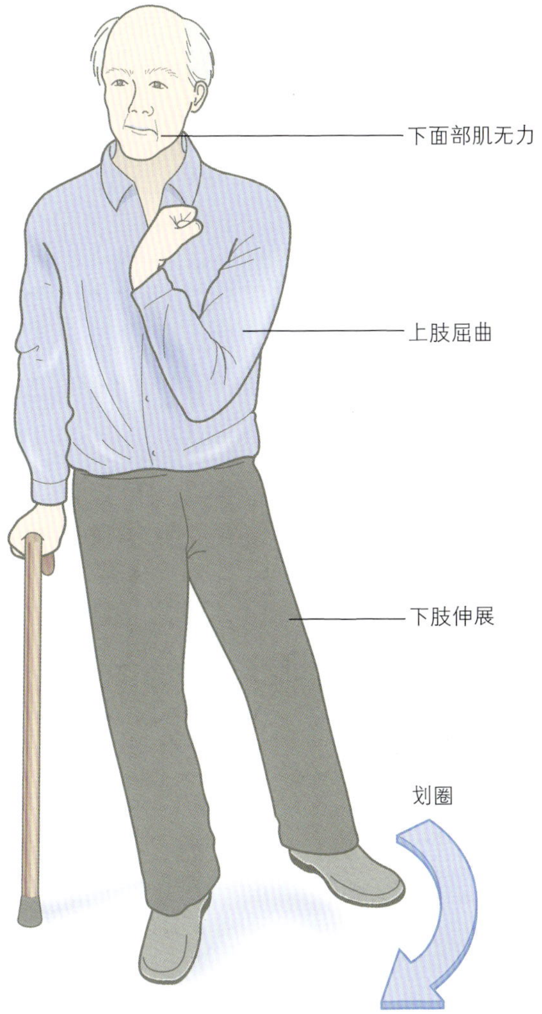

图4.16 典型的痉挛姿势（或“锥体类型”的肌无力）。图示脑卒中患者的右侧大脑半球大面积损伤后导致左侧身体肌肉无力和痉挛。上肢屈曲是由于上肢屈肌强于伸肌，反映了上肢屈肌功能占重要地位（如伸手抓住）。下肢伸展且僵硬，反映了下肢伸肌的力量优势（抗重力）。

临床知识拓展4.8 足底反射

足底反射是一种紧密接触足底的皮肤反射。

在正常成人中，会产生踇趾向下弯曲（向下运动）。踇趾背屈（足趾向上）是一种异常反应，称为巴宾斯基征阳性（图4.17）。异常的足底反射提示上运动神经元损伤，但解剖学基础尚不明确。该反射是原始反射的一种，存在于所有健康新生儿中，但通常在2岁左右消失。

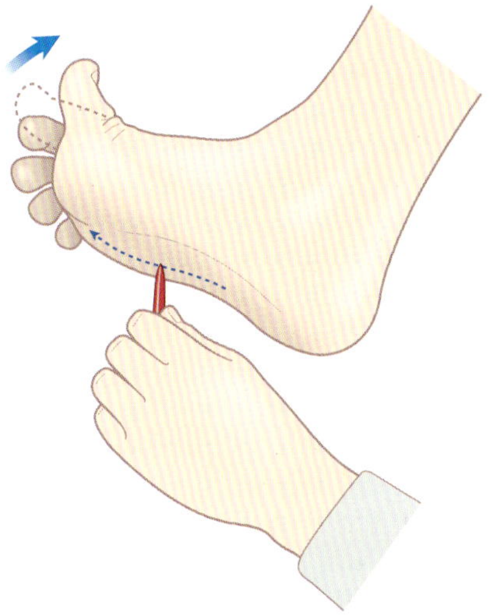

图4.17 异常的足底反射（足趾向上）称为巴宾斯基征阳性。注意观察踇趾的第一个动作十分重要，不要把退缩的反应误认为异常，尤其是足部敏感的患者。

临床知识拓展4.9 运动神经元病

运动神经元病（MND）是一种进行性的无法治愈的原发性神经系统疾病，患病率约为1/400。通常发生在50岁以上的人群，其中2/3的患者是男性。典型的早期临床症状包括行动笨拙、肌肉痉挛、四肢和躯干肌束震颤，逐渐进展为广泛性瘫痪。25%的患者出现延髓（脑神经）无力，预后差。特征性检查是在多个肢体中出现上、下运动神经元结合的征象。平均生存期3~4年，患者通常死于肺炎或呼吸衰竭。MND也称为肌萎缩侧索硬化（ALS），尤其是在美国。ALS描述了肌肉萎缩和皮质脊髓侧束（侧索硬化）共同退化的特征。MND与额颞叶痴呆的病理学重叠（见第十二章），MND中痴呆发生率为5%。

要点

- 反射是一种对特定刺激反应的固有运动应答，表现为潜伏期、持续时间或振幅上的不同。
- 牵张反射有助于维持正常的肌张力。被动伸展刺激肌梭，引起同名（同一）肌群的反射性收缩与拮抗肌的松弛。
- 牵张反射活动通常由来自脑干的下行通路“抑制”，从而有助于防止肌张力过高。上运动神经元病变时该抑制作用消失，导致牵张反射亢进。
- 上运动神经元病变的特征包括肌张力增高、反射亢进、痉挛和折刀样强直（连同肌肉力量丧失）。
- 下运动神经元病变的特征反映了肌肉的去神经支配，包括肌无力、消瘦、肌束震颤和腱反射减弱或消失。

第五章
神经元和神经胶质细胞

本章目录

神经元

神经元的基本结构已在第一章中概述。对于根据神经元的功能（传入神经元、传出神经元、中间神经元）或根据神经元突起的数量（假单极神经元、双极神经元、多极神经元）如何分类也进行了阐述。神经元兴奋性、冲动传导、突触传递在第六章和第七章进行阐述。

皮质神经元

大脑皮质含有超过500亿个神经元，分布在水平层和薄层。尽管皮质神经元大小、形态各异，但主要有两种类型。

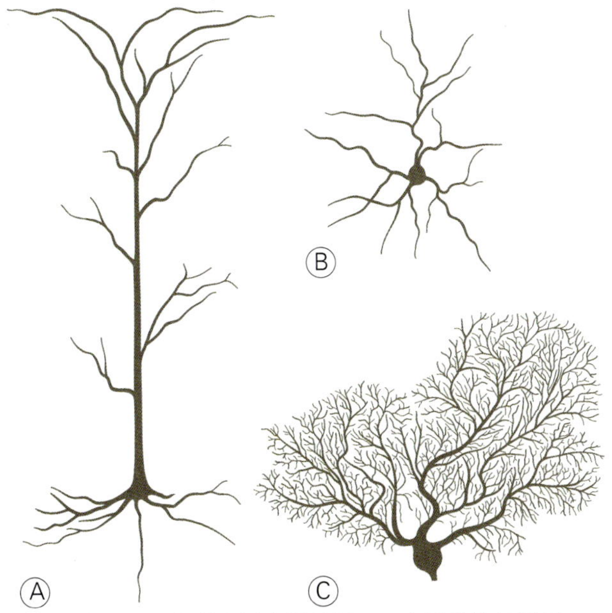

图5.1　神经元形态学和树突棘差异。A.皮质锥体神经元；B.颗粒细胞；C.小脑浦肯野细胞（以上图示均非按比例绘制）。

锥体细胞和颗粒细胞（图5.1A，B）

锥体细胞有一个大的锥形细胞体，直径20~120 μm。锥体细胞是有大量棘突、基树突和投射至皮质的单一轴突的兴奋性神经元。锥体细胞在运动区和运动前区尤为重要。

颗粒细胞（也称星形细胞）是星形多极神经元，轴突短，与局部突触形成联系，主要分布于感觉皮质。颗粒细胞比锥体细胞小，典型的颗粒细胞直径小于20 μm，可以是兴奋性神经元，也可以是抑制性神经元。小脑皮质也有两种类型的神经细胞：颗粒细胞（和大脑皮质的颗粒细胞相似）和浦肯野细胞（大的传入性神经元，等同于大脑皮质的锥体细胞；图5.1C）

皮质分层

超过90%的大脑皮质区域有一个典型的六层结构，这一典型结构随着哺乳动物的进化而出现（图5.2）。因此它也被称为新皮质。尽管同样的六层结构在所有的新皮质区域发育的某些阶段能够被确认，但是这样的结构并不总是存在于成熟大脑。例如，额叶新皮质的运动区和运动前区没有内在的颗粒细胞层，被称为无颗粒皮质（图5.2）。

皮质的不同类型

根据皮质结构的微小差异（细胞结构学），大脑皮质可分为50多个Brodmann区，但是有三种主要的皮质类型（图5.3）：

- 新皮质有一个一致性的六层结构，占皮质表面区域的90%以上。这一术语与新皮质同义。
- 异型皮质较薄，且有一个更原始的三层结构。它包括古皮质（海马）和旧皮质（主要嗅觉区域）。

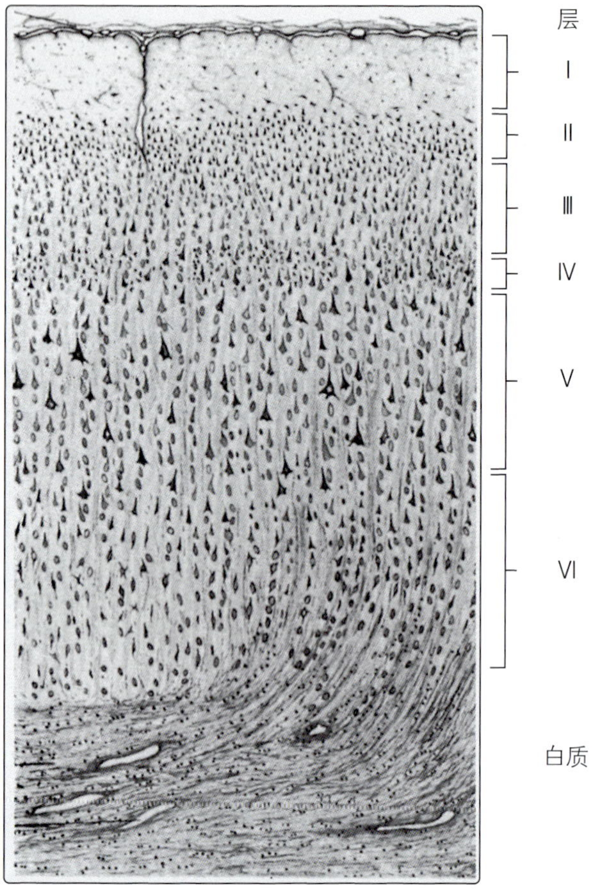

图5.2 大脑皮质结构。至少90%的皮质有六层可辨认的层次结构，且被定义为新皮质。颗粒细胞主要分布于接收传入性投射的薄层，锥体细胞主要分布于产生传出性投射的皮质分层。例如，Ⅳ层：内源性颗粒细胞层，接收丘脑的投射；Ⅴ层：内源性锥体细胞层，是脑干和脊髓投射的起源。

引自Crossman：Neuroanatomy ICT 4e（Churchill Livingstone 2010），已授权。

新皮质	六层	大脑半球的90%（感觉、运动及相关区域）
中间皮质	三至六层	边缘叶的大部分（如扣带回/海马旁回）
异型皮质	三层	海马结构（古皮质） 主要嗅觉区（旧皮质）

图5.3 不同的皮质类型。两种主要类型的皮质为新皮质和旧皮质。中间皮质是具有六层结构的新皮质和具有三层结构的旧皮质之间的过渡区。中间皮质分层数量差异显著，因其与新皮质和异型皮质的结构相似，中间皮质可进一步分为前新皮质（proisocortex）和周围异型皮质（periallocortex）。

- 中间皮质是介于异型皮质和新皮质之间的过渡区域，有三至六层结构。边缘叶（扣带回和海马旁回，见第三章）的大部分是由中间皮质组成的。

非新皮质区域的大部分属于边缘叶，主要与情绪、记忆和嗅觉有关。旁边缘皮质为边缘叶以外的非新皮质区域，包括眶后皮质、前岛叶和颞极。

要点

- 颗粒细胞（多分布于感觉区的小细胞）和锥体细胞（多分布于运动区的大细胞）是皮质神经元的两种主要类型的细胞。小脑皮质内有浦肯野细胞（类似于大脑皮质锥体细胞）和颗粒细胞。
- 根据分层模式及细胞结构的组织形态学差异，大脑皮质可分为两种主要的类型：新皮质和异型皮质。
- 新皮质有典型的六层结构，占据约90%的大脑皮质区域，包括所有的主要感觉、运动和相关区域。
- 异型皮质较薄（三层结构），包括海马（古皮质）和主要的嗅觉区（旧皮质）。
- 异型皮质和新皮质之间的过渡区称为中间皮质。中间皮质有3~6层结构，包括扣带回和海马旁回。
- 非新皮质区（异型皮质和中间皮质）主要与情绪、记忆和嗅觉有关，大部分区域在边缘叶和主要的嗅觉区。

神经元的特征

神经细胞有很多与其他细胞共同的特征，但也有一些特有的结构和功能组件。

树突棘

许多神经元的树突布满成千上万的蘑菇状树突棘（图5.4）。这些神经元包括占基底核内95%神经

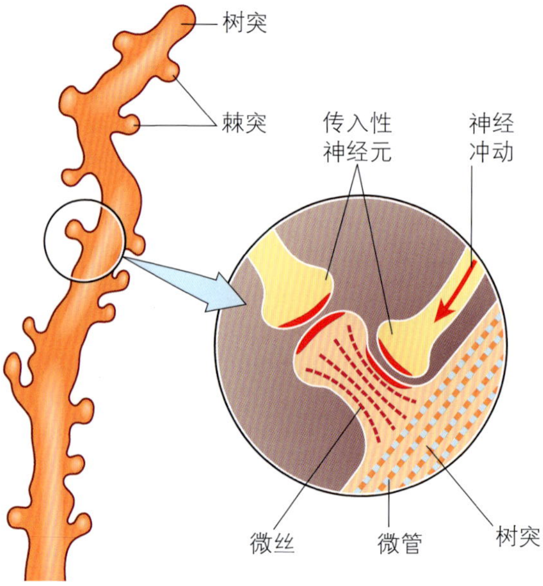

图5.4 树突棘。

细胞的多棘神经元。大脑皮质中，所有锥体细胞都有树突棘，而星形细胞可能是刺状的或光滑的。树突棘是传入兴奋性突触的位点，典型的皮质锥体神经元有10 000多个棘突。棘突是可以重塑、塑形或完全消失的动态变化结构，且对突触可塑性和学习至关重要（见第七章）。新棘突的生成或现有棘突的强化和放大可能影响长期记忆。

亚细胞结构

神经元胞体内有和其他类型细胞相同的细胞器（图5.5），但是蛋白质合成和基因转录机制尤为明显（图5.6A）。细胞核周围的细胞质或核周质内有发达的粗面内质网，多呈团块状分布，称为尼氏体。高尔基体也大量存在，与翻译后修饰和蛋白排序有关，其包括离子通道、神经递质受体和位于细胞膜上的离子泵。

脂褐素和神经黑色素

神经元细胞膜代谢率高，溶酶体残余小体内逐渐积累不易消化的膜成分，这些淡棕色物质称为脂褐素。膜代谢的副产品——“老年斑”，随着时间逐渐积累，多分布于心脏和肝脏内。儿茶酚胺神经元内有深褐色神经黑色素（图5.6B），包括分布于中脑黑质和脑桥蓝斑核内的神经黑色素（见第一章）。

囊泡

神经元内有各种类型的膜结合囊泡。突触囊泡内的神经递质和神经肽储存于轴突末端（在释放之前）（见第七章）。包膜的囊泡来源于膜成分和大分子的内吞，这些膜成分和大分子通过受体介导的内吞作用进入细胞外液。

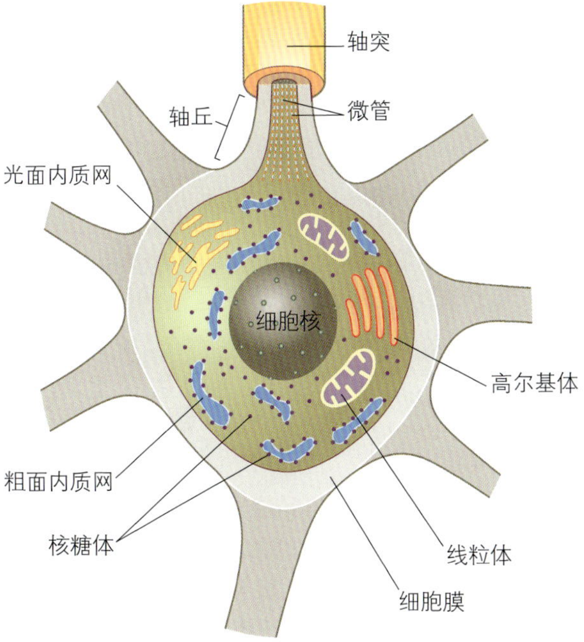

图5.5 神经元内部分主要细胞器。

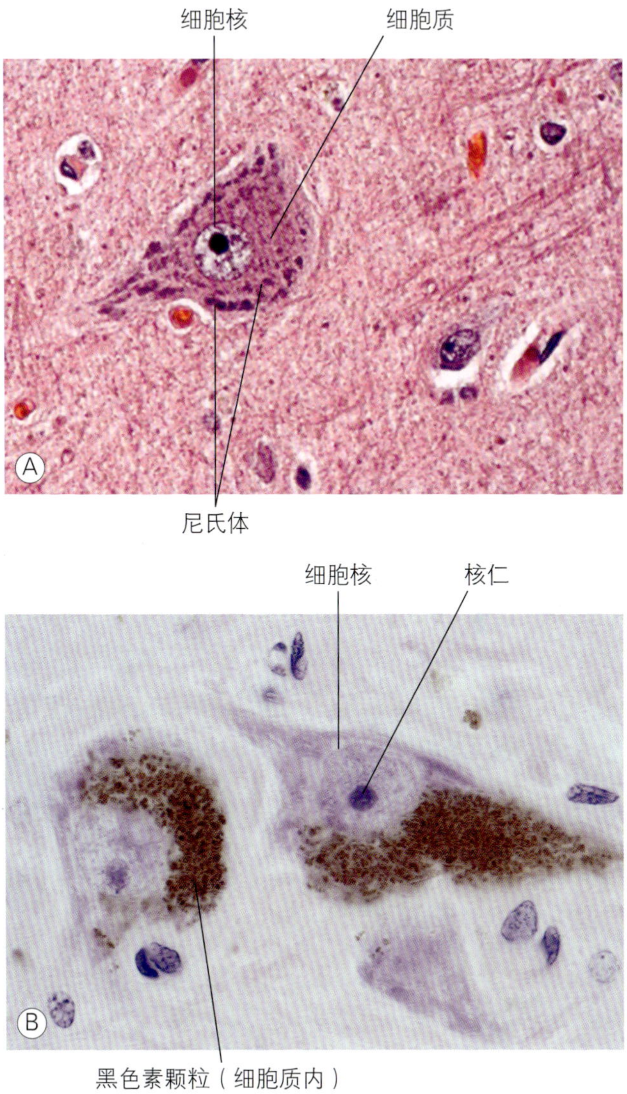

图5.6 神经细胞的细胞学特征。A.额叶大脑皮质内锥体运动神经元，它有一个界线分明、核膜包围的大细胞核和明显位于中央位置的核仁。细胞质（粉色）内有团块样的粗面内质网（蓝色），这些结构称为尼氏体（HE染色切片）。B.中脑黑质内多巴胺神经元（尼氏染色）。着色的是神经黑色素，是多巴胺合成过程中的副产品。

图A引自Prayson，Richard：Neuropathology 1e（Churchill Livingstone 2005），已授权。

图B引自Standing:Gray’s Anatomy 40e（Churchill Livingstone 2008），已授权。

神经元的细胞骨架

所有细胞都有由纤维蛋白的内在框架组成的细胞骨架，其与细胞本身的特征性外形有关。这一分子支架对具有复杂结构的process-bearing细胞（如神经元和胶质细胞）至关重要。细胞骨架与细胞内间隔之间的物质运输有关，主要相关成分为微管、神经微丝和微丝（图5.7）。

微管

微管是由多个α亚基和β微管蛋白组成的管状多聚体蛋白，直径24 nm，长度可达1 mm。其中一些微管是稳定的；而有些是动态变化的，可通过添加或移除微管蛋白亚基发生增生或萎缩。轴突微管是有极性的，最接近神经元胞体的部分为阴极（–），最接近轴突末端的部分为阳极（+）。微管通过与微管相关蛋白（MAP）结合可达稳定。MAP包括Tau磷酸化蛋白，包括阿尔茨海默病在内的多种退行性疾病可见其累积（见第十二章）。

神经微丝

神经微丝是直径约10 nm、长度不一的螺旋形蛋白链，是中间微丝家族的一部分。有三种分子大小不同的神经微丝亚基：轻（NF–L）、中（NF–M）、重（NF–H），这些亚基均含有NF–L亚基的二聚体。这些二聚体通过二聚作用后成对组装形成稳定的四聚体生物化学结构。神经微丝有限制组装密度且与轴突长轴垂直排列的阴极，以便确定它的口径。

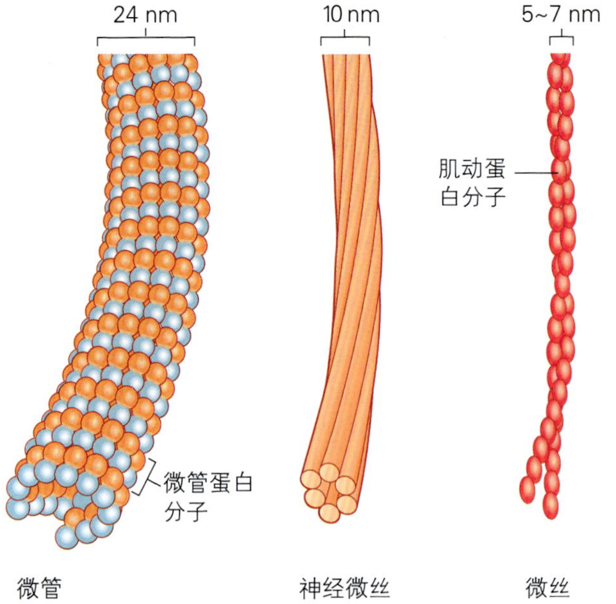

图5.7 神经元细胞骨架的组成成分。

微丝

神经元也含有微丝网状结构，和皮质细胞骨架一样，等离子膜下的微丝网状结构发达。微丝直径5~7 nm，长度可达800 nm，属于双链微丝蛋白家族之一。最重要的成员之一是收缩肌动蛋白。皮质细胞骨架与膜相关蛋白和整合蛋白相互作用（如受体、离子通道），有助于在等离子膜内形成局部结构域。另外，皮质细胞骨架通过跨膜连接蛋白锚定到细胞外基质。

轴突运输

蛋白合成的生物学机器（位于神经元胞体内）可能与轴突终末端相距甚远。因此，神经元有借助于膜结合材料和细胞器的快速轴突运输机制。

- 顺行性快速轴突运输：运输线粒体和囊泡（如神经递质合成的酶）至轴突末端，最大速度是每天40 cm。
- 逆行性快速轴突运输：运输线粒体残余和膜成分至胞体（降解或回收），最大速度可达每天20 cm。

快速轴突运输受驱动蛋白（顺行性运输）和动力蛋白（逆行性运输）的调节，这些蛋白是沿着与轴突长度平行的微管通道运输囊状物的ATP酶。逆行性轴突运输与中枢神经系统的病毒性感染有关（临床知识拓展5.1）。

非膜结合的小分子和可溶性酶通过缓慢的顺行

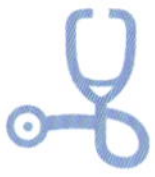

临床知识拓展5.1 轴突运输和病毒感染

疱疹病毒可以利用逆行性快速轴突运输，这一大类疱疹病毒包括唇疱疹（单纯性疱疹病毒Ⅰ，HSV–1）、生殖器疱疹(单纯性疱疹病毒Ⅱ,HSV–2)、水痘和带状疱疹(水痘–带状疱疹病毒，VZV)。疱疹病毒沿轴突逆行至脊髓或颅内神经节内的初级感觉神经元胞体，可休眠数年，且随时可以被激活，尤其是压力大或者免疫功能低下时，进而导致在受累神经支配区域内暴发。被感染狂犬病毒的动物咬伤后，狂犬病毒也可借助逆行性轴突运输到达胞体。

要点

- 许多神经元的树突满布接收兴奋性突触的镜下可见的棘突。典型的皮质锥体神经元大约有10 000个树突棘。
- 与其他细胞一样，神经元胞体内有同样大小的线粒体，但是基因转录和蛋白质合成相关细胞器尤为突出。
- 神经细胞骨架对于维持细胞形状和神经元的整合口径至关重要。神经细胞骨架包括微管、神经微丝和微丝。
- 顺行性快速轴突运输受驱动蛋白调节（最大速度为每天40 cm），逆行性快速轴突运输受动力蛋白调节（最大速度为每天20 cm）。
- 疱疹病毒通过逆行性快速轴突运输系统经轴突到达神经元胞体，并潜伏数年。

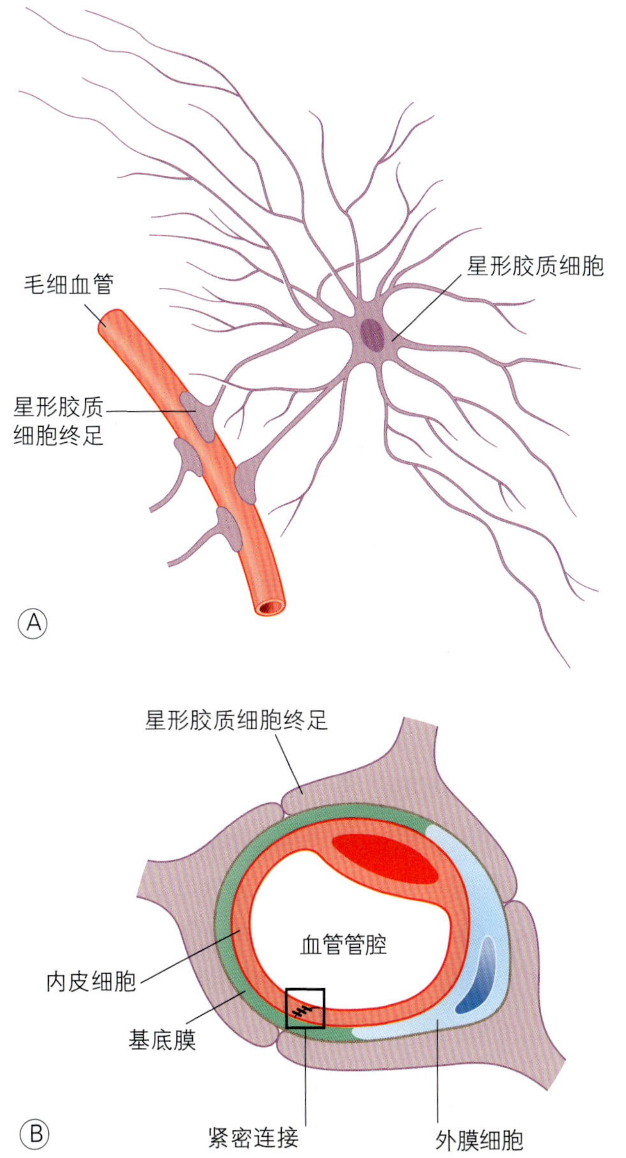

图5.8　星形胶质细胞和血脑屏障。A.星形胶质细胞及其与大脑毛细血管之间的联系。星形胶质细胞终足和血管形成联系。B.星形胶质细胞终足与血脑屏障的结构特征性活化有关，包括毛细血管内皮细胞间紧密连接的出现。图为毛细血管的横截面，三个星形胶质细胞终足围绕着毛细血管。

性轴突运输到达轴突末端。缓慢的顺行性轴突运输也称为轴浆流动，速度为每天1~5 mm。轴浆流动的机制尚不明确。

星形胶质细胞

星形胶质细胞是星状纤维细胞，也是中枢神经系统（CNS）的主要支持细胞。星形胶质细胞的纤维有称为终足的特殊结构，终足与神经元和毛细血管形成联系（图5.8A）。

星形胶质细胞的功能

星形胶质细胞有助于维持内环境稳定，帮助维持一个对神经元而言相对稳定的内环境（如移除细胞外多余的钾离子和谷氨酸）。星形胶质细胞也与损伤后反应有关，释放细胞因子和生长因子，进而形成级联放大效应，形成胶质瘢痕（见第八章）。星形胶质细胞其他重要的功能将在下文详细探讨。

血脑屏障（图5.8B）

CNS毛细血管的内皮细胞有限制大脑和血液之间溶质交换的紧密连接，称为血脑屏障。

上文所阐述的血脑屏障（BBB）更确切的应该称为血-CNS屏障，因为它在脊髓和视网膜内也存在。脑室脉络膜丛内相似的结构称为血-脑脊液屏障。

血脑屏障由星形胶质细胞通过血管周围终足与CNS毛细血管之间的相互诱导作用保护。大脑毛细血管无窗孔，但有一些胞饮作用形成的囊泡，因此跨膜运输是有限的。血脑屏障能有效地阻断带电的或者极性分子，但是脂溶性物质（包括许多中枢性激活的药物和麻醉药物）可自由通过。

血脑屏障的存在要求大脑有许多载体转运机制，满足必需营养物质的摄取。葡萄糖的摄取借助于特殊的葡萄糖载体（GLUT-1），GLUT-1存在于内皮细胞表面。大分子中性氨基酸，如苯丙氨酸，需借助特殊的载体蛋白，治疗帕金森病的药物也需借助同样的载体进入大脑（见第十三章）。

能量代谢

星形胶质细胞与大脑能量代谢密切相关。为了储存适量的糖原，星形胶质细胞也摄取葡萄糖并将其转化为乳酸（通过糖酵解途径）。随后乳酸转移至细胞外间隔，神经元利用乳酸作为其主要能量来源。

兴奋性（谷氨酸能）突触兴奋后，突触周围的星形胶质细胞通过特定的载体利用所释放的谷氨酸。这些位于细胞膜上的钠离子泵和谷氨酸并存，因此可增加突触周围星形胶质细胞内钠离子的浓度，星形胶质细胞内钠离子浓度的增加可反过来刺激可以促进糖酵解的钠钾泵（钠钾ATP酶）。糖酵解产生越来越多的乳酸可以被有代谢活性的神经元利用。这是神经元和星形胶质细胞间代谢耦联的范例，与某些神经疾病相关（临床知识拓展5.2）。

> **临床知识拓展5.2　肝性脑病**
>
> 肝性脑病是一种由于肝功能衰竭导致的神经系统综合征。早期表现为轻度的人格改变及烦躁，逐步发展至谵妄、惊厥，以致昏迷。普遍认为这是由于含氮废物积累所致，如生理状态通过肝解毒的氨。主要病理学变化发生于星形胶质细胞而不是神经元，肝性脑病的临床特征体现了由于星形胶质细胞正常新陈代谢的支持而出现的继发性神经功能紊乱。

谷氨酸-谷氨酰胺穿梭（图5.9）

星形胶质细胞的作用之一是清除细胞外的谷氨酸。星形胶质细胞通过谷氨酰胺合成酶将谷氨酸转化为谷氨酰胺。

这种代谢途径可以消耗氨，氨为谷氨酰胺的合成提供氨基（$-NH_2$），作为清除这种含氮废物的重要代谢途径。谷氨酰胺可释放至细胞外液，随后可被神经元利用并被线粒体内的谷氨酰胺酶水解，将其再转化为谷氨酸。

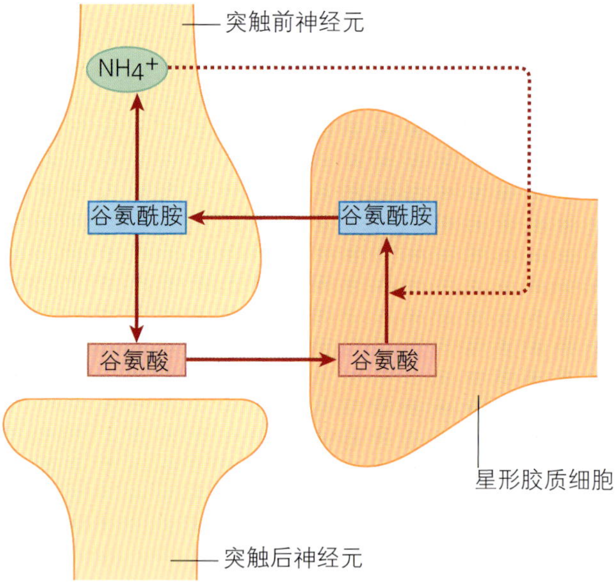

图5.9　谷氨酸-谷氨酰胺穿梭。

> **要点**
>
> - 星形胶质细胞是星状且有终足的纤维细胞，终足使其与神经元和毛细血管联系起来。
> - 星形胶质细胞的作用：①兴奋性递质和钾的再摄取；②疾病后的胶质细胞增生；③保护血脑屏障（或血-CNS屏障）。
> - 由于血-CNS屏障的存在，特定转运机制的存在有助于必需营养物质的摄取，如葡萄糖和氨基酸。
> - 大脑主要的能量来源是葡萄糖，葡萄糖经星形胶质细胞代谢为可被神经元利用的乳酸。

少突胶质细胞和施万细胞

少突胶质细胞是有少量细胞突起的小圆细胞。在中枢神经系统白质内有许多少突胶质细胞，少突胶质细胞负责用富含类脂的髓鞘包绕中枢神经轴索。少突胶质细胞与数十个邻近的轴索接触，并为每个轴索提供髓鞘。周围神经系统内，施万细胞与髓鞘形成有关，但是每一个施万细胞只与一个轴突接触，提供髓鞘的单一部分（图5.10）。各种类型细胞分泌的生长因子为施万细胞包绕的轴突提供营养支持。

髓鞘形成

髓鞘由胶质细胞膜形成的多层同心结构（图5.11A，图5.12）组成。少量细胞质最初存在于同心层之间，但是随着髓鞘被压缩及脂质双层融合细胞质被挤出。每1 mm的有髓鞘的轴索之间有一个称为郎飞结的微小间隔，郎飞结处的轴索直接接触细胞外基质。有髓鞘的部分称为结间体。一些直径小的轴索没有髓鞘，但是连同其他无髓鞘的轴索一起被施万细胞膜内折包绕（图5.11B）。

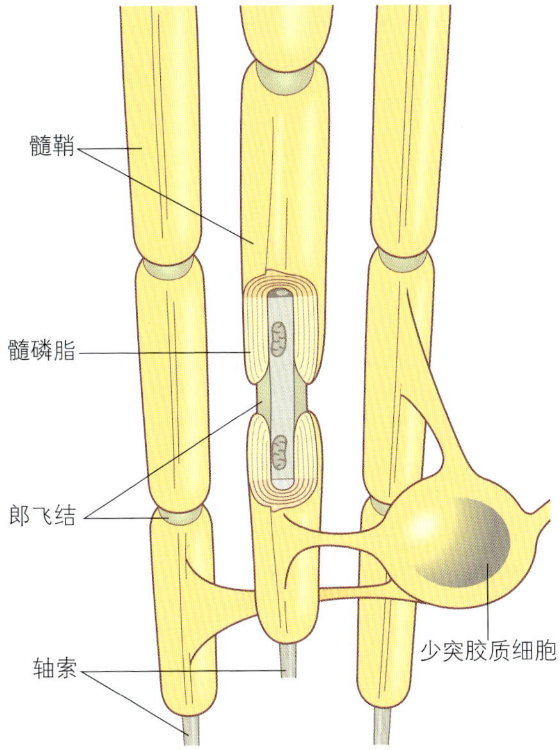

图5.10　少突胶质细胞与多个邻近的轴索接触，为每一个轴索提供髓鞘的一部分。髓鞘之间的间隔是郎飞结。

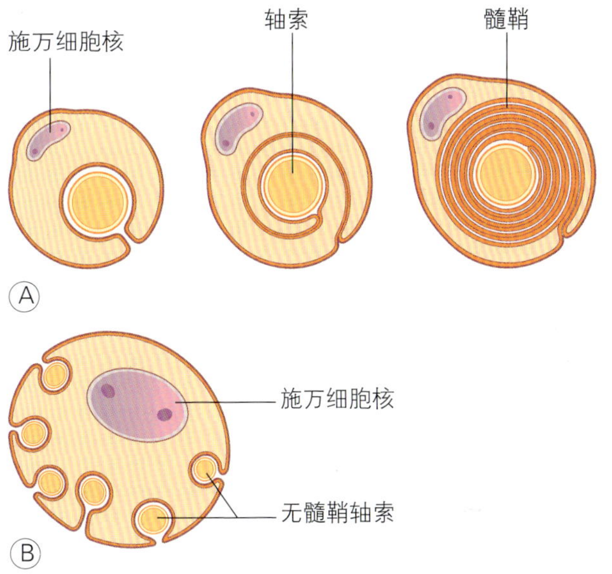

图5.11　髓鞘形成。A.周围神经系统内，由施万细胞膜形成的多达300层同心圆等离子膜包绕的有髓鞘轴索，介于同心层之间细胞质逐渐被挤出；B.无髓鞘纤维没有髓鞘，但是被提供营养支持的施万细胞包绕。

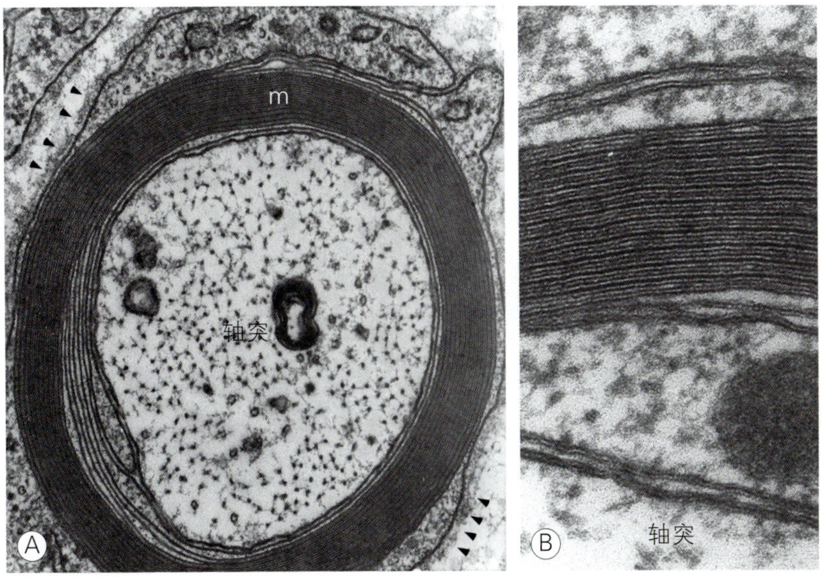

图5.12　髓鞘超微结构的电子显微镜图片。A.轴索及其髓鞘（记为“m”）的横切面，髓鞘由多层细胞膜组成（箭头所指的位置）。B.高倍显微镜下髓鞘呈灰白线（期间内的）之间的黑线（比较密集）。黑线是由介于等离子膜之间的细胞质被挤出融合形成的。灰白线代表等离子膜外侧面并置，排列疏松。排列紧密是由于糖蛋白的存在，糖蛋白从等离子膜的外侧面伸出。

引自SS Scherer (1997) Molecular genetics of demyelination. New wrinkles on an old membrane. Neuron 18: 13–16，已授权。

髓鞘成分

中枢神经系统的髓鞘富含髓鞘碱性蛋白（MBP）和蛋白脂质蛋白（PLP）。周围神经髓鞘（约80%）的主要蛋白成分是髓鞘蛋白零（P0），这是免疫球蛋白超家族的成员之一，且对邻近髓鞘层的压实是必要的，髓鞘的致密化使轴索被紧紧包绕。另一成分是周围髓磷脂蛋白22（PMP-22），PMP-22与一些周围神经病的遗传形式有关（临床知识拓展5.3）。

临床知识拓展5.3 遗传性周围神经病

最常见的遗传性周围神经病是遗传性运动感觉神经病(HMSN)。HMSN包括先前被命名为进行性神经性腓骨肌萎缩症(CMT)的周围神经病。典型临床表现为远端肌肉无力和萎缩、反射减退、高弓足和轻度感觉减退。周围神经增粗且易被触及。HMSN1A型是由17号常染色体上的显性基因*PMP-22*突变所致。它通常由基因重复（70%的病例）所致且早期出现（青少年）。遗传性压迫易感性神经病（HNPP）是指多发生于20~30岁、由压力或肿瘤影响神经的一种较轻的神经病，多个神经会受累（多发性单神经炎）。HNPP以常染色体显性方式遗传，但由*PMP-22*基因缺失而非重复所致。

跳跃式传导

髓鞘的形成显著提高了轴索传导速度。这是由于神经冲动是从一个郎飞结跳跃式传导至另一郎飞结而不是沿着轴索膜持续性传导（见第六章）。髓鞘的局部破坏可导致髓鞘缺失的轴索内冲动传导异常（称为传导阻滞），也与郎飞结之间的电压门控钠通道缺失有关。传导阻滞是脱髓鞘的特征性变化之一，如多发性硬化（见第十四章）。

要点

- 髓鞘是由神经胶质等离子膜（中枢神经系统内的少突胶质细胞、周围神经系统内的施万细胞）形成的包裹轴索的同心圆结构。髓鞘的形成显著提高轴索传导速度。
- 轴索的髓鞘呈被显微镜下可见的郎飞结间隔开的片段。髓鞘片段（结间体）长度约1 mm。
- 中枢神经髓鞘富含髓鞘碱性蛋白和蛋白脂质蛋白。周围神经髓鞘的主要成分是与髓鞘层的紧实有关的蛋白零。
- 周围神经髓鞘也含有PMP-22，PMP-22与许多遗传性周围神经病有关。

其他神经胶质细胞

除了星形胶质细胞和少突胶质细胞，重要的神经胶质细胞还有小胶质细胞和室管膜细胞，这两种细胞将在下文中详细介绍。其他神经胶质细胞包括：

- 小脑的贝格曼胶质细胞。
- 垂体细胞，位于垂体后叶。
- 视网膜的Müller细胞。
- 卫星细胞，位于脊髓和脑神经节。
- 嗅鞘细胞（OEC），位于嗅球。

以上细胞中的大部分与星形胶质细胞有关，且作用相似。嗅鞘细胞尤其要特别说明，因为嗅鞘细胞可再生新的轴索成为成熟的中枢神经系统的一部分，这一现象只有在嗅球内正常存在。嗅鞘细胞也因此是脑损伤和脊髓损伤后中枢神经系统内轴索再生的潜力细胞。

小胶质细胞

小胶质细胞是胶质细胞中最小的一种，核呈杆状（图5.13），也是中枢神经系统内的巨噬细胞。休眠时小胶质细胞呈静止状态，呈分支状（在轴突和树突的神经纤维网内交织分布）。组织损伤或炎症时，小胶质细胞转变为活化的小胶质细胞，迁移至损伤部位，吞噬微粒状物质和微生物。小胶质细胞将在第八章“炎症和神经胶质细胞增生”中详细介绍。

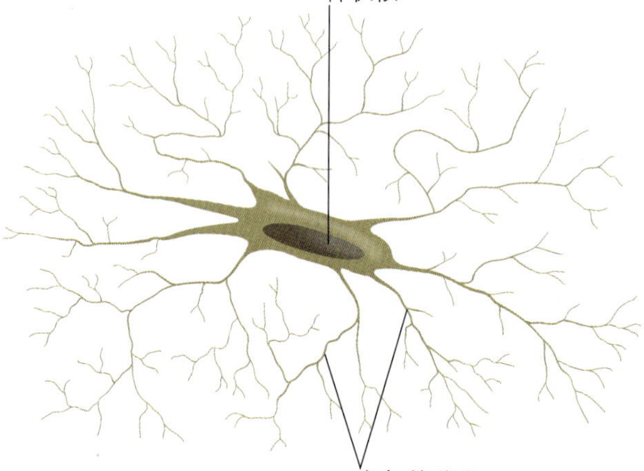

图5.13 小胶质细胞是中枢神经系统内的巨噬细胞（清道夫）。由于细胞核呈细长型，所以小胶质细胞有时称为杆状细胞。

室管膜细胞

室管膜细胞形成连续性的单层上皮（室管膜），分布于脑室和脊髓中央管。室管膜细胞也属于胶质细胞，但是具有许多上皮细胞的特点：包括基膜、细胞间连接及运动纤毛。脑室脉络丛（主要作用是分泌脑脊液，脑脊液是一种等离子超滤液）由被一层室管膜细胞覆盖的毛细血管网组成。这些细胞通过代表血-脑脊液屏障的紧密连接相连。

要点

- 除了星形胶质细胞和少突胶质细胞，神经系统内还有许多其他类型的胶质细胞，包括小胶质细胞和室管膜细胞。
- 小胶质细胞是中枢神经系统内具有免疫活性的巨噬细胞，也是单核巨噬细胞的一种。小胶质细胞有两种状态：休眠态（分支状）和激活态。
- 室管膜细胞也属于胶质细胞，但是有内皮细胞的特点。室管膜细胞形成连续的内皮，分布于脑室和脊髓中央管。

神经胶质瘤

脑肿瘤可分为原发性肿瘤（来源于大脑）和继发性肿瘤（来源于其他部位的转移瘤）。继发性肿瘤更常见，常来源于肺、乳腺或直肠。原发性中枢神经系统肿瘤可进一步分为外源性肿瘤和内源性肿瘤（图5.14）。外源性肿瘤来源于中枢神经系统的被膜，多为良性，生长缓慢，包括脑膜瘤（来源于脑膜）和周围神经鞘瘤。大脑和脊髓的内源性肿瘤来源于神经上皮组织，且呈胶质细胞分化，因此内源性肿瘤也称为神经胶质瘤或胶质瘤。

通常认为神经胶质瘤来源于干细胞（干细胞可以生成新的神经元或胶质细胞），干细胞累积的基因突变可使其不受控制地分化，并侵入脑组织。恶性神经胶质细胞的典型MRI表现如图5.15所示。

神经胶质瘤的一般特点

神经胶质瘤不常见，患病率低于1/200，但是恶性程度高，预后差。疾病特点见临床知识拓展5.4。

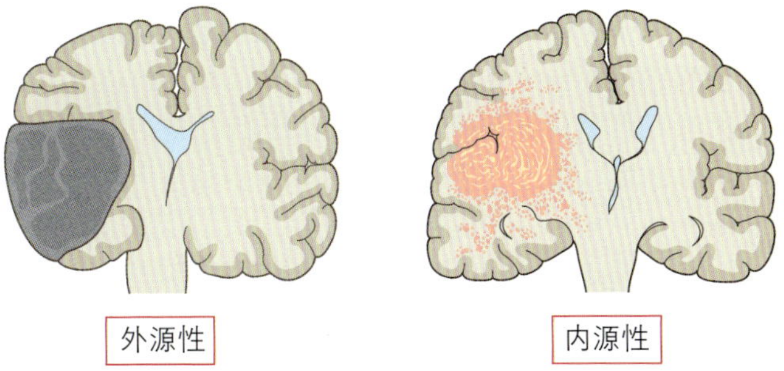

图5.14 中枢神经系统原发性肿瘤可分为外源性肿瘤和内源性肿瘤。外源性肿瘤来源于中枢神经系统的被膜，与被膜下的脑和脊髓分离。内源性肿瘤来源于中枢神经系统本身，可广泛侵袭。

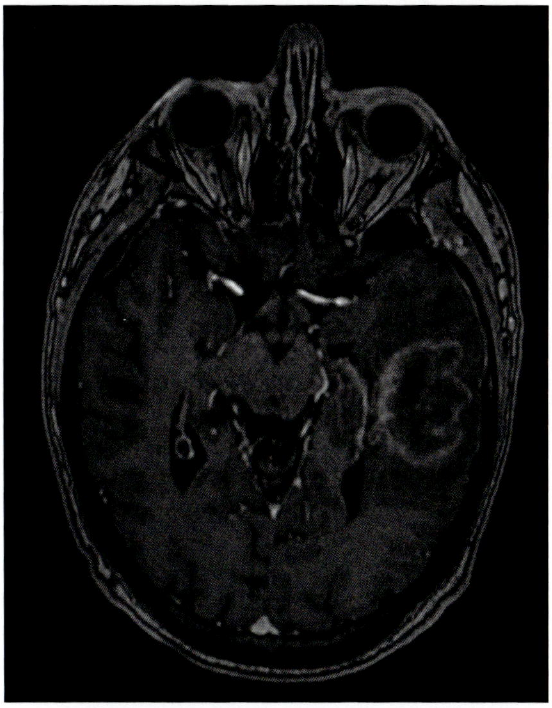

图5.15 恶性星形胶质细胞瘤（胶质母细胞瘤）患者的MRI。这是水平切面。MRI T1加权像显示肿瘤不规则、界线不明显，广泛侵入大脑颞叶。注射造影剂后，肿瘤边缘强化（环形强化）。周围的低密度区域是肿瘤周围水肿区（肿胀）。这些是最常见的恶性胶质肿瘤——胶质母细胞瘤的典型影像学表现。图片由Andrew Mackinnon博士提供。

分类和分级

肿瘤类型（如星形胶质细胞瘤、少突胶质细胞瘤）通过显微镜观察组织样本确定。根据生长方式和镜下细胞形态进行分类，免疫组织化学（抗体标记）

临床知识拓展5.4 脑肿瘤的临床特点

脑肿瘤是颅内占位性病变，导致高颅压（见第九章）。典型临床症状是头痛，晨起时加重，咳嗽、弯腰或牵伸时加重，可能伴有恶心、呕吐或短暂性视力障碍。一些患者可有癫痫或局部神经症状，也常伴视神经盘水肿，即由于高颅压视神经盘双侧水肿（图5.16）。嗜睡提示预后不良，可能出现在晚期，也可能先于神经症状快速恶化出现。

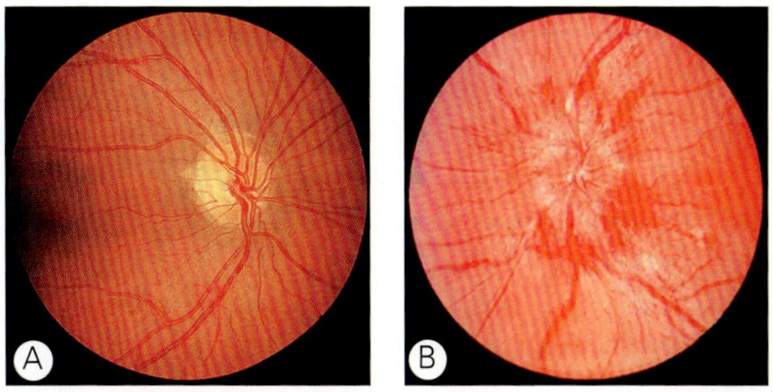

图5.16 视神经盘水肿。A.视神经盘的正常外观。B.高颅压患者的视神经盘水肿。
引自Munro:Macleod's Clinical Examinaion 12e（Churchill Livingstone 2009），已授权。

作为补充确定特定类型肿瘤特异性表达的蛋白。

肿瘤也有组织学分级（Ⅰ~Ⅳ级），对其恶性程度进行定量（生物学浸润程度）（图5.17）。根据肿瘤结构（生长方式）、不典型细胞（异常结构特征的细胞和核）、增殖速率（生长速度）分级。Ⅰ级和Ⅱ级为良性（或低级别），而Ⅲ级和Ⅳ级为恶性（或高级别）。一般来说，组织学分级越高，预后越差。神经胶质瘤最常见的（也是恶性程度最高的）是胶质母细胞瘤（Ⅳ级），中位生存期不到1年。

分子遗传学

神经胶质瘤最有用的分子测试是少突胶质细胞瘤1p19q位点的评估。至少70%的少突胶质细胞瘤有染色体臂1p和19q的联合缺失。少于5%的星形胶质细胞瘤和大约40%少突胶质细胞-星形胶质细胞混合瘤也会发现染色体臂1p和19q的联合缺失。1p19q的联合缺失是少突胶质细胞瘤内一个独立的预后指标，预示对化疗敏感。研究表明1p19q的联合缺失患者均对PCV化疗（甲基苄肼、环己亚硝脲、长春新碱）敏感。

另一个有用的分子标记物是Kreb循环酶异柠檬酸脱氢酶（IDH1/IDH2）的其中一个亚型突变，可见于80%的良性星形胶质细胞瘤和少突胶质细胞瘤，提示预后良好。恶性胶质细胞瘤内，某一特定分子基因变化的存在提示对化疗的敏感性（临床知识拓展5.5）。

神经胶质瘤的治疗

神经胶质瘤主要治疗方法是外科手术切除。口服皮质类固醇（地塞米松）有助于缓解脑水肿、升高颅内压，抗癫痫药物可用来控制癫痫发作。外科手术通常可实现以下两个目标之一：

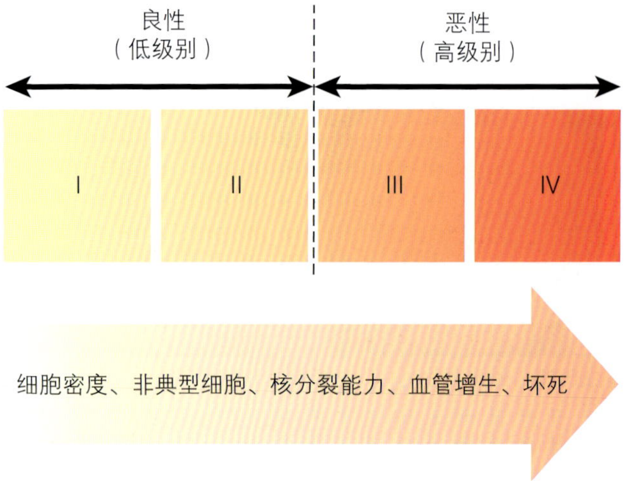

图5.17　神经胶质瘤的世界卫生组织（WHO）分级。

临床知识拓展5.5　恶性胶质细胞瘤的MGMT位点

恶性胶质细胞瘤中，最常见的、恶性程度高的原发性脑肿瘤，分子测试可预测其烷化剂化疗药物替莫唑胺的反应。和大多数抗肿瘤药物一样，烷化剂化疗药物通过引起大部分DNA破坏，进而诱发程序性细胞死亡（见第11章），快速识别肿瘤细胞发挥作用的。许多烷基化药物通过使鸟嘌呤基烷基化（$-CH_3$）而发挥作用，其可被DNA修复蛋白甲基-鸟嘌呤基-甲基转移酶（MGMT）逆转。因此，MGMT的激活可以对抗替莫唑胺，降低其疗效。在一些肿瘤中，由于MGMT基因的启动子区域被甲基化，MGMT基因是失活的（沉默的）。这类肿瘤替莫唑胺治疗效果显著。MGMT失活可利用从活检组织内提取的少量肿瘤DNA通过甲基化-特定PCR（聚合酶链式反应）进行检测，可利用该检测结果筛选替莫唑胺效果显著的患者。

- 大部分肿瘤的切除。这是对高级别神经胶质瘤采用的常见术式，可降低升高的颅内压、提供活检组织。
- 脑活检是比较简单的手术，可以完成组织诊断（通过显微镜观察）。它也可排除临床表现和影像学特征类似的病变。

神经胶质瘤的完全切除是不可能的（即使扩大范围的切除），因为神经胶质瘤有较强的浸润性。对于涉及功能区（语言或运动）的神经胶质瘤，外科手术也受到限制。放疗和化疗的效果对于原发性脑肿瘤而言也是相对有限的，但是可能会延长高级别神经胶质瘤患者几个月的生存期。

要点

- 相对于原发性脑肿瘤，继发性脑肿瘤更常见，常来源于肺、乳腺或直肠。
- 原发性中枢神经系统肿瘤可分为外源性肿瘤（如脑膜瘤）和内源性肿瘤（如神经胶质瘤）。
- 根据WHO评分，可对脑肿瘤进行组织学分级。Ⅰ级和Ⅱ级是良性的（低级别），Ⅲ级和Ⅳ级是恶性的（高级别）。
- 神经胶质瘤主要通过外科手术治疗，放疗和化疗是辅助性治疗。由于神经胶质瘤的高浸润性生长方式，完全性切除是不可能的。
- 最常见的浸润性神经胶质瘤是胶质母细胞瘤（WHO分级Ⅳ级），约占50%，中位生存期（即使给予最佳治疗）不到1年。
- 少突胶质细胞瘤1p19q的缺失（见于至少70%的少突胶质细胞瘤）预示着对化疗敏感，中位生存期较长。

第六章 神经元内电信号

本章目录

神经元是可兴奋细胞，也就是神经元接受刺激后可以产生神经冲动，神经冲动以高达120 m/s的速度沿轴索传导，使神经系统不同部分之间的快速、长距离联系成为可能。本章将着重介绍神经元的电特性、兴奋性和轴突传导的细胞基础。

静息期神经元

所有活细胞电位之间的区别微乎其微，呈外正内负的状态，这种电位差称为细胞的膜电位。由于膜内负电位轻度过量，采用毫伏（mV）表示。静息膜电位可用胞内微电极进行记录，神经细胞的静息膜电位在–70 mV左右（图6.1）。

静息期神经细胞膜称为极化状态。极化的增加（致细胞内负电位增加）称为超极化。正常极化状态减弱（致膜电位接近零）称为去极化。膜电位电荷仅在细胞膜邻近区域分布不均匀。这意味着膜内负电荷存在轻度过剩，通过等量的膜外正电荷达到平衡。通过比较，相对巨大的细胞内和细胞外液呈电中性。

静息膜电位的产生机制

–70 mV的静息膜电位主要是由带正电的钾离子（K^+）的排出产生的。这些通过离子通道的钾离子外流使膜内呈微负电性。钾外流的驱动力是被动扩散，因为细胞内钾离子浓度是细胞外液的30~40倍。静息期其他离子的渗透率很小，所以静息期膜电位主要取决于钾离子浓度梯度。钠离子浓度梯度对于刺激后细胞变化尤为重要（下面讨论）。

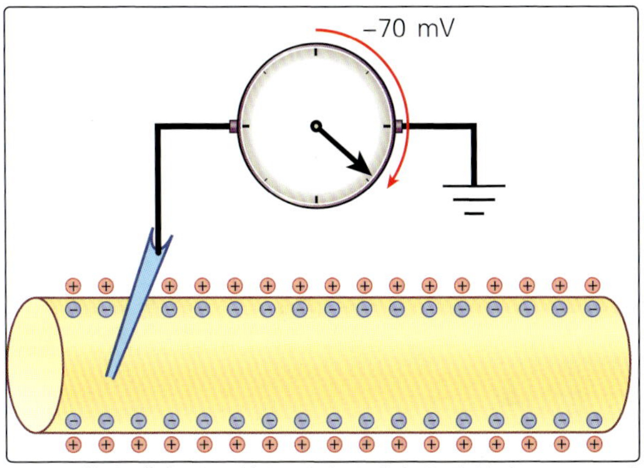

图6.1 静息膜电位。神经细胞跨膜电位差约为–70 mV（膜内为负电位）。

钠钾泵

钠离子和钾离子的跨膜浓度长期通过幕后连续发挥作用的钠钾泵（钠钾ATP酶）维持（图6.2）。钠钾泵是一个膜结合蛋白，其可水解三磷酸腺苷（ATP），利用释放的能量使离子逆浓度梯度完成跨膜转运。每个周期中，钠钾泵（或钠钾ATP酶）可将3个钠离子转移至细胞外，2个钾离子转移至细胞内，其间消耗1个ATP。通过这种方式，细胞内钾离子浓度维持在约140 mmol/L，而细胞外钾离子浓度为3~5.5 mmol/L，细胞内外钾离子浓度比约为35∶1（细胞内钾离子浓度高）。相比之下，细胞内钠离子浓度约为12 mmol/L，细胞外钠离子浓度约为140 mmol/L，细胞内外钠离子浓度比约为1∶12（胞外钠离子浓度高）。

钠钾泵占神经细胞基础能量消耗的2/3。由于钠钾泵每个周期有3个阳离子外流、2个阳离子内流，因此，钠钾泵有助于胞内聚集更多的负电荷，钠钾泵也因此被称为生电泵，静息膜电位比从被动离子转运预估的低3~5 mV。

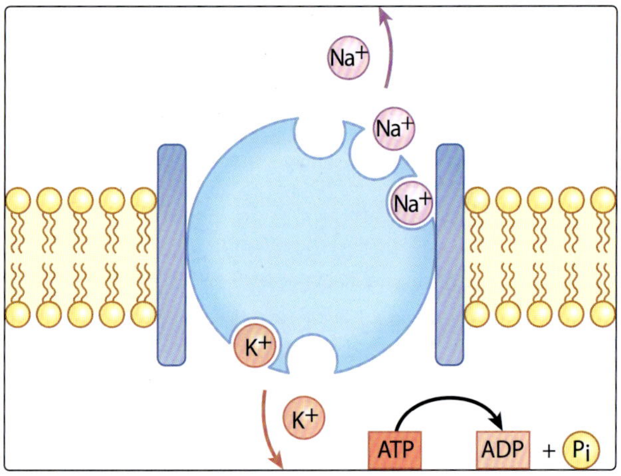

图6.2 钠钾泵。钠钾ATP酶（钠钾泵）可长期维持细胞内外钾离子和钠离子浓度。

要点

- 神经细胞膜处于极化状态，静息期膜电位为−70 mV（膜内呈负电位），这是由于膜内负电位轻度过量。
- 膜电位增加（以便膜电位负值更大）称为超极化。膜电位趋近于零称为去极化。
- 静息膜电位主要是由于通过离子通道的钾离子外流产生的，取决于钾离子的浓度梯度（膜内钾离子浓度是膜外钾离子浓度的30~40倍）。
- 钠离子主要存在于细胞外，神经冲动传导时，钠离子浓度梯度（细胞外钠离子浓度是细胞内钠离子浓度的12倍）对于去极化尤为重要。
- 钠离子和钾离子浓度梯度长期通过钠钾泵维持，其消耗脑部基本能量的2/3。

静息膜电位的离子基础

假设膜结合细胞如图6.3A所示。细胞内含有钾浓溶液，且整个细胞浸在盐溶液（氯化钠溶液）中。需要重点强调的是，尽管图中只有钾离子，但实际上细胞内及细胞外液包含许多不同的阳离子和阴离子，总体上来讲是电中性的。

现在假设细胞膜仅对钾离子有渗透通过性。由于细胞内钾离子浓度更高，钾离子将顺浓度梯度被动扩散至细胞外（图6.3B）。因此，膜内将呈负电荷稍稍过剩，因为每个外流的钾离子将会带走1个正电荷。这将产生一个递增电场，这一电场可逆浓度梯度发挥作用，倾向于吸引钾离子内流。因此，随着这一反相电场的建立，钾离子的净流出逐渐减少。

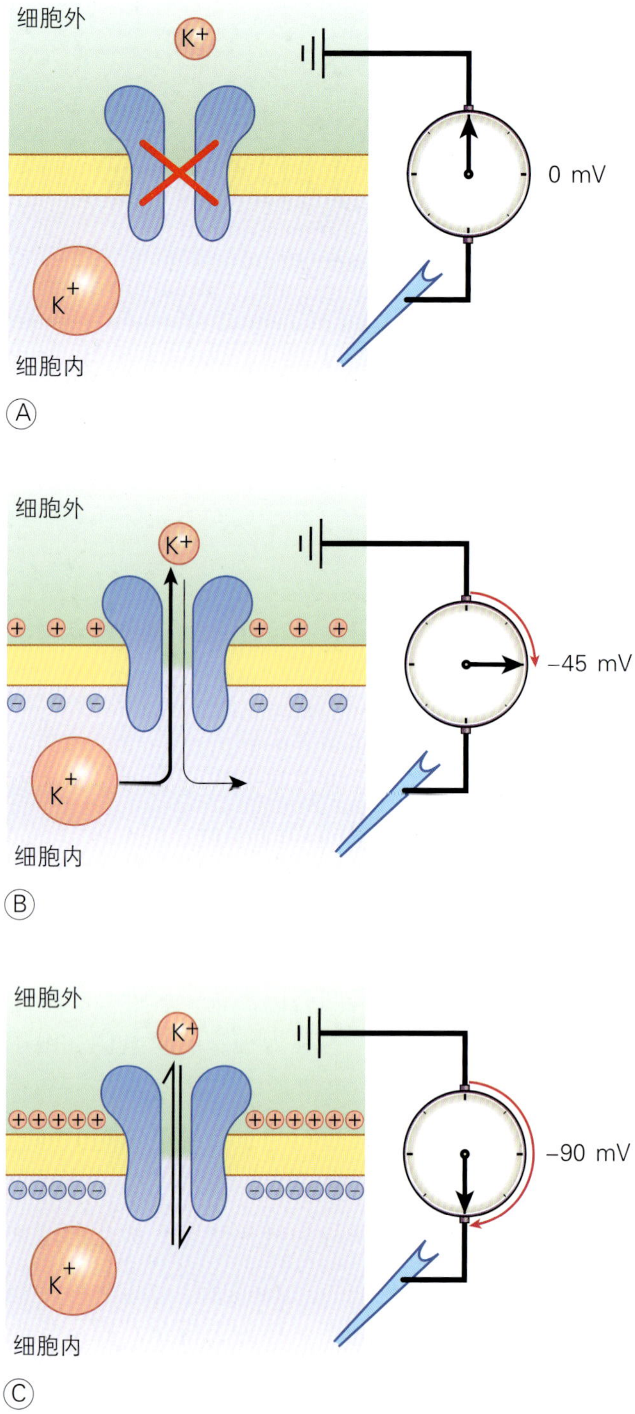

图6.3 静息膜电位的离子基础。

最终钾外流（顺钾离子浓度梯度）的速率与钾内流（顺电位梯度）完全抵消，不存在钾内流或钾外流的净流动（图6.3C）。在这个平衡点膜电位稳定，且膜内负值更大。在平衡点跨膜电位差是钾离子的平衡电位，约为−90 mV。应该强调的是，这个过程非常迅速（平衡点可以在瞬间达到）。

形成平衡电位的跨膜离子的绝对数量是以千万计的，相对于细胞内离子的总数量，这只是微不足道的一部分。因此，细胞内的钾离子浓度几乎是不变的。

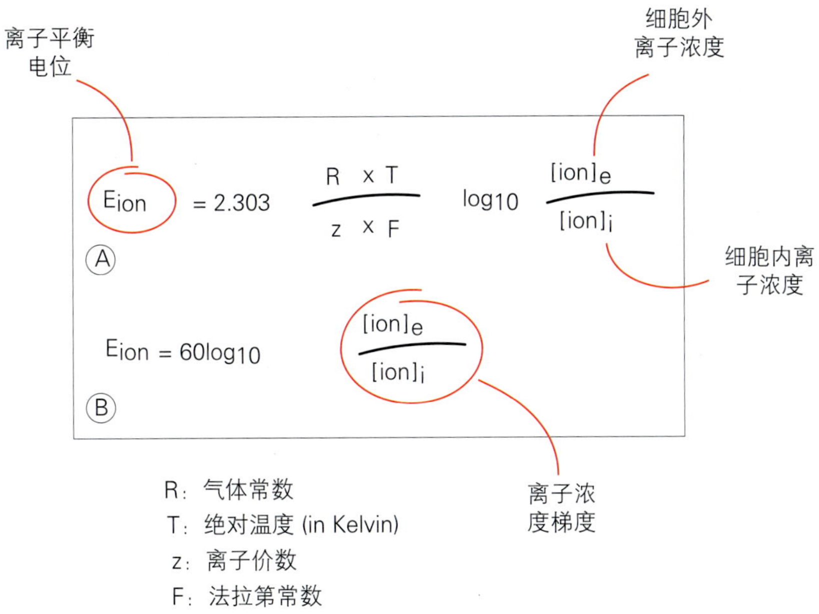

图6.4　Nernst方程。A.这一方程可以用来计算任意离子的平衡电位，并且考虑到温度和离子价等变量；B.这一方程是与上述完全一样的表达，只是对方程中的数字部分进行了简化处理。方程简化后，某一离子的平衡电位明显取决于浓度梯度（换言之，细胞内外离子浓度差）。

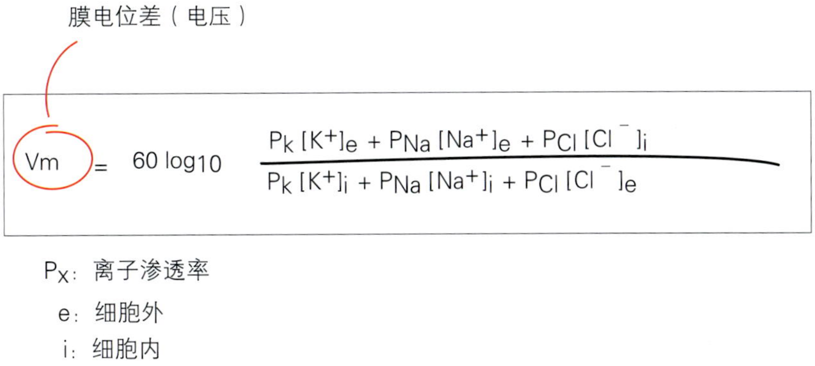

图6.5　Goldman方程。这个方程以单一的表达式结合每一个主要离子的平衡电位（通过Nernst方程计算）。离子的相对渗透率也在考虑中（例如，如果膜只对特定的离子有渗透通过性，膜电位接近于该离子平衡电位；如果细胞膜对两种离子均有渗透通过性，膜电位是两种离子平衡电位的均值）。

平衡电位的计算

生理状态下，如温度相对恒定，离子的平衡电位主要取决于细胞内外浓度差。平衡电位可通过Nernst方程计算（图6.4）。这一方程式包含跨膜梯度差、绝对温度和离子价数等物理、化学因素。

膜通透性的作用

特定时间点的膜电位主要取决于钠、钾及氯离子的相对渗透率。离子通道的开放或关闭可影响相对渗透率。

静息膜电位（–70 mV）约等于钾离子的平衡电位（–90 mV）。因为通常神经细胞膜对钾离子的渗透率是其他离子的50~100倍。如果钠离子的渗透率骤然增加，就像产生神经冲动一样，膜电位将趋向于钠离子的平衡电位（+60 mV）。需要注意的是，钠离子的平衡电位是正值。这是因为带正电荷的钠离子更集中分布于细胞外，因此钠离子内流使膜内相对于细胞外呈正电位。如果细胞膜对钠离子和钾离子有相同的渗透率，膜电位等于–90 mV和+60 mV的均值（如–15 mV）。

典型神经元的静息膜电位值（–70 mV）反映了这一事实：神经细胞膜主要对钾离子有渗透通过性，对钠离子的渗透通过性很小，因此膜电位约等于但稍小于钾离子的平衡电位。

静息膜电位可以通过钠离子、钾离子、氯离子的平衡电位和细胞膜对钠离子、钾离子、氯离子的渗透率计算出。这就是Goldman方程（图6.5），通过Goldman方程计算的膜电位更接近于细胞内电极所记录的电位。

反转电位

特定离子渗透率的增加导致膜电位转向该离子的平衡电位。这取决于膜电位的基线值，因此这可能是去极化或超极化。如果膜电位等于钙离子的平衡电位，离子通道的开放并不会改变膜电位。这一概念如图6.6所示，且与氯离子通道有关，氯离子的

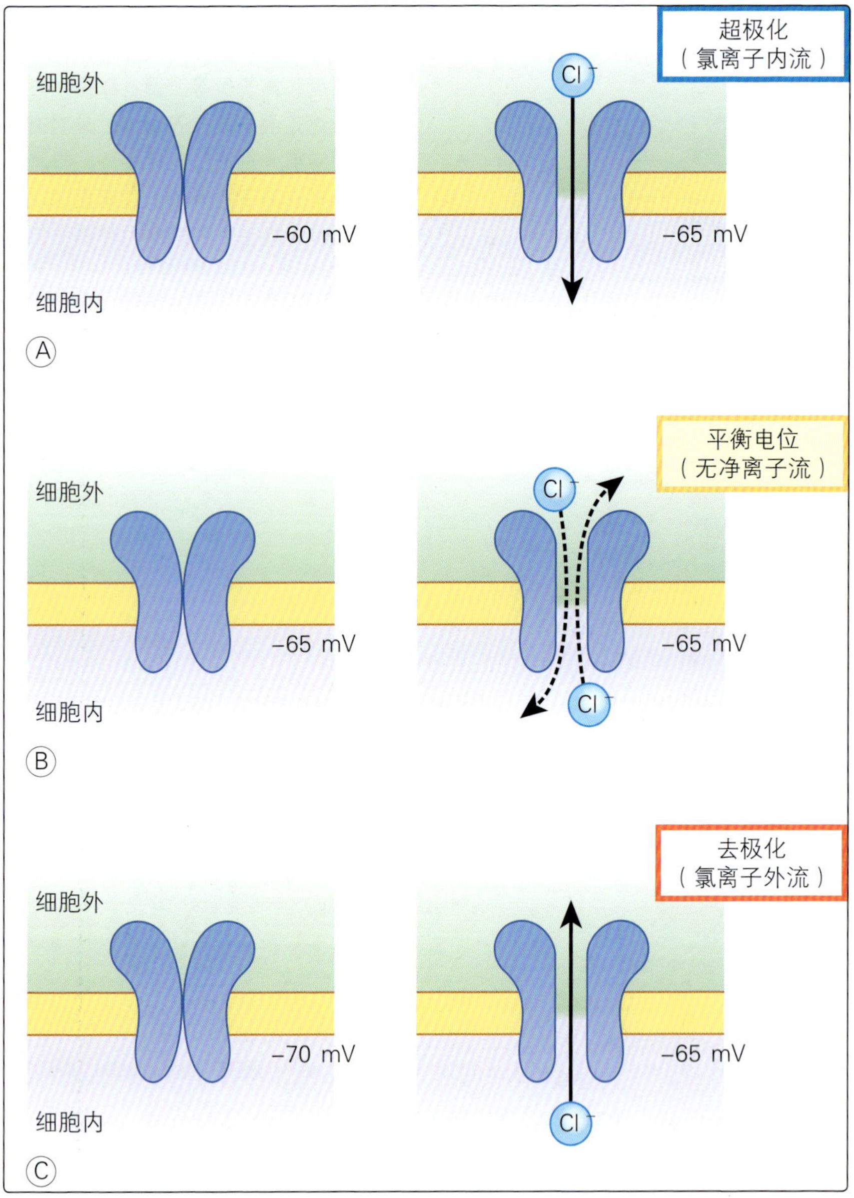

图6.6 反转电位。通过膜通道净离子流的方向取决于细胞膜电位的基线值和特定离子的反转电位。其他离子通道的开放使离子电导率增加可能会因此产生超极化（A）；膜电位无变化（B）；去极化（C）。

平衡电位为−65 mV。

图6.6A显示了细胞膜氯离子通道开放后的作用，细胞膜最初极化值为−60 mV。在这种情况下，细胞膜是超极化的（从−60 mV到−65 mV）。图6.6B中，当其他氯离子通道打开时，细胞膜电位已达到氯离子的平衡电位（−65 mV），所以膜电位没有改变（无净离子流）。图6.6C中，细胞膜电位基线值为−70 mV，这比氯离子的平衡电位更大。因此，氯离子电导率增加，细胞膜去极化（从−70 mV到−65 mV）。

净电流方向的逆转点称为逆转电位，等同于平衡电位。特定离子净电流的比率与膜电位和该离子的平衡电位之差成正比，称为驱动力。如果膜电位等于逆转电位，那么驱动力为零。

要点

- 特定离子的平衡电位是稳定的膜电位，此时电位梯度和浓度梯度是平衡的，没有净离子流。它主要取决于细胞内外的离子浓度差，可利用Nernst方程计算离子平衡电位。
- 钾离子的平衡电位约为−90 mV，由于细胞内钾离子浓度较高和钾离子倾向于外流，所以胞内电位负值更大。
- 钠离子的平衡电位为+60 mV。钠离子的平衡电位之所以为正值，是因为钠离子更集中于细胞外液，因此可扩散进入细胞。
- 特定离子渗透率的增加（通过打开离子通道）使膜电位转向该离子平衡电位。
- 特定时间点膜电位取决于钠离子、钾离子、氯离子的相对渗透率，如Goldman方程所示。
- 正常静息膜电位（−70 mV）约等于钾离子的平衡电位，因为静息状态下细胞膜仅对钾离子有通透性。

兴奋性

受刺激后细胞膜的局部去极化称为分级电位。它之所以被称为“分级”，是因为其大小和持续时间与所受的刺激成正比。分级电位的振幅范围为5~20 mV，持续时间从1 ms到数秒不等。若分级电位是由周围神经系统内的感觉受体细胞产生的，它们被称为受体电位。分级电位不适合长距离传播，因为它们在耗散之前不能沿着轴突长距离传播。

如果分级电位足够强大，它就可以触发动作电位。这是神经细胞膜的程控序列的电位变化，它能够沿着轴突全长无衰减传播。动作电位（或神经冲动）取决于位于细胞膜的离子通道。

离子通道类型

神经细胞膜由磷脂双分子层构成，这是带电离子的天然屏障，但水分子能够通过水通道蛋白自由通过细胞膜。细胞膜还包含特定离子通道。它们都是大的跨膜蛋白，通常由一个含水孔隙及其周围的多个亚基构成（图6.7）。

门控通道

有两种类型的“门控”离子通道。特定信号分子的存在，如神经递质或肽，配体-门控通道开放，信号分子作用于通道的细胞外的结合位点。这一类型的通道将在第七章进一步讨论。细胞膜电位变化可使电压门控离子通道打开和关闭，电压门控离子通道参与动作电位的产生和传播。选择性通过意味着离子通道只允许某些类型的离子通过（利用氨基酸通道孔隙的物理和化学特性）。

通道动力学

采用膜片钳技术研究每个离子通道的特性，膜片钳技术可记录活细胞的单一通道及其周围细胞膜。这是通过应用微量吸管吸入实现的。单个离子通道的记录显示，门控过程中，孔隙不是简单的“开放”或“关闭”，而是两种构象结构之间的快速随机（概率）交替，打开或关闭配置需花费大量的时间。

电压门控通道结构

电压门控离子通道是一种整合蛋白质。它们的分子结构相似，包括1个具有6个跨膜α螺旋的重复序列（图6.8），还有1个与选择性通过和带电区域有关的环形孔隙，带电区域充当电压感受器。在去极化期间，细胞膜内呈正电荷，电压感受器（带正电荷）通过静电排斥向上通过细胞膜。这一运动诱发

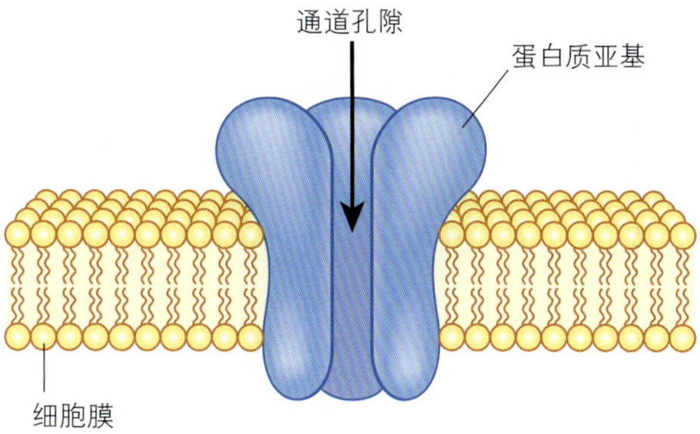

图6.7 离子通道的基本结构。多个跨膜蛋白亚基排列在位于中央的含水孔隙的周围。细胞外配体的绑定或细胞膜电压的变化使通道开放或关闭。

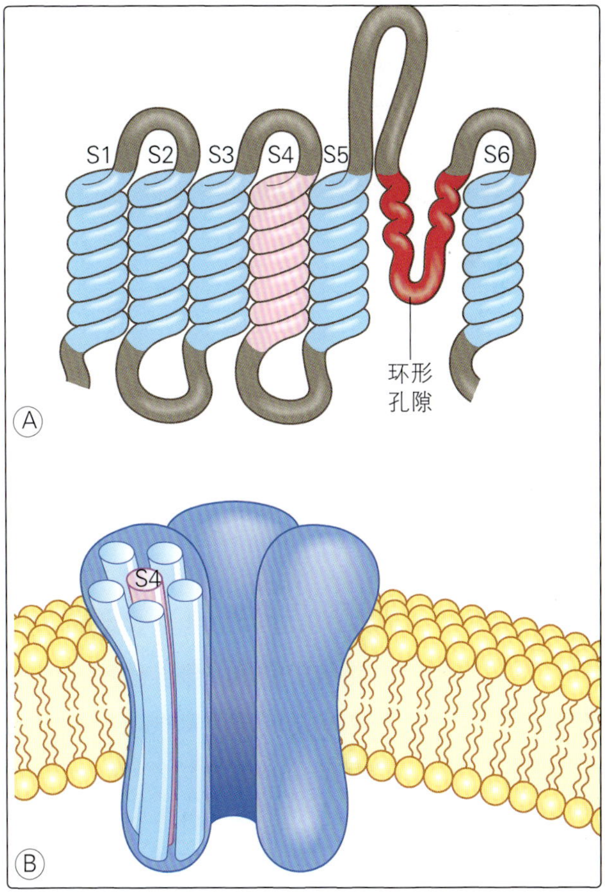

图6.8 电压门控离子通道的结构。A.通道亚基由6个跨膜α螺旋（S1~S6）及与离子选择性相关的环形孔隙组成，带电区域（S4）充当电压感受器；B.电压门控钠离子通道由4个重复序列的单一大蛋白组成（每一个蛋白都有6个跨膜区域和1个环形孔隙）。钾离子通道有1个相似的结构（组合后），但是由4个亚基组成的聚合物构成。

通道复合体的构象变化，进而使孔隙开放。电导急剧变化，10 mV的膜电位增加150倍。

钠离子通道和钾离子通道

电压门控通道由包含4个称为Ⅰ、Ⅱ、Ⅲ、Ⅳ的重复序列的单一大蛋白组成。

每一个序列都含有6个跨膜区域、环形孔隙和电压感受器。与此相反，电压门控钾离子通道由4个亚基组成，每一个亚基均有一个特征性的序列。组合后钠离子和钾离子通道的分子结构是相似的（图6.8B）。钠离子通道也有一个失活门控。当神经细胞膜完全去极化通道关闭，一旦细胞膜再恢复至极化状态通道将再次开放。

要点

- 神经细胞是兴奋细胞，意味着神经细胞受刺激后可产生神经冲动（动作电位）。
- 兴奋性取决于神经细胞膜上的电压门控钠离子和钾离子通道的存在。它们有1个包括6个跨膜α螺旋的重复序列。
- 电压门控离子通道有1个包括具有选择通过性的亲水性孔隙，选择通过性即只允许特定类型的离子通过。电压感受器使通道能够响应膜电位的变化而开放或关闭。
- 电压门控钠离子和钾离子通道的结构是相似的，但是钠离子通道也有一个失活门控。当通道关闭时，只有细胞膜再极化，通道才会有反应。

动作电位

动作电位期间电位变化如图6.9所示。细胞膜去极化迅速从其正常静息电位-70 mV达到+30 mV左右。正常的膜极性因此一度逆转。细胞膜很快复极化至正常值（负），在最终恢复至基线值之前有一个轻微的负尖峰，时间是1~2 ms。

动作电位的特性

当等级电位强度足够时（由机械、热能或其他形式的刺激触发），神经细胞胞体（来自其他神经细胞的兴奋性和抑制性作用整合）或感觉神经末梢就会产生一个动作电位。

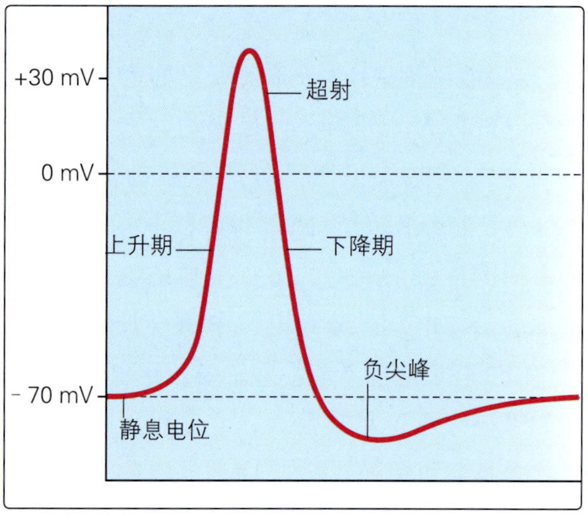

图6.9 动作电位。

神经冲动的产生

为了触发一个动作电位，刺激强度必须足够大，使神经细胞膜去极化至特定阈值（通常-55 mV）。一旦达到阈值，一个完整的动作电位就会产生。动作电位是不可能像等级电位一样发生大小变化的，一个完整的动作电位要么发生，要么不发生。这被称为“全或无”特性。因为每一个动作电位使邻近细胞膜去极化至阈值，神经冲动像多米诺骨牌一样沿轴突全长传播（图6.10）。

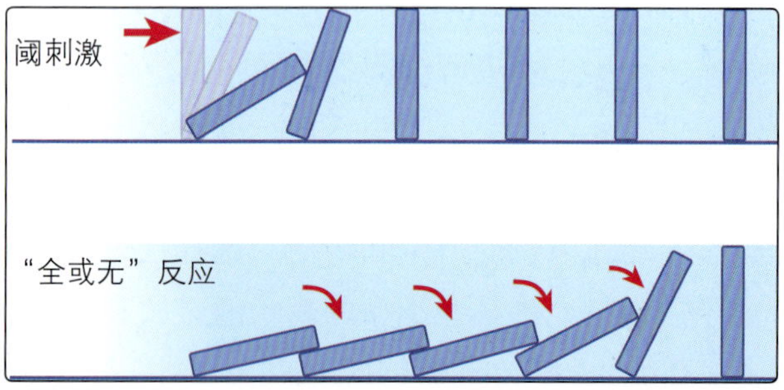

图6.10 神经冲动传播如同多米诺骨牌。最小强度刺激（阈值）施加后，多米诺骨牌会倒下，但是一旦达到阈值，所有的多米诺骨牌都会倒下。更大强度的刺激有完全相同的作用。

频率编码

假设动作电位的波幅不变，刺激强度频率由神经冲动流量进行编码。信号是调频的（如一个调频收音机）而不是调幅的。神经元的放电频率差异大，但是由于每个动作电位持续1~2 ms，理论上冲动产生的最大频率是500~1000 Hz（1 Hz =1次/s）。

不应期

神经冲动一旦产生，直至细胞膜复极后第二个动作电位才会产生：

- 绝对不应期是无论刺激强度如何都不会产生第二个动作电位的时间间隔。
- 相对不应期是只有当刺激强度高于一般阈刺激强度时第二个动作电位才会产生的时间间隔。

绝对不应期是由于电压门控钠离子通道的失活产生的（图6.11）。另一个动作电位不可能产生，直到钠离子通道失活门控重新开放（细胞膜恢复至极化状态，钠离子通道才会重新开放）。相对不应期由于动作电位后的后超极化（低射），当膜电位比静息电位负值更大时，需要一个比一般兴奋性强度更大的刺激才能使膜电位去极化至阈值。大多数局部麻醉药物抑制电压门控钠通道和延长感觉神经元的不应期（临床知识拓展6.1）。

临床知识拓展6.1 局部麻醉药物

局部麻醉药物，如利多卡因，是可卡因的衍生物，其通过阻断电压门控钠离子通道，抑制动作电位的产生发挥作用。利多卡因的结合部位是通道孔隙的内侧，所以它只能作用于开放的通道（优先阻断活性神经细胞）。这些药物为小的手术操作，如口腔外科提供局部麻醉。局部麻醉药物可注射入软组织，如牙龈（浸润性麻醉），某一神经也可被局部麻醉药物阻滞（神经阻滞）。注入脊髓周围的硬膜外间隙的局部麻醉药物可以缓解分娩时的疼痛（硬膜外麻醉）。

动作电位的产生机制

动作电位受电压门控钠离子通道和钾离子通道的调节。神经细胞膜的去极化使钠离子通道和钾离子通道均开放，但是钠离子通道开放得更早。

去极化（钠离子内流）

钠离子通道快速开放和参与动作电位的去极相，去极相期大量钠离子内流。阈刺激就是足以开放神经细胞膜“正反馈循环”所需的最小数量的离子通道刺激，正反馈循环称为Hodgkin循环（图6.12）。一旦达到阈值，钠离子内流产生的去极化触发更多电压门控钠通道开放，形成自我强化周期。钠内流驱动膜电位趋于零，发生于超射至正值（+30 mV）之前，+30 mV接近于钠离子的平衡电位（+60 mV）。此时，钠通道关闭或失活。

要点

- 动作电位是神经细胞膜程控序列的电位变化，快速去极化后迅速复极化。
- 复极化后，膜电位比静息电位略负，称为负尖峰或后超极化。
- 动作电位有“全或无”的特性。这意味着一旦膜电位去极化至阈值（约-55 mV），一个完整的动作电位将会产生。
- 由于动作电位的波幅是不变的，在神经系统内，刺激强度采用频率编码代表。
- 神经冲动一旦产生，第二个动作电位就不会产生，直至细胞膜恢复。这就是不应期。
- 绝对不应期时，电压门控钠离子通道失活，使另一个神经冲动不能产生。
- 相对不应期是由于动作电位后的后超极化引起的，必须克服后超极化才能去极化至神经元阈值。

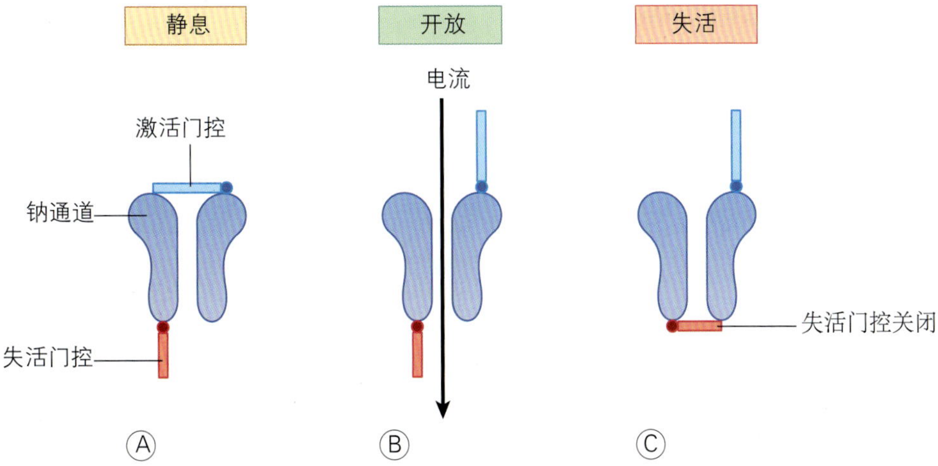

图6.11 电压门控钠离子通道有三种功能状态。A.静息期，激活门控是关闭的，失活门控是开放的；B.动作电位的去极化期间两个门控都是开放的；C.失活门控一旦关闭，产生另一个动作电位是不可能的，直至钠离子通道重置，对应的就是绝对不应期。

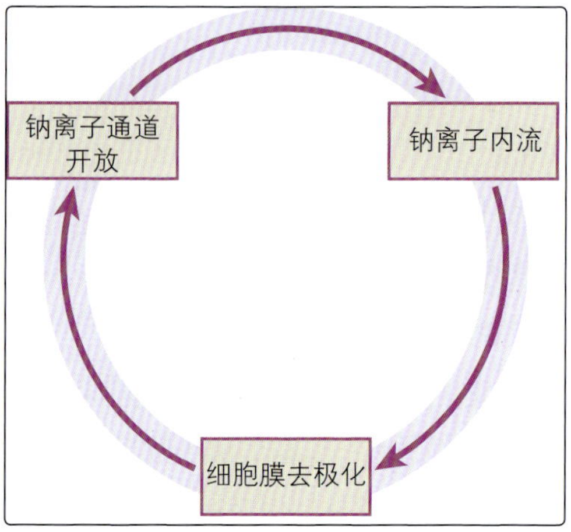

图6.12 Hodgkin循环。

复极化（钾离子外流）

钾通道也受去极化刺激，但是约延迟1 ms开放，参与动作电位的复极相。

钠通道关闭后钾通道随之开放。此刻，净电流方向反转，钾离子外流，推动膜电位恢复至钾离子的平衡电位–90 mV。因为这些通道使膜电位恢复至正常负值（称为“整流”）和短暂延迟开放，它们被称为延迟整流器。

离子活动总结

参与动作电位不同时期的离子活动总结如下（图6.13）：

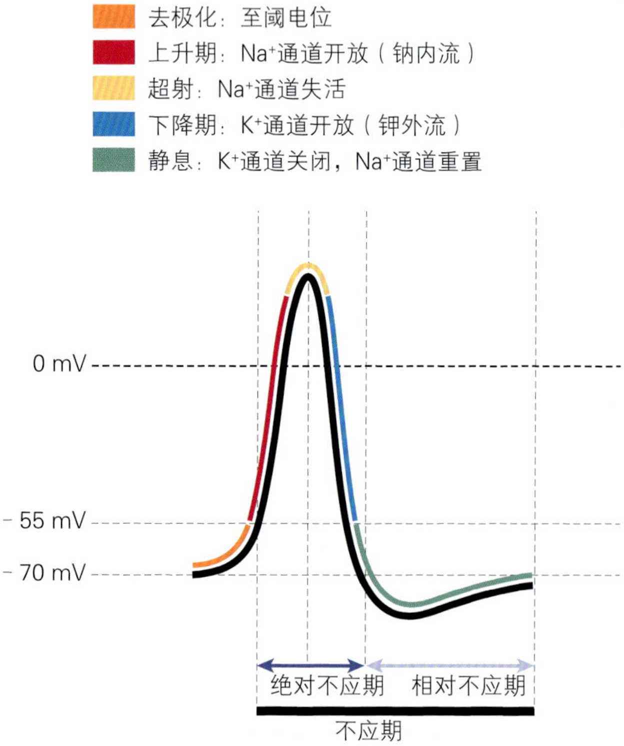

图6.13 动作电位的离子基础。参与动作电位每一部分的离子活动如图所示。绝对不应期及相对不应期也已进行标记。

- 静息：电压门控钠离子和钾离子通道关闭，但呈可应答状态。
- 去极相（上升期）：钠离子通道开放，钾离子通道依旧关闭。
- 最大去极化（超射）：钠离子通道失活，钾离子通道开放。
- 复极相（下降期）：钾离子通道依旧开放，钠离子通道依旧失活。
- 静息：钠离子通道重置，钠离子通道和钾离子通道关闭，但呈可应答状态。

动作电位随后出现的后超极化（对应相对不应期）是因为一些延迟整流器依旧开放。因此，相对于静息期，后超极化期的细胞膜优先对钾离子有渗透通过性。这意味着膜电位更接近于钾离子的平衡电位（接近–90 mV）。由于其余的电压门控钾离子通道关闭，膜电位恢复至静息值（–70 mV）。

要点

- 动作电位受电压门控钠离子通道和钾离子通道的调节。
- 去极化的阈电位使钠离子通道首先开放，随后钾离子通道开放（约延迟1 ms）。
- 动作电位的去极相：钠离子快速内流。最大去极化时，钠离子通道失活，钾离子通道开放。
- 动作电位的复极相：钾离子快速外流。膜电位一旦复极化，失活的钠离子通道门控再次开放（“重置”）。

轴突传导

神经冲动的基本属性就是能够无衰减地沿轴突长距离传导。虽然每个动作电位是一个不连续的“全或无”事件，局部轴突细胞膜，钠内向电流在邻近细胞膜产生一个阈值去极化（和一个新动作电位）。因此神经冲动作为一个接一个的单独动作电位沿神经纤维传播，类似Mexican波。

被动电流

每一个动作电位都与通过电压门控通道大量内流的钠离子有关。这产生了一个正电荷的电紧张电位，其到达产生动作电位区域内的神经纤维，随后沿轴突被动传播（双向）。电紧张电位波传播很快，但由于正电荷经由细胞膜“泄漏”，电紧张电位迅速衰减，尤其是无髓神经纤维（图6.14A）。

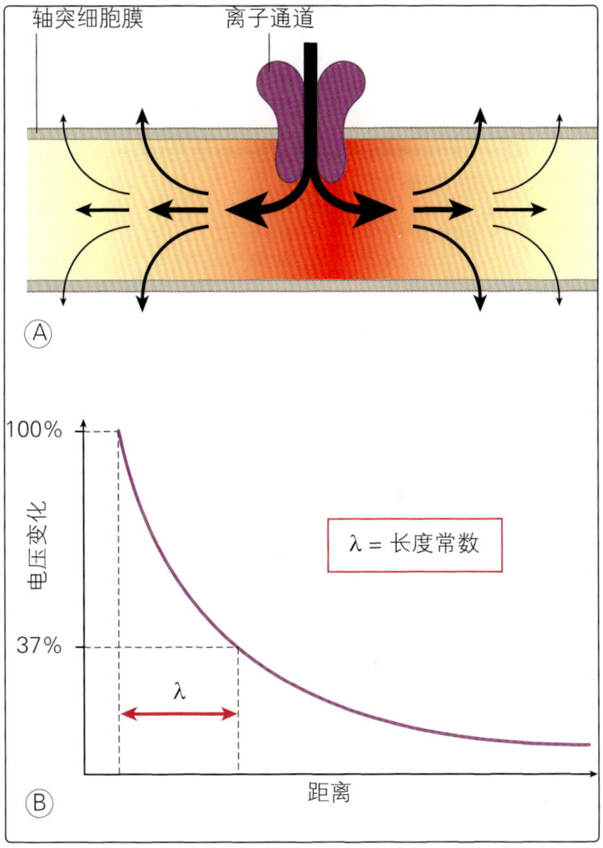

图6.14　电紧张电位和长度常数。A.在动作电位产生的位置，内向电流（去极化）沿轴突进行距离不同的双向传播，但是由于轴突细胞膜的被动泄漏快速衰减；B.长度常数（λ）可量化电流泄漏的比率，反映在电紧张电位衰减前能够沿轴突传播的距离。

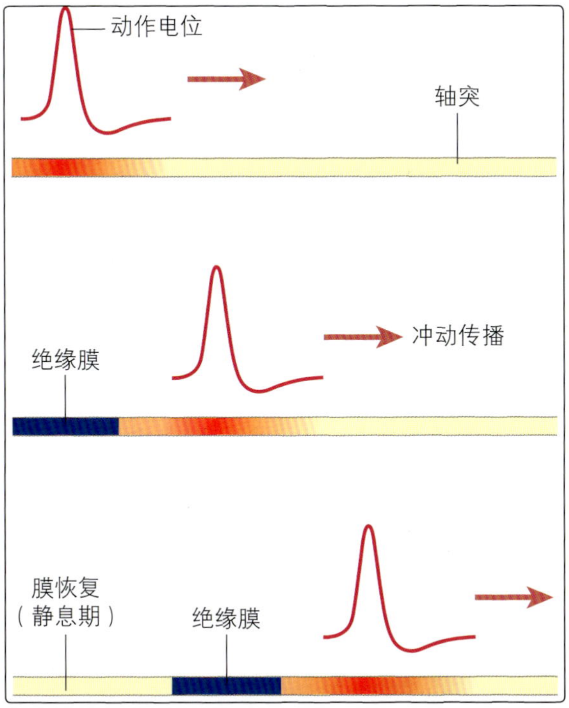

图6.15　持续传播。在无髓神经纤维，神经冲动沿轴突全长顺序性传播，类似慢燃保险丝（以0.5~2.0 m/s的速度传播）。在每一个点，动作电位使邻近细胞膜去极化至阈电位，进而诱发一个新的动作电位。

在动作电位产生处的细胞膜局部，去极化是最大的，随着距离的增加，快速下降至任意一侧。这可以绘制成一个指数衰减曲线，随着轴突长度常数（λ）准确地表达其变化（图6.14B）。长度常数为膜电位衰减至最大值的37%时所扩布的轴突长度。

髓鞘形成的一个优点是减少轴突细胞膜上的电流泄漏，换言之就是增加膜电阻。这使快速传播的电紧张电位在衰减之前传播得更远和在尽可能远的轴突上触发下一个动作电位，从而增加传导速度。

动作电位在无髓神经纤维上的传导

在无髓神经纤维，神经冲动传播是逐步从轴突的一端传导至另一端，像一个慢燃保险丝（通常传导速度低于1.5 m/s）。随着每个动作电位的产生，电紧张电位沿轴突短距离被动传播，在邻近细胞膜局部产生一个新的动作电位（图6.15）。由于轴突最近端（刚刚生成的一个动作电位）是绝缘的，因此冲动总是持续向前传播。在它恢复时，神经冲动已经传播过去了。

逆向性传导

轴突可双向传导神经冲动，但这一般不会发生，因为动作电位总是在轴突的某一端发起。冲动传播的“正常”方向（就运动神经元而言，传导方向是从中枢神经系统开始的）称为顺向传导。

通过使用一个电刺激器，在实验环境下（或在周围神经疾病的临床研究中），借助于电刺激器神经纤维可以逆向传输冲动。这称为逆向传导，就像在“错误”的一端触发多米诺骨牌。同样，轴突中部的人为刺激会产生两个同时远离刺激点传导的波（一个是顺向传导，另一个是逆向传导）。

轴突传导速度

一个提高轴突传导速度的简单方法是使用直径较大的神经纤维。例如，鱿鱼的巨大轴突（与逃生反射有关）直径为1 mm，神经冲动以高于30 m/s的速度沿轴突传导。这是由于横截面积较大的纤维内电阻较低，电紧张电位在衰减之前可到达更远距离的轴突膜并使其去极化（即长度常数递增）。

在脊椎动物（包括人类）的神经系统，有多层富含脂质的等离子膜，形成脂肪髓鞘的轴突可更高效率地达到快速轴突传导（见第五章）。髓鞘的绝缘效果（减少膜上的电流泄漏，扩展电紧张电位波）已经讨论过。髓鞘通过降低膜电容增加传导速度。

髓鞘形成和膜电容

电容是储存电荷的能力。电子设备内的电容器由一薄层称为电介质的绝缘材料组成，位于平行金属板之间。正电荷和负电荷“存储”于金属板两侧介质。一个好的电容器有一个薄介质，以便不同电荷接近，因为它们之间的吸引力（可以存储的电荷量）与平行金属板之间的距离成反比。

作为生物电容器的细胞膜在磷脂膜的内外两侧均储存有正电荷和负电荷。这样可限制轴突传导速度，因为去极化时膜内负电荷被取代需要时间。去极化的时间进程是指数的，可用时间常数（tau）准确表达，这意味着时间达到最大去极化值的63%所需的时间。髓鞘减少膜电容，时间常数也随之降低。这意味着膜去极化（即脉冲传播）更快。

髓鞘形成降低总膜电容的原因是无数层细胞膜像数以百计的微型电容器串联发挥作用，当电容器串联（而不是并联）时，存储的总电荷显著降低。

这类似电路中串联的电容器，如包裹100层细胞膜的轴突就像100个电容器串联，从而降低总电荷存储量至基线值的1/100。

要点

- 动作电位与正电荷离子大量内流（电紧张电位）有关，正电荷离子通过电压门控通道内流。
- 电紧张电位的指数式衰减代表轴突的长度常数：电压衰减至最大值的37%所传导的长度。
- 有髓神经纤维的绝缘减少了电流的跨膜泄漏，使长度常数增加，因此提高轴突传导速度。
- 细胞膜作为生物电容器，负电荷储存于膜内。在动作电位去极相，放电需要时间，为时间常数。
- 髓鞘通过减少膜电容降低时间常数（因此提高传导速度）。

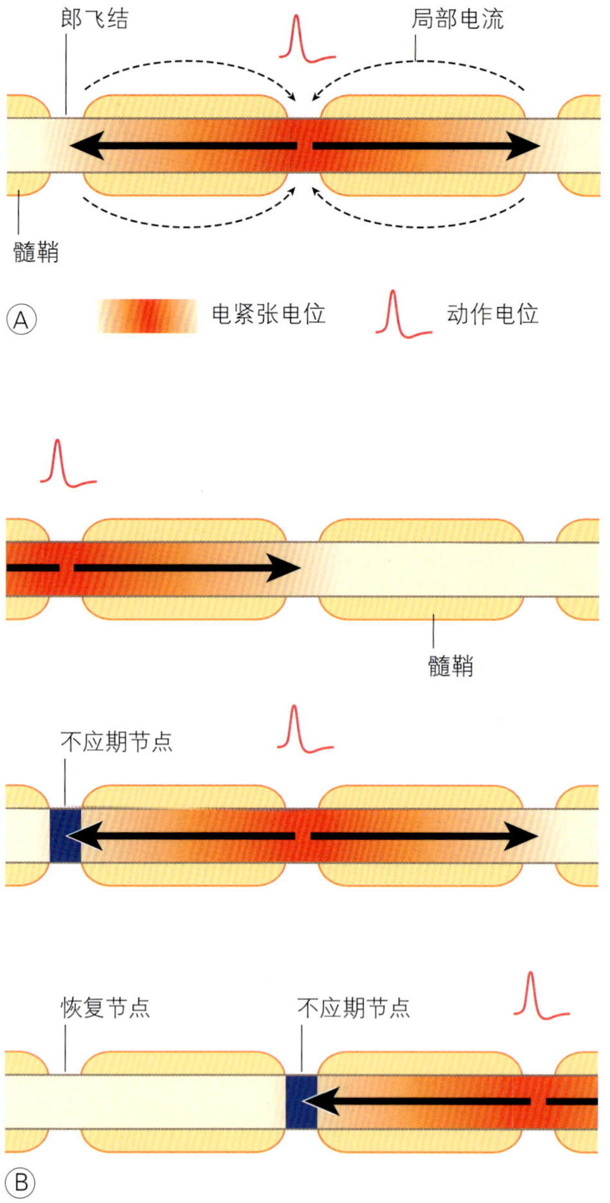

图6.16 有髓神经纤维的传导。A.当动作电位从郎飞结处触发，一个内向钠电流（电紧张电位）双向进入轴突和快速传播，引发细胞外液周围的局部电流；B.为在3个连续的郎飞结引起去极化阈电位，神经冲动沿有髓轴突从左向右传导。由于髓鞘的存在，电紧张电位在衰减前能够到达下一个郎飞结，进而触发一个新的动作电位。前面的节点通常为不应期节点，确保神经冲动的单向传播。

有髓神经纤维的传导

在有髓神经纤维中，每个动作电位产生于郎飞结。相邻的髓鞘片段之间存在一个间隙，在间隙处轴突与细胞外液直接接触。髓鞘片段称为结间体，长约1 mm。图6.16A为钠电流内流进入郎飞结处的轴突，电紧张电位以远离节点双向传播，到达两个相邻节点（激活节点的“上游”和“下游”）。需要重点指出的是，离子流动使细胞外液内产生局部电流环路。

图6.16B为有髓轴突的神经冲动传导过程，也称为跳跃式传导，因为动作电位从一个节点“跳跃”至下一个节点。如前所述，髓鞘可降低膜电容（降低时间常数），减少电流泄漏（增加长度常数）。通过这种方式，电紧张电位使细胞膜快速去极化，在衰减之前易到达下一个郎飞结，触发一个新动作电位。

在持续传导中，近端节点通常是绝缘的，因此神经冲动只能向前传导。跳跃式传导就像一串以短距离相隔的鞭炮燃放——每个鞭炮的能量足够引发下一个爆炸，由于在每个点的前一个是耗尽的，因此总是向前传导。误差幅度或安全系数防止沿轴突传导的部分信号故障。跳跃式传导快速高效，这是因为电压门控钠离子通道仅为郎飞结所需。

要点

- 在有髓轴突中，动作电位仅在郎飞结处产生（并且有效地从一个节点“跳跃”至下一个节点），所以在节点之间只需要很少的电压门控离子通道。
- 尽管在每个节点处生成的电紧张电位沿轴突双向传播，由于近端节点是绝缘的，所以冲动传导总是向前的。
- 误差幅度（安全系数）确保结间体的部分传导不会发生故障。

第七章 突触传递

本章目录

基本原则

大脑和脊髓内的大多数突触是化学性突触，意味着神经细胞之间的联系受神经递质的调节。电突触相对少见，与一组神经元的同步激活相关。

电突触

电突触也称为缝隙连接，是相邻神经元细胞质之间的直接接触点。这使双向通信和电流同步非常迅速。

细胞连接由约100个称为连接子的细胞间通道组成，这些通道插入相邻细胞的细胞膜（图7.1），每一个连接子由1个六角形排列的缝隙连接蛋白组成，围绕成1个约2 mm的亲水性通道。相邻细胞膜内的孔隙直线对齐形成1个细胞间隧道，通过构成蛋白的构型变化使其关闭或开放，这一过程受磷酸化作用的调节。

缝隙连接是低阻通路，允许带电粒子和小分子在任意方向自由通过，并与毗邻细胞的电活动耦联。组织细胞通过缝隙连接组成的细胞群形成一个电合胞体，其可以产生大且同步的放电。这种情况发生于控制呼吸的某些脑干神经核，可能导致以癫痫的某种形式的异常同步放电的出现（见第十一章）。

化学性突触

中枢神经系统大多数突触是化学性突触，化学性突触的基本结构布局与神经肌肉接头的结构类似（见第四章），关于中枢神经系统突触的大量相关信息来源于神经肌肉接头的实验。

基本结构（图7.2）

在化学性突触中，两个神经细胞的细胞膜非常接近，中间以狭窄的突触间隙间隔。突触前神经元的轴突末端含有膜结合的突触囊泡，内含神经递质；它还含许多为神经传递提供能量的线粒体。

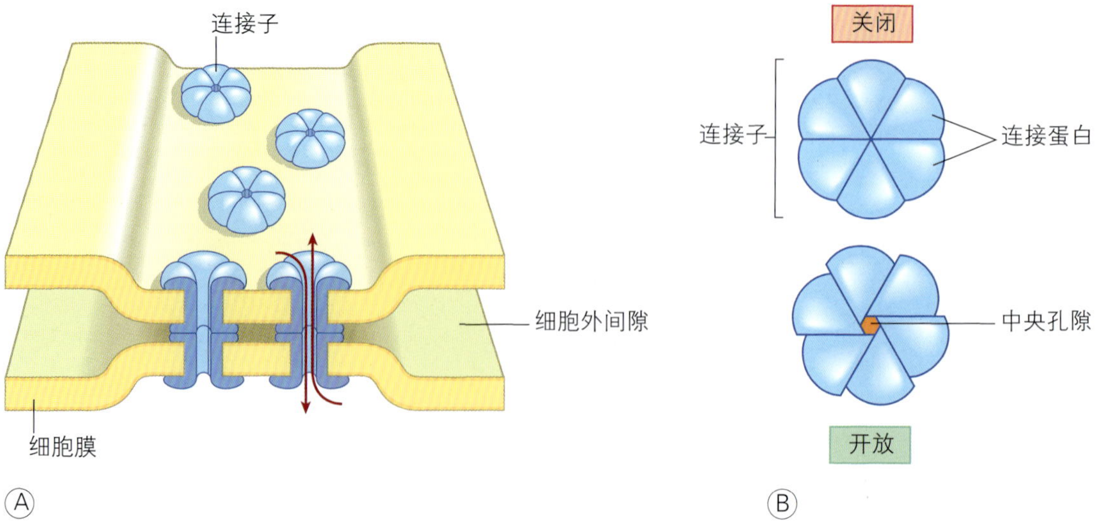

图7.1 电突触。A.缝隙连接是相邻细胞细胞质之间的直接接触点，由称为连接子的蛋白复合体构成；B.连接子由6个连接蛋白亚基组成，围成1个中央孔隙。

肽类神经递质在胞体合成，预加载至囊泡内，通过快速轴突运输到轴突末端（见第五章）。除肽类神经递质外，其余神经递质在轴突末端合成，通过囊泡膜内的运输泵预加载至突触囊泡，还有一些神经递质在囊泡内合成。

兴奋性突触和抑制性突触（图7.3）

突触可以分为兴奋性突触和抑制性突触。如果突触前神经元释放兴奋性神经递质（最常见的为谷氨酸），随后突触后膜去极化，这称为兴奋性突触后电位（EPSP），与内向钠电流有关。如果突触前神经元释放抑制性神经递质［最常见的为γ-氨基丁酸（GABA）］，随后突触后膜超极化（抑制），这称为抑制性突触后电位（IPSP），与内向氯电流（或外向钾电流）有关。EPSP和IPSP是数毫伏的等级电位，只影响局部细胞膜，然后快速衰减（见第六章）。

神经递质的释放（图7.4）

一旦预加载神经递质，突触囊泡就锚定于突触前膜等待释放。锚定发生在活性区。它由多蛋白复合物组成，将突触囊泡固定于突触前膜，并含有高浓度的电压门控钙通道。轴突末端去极化产生大量钙内流，这是因为胞内钙浓度是胞外钙浓度的10 000倍。自由

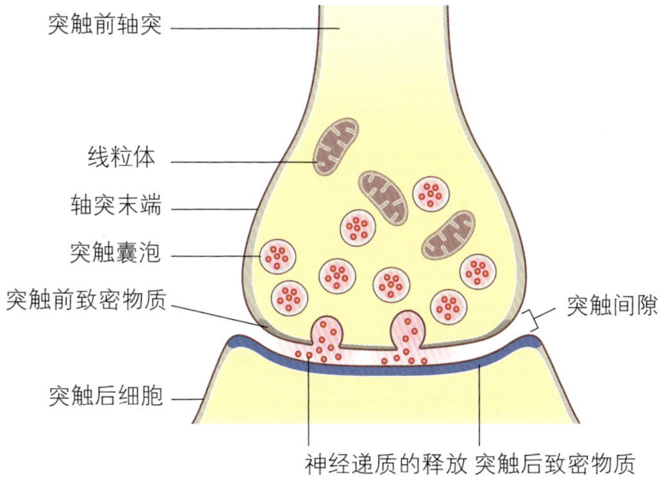

图7.2　化学性突触的基本结构。这一结构类似神经纤维和骨骼肌之间的神经肌肉接头。

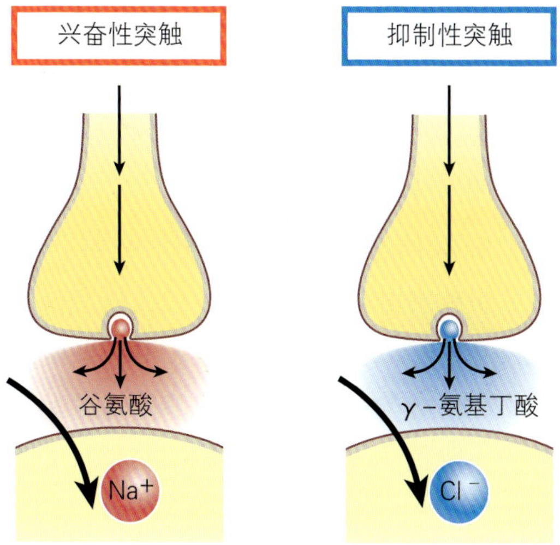

图7.3　兴奋性突触和抑制性突触。中枢神经系统多数兴奋性突触多利用谷氨酸作为神经递质（或天冬氨酸，和谷氨酸作用于同一受体）；大脑和脊髓内主要的抑制性神经递质为γ-氨基丁酸。

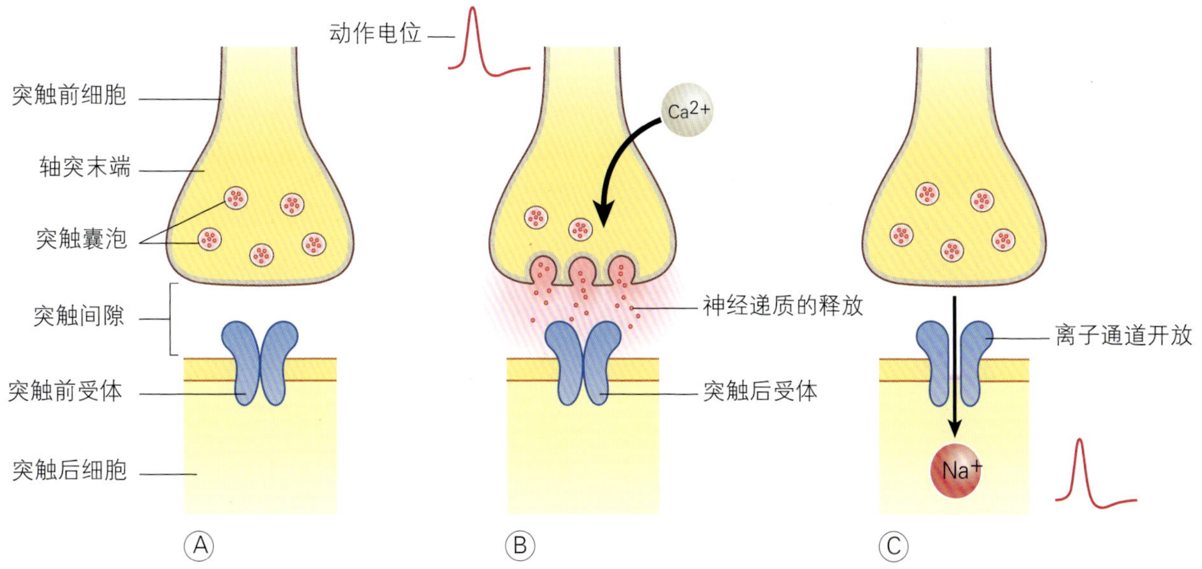

图7.4　神经递质。A.神经递质储存于突触前成分的膜结合囊泡内；B.动作电位到达轴突末梢触发电压门控钙通道，引起钙内流，使突触囊泡与突触前膜融合，释放囊泡内神经递质至突触间隙；C.神经递质在突触间隙内弥散，与突触后膜的受体结合，引起离子流动，进而抑制（如图所示）或兴奋突触后神经元。

钙的局灶性增高使大量突触囊泡与突触前膜融合，通过胞吐作用将囊泡内物质分泌至突触间隙。

递质释放被认为是“打包”（或量子化）的，因为进入突触间隙内的神经递质总量是储存于单个突触囊泡内的神经递质数量的整数倍。神经递质的释放受突触前膜自受体所产生的负反馈的调节。

膜融合机制

突触囊泡与突触前膜融合的机制很复杂，主要依赖于一组属于SNARE（SNAP受体蛋白）家族的蛋白。囊泡和突触前膜的融合及辅助蛋白之间的相互作用形成小融合孔。由于脂质细胞膜联合形成大开孔，小融合孔迅速扩大，囊泡内的物质通过小融合孔释放进入突触间隙。胞吐后囊泡膜成为突触前膜的一部分。但是，来源于轴突末端的等量细胞膜重复利用形成新的囊泡，所以，轴突末端的大小并无增加。

神经递质失活

为了确保神经传递是一个离散事件，神经递质必须尽快从突触间隙内移除。就乙酰胆碱而言，这一过程是通过酶促降解（通过乙酰胆碱酯酶）完成的。但是，大多数情况下，突触前神经元可通过膜结合再摄取蛋白质将神经递质回收至新的突触囊泡。突触后细胞（和周围神经胶质细胞）也吸收和代谢神经递质。

突触传递的整个过程，从神经冲动到达突触前成分，再到突触后细胞内新的神经冲动产生，存在一个约5 ms的突触延迟。因此，化学突触比电突触慢得多。但是，神经通路内的每个突触传递点为冲动传导提供了调节或过滤的机会。

要点

- 中枢神经系统内大多数突触是化学性突触，意味着传导受神经递质的调节。其中存在一个约5 ms的突触延迟。
- 电突触（缝隙连接）少见，但是传导速度快，且允许神经元组内的同步电活动。
- 化学性突触可以是兴奋性的，也可以是抑制性的。中枢神经系统内最常见的兴奋性神经递质为谷氨酸，最常见的抑制性神经递质为γ-氨基丁酸。
- 神经递质存储于锚定在突触前膜活性区域的突触囊泡内。膜融合（和胞外分泌）由胞内钙浓度增加触发。
- 神经递质在突触间隙（突触前细胞和突触后细胞之间的间隙）内扩散，并与突触后膜上的特定受体结合。
- 神经递质通过酶降解（如乙酰胆碱）或突触前细胞内、突触后细胞内或突触周围的神经胶质细胞内的特定再摄取蛋白质失活。

神经递质

中枢神经系统内有50~100种已知（或疑似）神经递质。这些化学物质中的多数被称为疑似或假定神经递质的原因是很难证明这一物质是作为神经递质发挥作用的，尤其是在人类大脑中。这是因为神经组织富含神经元、神经胶质细胞和血管，且其周围细胞外液内有许多神经递质、肽和激素，而且突触传递是短暂的，且是在微观范围内发生的。

确定该物质是神经递质必须满足以下条件。必须证明候选分子：①是在突触前神经元内合成的；②存在于轴突末端；③突触前细胞去极化的钙依赖性释放。它还必须表明，该物质可在靶神经元上产生与突触前细胞去极化同样的作用。较少分子满足这些严格的标准。

典型的神经递质

经典的、小分子神经递质存储于直径约50 nm的清亮的突触囊泡内。第一个被确认的神经递质是乙酰胆碱（ACh）。乙酰胆碱被发现于神经肌肉接头处和整个自主神经系统内。乙酰胆碱不同于其他类型的神经递质，它具有独特的化学结构、生物合成和失活机制（图7.5）。乙酰胆碱通过存在于所有细

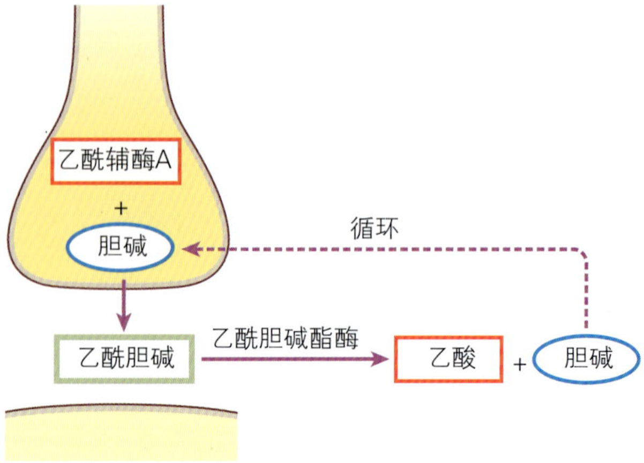

图7.5 乙酰胆碱的合成、释放及分解。

胞内的两个代谢物——乙酰辅酶A和胆碱在轴突末端合成。这一过程需要胆碱乙酰转移酶（ChAT）的参与，该酶仅存在于胆碱能神经元内。其余小分子神经递质可分为氨基酸类和生物胺类。

氨基酸类神经递质

中枢神经系统内大多数快速神经传递与氨基酸类神经递质有关。中枢神经系统内主要兴奋性神经递质为谷氨酸（和天冬氨酸作用于同一受体）。大脑内和脊髓内主要的抑制性神经递质为γ-氨基丁酸。它是由谷氨酸通过谷氨酸脱羧酶（GAD去掉两个羧基之一）合成的（图7.6）。另一个氨基酸——甘氨酸是脊髓内重要的抑制性神经递质。

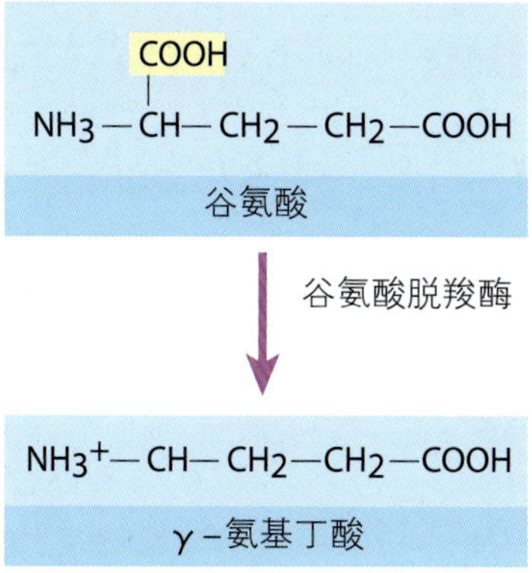

图7.6 γ-氨基丁酸的合成。

胺类神经递质

胺类神经递质包括去甲肾上腺素（norepinephrine）、肾上腺素（epinephrine）和多巴胺。胺类神经递质是酪氨酸通过酪氨酸脱羧酶（去掉羧基）留下一个氨基（$-NH_2$）生成单胺。它们被归类为儿茶酚胺是因为有6个碳原子组成的儿茶酚环的存在。儿茶酚胺类神经递质的生物合成途径见图7.7。

儿茶酚胺的失活是通过再摄取入轴突终端内实现的。再摄取后，儿茶酚胺有两种去向：回收进入新的突触囊泡内；或者通过邻苯二酚-O-甲基转移酶（COMT）退化或单胺氧化酶（MAO）降解。

5-羟色胺（血清素，5-HT）也是胺类神经递质的一种，但包含一个双环的吲哚基结构，而不是一个儿茶酚环。因此，它被分类为吲哚胺类。5-羟色胺是色氨酸合成的，它的生物合成和降解途径与儿茶酚胺类神经递质不同（图7.8）。

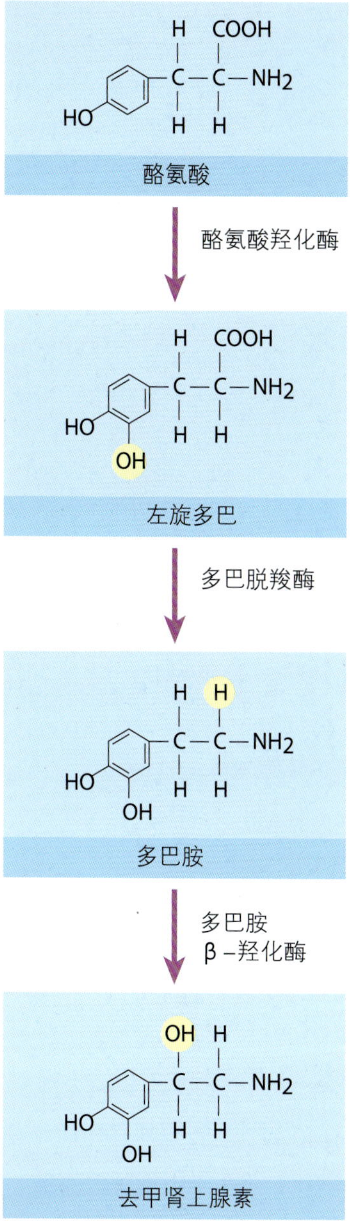

图7.7 儿茶酚胺的合成。

要点

- 经典小分子神经递质存储于小的、清亮的囊泡内，突触前膜去极化后，神经递质释放至突触间隙内。
- 主要的小分子神经递质包括：①乙酰胆碱；②氨基酸类神经递质（谷氨酸、天冬氨酸、γ-氨基丁酸、甘氨酸）；③胺类神经递质。
- 儿茶酚胺类神经递质（去甲肾上腺素、肾上腺素、多巴胺）均由酪氨酸合成，有共同的生物合成途径和代谢或降解机制。
- 5-羟色胺（血清素，5-HT）是吲哚胺的一种，由色氨酸合成，其合成及降解途径不同于儿茶酚胺类神经递质。

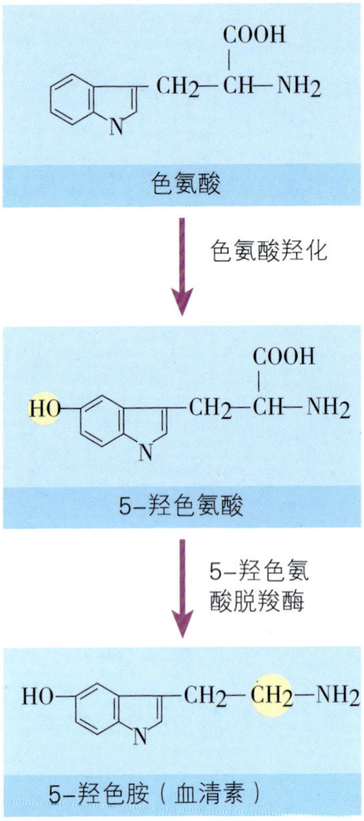

图7.8　5-羟色胺的合成。

其他信号分子

尚有许多其他分子存在于突触间隙内，通常和经典神经递质一起。这些信号分子中最重要的是神经肽类和一氧化氮（NO）。

神经肽类

已确定有40多个多肽类神经递质（氨基酸数量变化范围为3~40个）存在于中枢神经系统。它们存储于直径大于100 nm的大的、核心致密的囊泡内。多肽类通过作用于代谢型（G蛋白耦联）受体，对靶神经元发挥长程神经调节作用（下文阐述）。通过第二信使调节靶细胞的活动，可能导致持久的基因表达变化。

三种调节肽——脑啡肽、内啡肽和强啡肽是内源性痛觉感受器（疼痛）、大脑内镇痛系统的一部分。脑啡肽（甲硫-脑啡肽和亮-脑啡肽）对缓解疼痛非常有效，功效超过吗啡的100倍。内啡肽和强啡肽被称为阿片样肽类，因为它们和阿片类制剂，如吗啡和海洛因，作用于共同的内源性受体，具有类似的效果，包括减轻疼痛和欣快感。

一氧化氮

已证明少数气体分子也是中枢神经递质。最常为人所知的是一氧化氮，它由精氨酸通过一氧化氮合酶（NOS）合成。不同于小分子神经递质和神经肽类，一氧化氮是挥发性气体，它不能存储于突触囊泡内，因此必须按需合成。它的作用时间相对较短（不超过10 s），因为一氧化氮可以通过形成惰性硝酸盐和亚硝酸盐快速地失活。

在其他方面，一氧化氮也有不同，包括远离原始位置的自由扩散能力、细胞膜渗透性和对邻近细胞的作用。因此，产生于突触后成分的一氧化氮可作为逆行信使发挥作用。其作用机制是通过胞内第二信使的调节，增加胞内环鸟苷酸的浓度。

要点

- 中枢神经系统包含许多调节肽（通常与经典神经递质一起释放），进而作用于G蛋白耦联受体。
- 神经肽对神经元作用持久，通过第二信使发挥作用，改变胞内钙浓度和基因表达。
- 一氧化氮也可作为神经递质，有跨突触的逆行扩散的独有特性（作为逆行信使）。

突触后受体

大多数快速神经传导受谷氨酸和γ-氨基丁酸的调节，它们作用于大量突触后受体。对靶细胞的作用取决于受体表达（或其亚基组成）。由于这个原因，相同的神经递质可兴奋一个细胞，但也可抑制另一个细胞。

受体类型

神经递质改变突触后细胞电特性的过程称为转导。它受两种类型的突触后受体的调节，这两种类型的受体分别为离子型受体和代谢型受体。

离子型受体

离子型受体是离子通道型受体（配体-门控离子通道），意味着受体位点是离子通道蛋白的一部分或借助于衔接蛋白与其密切相关。神经递质与离子通道胞外的受体结合，引起构型变化，进而开放通道孔隙。离子通道的直接控制允许快速神经传导，并与如谷氨酸和γ-氨基丁酸的小分子神经递质有关。

代谢型受体

通道与三磷酸鸟苷（GTP）结合蛋白质（G蛋

白）有关，通过效应器作用于细胞，效应器可能是离子通道、酶或胞内级联反应的成分（图7.9）。例如，受体结合可激活一种改变靶物质磷酸化状态的酶——激酶的激活使其磷酸化（添加一个磷酸基），而磷酸酶的激活则产生相反的作用。如果靶效应器是离子通道，改变其磷酸化的状态使离子通道开放或关闭（图7.10）。另外，胞内级联变化可能导致第二信使，如环腺苷酸（cAMP，通过腺苷酸环化酶调节其浓度）或胞质内自由钙的水平的改变。在某些情况下，可引起由于核转录因子的激活所致的基因表达的长时程变化。因此代谢型受体与长程神经调节有关，而不是快速神经传导。

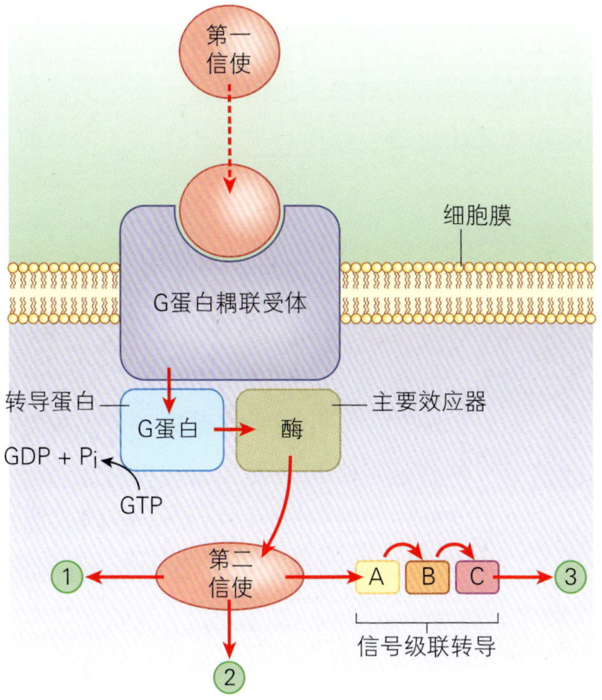

图7.9 代谢型受体（G蛋白耦联受体）与神经细胞质内的第二信使相互作用，而不是直接使离子通道开放或关闭。对靶细胞的作用持久、复杂，包括基因表达的变化。

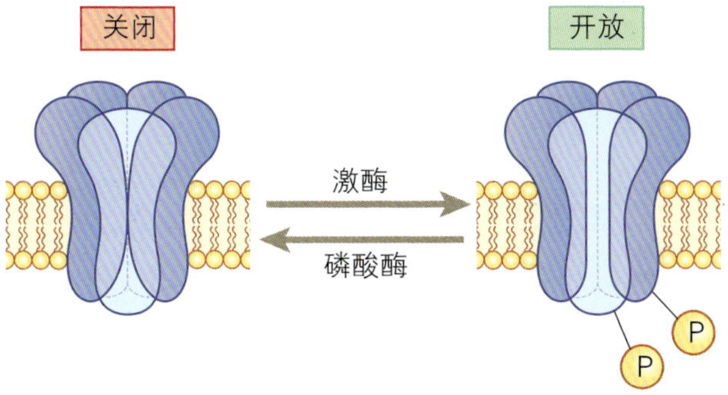

图7.10 激酶和磷酸酶可通过添加或移除磷酸基（P）调节离子通道。

谷氨酸受体

谷氨酸合成并存储于突触周围神经胶质细胞核神经元轴突末端内。在离子型受体及代谢型受体内均可发挥作用，可由一组亚基装配而成（图7.11）。

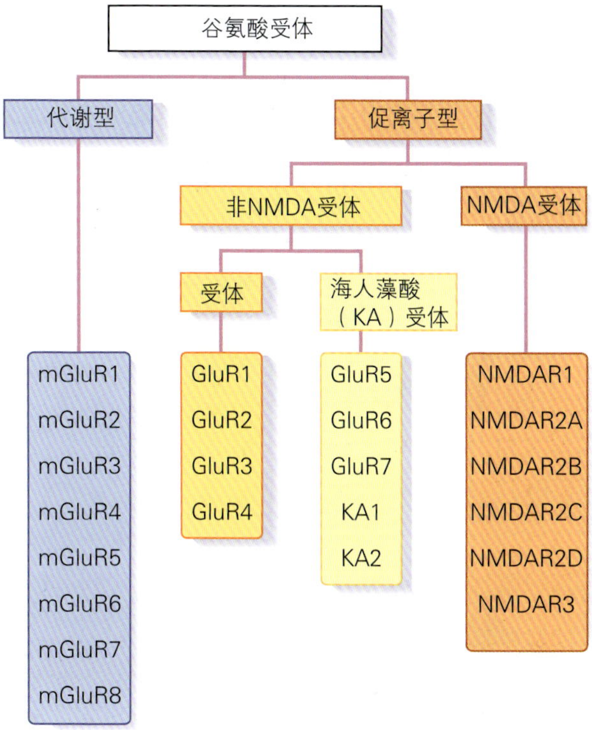

图7.11 谷氨酸受体的分类。图中显示的是每种类型的受体的不同亚基可以组装，在各种组合中，离子型受体是四聚体，而代谢型受体是异二聚体。大多数AMPA受体均有GluR2亚基，使其对钙不具有渗透通过性；而那些缺乏GluR2亚基的受体和NMDA受体更相似，参与学习、记忆，以及具有兴奋性毒性。

离子型谷氨酸受体

三种类型的谷氨酸受体均与离子通道有关，根据其对外源性配体的反应不同分为N-甲基-D-天冬氨酸（NMDA）受体和非NMDA受体，每一个受体均是由亚基组成的四聚物。

非NMDA受体

谷氨酸受体的AMPA（α-氨基-3-羟基-5-甲基-4-异噁唑丙酸）亚型与中枢神经系统内大多数快速兴奋传导有关。与海人藻酸受体相似，“AMPA-海人藻酸”这一术语有时是用于描述它们的集合名词。AMPA通道主要对钠有渗透通过性，进而诱发膜去极化。该受体是一种由4个亚基组装而成的低聚物（从GluR1~R4中选取而形成的各种组合），大多数中枢AMPA受体均含有，使其对钙不通透。那些缺乏GluR2亚基的受体允许钙内流，进而触发生物化学和基因表达的长程变化。

NMDA受体和钙

在静息膜电位上，NMDA受体的离子通道由镁离子（Mg^{2+}）灭活，如图7.12所示。一旦神经细胞膜去极化和镁离子阻断移除，钠离子和钙离子进入细胞。因此，NMDA受体具有既是配体门控也是电压门控的独特属性。同时，因为它们的高钙渗透率，它们能够启动下游钙依赖性活动引起神经生物化学的长期变化。

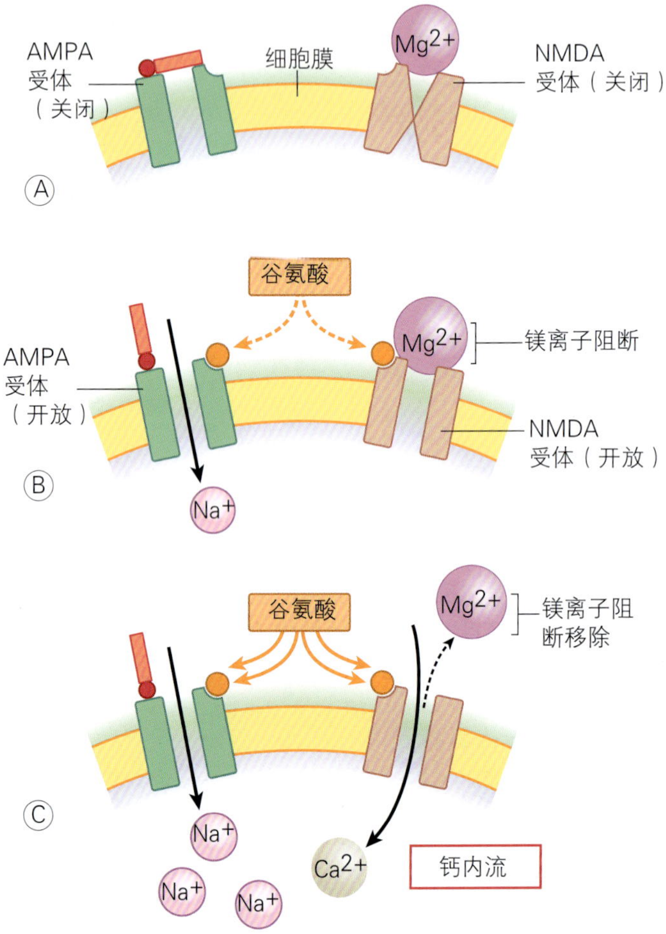

图7.12 NMDA谷氨酸受体和钙。A.NMDA受体与非NMDA（如AMPA）受体共存于神经细胞膜上；B.谷氨酸的刺激打开AMPA受体，允许钠离子内流使细胞膜去极化，NMDA受体也被激活，但通道孔隙被镁离子阻断；C.由于长程激活，镁离子阻断被移除（如通过增加膜内正电荷，镁离子阻断从通道孔隙处移除）。一旦镁离子被移除，钙（除了钠）也可通过NMDA通道进入细胞。

代谢型谷氨酸受体

大量G蛋白耦联谷氨酸受体已确定，其中多数是由亚基组装而成的异二聚体（从mGluR1~R8选择；图7.11）。它们分成三大组，但多数是兴奋性突触后受体。一些是有助于调节突触内神经递质释放的突触前受体。

学习记忆

记忆的生物学机制尚不完全明确，但是突触效能的增强或减弱取决于刺激——突触可塑性。中枢突触效能的刺激–依赖性增强称为长时程增强（LTP）。受高频刺激的兴奋性突触效能通过增加突触前细胞释放神经递质和对突触前细胞内神经递质的敏感性增加（如通过在突触后膜插入更多受体）而增强（更强）。因此，突触前神经元随后更可能使突触后细胞去极化。一氧化氮可作为逆行信使诱导这一过程。谷氨酸调节的突触后细胞去极化可使细胞内钙增加，进而触发一氧化氮释放。随后，一氧化氮跨突触逆行扩散，作用于突触前成分。

关联现象

当神经细胞去极化至阈值，同时被激活的任一突触效能也可能增强（有助于使突触后细胞去极化），称为关联现象（有时表现为“同时被激活的神经元相对集中”）。相反，当靶神经元去极化未至阈值时，持续活跃的传入性兴奋性投射逐步减弱（逐个激活的神经元逐个失活）。突触的长时程减弱，可能是低或减弱的刺激所致的长时程抑制（LTD）。这对于小脑的运动学习过程很重要。

依赖细胞内自由钙控制性增加的长时程增强机制解释了高浓度的谷氨酸产生神经毒性的原因。高浓度的谷氨酸能借助NMDA受体和无GluR2的AMPA受体，使过量的钙离子内流，进而破坏细胞，触发程序性细胞死亡。这一过程称为兴奋性毒性，该过程在一些神经系统疾病中很重要（见第八章）。因此，当谷氨酸浓度异常增高时，谷氨酸成为一种兴奋性毒素。

γ–氨基丁酸受体

γ–氨基丁酸受体有以下两种类型。①快速型（促离子型）：γ–氨基丁酸受体A，主要分布在与情绪和记忆有关的边缘叶；②慢速型（代谢型）：γ–氨基丁酸受体B，分布于整个大脑半球。

促离子型γ-氨基丁酸受体

γ-氨基丁酸受体A是一些抗焦虑药物的作用靶点，且其作用受酒精调节（临床知识拓展7.1）。这是一个由α、β、γ和δ亚基组成的多个不同的五聚体氯离子通道。逆转电位约为-65 mV，以便通道激活后使细胞保持超极化状态（抑制）。

> **临床知识拓展7.1　抗焦虑药物和酒精**
>
> 许多抗焦虑、镇静和催眠药物（用于治疗焦虑或失眠）通过作用于γ-氨基丁酸受体A发挥作用。这些药物包括：①苯二氮䓬类，如地西泮，通过增加氯离子通道的开放频率抑制神经元；②巴比妥类，如苯巴比妥，作用于不同结合位点增加通道开放时间。酒精对中枢神经系统的作用之一是γ-氨基丁酸受体A的强化。γ-氨基丁酸受体A的拮抗剂（含有木防己苦毒素的药物）可导致抽搐，其可用于一些癫痫动物模型（见第十一章）。

代谢型γ-氨基丁酸受体

γ-氨基丁酸受体B广泛分布于整个大脑半球。它是异二聚体G蛋白耦联受体，可使钾离子通道开放，进而使细胞膜超极化。γ-氨基丁酸受体B的激活可长时程抑制细胞活性，但是，与γ-氨基丁酸受体A相比，其作用更缓慢些。

> **要点**
>
> - 神经递质受体主要有两种类型：快速型（促离子型或离子通道相关型）和慢速型（代谢型或G蛋白耦联型）。
> - 中枢神经系统内大多数快速兴奋性神经传递受作用于促离子型受体的谷氨酸（或天冬氨酸）调节。这些促离子型受体可分为NMDA型和非NMDA型。
> - 非NMDA受体包括AMPA受体和海人藻酸受体。NMDA受体具有钙通透性，对突触可塑性、记忆和学习至关重要。
> - 突触可塑性的重要细胞机制是长时程增强（LTP），LTP是突触效能的持续（刺激依赖性）增强。NMDA谷氨酸受体和一氧化氮是LTP的重要参与者。
> - 中枢神经系统内主要的抑制性神经递质是γ-氨基丁酸。它可作用于促离子型的γ-氨基丁酸受体A（主要分布于边缘叶）和分布广泛的代谢型γ-氨基丁酸受体B。

突触整合

一个典型的神经元接收来自约10 000个其他神经元的突触联系。释放许多不同的神经递质，分布于细胞表面的大量受体接收这些信号。无数突触联系激活产生小的兴奋性和抑制性突触后电位不断整合和累加。这决定了细胞的“激活率”和接连产生的神经冲动频率。

空间和时间总和

单个兴奋性突触后电位对靶神经元的作用微乎其微，但是如果来自不同神经细胞的大量神经冲动均作用于突触后神经元，随后这些神经冲动的组合作用足以使细胞去极化至阈值，进而产生动作电位（图7.13），称为空间总和。

同样，尽管单个兴奋性或抑制性突触后电位的作用很小，等级电位需要15 ms衰减——如果一些神

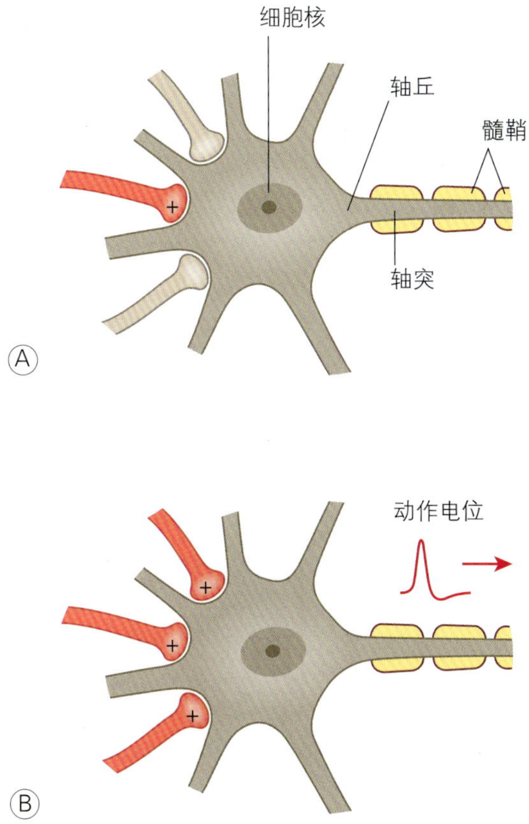

图7.13　空间总和。来自少量神经纤维的兴奋性冲动可能不足以引起靶神经元的去极化（A），但如果数个相对弱的冲动集中于同一个神经元，它也可能会触发一个动作电位（B）。

经冲动快速到达，效果可能会发生累加，称为时间总和（图7.14）。时间总和与空间总和同时发生。

动作电位产生的触发区是轴突的起始部。细胞膜触发区的兴奋性和抑制性作用的总和对神经冲动的产生至关重要，所以与位于树突分支处的传入性突触相比，靠近触发区的传入性突触可更好地影响神经元激活率（图7.15）。

一些神经元通过使突触与轴突末端发生直接联系对靶神经元产生较强的兴奋性或抑制性作用，称为突触前易化或突触前抑制（图7.16）。

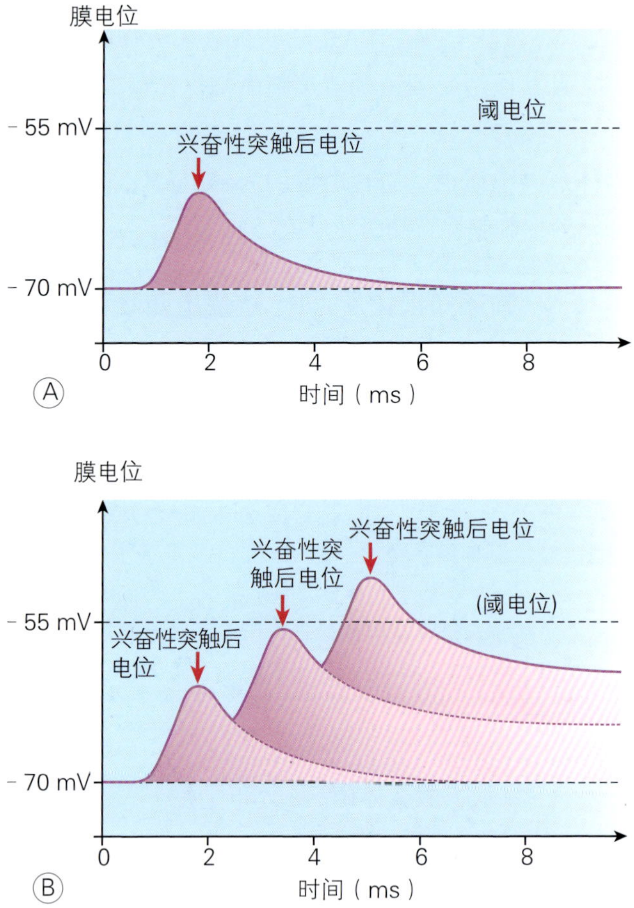

图7.14 时间总和。单个相对小的兴奋性突触后电位（EPSP）可能不足以达到触发动作电位的阈电位（A），但是如果数个兴奋性突触后电位连续形成（在前一个神经元完全衰减之前），它们可能形成时间总和，使膜电位去极化至阈电位（B）。

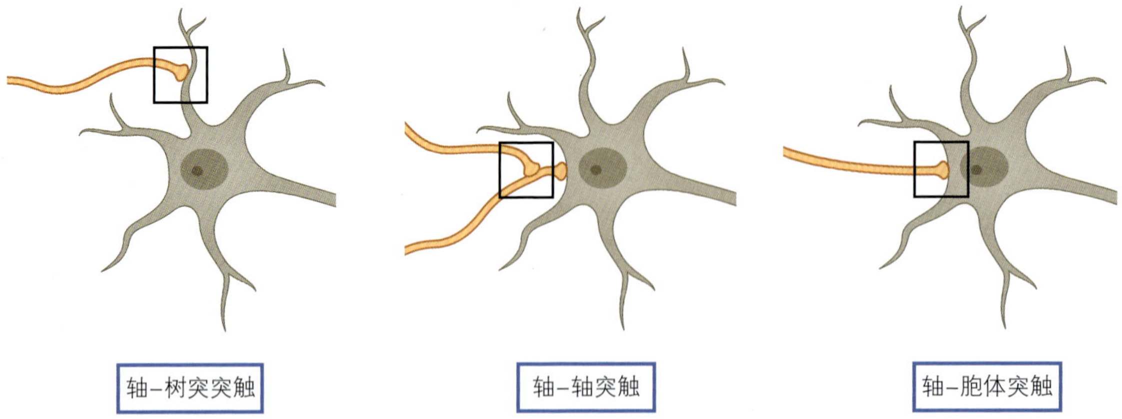

图7.15 突触形成的不同位点。由于动作电位发生于轴突的起始部，靠近轴突起始部（树突近端或胞体，不是树突的末梢分支）的突触对靶神经元影响更强。

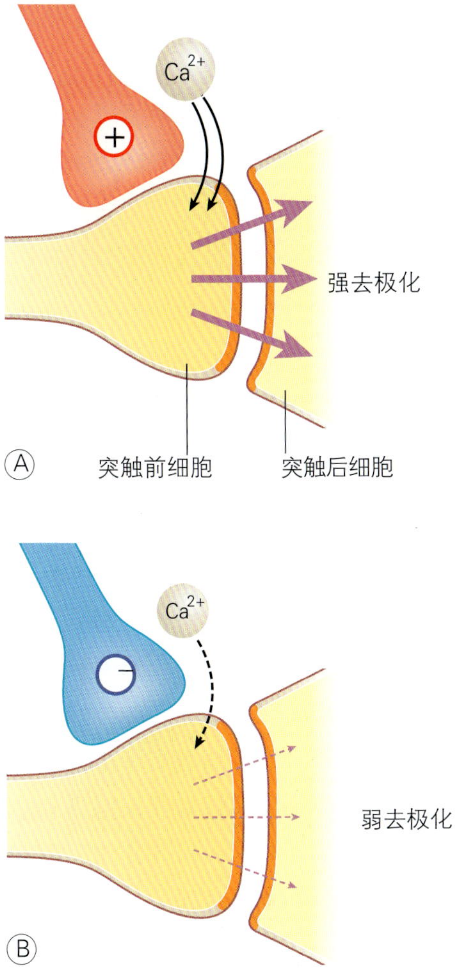

图7.16 突触前易化（A）和突触前抑制（B）。

要点

- 兴奋性和抑制性突触后电位（EPSP/IPSP）通过神经元不断整合确定神经冲动接连产生的频率。
- 单个神经元可能会与多达10 000个突触发生联系，兴奋性和抑制性作用在轴突起始部整合确定细胞的"激活率"。
- 尽管单一突触后电位的作用微弱，但是通过空间或时间总和，靶神经元也可能达到去极化至阈值。
- 一些神经元通过与轴突末端产生直接联系（突触前易化或抑制），进而对靶神经元发挥更强的（兴奋性或抑制性）作用。

第八章 神经系统疾病的细胞机制

本章目录

神经系统会受其他器官的各种病理过程及一些独特的退行性和脱髓鞘疾病的影响。本章讨论这些疾病的基本病理过程（包括炎症、神经胶质增生和神经退行性变），然后在接下来的章节中讨论神经系统疾病的具体例子。在多发性硬化症的背景下，脱髓鞘在第十四章单独讨论。

神经元损伤和死亡

神经细胞抵抗病理刺激的能力有限。当细胞膜、细胞核DNA或线粒体受到不可逆性损伤后，神经元达到“不可逆点”时，细胞就会死亡。因为神经元是有丝分裂后的细胞（意味着它们不能分裂），它们通常不能在人脑和脊髓的大部分区域被替换。海马和嗅球是例外（神经元可以从干细胞池中得到补充）。细胞死亡的两种主要形式如图8.1所示。

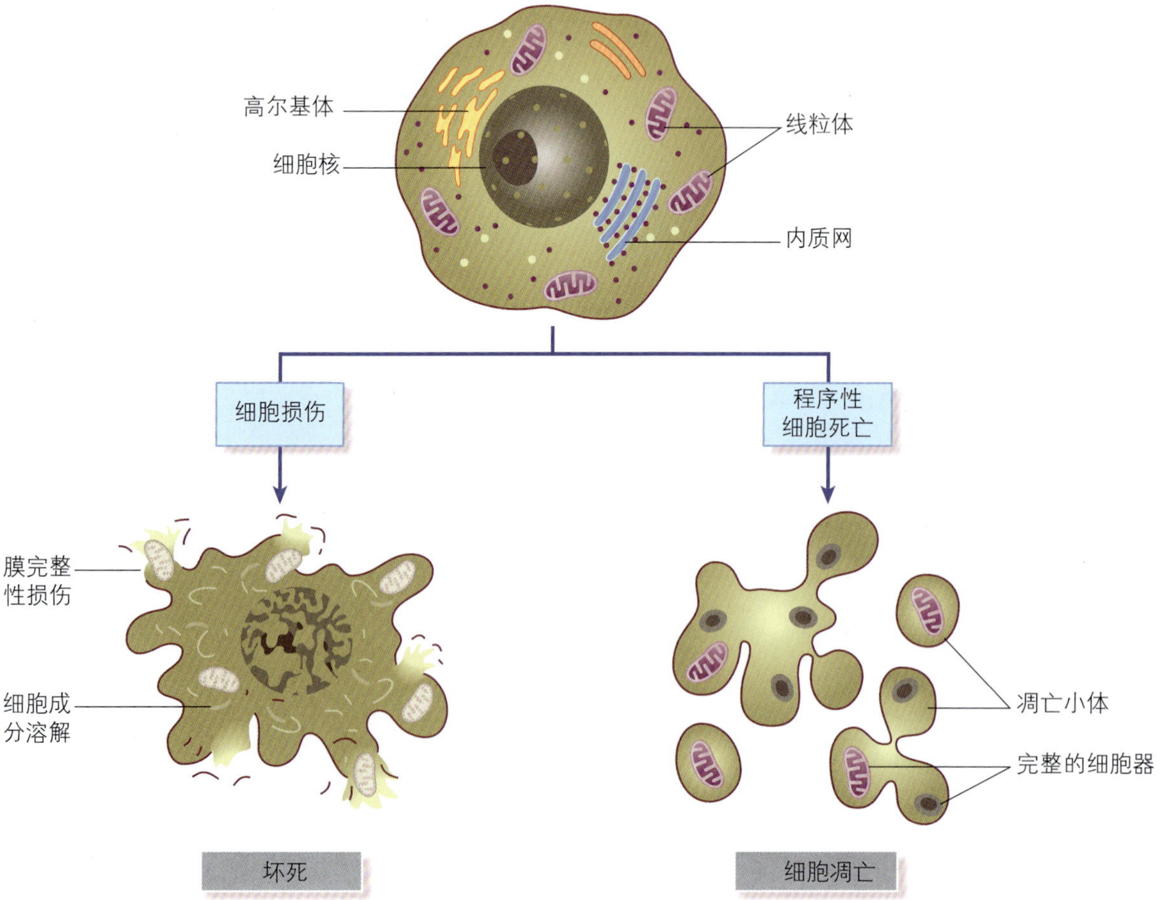

图8.1 细胞死亡的类型。

坏死

由损伤或疾病引起的组织死亡称为坏死。坏死是许多病理过程的终点，与死亡后发生的身体溶解（自溶）有共同的特征。坏死与细胞肿胀、膜完整性丧失、钠离子和钙离子流入有关，最终导致细胞破裂，接着是溶酶体酶对细胞成分的消化。当坏死细胞破裂时，其内部成分排入细胞外间隙，引起炎症反应。有几种类型的坏死是公认的，通常在大脑中看到的类型为液化性坏死。在这个过程中，死亡的脑组织逐渐被巨噬细胞清除，并被水解酶液化。完全吸收可能需要几年时间，最终只留下一个充满液体的囊肿。

细胞凋亡

蓄意删除不需要的细胞称为程序性细胞死亡。这对于正常的生长发育至关重要，但也会导致包括神经退行性变、中风和多发性硬化症在内的许多中枢神经系统病变中的细胞丢失。

程序性细胞死亡是最常见和最具特征的细胞凋亡形式。细胞凋亡的英语单词apoptosis来源于希腊语（希腊语apo，意为“远离”“离开”；希腊语ptosis，意为“落下”），暗指脱落的秋叶。细胞凋亡具有细胞收缩、核染色质凝聚、胞质泡化、膜结合凋亡体形成等特征。

除非暴露在适当的营养因子中，否则大多数新形成的神经细胞都会发生程序性细胞死亡（细胞自杀）。最著名的例子就是背根神经节神经元对神经生长因子（NGF）的依赖性。在中枢神经系统发育过程中，多达50%的神经元由于未能达到预期目标或未能与其他神经细胞建立适当的连接而被故意删除。

细胞凋亡也是破坏严重损伤或异常细胞的重要机制，并在病理应激损害了无法修复的关键细胞成分的疾病中触发。对核DNA不可修复的损伤是细胞凋亡的一个强有力的诱因，有助于预防肿瘤。它也被活化的淋巴细胞用来杀死病毒感染的细胞，并删除胸腺中自反应性T淋巴细胞（防止自身免疫性疾病）。

胱天蛋白酶

细胞凋亡是由一个称为胱天蛋白酶（半胱氨酸依赖性天冬氨酸特异性蛋白酶）的蛋白水解酶家族调控的，该家族在天冬氨酸残基处切割靶蛋白。半胱天冬氨酸酶被合成为非活性的胱天蛋白酶原，一旦被激活就能够分裂部分神经元细胞骨架和核DNA。

- 起始胱天蛋白酶被内在（细胞应激）或外在（细胞死亡）信号激活。如胱天蛋白酶-2、8、9和10。
- 效应器半胱天冬氨酸酶通过消化核DNA和其他关键细胞因子介导程序性细胞死亡。如胱天蛋白酶-3、6和7。

胱天蛋白酶级联的许多成分聚集在效应蛋白（或执行蛋白）上，如胱天蛋白酶-3，可作为细胞凋亡的标志物。程序性细胞死亡可由外在或内在刺激触发。

外源性途径（图8.2）

细胞外液中的细胞死亡配体可触发细胞凋亡。这些作用于肿瘤坏死因子（TNF）家族的细胞表面受体。配体结合后，死亡受体聚集在膜内形成三聚体，蛋白质细胞质部分的构象变化暴露出一个死亡结构域。细胞死亡受体的细胞内区域通过衔接蛋白结合细胞质中的凋亡蛋白。这种相互作用由死亡效应域（DED）介导，DED存在于衔接蛋白和原蛋

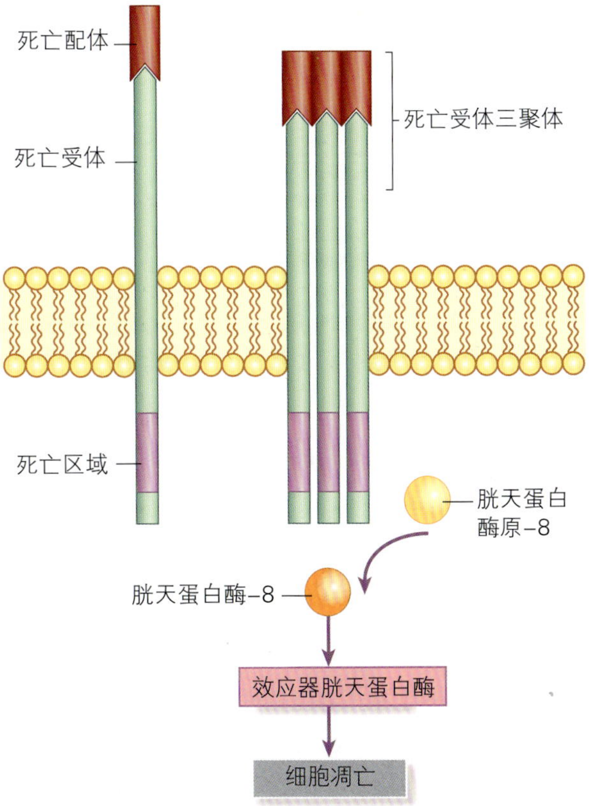

图8.2 细胞凋亡的外源性途径是由与细胞表面受体结合的细胞死亡配体触发的。这导致细胞内胱天蛋白酶-8的激活，从而引发细胞凋亡。

白酶中。这些相互作用导致死亡诱导信号复合体（DISC）的形成，该复合体激活胱天蛋白酶-8，从而启动程序性细胞死亡。

内源性途径（图8.3）

如果细胞暴露在过度的病理应激下，细胞内也会触发凋亡。内在通路的激活依赖于促凋亡和抗凋亡因子的平衡，其中许多因子是Bcl（B细胞淋巴瘤）蛋白家族的成员。阻止程序性细胞死亡的成员包括Bcl-2和Bcl-XL，另外一些成员如Bad和Bax是促凋亡的。这些分子在细胞质中充当应激传感器，通过转移到线粒体对病理刺激做出反应。

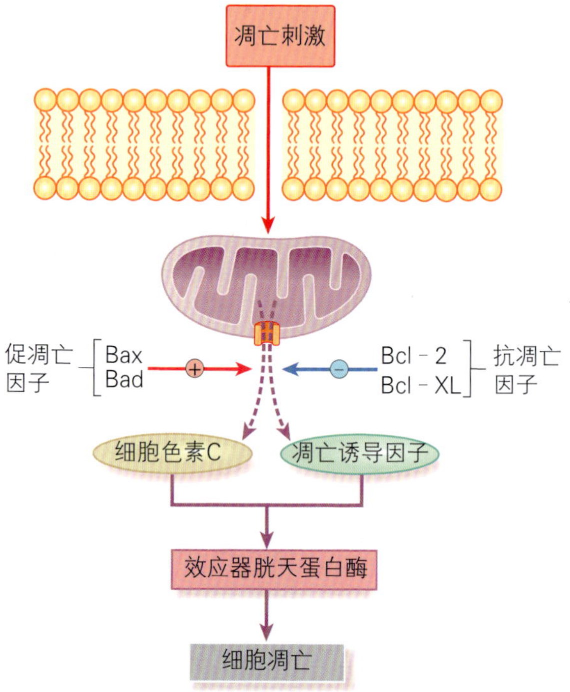

图8.3 凋亡的内在途径依赖Bcl-2家族中促凋亡和抗凋亡成员的平衡。关键是线粒体膜（紫色）中渗透性过渡孔的形成（如图中橙色所示）。这使凋亡诱导因子被释放到细胞质中。

关键是在线粒体膜上形成通透性转变通道（PTP），这是一个大的跨膜通道（或“巨通道”）。通道的形成使细胞色素C氧化酶和凋亡诱导因子（AIF）从线粒体中逃逸并到达细胞质。接着细胞色素C与Apaf-1（凋亡蛋白酶激活因子1）形成复合物，招募胱天蛋白酶-9形成一个更大的多蛋白复合物即凋亡体。凋亡体形成后，胱天蛋白酶-9被激活并触发凋亡，最终上调细胞死亡基因。

细胞的清除

一旦一个细胞进入程序性死亡，它的DNA和细胞骨架就会被有序地分解，这是一个消耗能量的活动过程。其中一个关键步骤是通过胱天蛋白酶效应器激活胱天蛋白酶活化的DNA酶（CAD），CAD将DNA分解为核小体单位。细胞器被包装成含有活线粒体的膜结合凋亡小体（图8.1），这些结构表达的细胞表面标志物触发其内化相邻细胞。膜成分磷脂酰丝氨酸就是一个例子，它从细胞膜的内小叶转移到细胞膜的外小叶。吞噬细胞识别并结合这些分子将其内化并使其降解。整个过程是精心编配的，与坏死相反，没有炎症反应。

要点

- 细胞死亡的两种主要类型是坏死和凋亡。
- 坏死性细胞死亡的特征是细胞溶解，释放溶酶体酶和炎症反应。液化性坏死是中枢神经系统最常见的类型。
- 细胞凋亡是程序性细胞死亡最常见的形式。由外源性（细胞死亡）和内源性（细胞应激）途径触发，由启动子和执行子胱天蛋白酶介导。
- 程序性细胞死亡在胚胎发生、肿瘤预防、自身反应性（自发性）淋巴细胞缺失和病毒感染细胞的破坏等方面具有重要意义。
- 一系列神经系统疾病会导致神经细胞丢失，包括神经退行性疾病、中风和多发性硬化症。

轴突损伤

轴突有可能在细胞体不死亡的情况下发生选择性退化。例如，切断周围神经后，远端受累的轴突部分与其髓鞘一起退化，称为沃勒变性，伴随母细胞的再生变化，称为轴突反应。这些包括细胞体肿胀、尼氏物质分散（尼氏体分解），以及细胞核移位和扩大，反映了基因转录和蛋白质合成的增加。如果再生失败（这通常是在中枢神经系统），母细胞最终将凋亡。

跨神经元变性（图8.4）

在轴突横断后，神经退行性变可能扩散到其他神经细胞，称为跨神经元变性。例如，在一条由线性神经元链组成的解剖路径中断后，随后可能会出

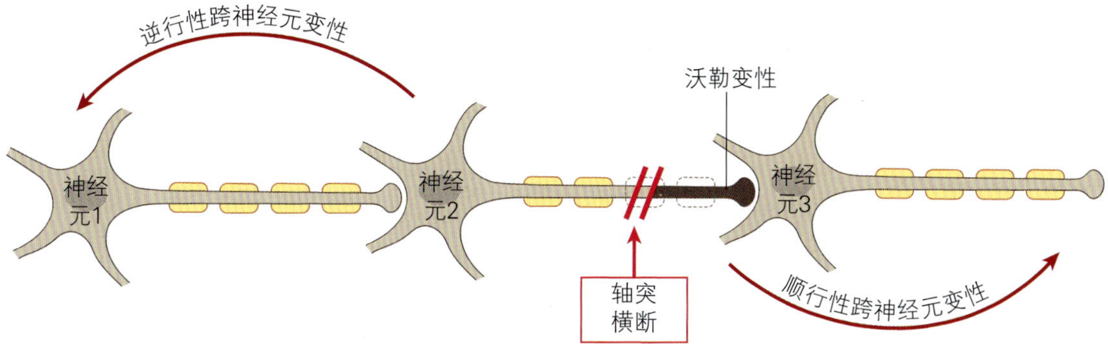

图8.4　损伤后的轴突变性。轴突横断后（神经元2）神经纤维的远端经历沃勒变性。其他神经元随后可能在解剖路径中因神经元变性（神经元1和神经元3）而丢失。

现原损伤的“顺行”或“逆行”神经细胞丢失，这可能需要数月或数年的时间。这反映了神经细胞需要整合到一个功能性网络中并接收来自其他神经元的营养信号，以保持活力。

轴突再生

周围神经轴突损伤后能够再生，并可能与肌纤维或腺体重新建立连接。切断的轴突末端形成生长锥（图8.5），沿着残余的施万细胞基底膜“爬行”重建靶结构。这一过程发生在周围神经损伤后（临床知识拓展8.1），但似乎不可能发生在大脑和脊髓中。

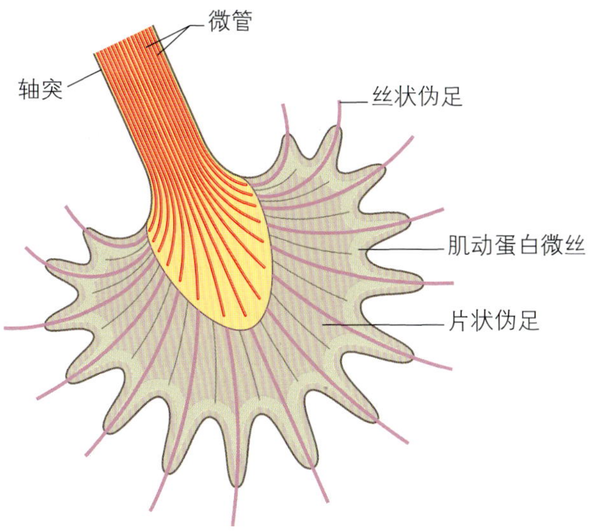

图8.5　生长锥。

> **临床知识拓展8.1　贝尔麻痹**
>
> 贝尔麻痹是指由面神经发炎引起的单侧面瘫。原因尚不清楚，可能与病毒感染有关。突然出现，有时会伴有耳痛。面神经受损可能导致味觉改变或对大噪声敏感性发生变化。这是因为面神经还分布于舌前2/3的味蕾，以及支配镫骨肌，防止耳鼓过度振动。在大多数情况下，随着受损轴突的缓慢生长，症状会自行改善。恢复往往不尽如人意，随着肌肉和腺体异常的重新神经化，会导致微笑时闭眼或鳄鱼泪综合征。

要点

- 轴突横断导致轴突远端变性，并伴有髓鞘变性（称为沃勒变性）。
- 轴突反应（在细胞体内）反映了细胞试图再生轴突并与失神经的靶结构建立新的连接。
- 轴突再生常见于周围神经损伤后，但不发生于大脑或脊髓。
- 解剖通路的中断可能导致原病变近端或远端的神经细胞变性（称为跨神经元变性）。

细胞死亡机制

细胞不断受到生理和病理刺激，它们必须适应这些刺激才能生存。导致神经细胞死亡的病理刺激包括兴奋性毒性和氧化应激，细胞内游离钙过量积聚是最终的常见事件。

神经兴奋性毒性

兴奋性神经递质（如谷氨酸）过度刺激可导致神经细胞在兴奋性毒性过程中死亡。强烈的谷氨酸刺激可延长神经元去极化，解除NMDA（N-甲基-D-天冬氨酸）受体的镁阻滞。在这种情况下，游离钙离子能够通过释放的NMDA受体、钙通透性AMPA（α-氨基-3-羟基-5-甲基-4-异噁唑丙酸）受体和电压门控钙通道向神经元细胞质中大量释放（见第七章）。这导致进一步的去极化，额外的谷氨酸释放产生恶性循环。除急性兴奋性损伤外，有证据表明，在某些疾病（如运动神经元病；见第四章，临床知识拓展4.9）中，低水平的兴奋性毒性可能导致慢性神经元损伤。细胞内游离钙的积累是兴奋性毒性神经细胞死亡的重要终末事件。

钙离子的作用

细胞质中的游离钙离子浓度通常通过几种机制保持很低，包括通过钙离子结合蛋白（如小清蛋白和钙结合蛋白）的隔离和从细胞中输出。兴奋性毒性刺激产生的高钙流入压倒了缓冲和挤压机制，导致有害的钙依赖性酶的活化，包括：

- 钙蛋白酶能降解神经细胞骨架。
- 蛋白酶消化结构蛋白和酶。
- 磷脂酶破坏细胞膜的完整性。
- 内切酶导致DNA断裂。

一些促凋亡基因也被钙介导的级联上调，这促进了细胞骨架的降解，并可能引发程序性细胞死亡。钙介导黄嘌呤氧化酶和一氧化氮合酶（NOS）的活化也可能导致氧化应激。

氧化应激

正常线粒体中的氧化磷酸化产生潜在有害的活性氧（ROS）或自由基，包括超氧阴离子（O_2^-）和羟自由基（OH^-）。这些是高度反应的物质，带有未配对的电子，可以破坏细胞膜、蛋白质和DNA。人体有许多清除自由基的机制和分子，包括抗氧化维生素（特别是维生素C和维生素E）和三种关键酶：

- 超氧化物歧化酶。
- 过氧化氢酶。
- 谷胱甘肽过氧化物酶。

线粒体连续产生超氧阴离子，超氧化物歧化酶分解生成过氧化氢（H_2O_2），这也是一种可被过氧化氢酶降解的活性氧。自由基过量产生或正常清除机制的能力降低会导致氧化应激，核酸、脂类、碳水化合物和蛋白质之间会形成异常的交联，因为自由基会不加选择地与它们发生反应（图8.6）。与年龄相关的线粒体异常可能会加剧氧化应激，这种线粒体异常是由线粒体DNA突变引起的，这种突变在个体的一生中不断积累。

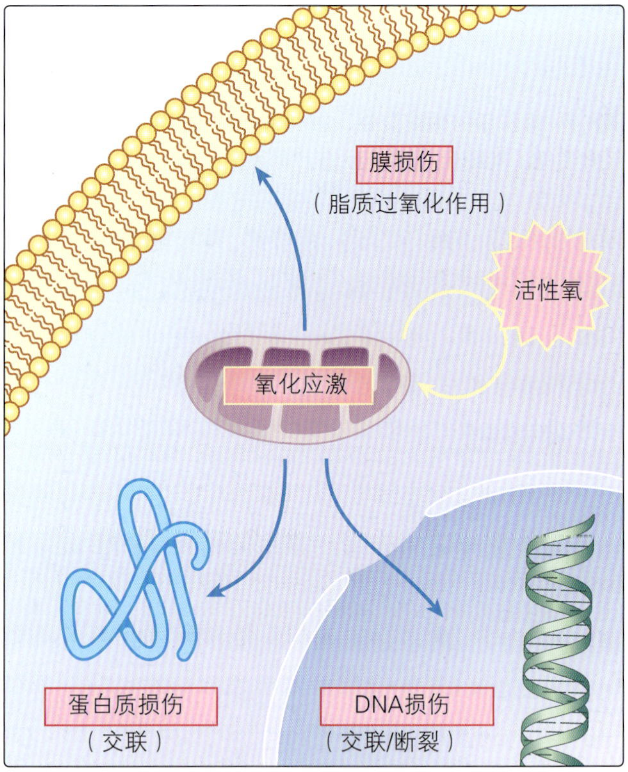

图8.6 氧化应激。活性氧（和氮）会损害关键的细胞成分，如蛋白质、细胞膜和DNA，导致细胞死亡。

一氧化氮

以L-精氨酸为原料，利用一氧化氮合酶的异构体合成了一氧化氮气体。它是一种具有许多重要生理功能的自由基物质（如作为血管扩张剂、传递物质、调节炎症和免疫反应）。其合成是由谷氨酸信号通过钙渗透性NMDA受体诱导的，过量产生一氧化氮是兴奋性毒性的特征。

一氧化氮与超氧阴离子反应生成过氧亚硝基（$ONOO^-$）。这是一种活性氮物质，可能通过与半胱氨酸和酪氨酸残基相互作用而损害蛋白质。虽然一氧化氮在许多细胞类型中具有抗细胞凋亡的作用，但在神经退行性疾病、多发性硬化症和中风中，产生过量的一氧化氮会导致细胞死亡。

要点

- 谷氨酸介导的兴奋性毒性是许多神经系统疾病常见的细胞死亡机制，其通过NMDA受体介导过量的游离钙流入。
- 细胞内高钙水平可激发如钙蛋白酶、蛋白酶、磷脂酶和核酸内切酶等的活化，这些酶可消化细胞骨架和DNA等关键细胞元素。
- 活性氧（ROS）由线粒体持续产生，通过自然清除机制（如超氧化物歧化酶、过氧化氢酶、谷胱甘肽过氧化物酶）清除。
- 自由基（如超氧阴离子O_2^-，羟自由基OH^-）具有高度反应性，并通过在脂质、碳水化合物和蛋白质之间形成异常的交联而损害细胞。
- 在神经退行性疾病、多发性硬化症和中风中，包括一氧化氮在内的自由基过量产生会导致细胞死亡。

炎症和神经胶质细胞增生

机体对病理性损伤的反应是一种炎症反应，在这种反应中，血管变得“渗漏”，从而使富含蛋白质的液体和炎症细胞进入组织。神经胶质细胞增生是对仅发生于大脑和脊髓损伤的一种独特反应。

反应性胶质细胞增生

神经胶质细胞增生也称为反应性胶质细胞增生，包括胶质细胞的激活和增殖，由炎性细胞因子刺激，包括白细胞介素-1（IL-1）、肿瘤坏死因子α（TNF-α）和白细胞介素-6（IL-6）。它是星形细胞增生和小胶质细胞增生的结合。

星形胶质细胞增生（图8.7）

脑损伤后，邻近星形胶质细胞扩大、增殖，并增加胶质纤维酸性蛋白（GFAP）的表达。星形胶质细胞的增殖可能足以填补小的组织缺陷，但更大的损伤区域（如严重中风，见第十章）会转化为充满液体的囊腔，腔内布满胶质瘢痕。星形胶质细胞分泌：①细胞因子，从血液中吸收炎症细胞；②各种营养因子，包括：

- 神经生长因子（NGF）。
- 脑源性神经营养因子（BDNF）。
- 胶质细胞源性神经营养因子（GDNF）。

这些是促进神经元存活和轴突萌芽的化学介质。它们被释放到细胞外液，但也可以通过细胞间隙连接直接传递到神经元细胞质（见第七章）。

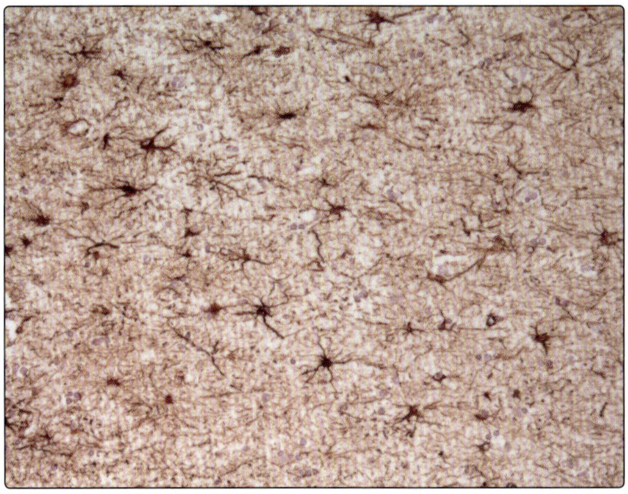

图8.7　星形胶质细胞增生。胶质纤维酸性蛋白（GFAP）利用免疫组织化学（抗体标记）显示反应性星形胶质细胞蜘蛛样外观的显微照片。

小胶质细胞增生（图8.8）

小胶质细胞是大脑中常驻的吞噬细胞（清道夫）。它们通常以分枝状、静止状态存在，但在组织损伤后，它们会在炎症细胞因子和生长因子的作用下被激活。活化的小胶质细胞通过趋化梯度向损伤组织迁移，并分化成巨噬细胞，将细胞碎片和微生物内化。那些摄取了髓鞘碎片的细胞会形成富含脂质的泡沫细胞。

活化的小胶质细胞是表达MHC（主要组织相容性复合体）Ⅱ类蛋白的免疫活性细胞，是抗原呈递细胞。因此，它们可能有助于T细胞介导的免疫反应，并与炎性脱髓鞘疾病多发性硬化症有关（见

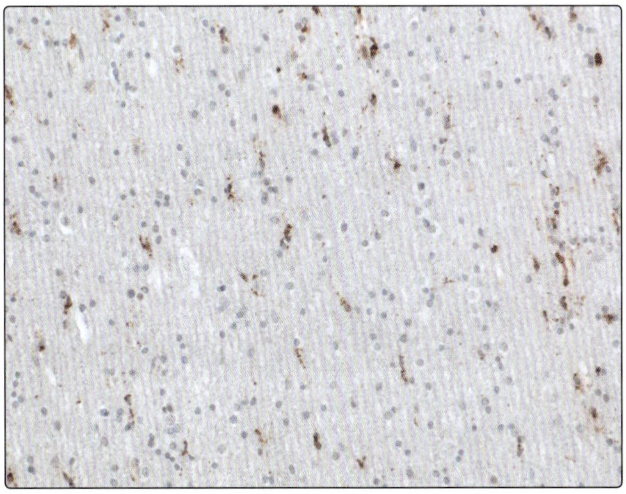

图8.8　小胶质细胞增生。利用免疫组织化学显示巨噬细胞标志物CD68的反应性小胶质细胞的显微照片。

第十四章）。小胶质细胞活化也是大多数神经退行性疾病的一个组成部分，如阿尔茨海默病和帕金森病（见第十二、十三章）。

急性和慢性炎症

用来描述神经系统中急性和慢性炎症的部位和分布的术语很多。脑膜炎是脑膜（大脑的保护层）的炎症。如果主要是硬脑膜受到影响，则使用术语“硬脑膜炎”；如果炎症集中于蛛网膜、软脑膜和蛛网膜下腔，则使用术语“软脑膜炎”（见第一章）。临床知识拓展8.2讨论了急性细菌性脑膜炎的特征。

临床知识拓展8.2 急性细菌性脑膜炎

脑膜炎的主要临床特征是发热、头痛、嗜睡、恶心、呕吐和畏光（对光敏感）。临床检查可发现颈部僵硬和颅内压升高，包括视神经乳头水肿（视神经盘水肿；见第五章，图5.16）。病毒性脑膜炎是一种自限性疾病，大多数患者都能完全康复。与病毒性脑膜炎不同的是，细菌性脑膜炎的死亡率约为10%（图8.9），并且大部分幸存者存在神经功能缺损、脑神经麻痹、脑积水或癫痫。

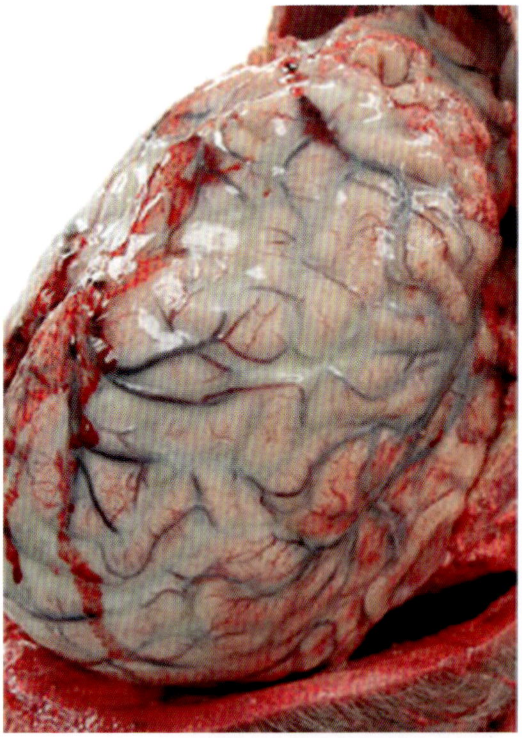

图8.9 急性细菌性脑膜炎。尸检照片显示，大脑半球表面的蛛网膜下腔充满了浓厚的黄绿色脓性渗出物。引自Kleinschmidt-DeMasters，BK and Tyler，KL: Practical Surgical Neuropathology:A Diagnostic Approach（Churchill Livingstone 2010），已授权。

中枢神经系统的炎症

大脑中小的炎症灶称为大脑炎（cerebritis），更广泛的弥漫性脑部炎症称为脑炎（encephalitis）。脑炎过程进一步细分为三种主要类型:

- 脑灰质炎以灰质病变为主。
- 脑白质炎以白质病变为主。
- 全脑炎影响灰质和白质。

脊髓炎指脊髓的炎症，如脊髓炎性疾病脊髓灰质炎（由脊髓灰质炎病毒感染引起）；而大脑和脊髓的联合炎症称为脑脊髓炎。应该强调的是，这些术语是描述性的，并不表明炎症的潜在原因。

要点

- 反应性胶质细胞增生是中枢神经系统对损伤或疾病的独特反应，由星形胶质细胞增生和小胶质细胞增生组成，由炎性细胞因子IL-1、TNF-α和IL-6调节。
- 反应性星形胶质细胞扩大和增殖，增加GFAP的合成，形成胶质瘢痕。星形胶质细胞还释放炎症介质和营养因子。
- 活化的小胶质细胞分化为巨噬细胞，并内化细胞碎片和微生物。它们也是具有免疫活性的抗原呈递细胞。
- 脑膜的炎症包括硬脑膜炎（影响硬脑膜）、软脑膜炎（炎症集中在蛛网膜下腔）。发生于脑的炎症包括大脑炎（局灶性的）和脑炎（弥漫性的）。脊髓炎是发生在脊髓的炎症。

神经退行性变

神经退行性疾病是一组异质的进行性、不可治愈的神经系统疾病，在老年人中更为常见。他们经常表现为痴呆（如阿尔茨海默病；见第十二章）或运动障碍（如帕金森病；见第十三章）。大多数病例被归类为散发性或特发性，这意味着病因尚不清楚。遗传形式通常存在，但不常见，往往出现的年龄较早。

一般特征

在大多数神经退行性疾病中，某些神经细胞群的选择性缺失与神经元和（或）胶质中异常蛋白质或肽的沉积有关。因此，这些疾病被称为蛋白病（图8.10）。在已确定遗传（家族）形式疾病的病例中，突变常影响蛋白质本身或参与其加工过程的酶。

	主要临床特征	蛋白质	
帕金森病	帕金森综合征	α-突触核蛋白	共核蛋白病
路易体痴呆	痴呆	α-突触核蛋白	
多系统萎缩	震颤麻痹、小脑共济失调	α-突触核蛋白	
阿尔茨海默病	痴呆	Tau蛋白	Tau蛋白病
进行性核上性麻痹	帕金森综合征	Tau蛋白	
拳击员痴呆（拳击员）	痴呆、帕金森综合征	Tau蛋白	
运动神经元疾病	进行性肌无力	TDP-43蛋白	TDP-43蛋白病
额颞叶痴呆*	痴呆、人格改变	TDP-43蛋白	
亨廷顿病	痴呆、舞蹈病、人格改变	亨廷顿蛋白	
克罗伊茨费尔特-雅各布病	痴呆、共济失调	朊蛋白	

图8.10　蛋白病。许多常见的和（或）重要的神经退行性疾病，以及在神经元或神经胶质细胞中积累的主要蛋白质。
***:额颞叶痴呆约50%为TDP-43蛋白病；在其他病例中，病理性包涵体由Tau蛋白（40%）或其他蛋白（10%）组成。**

神经元缺失和胶质增生

受影响的大脑区域表现出神经元缺失和反应性胶质细胞增生的疾病特异性模式，影响特定的神经元群，但不影响其他神经元群。重要的是，每个病例的临床特征是由病理变化的解剖分布决定的，而不是由所涉及的特定蛋白质决定的。大多数情况下，还不清楚为什么特定的神经元群容易受到影响，而其他神经元群则具有抵抗力（称为选择性易损性）。

蛋白质折叠和错误折叠

许多神经退行性疾病的一个重要组成部分是异常折叠蛋白质的积累或者正常细胞清除机制障碍。

正常的蛋白质折叠

核DNA编码蛋白质的一级结构，由碱性氨基酸序列组成。获得正确的三维构象需要蛋白质折叠（图8.11）。这将线性氨基酸序列转化为更复杂的空间排列，由α螺旋和β折叠构成二级结构。进一步折叠产生具有特定三级结构的三维球状蛋白质。可与其他蛋白质结合，形成具有自身四级结构的多蛋白复合体。蛋白质折叠依赖于组成氨基酸残基的物理和化学性质（即氢键、静电力和疏水键相互作用产生的吸引和排斥）。

未折叠蛋白反应

未折叠蛋白反应（UPR）是由内质网中错误折叠蛋白质的存在或翻译后修饰错误引起的。这是一种细胞应激反应的类型，其特征是分子伴侣蛋白的上调，其试图重新折叠异常配置的蛋白质。当异常的病理刺激或正常的蛋白清除机制发生重大功能障碍时，大量错误折叠的蛋白可能聚集在细胞质中。当这种情况发生时，它们往往以一种称为微团的不溶性团簇的形式从溶液中沉淀出来，因为通常会被掩埋的疏水基团暴露在细胞的水环境中。

异常蛋白的清除

异常蛋白被标记为8.5 kDa蛋白质泛素，用于破坏（图8.12）。这附着在一系列酶催化的步骤中，包括活化（E1）、缀合（E2）和连接（E3）酶。这些步骤添加了由多个泛素单体组成的聚泛素链。一旦泛素化，异常蛋白就会以蛋白酶体为靶点。这是一种大的多亚单位蛋白复合体，在活化（ATP依赖性）过程中将蛋白质消化成肽段和氨基酸。

蛋白酶体由圆柱形的核心区域（20S核心粒子）组成，该核心区域由围绕中心孔堆叠的四个环组成。这由调控粒子（19S或11S）的两端覆盖，调控粒子也有允许进入中空降解室的中心孔。整个组装体是26S蛋白酶体。蛋白质进入蛋白酶体并被消化，同时聚泛素蛋白被再循环利用。泛素标记蛋白的积累是许多神经退行性疾病的特征，有时是由泛素-蛋白酶体系统的干扰或超载造成的。

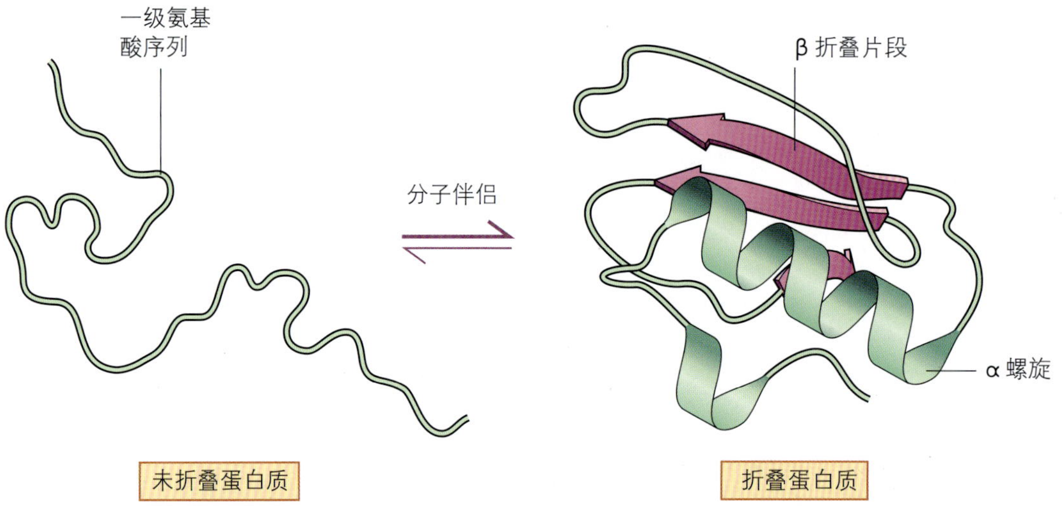

图8.11　蛋白质折叠。未折叠蛋白的氨基酸序列由细胞核DNA（一级结构）编码。这导致α螺旋和β折叠片段（二级结构）的自发形成，并进一步折叠产生球状蛋白质（三级结构）。蛋白质折叠的过程是由分子伴侣蛋白促进和加速的。

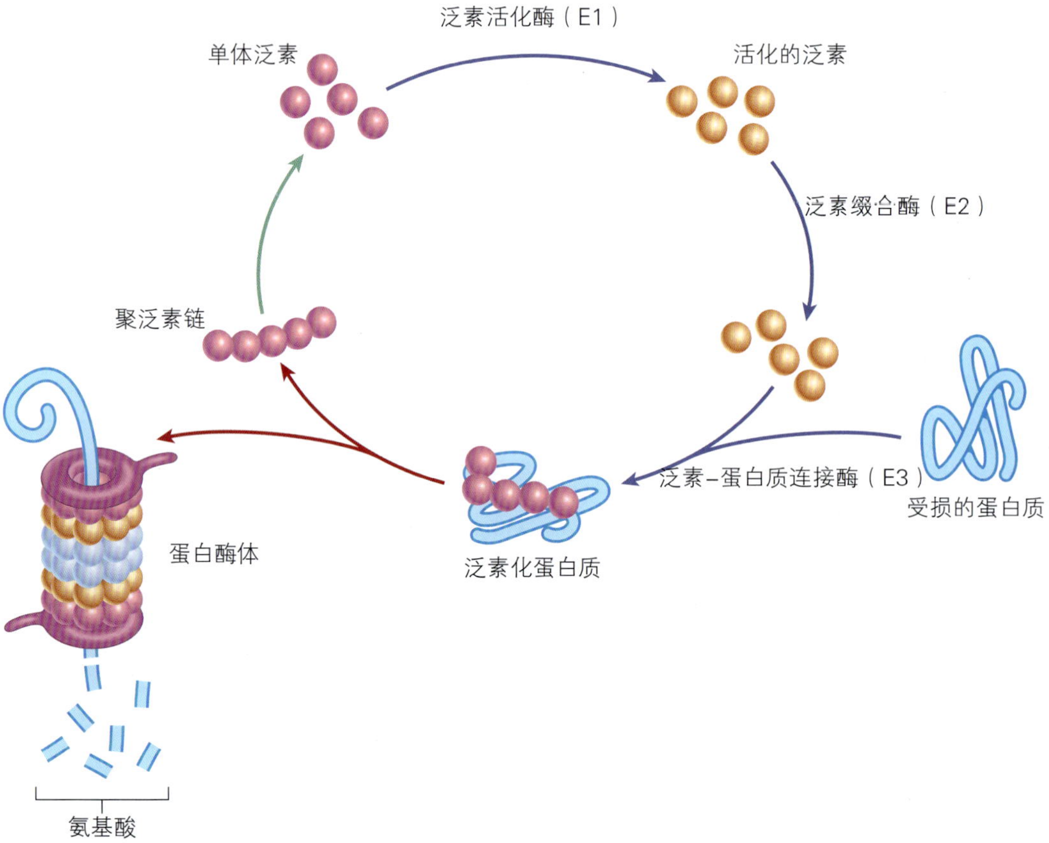

图8.12　泛素-蛋白酶体系统。受损或折叠错误的蛋白质被泛素标记，并被蛋白酶体指定降解（变成氨基酸）。蛋白酶体内的消化是ATP依赖性过程，消耗细胞能量。单体泛素转化为其活性形式（图上半部分）也是一个ATP依赖性步骤。

自噬-溶酶体通路

蛋白质和其他细胞成分的第二种清除机制是自噬。异常蛋白质首先被包裹在自噬液泡中。然后，将其与含有强力水解酶的初级溶酶体融合，消化内容物。任何从这个过程中遗留下来的物质，如未消化的细胞膜成分，都保留在膜结合的残余小体中。这种机制对于不能被蛋白酶体清除的蛋白质聚集物尤其重要。*ATP13A2*基因（编码溶酶体ATP酶）突变导致的某些形式的家族性帕金森病中，自噬通路的破坏是重要的。

蛋白质聚合

神经元（或胶质细胞）中异常的蛋白质聚集产生了称为包涵体的结构。常规光镜检查难以鉴别，银染色或免疫组化处理后观察效果较好（特异性蛋白抗体标记）。细胞内包涵体通常是在细胞质内（如阿尔茨海默病和帕金森病；图8.13）发现的，但某些情况下也可见于细胞核。异常蛋白质也可能在细胞外（神经细胞之间）集聚。

要点

- 异常蛋白沉积见于大多数神经退行性疾病，因此可归类为蛋白病。
- 这伴随着神经元凋亡和反应性胶质增生，其临床特征主要取决于神经元受损程度及其分布，而不是所涉及的特定蛋白。
- 在一些退化性疾病中，存在异常的蛋白质折叠或涉及（或处理）异常折叠的蛋白质的正常细胞机制紊乱。
- 这些包括未折叠蛋白反应、分子伴侣蛋白、泛素-蛋白酶体系统和自噬-溶酶体途径。

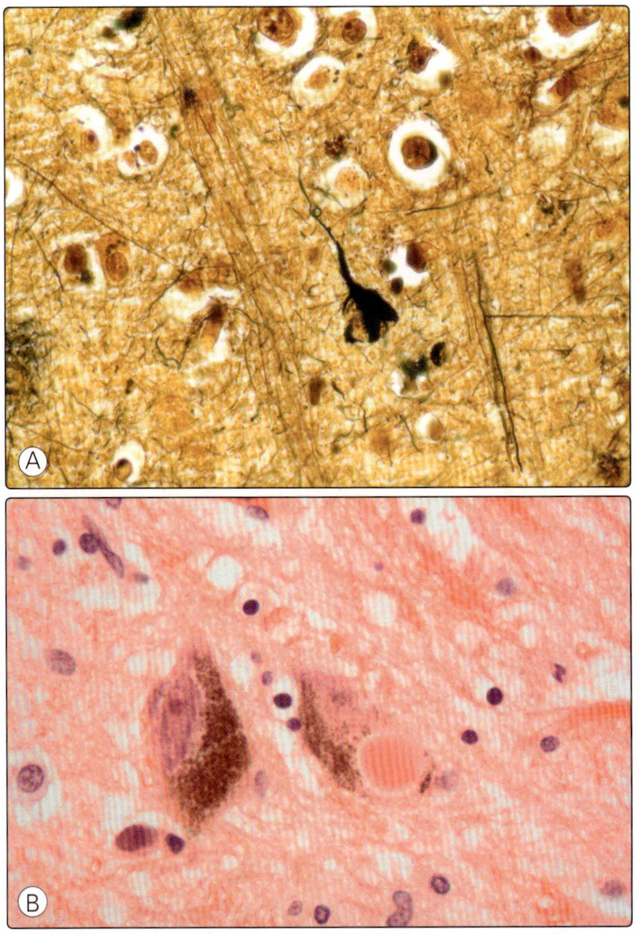

图8.13 神经细胞内含物：A.阿尔茨海默病患者皮质锥体神经元胞质内的神经纤维缠结（有异常磷酸化的Tau蛋白组成）（用改良的Bie Ischowsky银染色显示）；B.显微照片展示帕金森病患者黑质内的两个神经元。左侧神经元核大，核仁突出，胞质中含有丰富的褐色色素（神经黑色素）。图中右侧神经元未见完整，但胞质中包含了明亮的粉红色路易体，被具备典型特征的淡晕包绕（常规苏木精-伊红染色切片）。
图A引自Prayson，R：Neuropathology 1e（Churchill Livingstone 2005）。
图B由Steve Gentleman教授提供。

淀粉样蛋白

许多源于病理聚集物的蛋白质和肽具有β折叠的片层结构。这使单体可以堆叠在一起，延伸连接形成纤维直径约10 nm的原纤维，被氢键稳定。这些非溶性的蛋白质纤维沉积称为淀粉样蛋白。必须要强调的是，“淀粉样蛋白”一词并不是指某种特定的蛋白质，它可以是不同的、具有β折叠的片层结构肽类形成的“淀粉样蛋白沉积”。

所有形式的淀粉样物质均会被某些物质着色，如刚果红和硫磺素。由于淀粉样原纤维透明、排列规则，这些沉淀物还具有旋转偏振光的能力，称为双折射。结果是，淀粉样沉积被刚果红染色，在偏振光下呈典型的苹果绿（图8.14）。

淀粉样原纤维蛋白形成

淀粉样蛋白的形成过程如图8.15所示。原纤维

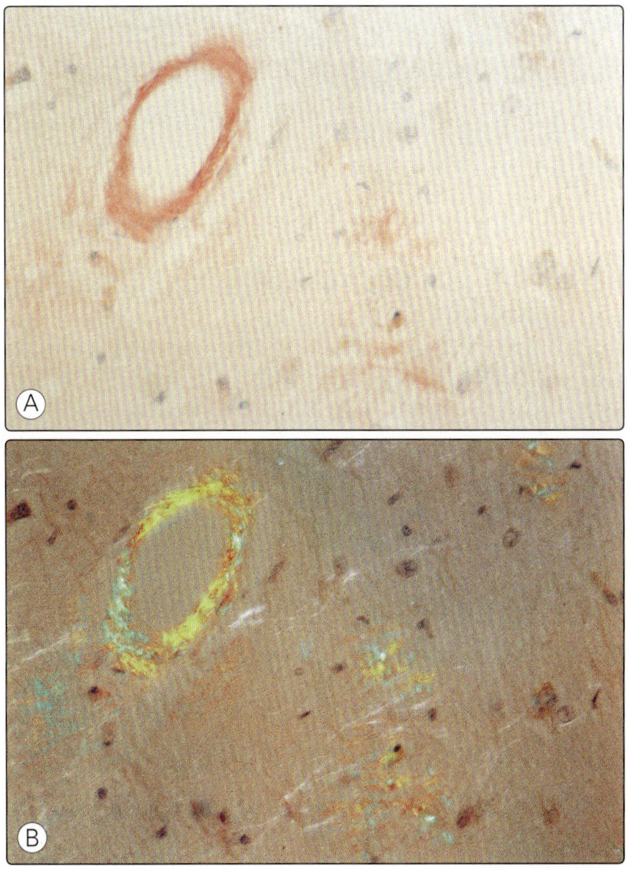

图8.14 淀粉体。A.显微镜下所示淀粉样血管病患者血管内淀粉样物质沉淀（刚果红染色）；B.偏振光显微镜下显示淀粉样蛋白呈典型的双折射苹果绿色（刚果红染色）。
引自Ellison and Love：Neuropathology（Mosby 2003），已授权。

生成是肽形成非溶性聚集体的过程。它包括三个连续的步骤：第一步是生成足够数量的具有β折叠的片层结构的肽。第二步是成核现象的出现，它开始了原纤维的形成过程。它需要一个足够高蛋白浓度的支持性微环境，以及各种适宜因素，包括适宜的酸碱浓度（pH值）、温度或某些金属离子的存在。第三步是原纤维生长阶段，包括单体肽单元的有序添加（均具有β折叠的片层结构）直至形成延伸链。这导致寡聚体物质（或原纤维）逐渐增加，并形成成熟的淀粉样蛋白纤维。

淀粉样疾病

淀粉样蛋白沉积导致许多不同器官系统的疾病，最为常见的和最容易理解的淀粉样蛋白紊乱是阿尔茨海默病。它的特征是β淀粉样蛋白（Aβ）在大脑的细胞外基质间隔中（神经细胞之间）以淀粉样蛋白斑的形式沉积。继发性病理改变发生在神经元细胞质中，微管相关的Tau蛋白异常的磷酸化积累。过度磷酸化的Tau蛋白存在于神经细胞中，呈细丝状，称为神经原纤维缠结。由于神经损伤和Tau蛋白沉积似乎是淀粉样蛋白积累的结果，阿尔茨海默病也称为继发性Tau蛋白病。这与原发性Tau蛋白病形成鲜明对比，异常的Tau蛋白阳性包含物缺少Aβ。

淀粉样蛋白毒性

目前还不能确定异常蛋白质积聚是如何造成神经元损伤的，但已涉及的因素包括炎症、神经胶质增生、氧化应激和原纤维形成产生的有毒中间体。越来越多的证据表明，淀粉样原纤维形成过程中产生的寡聚中间体可能对许多神经退行性疾病的神经毒性起主要作用（包含阿尔茨海默病和帕金森病）。

特别需要说明的是，在细胞培养过程中，β淀粉样蛋白的寡聚原纤维物质能够形成一种膜攻击复合体，穿透神经元细胞膜。这会导致细胞肿胀，跨膜梯度缺失和自由钙离子的流入，所有这些都会导致神经元细胞死亡。α突触核蛋白寡聚体（帕金森病和相关的共核蛋白病的主要病理类型）中也有类似的现象。

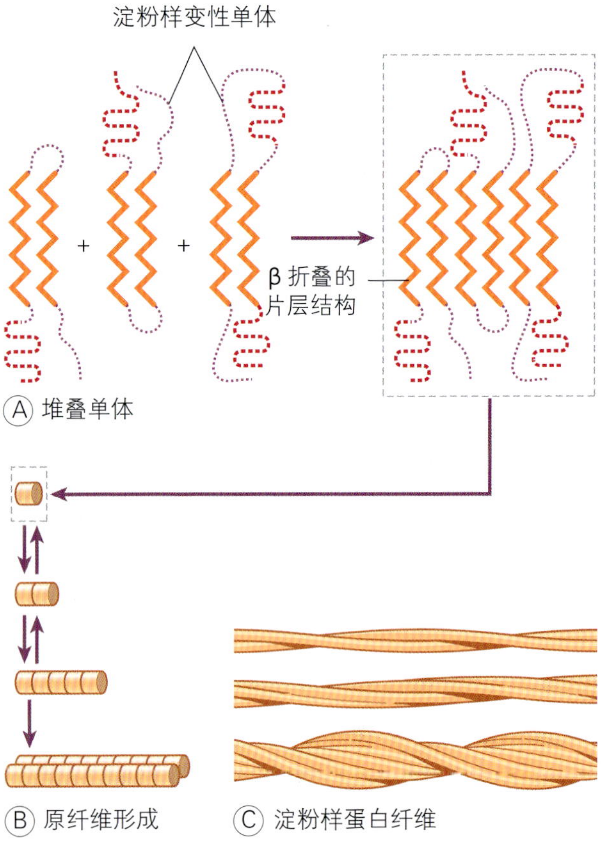

图8.15 淀粉样蛋白形成。A.具有β折叠的片层结构的淀粉样变性单体可以堆叠在一起，形成由氢键稳定的延伸链；B.其逐渐伸长形成原纤维；C.成熟的淀粉样蛋白纤维。

要点

- 淀粉样蛋白是一种通用术语，用于描述各种类型的不溶性蛋白聚集体，所有这些蛋白均具有β折叠的片层结构，使它们能够堆叠在一起形成原纤维。
- 许多不同的蛋白质和肽均具有相同的特性形成淀粉样沉积（如刚果红染色，在偏振光下呈典型的苹果绿）。
- 常见的淀粉样疾病是阿尔茨海默病，β淀粉样蛋白在大脑皮质形成非溶性聚合体（斑块）。
- 淀粉样蛋白沉积具有神经毒性，但其神经机制尚不清楚，可能包括氧化应激、异常磷酸化和钙离子内流。
- 淀粉样蛋白形成过程产生的寡聚中间体受到缠绕，形成细胞膜“小孔”从而破坏细胞。

朊病毒病

朊病毒病是一种极其罕见的神经退行性疾病，其特征是大脑皮质的空泡变性，称为海绵样水肿。它由一种独特的感染性病原体引起，这种病原体只由蛋白质——朊病毒（“蛋白质传染颗粒”）组成。

一般特征

关于朊病毒病的描述见于多种动物，包括羊（痒病）和牛（牛海绵状脑病或疯牛病），它引起快速的、毁灭性的神经衰减，直至出现迅速死亡而终止。在人类中，朊病毒病的主要表现形式是克罗伊茨费尔特-雅各布病（CJD），一种晚年生活中偶发的痴呆，其具有侵袭性和快速致命的特点（临床知识拓展8.3）。有一些非常罕见的朊病毒疾病的遗传形式，包括常染色体显性遗传的致死性家族型失眠症（FFI）和格斯特曼-施特劳斯勒尔-沙因克尔综合征（GSS）。每一种均有不同的临床和病理特征，但是都是无法治愈的，最终都是致命的。

传染性

除了散发性和遗传性的特征，朊病毒还有（在退行性疾病中）独特的传染性。因此朊病毒病也被称为传染性海绵状脑病。在20世纪90年代的英国和欧洲其他国家，牛海绵状脑病通过受感染的牛肉进入人类食物链，导致了新变异型CJD的出现（临床知识拓展8.4）。朊病毒病也可通过输血、生长激素补充剂（从人类捐献者处获得），以及各种神经外科手术（通过受污染的器械或硬脑膜移植）产生医源性传播。

朊病毒蛋白

朊病毒病原体是独特的，因为它是非细胞的，没有DNA或RNA，似乎完全由蛋白质构成（“蛋白质独立构成假说”）。它是一种异常的折叠型的朊蛋白（或PrP^{c}），存在于许多不同的组织类型。致病形式有相同的初级氨基酸结构，但二级结构则存在差异。其富含β折叠的片层结构而非α螺旋结构，从而形成淀粉样沉积。这种感染形式被特指为PrP^{sc}（痒症变异）。朊病毒蛋白的正常和异常结构的经典模型如图8.18所示，但实际上的三维结构并不清楚。

临床知识拓展8.3　散发性CJD

CJD是一种散发的神经退行性疾病，全世界每年有百万分之一的人群受其影响，其年龄结构多数在65岁以上。以严重的痴呆症状为主要特征，可在几周的时间导致死亡。该病通常伴随着异常运动，如电击样的肌肉阵挛性抽搐。有60%~80%的病例的脑电图显示了周期性复合波的特征，组成频率为1~2 Hz的两相或三相“锐波”。脑脊液内的某些蛋白质含量可能增加（如14-3-3和S100β蛋白）。死后尸检显示大脑内皮质呈广泛的海绵状变性（图8.16），伴有神经元缺失、胶质增生和异常朊病毒蛋白沉积。

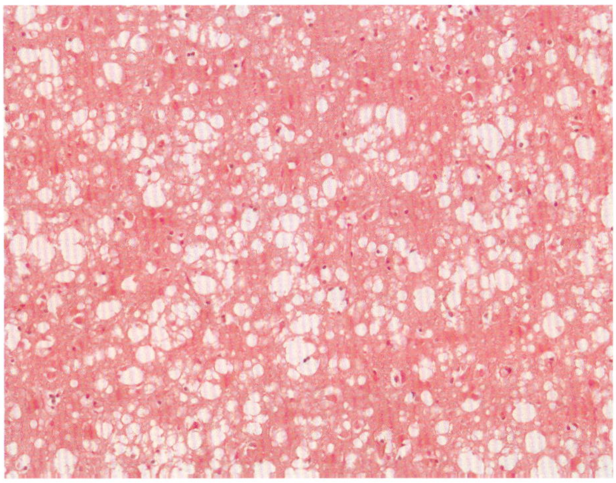

图8.16　CJD患者大脑皮质的海绵体变性（“海绵状水肿”）。常规苏木精-伊红（HE）染色。

要点

- CJD是非常罕见的神经退行性疾病，全世界每年有百万分之一的人群受到影响，进行性痴呆直至几周内死亡是其主要特征。
- 病理特征包括海绵状变性（大脑皮质空泡变性）和异常朊蛋白沉积，同时伴有神经元缺失和胶质细胞增生。
- 大多数朊病毒是散发的（有些是遗传的）。但也可以传染性传播发病，称为传染性海绵状脑病。
- 在20世纪90年代的英国，受疯牛病感染的牛肉进入人类食物链，导致了一种具有明显临床和病理特征的新型CJD。

临床知识拓展8.4 新变异型CJD

CJD新的变种形式首次是通过显微形态鉴定出来的。与变性前的CJD不同的是，新的类型有特征性的花斑，因其与花相似而得名（图8.17）。这种新的变异可以影响较年轻的人群（通常在30岁以下），持续时间更长，通常为一年或更久的时间。精神病学特征和小脑共济失调也很常见，但不存在肌肉阵挛性抽搐。MRI显示为丘脑后区T2高信号（丘脑枕征）。同样，这种类型的CJD也是无法治愈而且是致命的。但它更为罕见，在英国，报告的病例不超过180例（占全球总病例报道数的80%）。

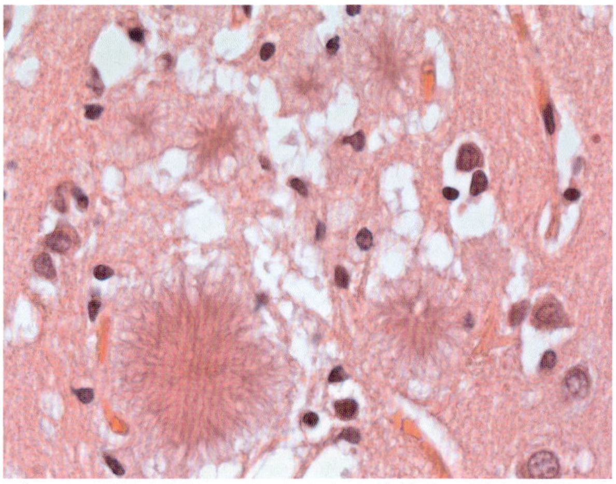

图8.17 新变异型CJD（vCJD）中的花斑。图中显示了几个斑块，由一个中央淀粉样核组成。其构成了异常的朊病毒蛋白。周围有粗糙的液泡，形成“花型”或花型外观[常规苏木精-伊红（HE）染色]。

129号密码子

一般人群中常见的基因多态性影响了朊病毒基因的129号密码子（*PRNP*，位于20号染色体上）。被编码为蛋氨酸（M）或缬氨酸（V）。由于每个基因都有两个等位基因，因此会有三种可能的基因型具有不同的种群频率：

- MV（50%）。
- MM（40%）。
- VV（10%）。

所有经病理证实的CJD变异病例均发生于129号密码子上蛋氨酸同型结合（MM）的人群。因此该基因型被称为易感性基因型，这也意味着其他基因型具有抗感染的能力。与这一观点一致的是，缬氨酸同型结合的小鼠对异常朊病毒蛋白接种几乎免疫，而异型结合的则表现出中等易感性。但是，由于朊病毒病有时会有几十年的潜伏期，因此，最终在没有易感性基因型的人群中出现变异CJD的新病例的可能性仍然存在。

PrP^c转换为PrP^{sc}

在散发性疾病中，异常的朊病毒蛋白是由原生朊病毒蛋白自发转化为异常（痒病）形式而产生

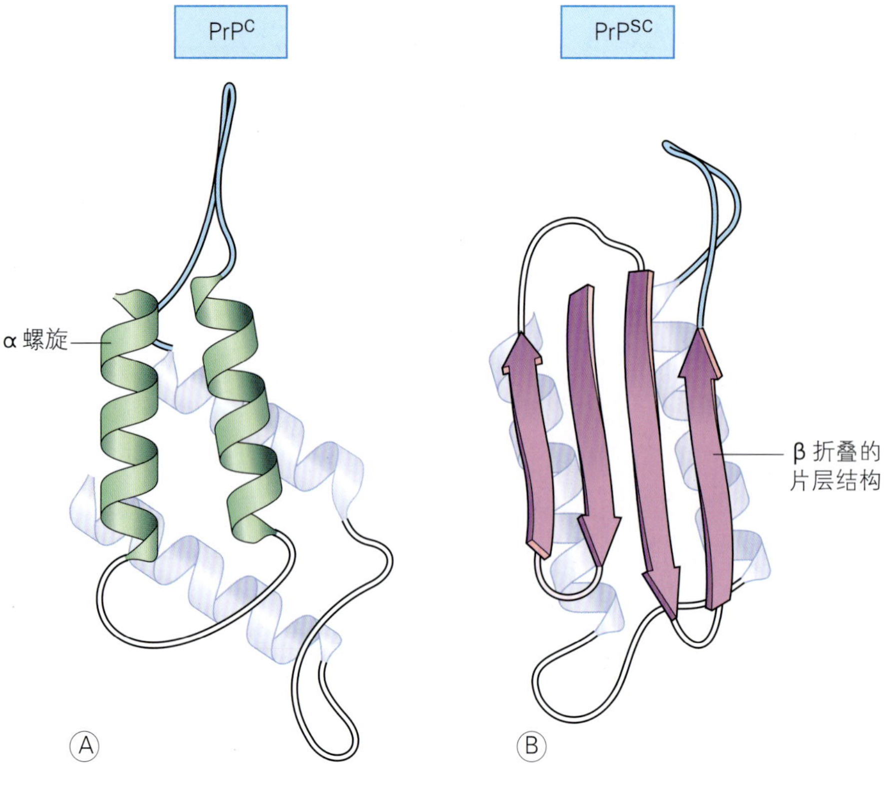

图8.18 朊病毒蛋白结构。A.正常朊病毒蛋白，具有二级结构，富含螺旋；B.异常朊病毒蛋白，具有相同的氨基酸序列，但有异常折叠，富含β折叠的片层结构。

的。这在热力学上是不利的，而且是一个极不可能自发发生的事件，这也大概解释了为什么散发性疾病如此罕见。

动物模型表明，异常朊蛋白病毒的增殖只有在正常细胞存在的情况下才会出现。例如，敲除朊病毒基因的小鼠对感染完全有抵抗力，但如果重新引入原生朊病毒蛋白，即可恢复其传染性。

转换模型

有两种主要的模型试图描述细胞朊蛋白是如何转化为异常形式的。第一个模型是重折叠定向模型（异质二聚体）（图8.19）。这说明异常的朊病毒蛋白能够募集细胞并与之形成异质二聚体，充当催化其转化为正常形式的模板。转化后的朊病毒可以吸收更多的细胞蛋白或聚合形成的淀粉样蛋白纤维。

另一种可能性为成核现象-聚合作用模型，这表明关键事件是核的形成（由朊病毒蛋白寡聚体组成）。这种最初的“播种”事件的发生是微乎其微的，因为它在热力学上是极为不利的，但是一旦细胞核形成，聚合和纤维伸长就会迅速进行。

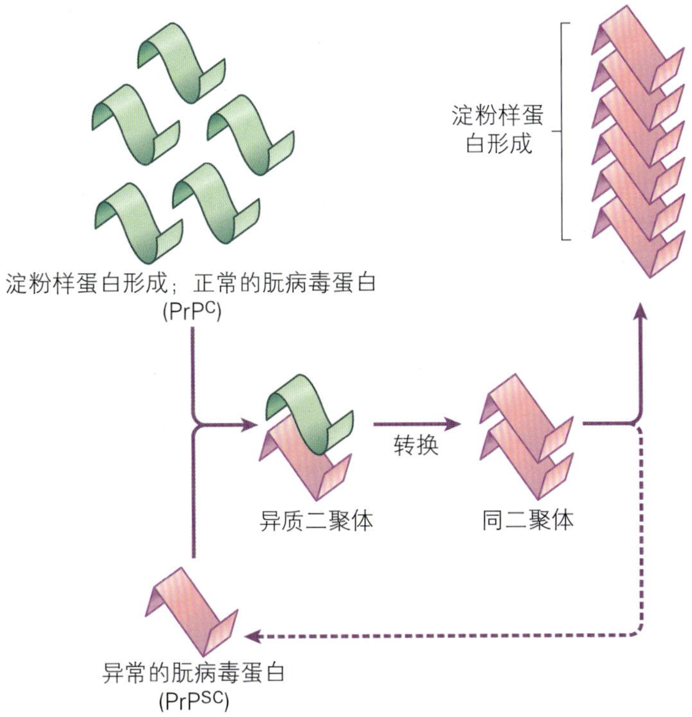

图8.19 朊病毒复制模型。朊病毒形成的一种可能机制（如图）——重折叠定向模型。异常的朊病毒蛋白募集正常（细胞）朊病毒蛋白和诱导结构变化，将其转化为异常的朊病毒蛋白。异常蛋白富含β折叠的片层结构，可堆积形成淀粉样蛋白。

要点

- 传染性海绵状脑病如CJD的病原体和变异型CJD的病原体是朊病毒（传染性蛋白颗粒）。这是一种独特的病原体，似乎完全由蛋白质组成。
- 致病形式（正常形式）的朊病毒具备与天然蛋白一样的一级结构，但具备了富含β折叠片层结构的二级结构。
- 动物模型显示，感染和繁殖只能在正常细胞蛋白存在的情况下发生。因为朊病毒（基因敲除小鼠）具有耐药性。
- 模板导向的重折叠和成核现象-聚合作用模型解释了异常朊病毒蛋白是如何募集和转化原生（细胞）朊病毒蛋白的。

第九章 颅脑损伤

本章目录

在英国，创伤是45岁以下人群死亡的主要原因，其中颅脑损伤占比超过了50%。在颅脑损伤的住院患者中，约50%的患者年龄在20岁以下；男性居多，占2/3。饮酒是颅脑损伤的重要诱发因素。多数颅脑损伤是由意外事故造成的，只有极少部分患者是由袭击造成的。道路交通意外是造成颅脑损伤的主要原因，占颅脑外伤致死病例的60%。幸存者可能会留下长期的身体和智力缺陷，需要长时间的神经康复治疗干预。

临床表现

原发性颅脑损伤和继发性颅脑损伤是有区别的。原发性颅脑损伤是指直接的颅脑损伤（多与碰撞有关），产生不可逆的脑组织损坏。临床治疗的主要目的是预防或尽可能减少由于缺氧、缺血或感染引起的继发性颅脑损伤。并发症往往在伤后数小时或数天内出现，与脑组织水肿和颅内压增高有直接关系。

颅脑损伤的评估和管理

颅脑损伤严重程度的最佳指标是意识障碍。因其与脑干功能障碍和弥漫性半球损伤相关。临床上较常使用量表评估，评估量表多选用格拉斯哥昏迷量表（Glasgow Coma Scale，GCS）。GCS主要的功能是评估脑损伤患者的意识水平，其将言语和疼痛刺激带来的反应进行量化，包括睁眼反应、言语反应和运动反应三部分内容（图9.1）。评分范围从最高15分（警觉和定向）到最低3分（昏迷或死亡）。

格拉斯哥昏迷量表		分值
睁眼反应 E	自己睁眼	4
	听到言语、命令时睁眼	3
	刺激时睁眼	2
	任何刺激无睁眼	1
言语反应 V	回答正确	5
	回答错误	4
	用词不合适但尚能理解含义	3
	言语难以理解	2
	无任何言语反应	1
运动反应 M	能执行简单命令	6
	刺激时能指出部位	5
	刺激时肢体能正常回缩	4
	刺激时躯体出现异常屈曲（去皮质强直）	3
	刺激时躯体出现异常伸展（去大脑强直）	2
	对刺激无任何运动反应	1
最大得分		15

Ⓐ

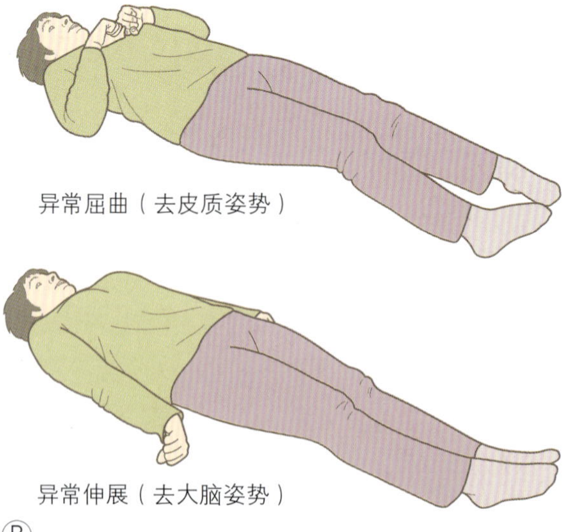

Ⓑ

图9.1 格拉斯哥昏迷量表。A.对语言和疼痛刺激的反应是通过睁眼反应、言语反应和运动反应来评估的。最低分是3分（甚至死亡），最高分是15分（警觉和定向）。B.疼痛导致的异常屈曲（动作反应评分为3~5分）为去皮质姿势，而疼痛导致的异常伸展（动作反应评分为2~5分）为去大脑姿势。
引自Teasdale，G and Jennett，B：LANCET（ii）81–83：（1974），已授权。

GCS评分13~15分代表轻度颅脑损伤，该类患者占多数。总分9~12分为中度颅脑损伤；3~8分为重度颅脑损伤。除了提供颅脑损伤严重程度的初步评估外，GCS评分降低是临床状态恶化的敏感指标。这可能意味着需要紧急干预的继发性并发症的进展，临床知识拓展9.1讨论了影像学在颅脑损伤评估中的应用。

临床知识拓展9.1 颅脑损伤的神经影像学表现

脑成像在中、重度颅脑损伤的评估中具有重要意义。最常用的是CT，它能明确地显示出头皮、颅骨和大脑的病变情况。对于可能出现脊髓损伤的情况，脊髓平片可作为补充检查。在50%以上的严重颅脑损伤（GCS评分＜9分）病例中发现了明显的局灶性病变，如脑出血和脑挫裂伤，其余可见小出血散布于脑白质和灰质交界处。这提示弥漫性轴索损伤，并与发病率和死亡率的增加有关。

颅脑损伤的初始处理和其他主要的创伤一样。首先按照“ABC（气道、呼吸、循环）”基本生命支持流程进行救治；然后将临床医疗干预的注意力转向任何可能危及生命的胸部、腹部或骨盆疾病。待患者病情趋于稳定，可逐步进行相应的颅脑、脊髓损伤评估，并开始介入适宜的医疗措施和外科手术干预。

颅脑损伤的结果

中度或重度颅脑损伤的转归取决于脑组织损伤的严重程度，其中包括任何形式的共存损伤。损伤结局也会随患者的年龄和一般健康状况而不同。虽然颅脑损伤的死亡率随医疗技术手段的提升逐步下降，但仍有大约1/3的严重颅脑损伤患者因原发病而死亡，也有1/3的患者能够完全恢复，重新回到工作状态，其余患者则要面对由脑组织损伤带来的精神和身体功能上的残疾。

一小部分患者（少于3%）在颅脑损伤后进入持续性植物状态，这种状态如果持续超过12个月，则视为不可逆。

预测预后不良的因素包括：年龄大（＞60岁），初始GCS评分低于5分，瞳孔缩小和扩大，低血压持续时间过长/需要手术减压干预的出血。晚期并发症可能包括脑脊液引流通道梗阻造成的脑积水（见第二章，临床知识拓展2.2）或癫痫发作（临床知识拓展9.2）。

临床知识拓展9.2 创伤后癫痫

有2%~3%的外伤性颅脑损伤患者会出现癫痫发作（损伤程度较高的占10%~15%）。如果创伤后癫痫发生在外伤后的第一周内，为“早期”；如果发生在第一周后，为“晚期”。穿透性创伤、颅骨骨折和颅内出血更容易导致癫痫发作。癫痫病灶可能是由脑局灶性损害引起的神经胶质增生区域（神经胶质瘤的“瘢痕”；见第八章），有早期创伤后癫痫发作病史的患者发生长期复发性癫痫的概率很大。

要点

- 在英国，创伤是45岁以下人群常见的死亡原因。而这些人群中，颅脑损伤的比例超过了50%。
- 可分为原发性（与冲击力相关且不可逆）颅脑损伤和继发性颅脑损伤（通过避免组织缺氧、局部缺血或感染等并发症可预防）。
- 根据GCS评分可以评估颅脑损伤的严重程度：13~15分（轻度）；9~12分（中度）；3~8分（重度）。病程过程中，出现的GCS评分降低是临床状态恶化的敏感指标。

颅脑损伤病理学

大多数创伤性颅脑损伤通常是由钝力损伤引起的闭合性颅脑损伤。穿透性（或弹道性）创伤，如刀刺伤和枪伤比较少见，存在感染风险（如脑膜炎或脑脓肿）。

当头部与硬物表面或物体发生碰撞（冲击力影响）时，就会发生脑组织损害。冲撞产生的能量迅速消散，造成直接的机械损伤，如脑挫伤（擦伤）和脑撕裂伤（撕裂）。

此外，加速-减速（惯性）损伤发生在头部突然开始运动时或高速运动突然中止时。大脑在颅腔内向前或向后滑动，撞击颅骨内壁，最可能出现损害的部位有额叶、颞叶或枕叶。大脑内部组织因具有极其柔软、黏稠的凝胶样特性，也会在碰撞时产生复杂的旋转运动（旋涡）。这会导致脑组织产生广泛的压缩、拉伸和剪切力，造成轴索和血管的弥漫性损伤。

我们在严重颅脑损伤（由碰撞相关损伤和快速加速–减速造成的混合损伤）的死者尸检中发现，创伤性颅脑损伤主要有三种模式：脑挫伤、颅内出血和弥漫性轴索损伤。

脑挫伤

脑挫伤（淤伤）和脑撕裂伤（撕裂）是外伤性脑损伤的常见病，在死亡病例中的比例超过90%。挫伤发生在额叶和颞叶的脑回顶部最为显著，尤其是脑组织与颅底不规则面相接触的部位（图9.2）。脑挫伤可能会导致出血进入上面覆盖的蛛网膜下腔或硬膜下腔，如果血液持续在此位置积聚，将形成颅内血肿。脑挫裂伤伴硬膜下出血是一种复合性损伤，是脑挫裂伤后由于脑表面的血管破裂，血淤积聚在硬膜下腔形成血肿，常发生在额叶和颞叶。

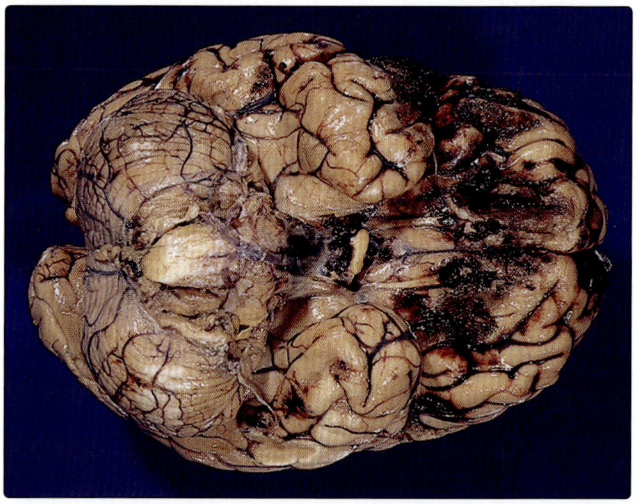

图9.2 尸检照片显示一例严重的颅脑损伤病例，显示广泛的脑挫伤。在额眶部皮层和额极/颞极尤为明显。
引自Prayson，R：Neuropathology 1e（Churchill Livingston 2005），已授权。

撞击和对冲伤（图9.3）

在碰撞点发生的挫伤称为撞击伤。是由小而硬的物体对头部产生的直接机械损伤造成的。挫伤也可能出现在大脑的另一侧，对侧损伤位置虽远离撞击点，但可能比被冲撞区域大脑更严重、广泛。当后脑勺受到重击时，这种现象在额叶和颞叶位置极为常见。

这种现象的发生机制并没有被完全理解，多数人认为撞击损伤是由于颅骨对侧的大脑后继产生的“反弹”效果造成的，但这种论点并不能解释后继作用造成的颅脑损伤比冲撞位置更严重（因为第二次撞击的动能是减小的）。实验表明，这可能是由于大脑和上面的颅骨迅速分离产生的负压效应（真空）造成的。

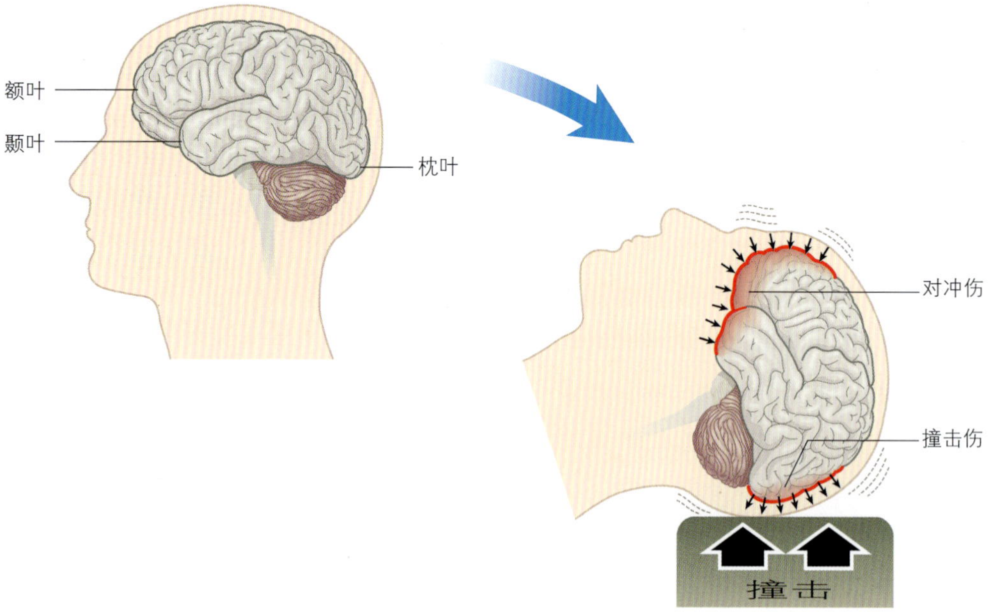

图9.3 撞击和对冲伤。直接损伤与撞击相关。对冲伤通常会更为严重，可能是由于极端的压力变化，当大脑被猛烈地从覆盖的颅骨上扭转时，可能损伤薄的血管壁。

颅内出血

颅内出血可能是在撞击瞬间产生的继发性并发症，导致血肿出现（血块）。如果血肿体积足够大，可能压迫下面的大脑或者导致颅内压过度增高，危及生命。颅内出血的三种主要类型是：硬膜外出血、硬膜下出血和脑内出血。

> **要点**
> - 大多数创伤性颅脑损伤是由钝器损伤造成的，多伴发有闭合性颅脑损伤。穿透伤（弹道）伤并不常见，但有感染的风险。
> - 直接（影响相关）脑损伤包括脑挫伤、颅内出血和脑撕裂伤（撕裂）。间接损伤可能比直接损伤更严重。
> - 广泛的轴突剪切伤和小血管弥漫性出血是凝胶状脑组织的加速–减速（惯性）力和复杂的旋转（旋涡）运动引起的。

硬膜外出血

通常发生在翼点颅骨骨折撕裂脑膜中动脉时，此处骨质较薄，与下方血管紧密联系（图9.4）。动脉血液流入硬膜外腔（硬脑膜和骨之间），从颅穹隆的内面剥去紧密附着的硬脑膜（图9.5）。

硬膜外血肿在严重颅脑损伤中有10%的发生率，有1/4的病例与颅骨骨折有关。经典的描述是，撞击时短暂的意识丧失，紧接着是持续数分钟或数小时的清醒时间。然后意识突然恶化，如果不进行紧急手术干预，可能会迅速导致死亡（这种患者被称为“说话和死亡”）。硬膜外血肿是一种常见的外科疾病。

硬膜下出血

硬膜下出血是由连接大脑皮质和硬膜静脉窦的桥静脉破裂造成的（见第一章）。这些血管通过硬脑膜和蛛网膜之间的潜在平面。硬膜下血肿是硬膜下积血的结果。因为硬脑膜和蛛网膜只是松散地附着在一起，在静脉压力下，静脉血在这个潜在的空间内极易扩张（图9.6）。

急性硬膜下血肿通常伴有明显的头部损伤，在年轻人群中更为多见，可能需要手术切除。相反，慢性硬膜下血肿常见于老年人，许多病例没有脑损伤的记忆。

脑内出血

外伤性脑内出血可发生在撞击时或作为继发性并发症。它更可能发生在有血管疾病或高血压的人群当中。在某些情况下，自发性（非创伤性）脑出血可导致意外跌倒或道路交通事故，所以很难判断

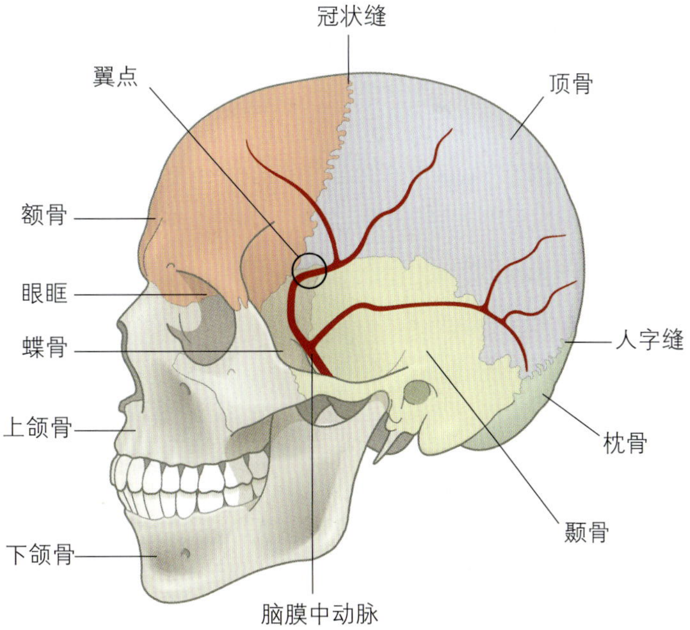

图9.4　脑膜中动脉与翼点紧密相连，翼点是颅穹隆最薄的部分。因此，颅底骨折很容易造成颅底血管损伤。

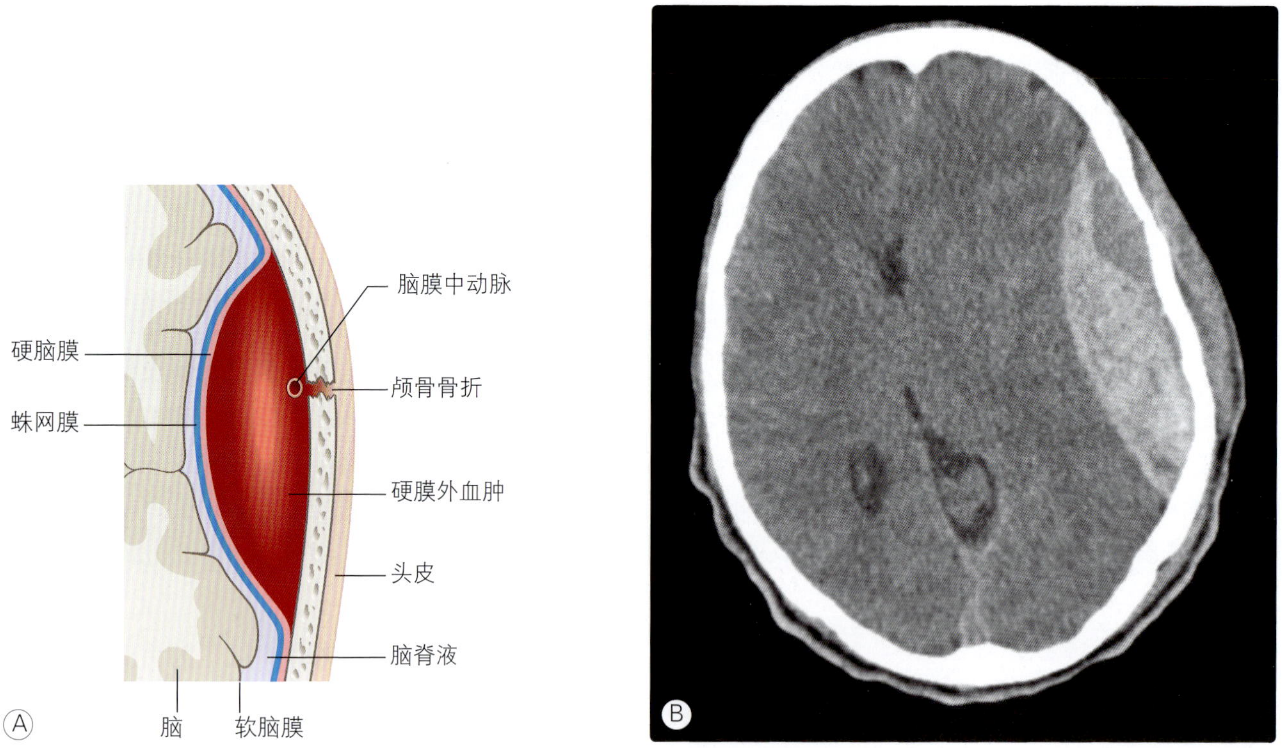

图9.5　硬膜外血肿图示（A）和CT扫描（B）。在脑成像中，典型的双凸形状是因为硬脑膜牢固地固定在上覆的颅骨上，积聚的血液无法穿过骨缝（相邻颅骨之间）。注意：肿块造成严重的“中线移位”。
图片由Andrew MacKinnon博士提供。

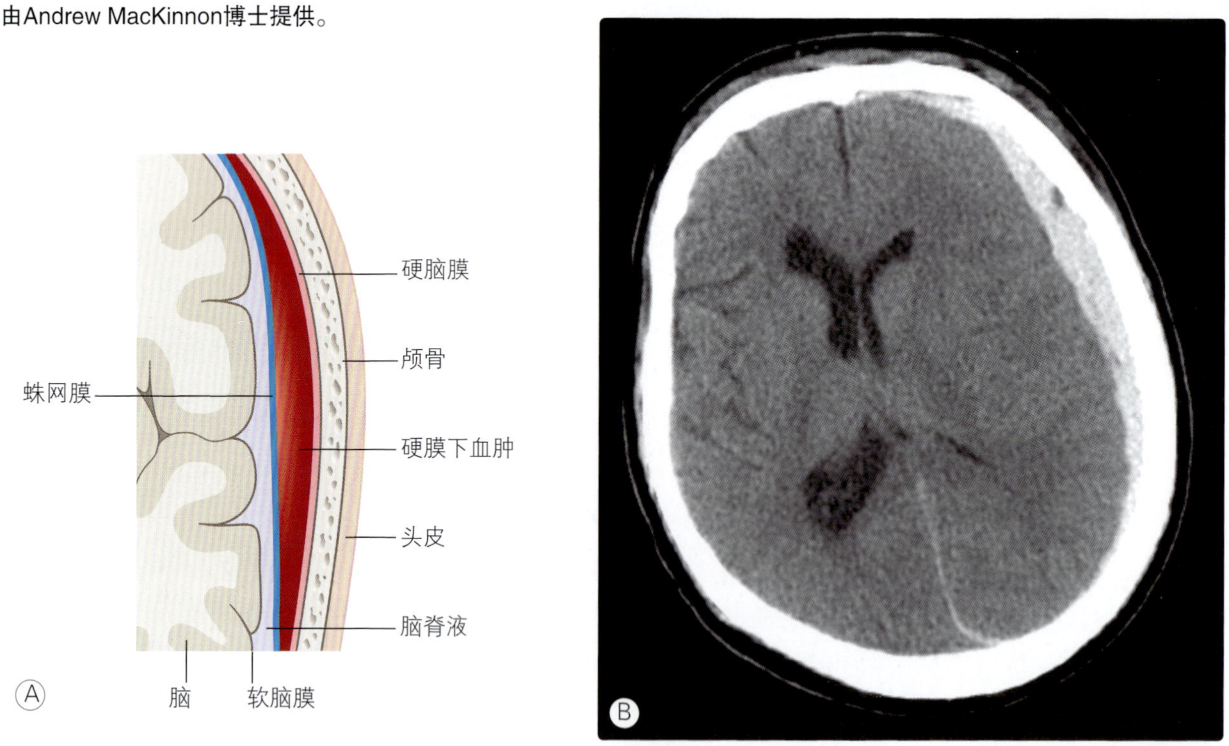

图9.6　硬膜下血肿图示（A）和CT扫描（B）。在脑成像中，硬膜下血肿进一步扩散到大脑表面，肿块的影响较小。这是因为血液能够自由地在蛛网膜和硬脑膜之间（硬脑膜下空间内）流动。
图片由Andrew MacKinnon博士提供。

哪种情况首先发生。

脑室内出血在一定比例的病例中出现，主要与严重的颅脑损伤有关。它可能是原发性事件，由脉络膜丛血管破裂（在脑室内）引发，也可能是由于血液从脑出血部位或蛛网膜下腔出血进入脑室系统。

弥漫性轴索损伤

重度颅脑损伤最显著的病理改变可能是大脑半球

和脑干轴突弥漫性损伤，称为弥漫性外伤性轴索损伤（TAI）。一些轴索在冲击运动中被切断（主要轴突切断），而另一些轴索随后退化（次要轴突切断）。

要点

- 颅内出血的三种主要类型是硬膜外出血、硬膜下出血和脑内出血。
- 硬膜外血肿最常见的原因是翼点骨折后脑膜中动脉破裂，这是一种死亡率极高的外科急症。
- 硬膜下血肿可能是急性的（如头部外伤）或慢性的（多见于老人，通常没有头部损伤的记忆）。

弥漫性轴索损伤似乎是所有重度颅脑损伤意识受损的主要决定因素，它是导致长期残疾的重要因素。弥漫性轴索损伤患者的脑成像可能是正常的，也可能仅表现为脑肿胀等非特异性变化，但脑神经病理检查有明显的特征表现。

微观表象

弥漫性轴索损伤只有死亡后在大脑显微镜下才能可靠地观察到。表现为整个大脑半球和脑干的轴突肿胀（图9.7）。大的白质束，如胼胝体和内囊，连同上脑干的背外侧部分尤其脆弱。

轴突肿胀可以用银染法来突出（图9.7A）。它们也可以通过对通常运往轴突的蛋白质，包括β-淀粉样前体蛋白（β-APP）的免疫组化（抗体-标记）来验证。阳性的β-APP在颅脑损伤后2 h内即可看到（图9.7B）。

在最严重的情况下，轴突的横断伴小血管撕裂，导致微出血。在灰质和白质交界处形成小的血肿（图9.8）。令人困惑的是，这些小出血点被称为滑动性挫伤。

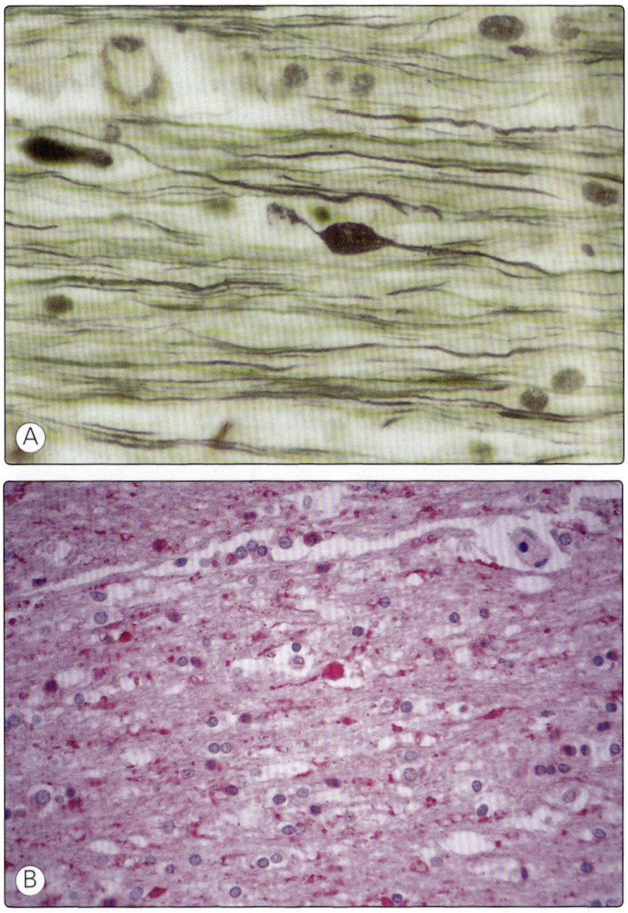

图9.7 弥漫性轴索损伤的显微镜下表现。A.轴突肿胀：银染法显示；B.免疫组织化学（抗体-标记）β-淀粉样前体蛋白（β-APP）。

图A引自Stevens and Lowe：Pathology 2e（Mosby 2000），已授权。

图B引自Prayson，R：Neuropathology 1e（Churchill Livingstone 2005），已授权。

颅骨骨折

颅脑损伤通常与头皮、颅骨和硬脑膜的损伤有关。颅骨骨折的存在并不意味着有潜在的颅脑损伤，但确实有受到冲击的迹象。反之，在没有颅骨骨折的情况下，也可能有明显的颅脑损伤。

大多数是简单的颅骨穹隆线形骨折，常发生在撞击部位（图9.9A）。而当一块骨分离并移位到大脑时，就会出现凹陷骨折（图9.9B）。

复合性骨折（或开放性骨折）是与头皮撕裂相关的凹陷骨折，可能存在极大的感染风险，需要预防性使用抗生素。而颅底骨折需要更大的力量，因此并不多见。它们可能与脑神经或耳、鼻上行感染有关。

脑肿胀和颅内压

颅脑损伤一个重要的后果是脑肿胀，包括大脑含水量增加（脑水肿）和血肿或其他损害造成的局灶性肿胀。脑肿胀是危险的，因为它会造成颅内压的增高，而颅内压增高又会影响到脑组织血供或导致足以致命的脑疝（下文讨论）。

颅内压增高

颅骨是刚性结构，其内容物不可压缩（图9.10A）。因此，颅内容物总量的任何增加都可导致

要点

- 重度颅脑损伤中与意识障碍和长期神经功能障碍相关的最显著的病理改变之一是轴突的广泛损伤。
- 弥漫性外伤性轴索损伤的主要特征是轴索肿胀，β-APP积聚和多发性微量出血（“滑动挫伤”）。
- 颅骨骨折是由冲击力造成的，但不一定与颅脑损伤有关。相反，在没有颅骨骨折的情况下，也可能有明显的颅脑损伤。

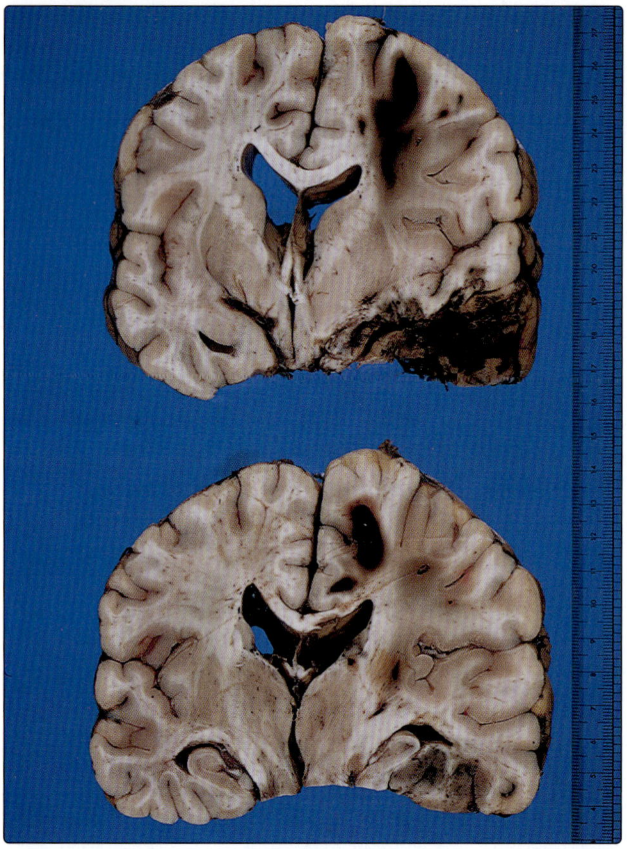

图9.8 滑动挫伤。一例颅脑外伤的尸检照片。上面和下面的照片显示，靠近上皮层的浅叶状白质有大量的滑动挫伤，还有严重的颞叶挫伤。
引自Ellison and Love：Neuropathology 2e（Mosby 2003），已授权。

颅内压的急剧升高。但因体积-压力曲线的代偿机制的存在，颅内压增高的情况在初期是可以预防的（图9.10B）。这包括了脑脊液从脑室到腰椎蛛网膜下腔的重新分配和压迫硬脑膜静脉窦（从而降低颅内总血容量）。

一旦代偿机制达到极限（失代偿点），容积和压力的关系变成线型，颅内压急剧上升。这可能会导致大脑的严重移位，甚至出现脑疝。

一般来说，如果膨胀的速度较慢，占位性病变的影响就会较小，因为这给代偿带来了更多的时间。而有一定程度脑萎缩的个体（如老人）也更能忍受颅内肿块的扩大，因为颅内有更多的自由空间。

脑移位/脑疝

颅腔由两个硬脑膜［大脑镰（中线）和小脑幕（形成在颅后窝上顶）］分割成不完全脑室（见第一章）。一个逐渐增大的肿块可能会造成压力梯度，从而将大脑的一部分从一个颅内腔室挤压到对侧，这种现象称为脑移位（或脑疝）。

脑疝的类型（图9.11）

位于大脑镰游离缘下的扣带回移位称为大脑镰下疝，通常由大脑半球的局灶性病变引起（图9.11A，图9.12A）。

内侧颞叶经小脑幕裂孔的海马旁回和海马旁回钩向下移位称为小脑幕切迹疝（颞叶钩回疝）（图9.11A）。由于动眼神经受到压迫，能够引起瞳孔的改变（临床知识拓展9.3）。

大脑半球的弥漫性肿胀可能会造成整个间脑（丘脑区域）的下移，被称为间脑疝（或中心

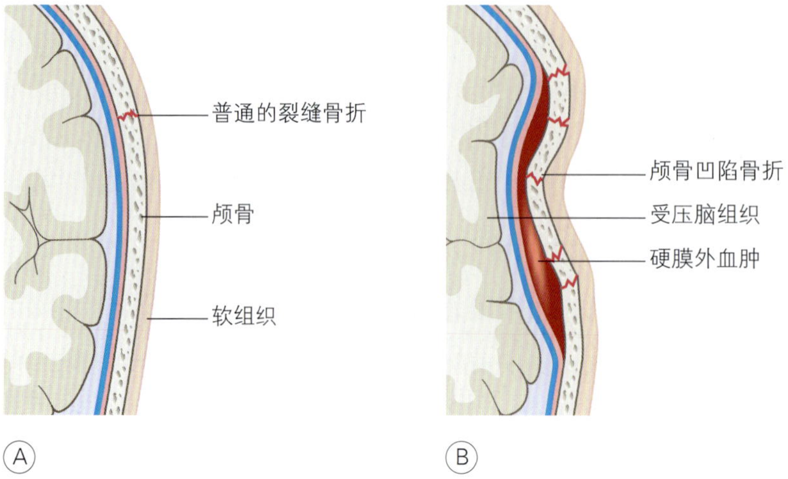

图9.9 颅骨骨折。A.普通的裂缝骨折；B.凹陷骨折。

疝），可能与脑干血管的破裂有关，导致致命性的出血（图9.12B）。

小脑扁桃体在颅脑底部的孔内疝称为小脑扁桃体疝（枕骨大孔疝）。患者可能会迅速地出现生命危险，因为压迫延髓可导致呼吸停止。

临床知识拓展9.3 小脑幕切迹疝的瞳孔反射

小脑幕切迹疝通常与沿小脑幕游离边缘的动眼神经受压有关。由于累及经过神经末梢区域易受压迫的缩瞳副交感神经纤维，而导致瞳孔散大（见第三章）。因此GCS减少和瞳孔对光反射迟缓是小脑幕切迹疝的早期迹象。在后期，瞳孔会扩大、固定（对光反射消失）。

库欣反应是关键的脑干组织受压（损害延髓的呼吸中枢，心血管运动中枢）产生的，加上颅内压增高，导致动脉高压和心动过缓。

继发性梗死

脑疝除了直接影响、损伤受压的颅脑组织，更有可能造成脑血管梗阻导致继发性脑梗死（脑组织血供受损导致脑组织死亡；见第十章）。例如，大脑镰下疝可能与大脑前动脉受压导致内侧额叶梗死有关，而小脑幕裂孔疝可能梗阻大脑后动脉，导致枕叶和颞叶梗死。

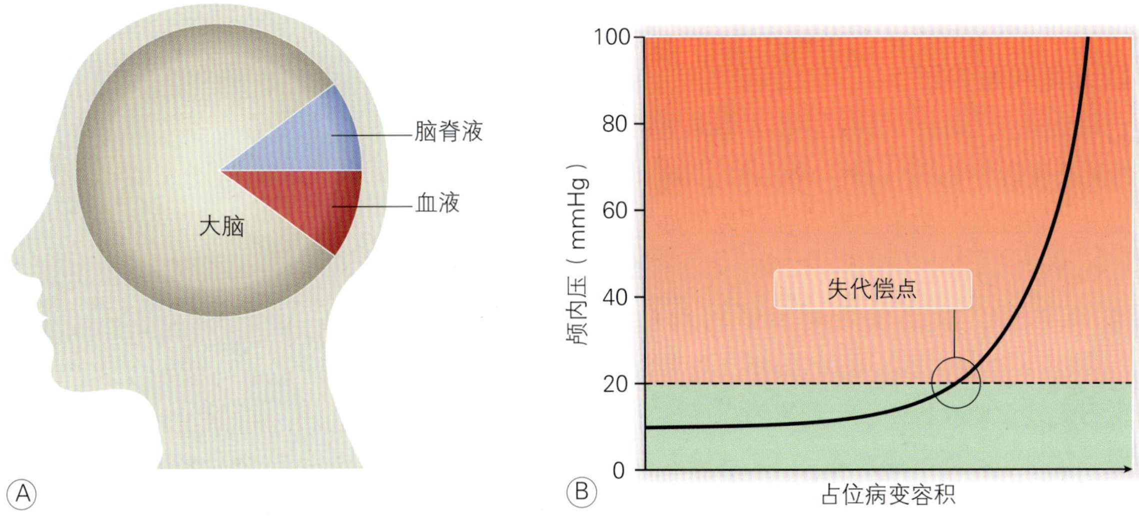

图9.10 颅内出血性占位病变的压力与体积关系。A.颅骨可被视为其内容物不可压缩的刚性盒体；B.显示了颅内血肿体积变大时压力与体积的关系。

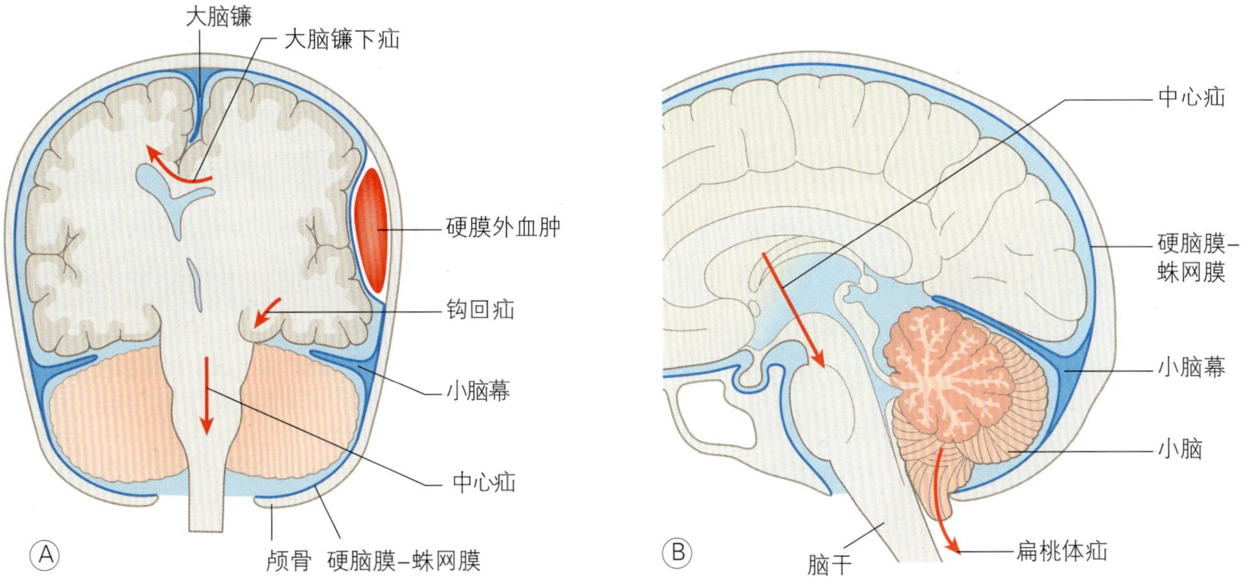

图9.11 脑移位和脑疝。A.冠状面脑疝的分型；B.矢状面小脑扁桃体疝和中央疝（间脑）。

要点

- 脑肿胀（脑水肿）是颅脑损伤后原发性和继发性的严重后果。它可能导致颅内压升高、脑组织移位或形成脑疝。
- 由于包括脑脊液的重新分布和硬脑膜静脉窦体积缩小在内的代偿机制，增大的颅内血肿在短时间内可耐受。
- 超过失代偿点后，体积–压力曲线呈线性，颅内压迅速增高。
- 这可能导致脑组织移位或颅内疝。颅内疝的主要类型有大脑镰下疝、小脑幕裂孔疝、间脑疝和小脑扁桃体疝。
- 锥进效应（小脑扁桃体经枕骨大孔突出引起延髓压迫）是引起颅内压增高、患者呼吸骤停和死亡的重要原因。

脑血流量和颅内压

决定脑血流量（CBF）的主要因素如图9.13所示。脑血流量与脑灌注压（CPP）成正比，与脑血管阻力（CVR）成反比。脑灌注压可被认为是脑血液流动的“驱动力”。

正常情况下，灌注压主要由平均动脉压（MABP）决定，当颅内压（0~10 mmHg）正常时，二者基本不会发生相互抵制。但如果颅内压显著增高，平均动脉血压会逐渐被抵制，使血液进入颅脑内变得越来越困难。也就是说随着颅内压的增加，脑灌注压相对下降（假定动脉压不变）。而当两者达到持平状态时，脑灌注压则为零（脑血流停滞）。颅内压升高，从而影响脑灌注。

脑血流量的调节

大脑的血流量通常维持在一个相对恒定的水平，这一过程称为自身调节。正常颅内压下，血流主要取决于平均动脉压，平均动脉压约等于舒张压加上1/3脉压（脉压是收缩压和舒张压的差值）。大脑通过改变脑血管的阻力来补偿动脉灌注压的波动，这是通过调节大脑小动脉平滑肌的收缩和放松来实现的。

在非常广泛的平均动脉压范围内，自身调节是有效的（图9.14）。而颅脑损伤后，正常的自身调节机制就可能无法产生作用。因此灌注压相对较小的下降（由低血压和高颅压引起）可能与脑血流量急剧下降有关。临床知识拓展9.4讨论了颅内压升高的管理。

临床知识拓展9.4　颅内压升高的管理

在颅脑损伤后，控制颅内压是非常重要的。部分患者可能需要植入式压力传感器来检测颅内压的变化。治疗急性颅内压升高的主要方法是静脉注射甘露醇。这是一种渗透性利尿剂，它不通过血脑屏障，直接将水从大脑中排出（进入血液）来减轻脑水肿，但治疗效果是短暂的。另一个在减压手术前“争取时间”的选择是强制过度通气。过度通气会降低二氧化碳（抑制血管扩张剂）的动脉浓度，从而导致脑血管收缩和颅内血容量减少。在极端脑肿胀的情况下，可能需要暂时移除部分颅骨穹隆以减轻颅内压力（去骨瓣减压术）。像地塞米松这样的类固醇在减少受伤后的脑肿胀方面没有效果。

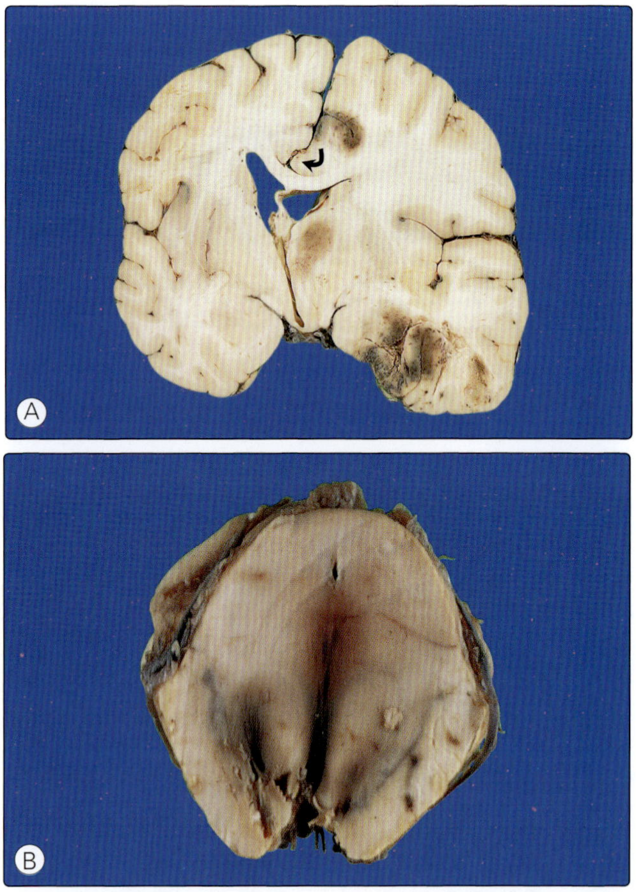

图9.12　颅脑外伤后脑疝。A.冠状面显示右侧扣带回（箭头）镰下突出，中线偏移明显。由于有小脑幕裂孔疝，内侧颞区也有出血。B.脑干移位可导致致命的中线出血，此图显示为中脑。
引自Ellison and Love：Neuropathology 2e（Mosby 2003），已授权。

要点

- 脑血流量与脑灌注压成正比（主要由平均动脉压决定），与脑血管阻力成反比。
- 除大脑移位和脑疝的风险外，颅内压升高还会降低脑血流量（通常抵消平均动脉压）。
- 短期内，使用渗透性利尿剂甘露醇或强制过度通气（通过降低动脉二氧化碳水平导致血管收缩），可降低颅内压。

轻度颅脑损伤

轻度颅脑损伤严重到足以导致意识丧失的程度时称为脑震荡。通常情况下，患者会完全康复，不会产生长期的后果，但反复发作则可能导致累积性颅脑损伤。

脑震荡

脑震荡的特征是短暂的意识丧失和意识错乱，以及创伤后失忆症（事件发生后的短时间内新记忆形成中断）；还可能出现头痛、恶心或呕吐。对头部受伤前事件的记忆有时会受到影响（逆行性遗忘），随着时间的推移，这种记忆会减弱，对患者病情严重的判断也就不那么有用了。

脑震荡被认为是由于加速–减速形成的剪切力导致的损伤和弥漫性轴索功能障碍。病理学研究表明，脑震荡可能与大脑的持续变化有关，而这些变化可能会导致一些患者情绪、记忆和注意力的长期变化（临床知识拓展9.5）。

> **临床知识拓展9.5 脑震荡后综合征**
>
> 一些患者在相对轻微的颅脑损伤后会出现持续的症状。典型的特征包括头痛、头晕、情绪变化（易怒、疲劳、抑郁），以及记忆力和注意力受损。这可能给工作和生活带来影响。情绪和认知的变化可能是由额叶和颞叶的轻度弥漫性轴索损伤造成的。

反复轻度颅脑损伤

在某些体育运动中，累积性轻度颅脑损伤的风险较高。它在拳击中被称为“醉拳”综合征，但也可能发生在其他运动项目中，如足球或赛马。在这种情况下，大脑往往能检查出陈旧挫伤的迹象（尤其是额叶和颞叶），并伴有广泛性脑萎缩，脑室增大，透明隔撕裂。显微镜下可见大脑皮质和黑质神经元丢失。存活的神经元通常含有神经原纤维缠结，类似的情况发现于阿尔茨海默病（见第十二章）；黑质神经元的选择性缺失可能导致帕金森病特征的出现。

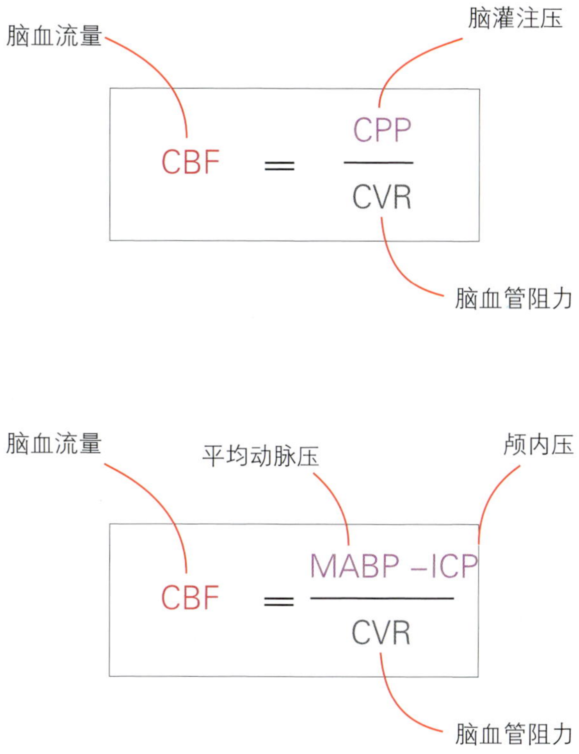

图9.13 脑血流量与颅内压的关系。上下两图的表达方法相同，但下图显示了脑灌注压的主要决定因素（紫色）。

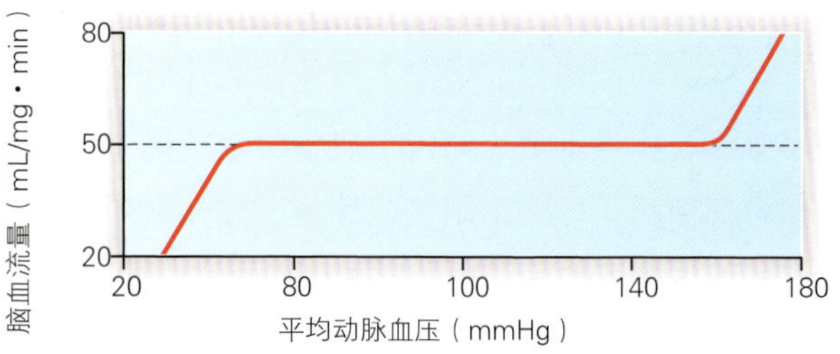

图9.14 脑的自身调节。在很宽的平均动脉压范围内，脑血流量通常保持恒定。

要点

- 脑震荡是一种轻微的颅脑损伤，患者在短暂意识丧失后会有一段时间的创伤后失忆和困惑。
- 一些患者在记忆力、情绪和注意力方面持续存在问题（脑震荡后综合征），这可能会给工作和生活带来影响。
- 反复轻度颅脑损伤会导致大脑的持久变化（如“醉拳”综合征），包括神经原纤维缠结，与阿尔茨海默病相似。

第十章 脑卒中

本章目录

脑卒中是发达国家仅次于心脏病、癌症的第三大死亡原因。在英国，脑卒中死亡人数占总死亡人数的10%。临床上将其定义为持续超过24 h的或导致死亡的血管源性急性神经损伤。

脑卒中的类型

脑卒中是由脑组织灌注不足或局部缺血引发的。大脑对脑缺血特别敏感，因为神经元有很高的代谢率，在缺氧和葡萄糖的情况下只能存活几分钟。脑组织因血流灌注量不足（如由于血管阻塞）而死亡的状况称为脑梗死。坏死组织区域称为“梗死区”。脑卒中有两种主要类型（图10.1，图10.2）：

- 缺血性脑卒中（85%的发病率）：病因是大脑特定部位的脑组织灌注量减少，通常由大脑动脉阻塞引起。
- 出血性脑卒中（15%的发病率）：由患者血管压力增高和动脉血管壁纤薄造成的大脑血管破裂引起。

这两种类型的脑卒中均为脑组织血液灌注突然缺失，从而造成局部的功能丧失。因局部神经受损导致的功能缺陷快速进展（如突发的无力或言语功能缺失），突然发作是脑卒中常见的临床特征。在出血性脑卒中病例中，也可能有由于血液在动脉压力下溢出而造成的机械性损伤，如脑组织撕裂伤和压缩伤。

要点

- 脑卒中是发达国家仅次于心脏病、癌症的第三大死亡原因。在英国，脑卒中死亡人数占总死亡人数的10%。
- 临床上将其定义为持续超过24 h或导致死亡的血管源性急性神经损伤。突然发作是脑卒中的重要临床特征。
- 脑卒中主要的临床类型是缺血性脑卒中（85%）和出血性脑卒中（15%）；多数情况为脑组织灌注不足（缺血）而导致脑组织死亡（脑梗死）。

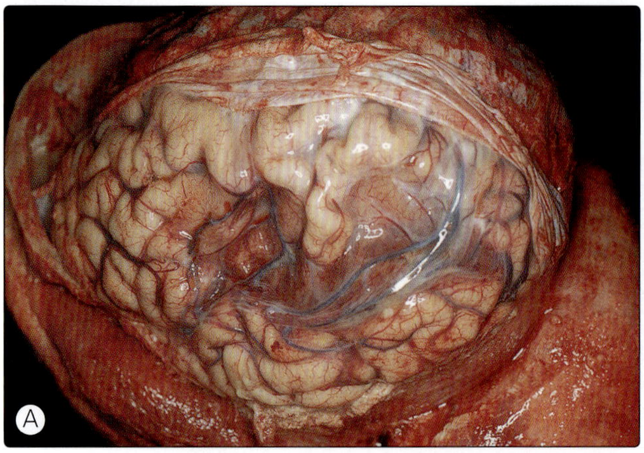

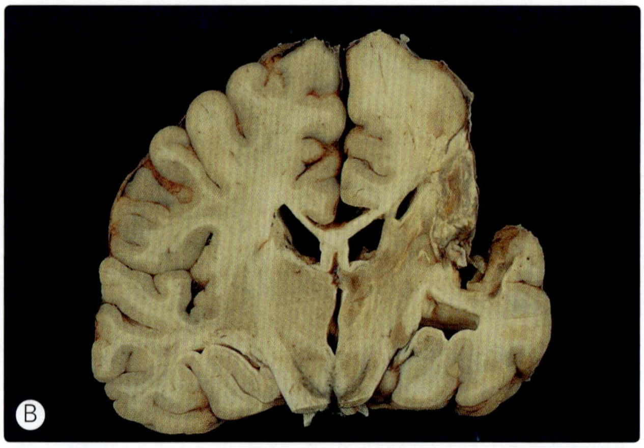

图10.1 缺血性脑卒中。A.一例左侧半球大脑中动脉灌注区陈旧性（“愈合”）缺血性脑卒中患者的尸检照片。脑组织被广泛吸收（只留下一个充满流体的囊性结构）表明脑卒中后生存周期长。B.另一例大脑中动脉灌注区的老年缺血性脑卒中患者的被固定（福尔马林浸泡）的冠状面脑组织切片。

引自Ellison and Love：Neuropathology 2e（Mosby 2003），已授权。

缺血性脑卒中

根据1990年进行的急性脑卒中治疗多中心试验研究（TOAST），缺血性脑卒中的病因可分为五类：①大动脉粥样硬化；②心源性栓塞；③小血管闭塞；④其他明确的病因；⑤原因不明（隐源性脑卒中）。该分类在英国随后的脑卒中试验中被广泛应用。“其他明确的原因”包括许多，如凝血功能异常、感染性疾病、动脉损伤和炎症性疾病等不常见的和罕见的脑卒中病因。

大血管和心源性脑卒中

大血管可能被栓子阻塞。多数情况下栓子是小块的凝固血液（偶尔是其他物质，如脂肪），它们随血液循环流动，并滞留在大脑的血管树中。栓子形成多与心脏瓣膜疾病和心律失常（心源性栓塞性脑卒中）有关（临床知识拓展10.1）。颈部血管或主动脉弓疾病也是栓子形成的常见原因。

一些缺血性脑卒中是由原位血栓形成的脑血管内血液凝固或颅内大动脉闭塞性疾病引起的。这在亚裔和非洲裔人群中更为多见，但被越来越多的欧洲人所认知。

小血管病变

小血管病变在动脉高血压和存在其他血管高危

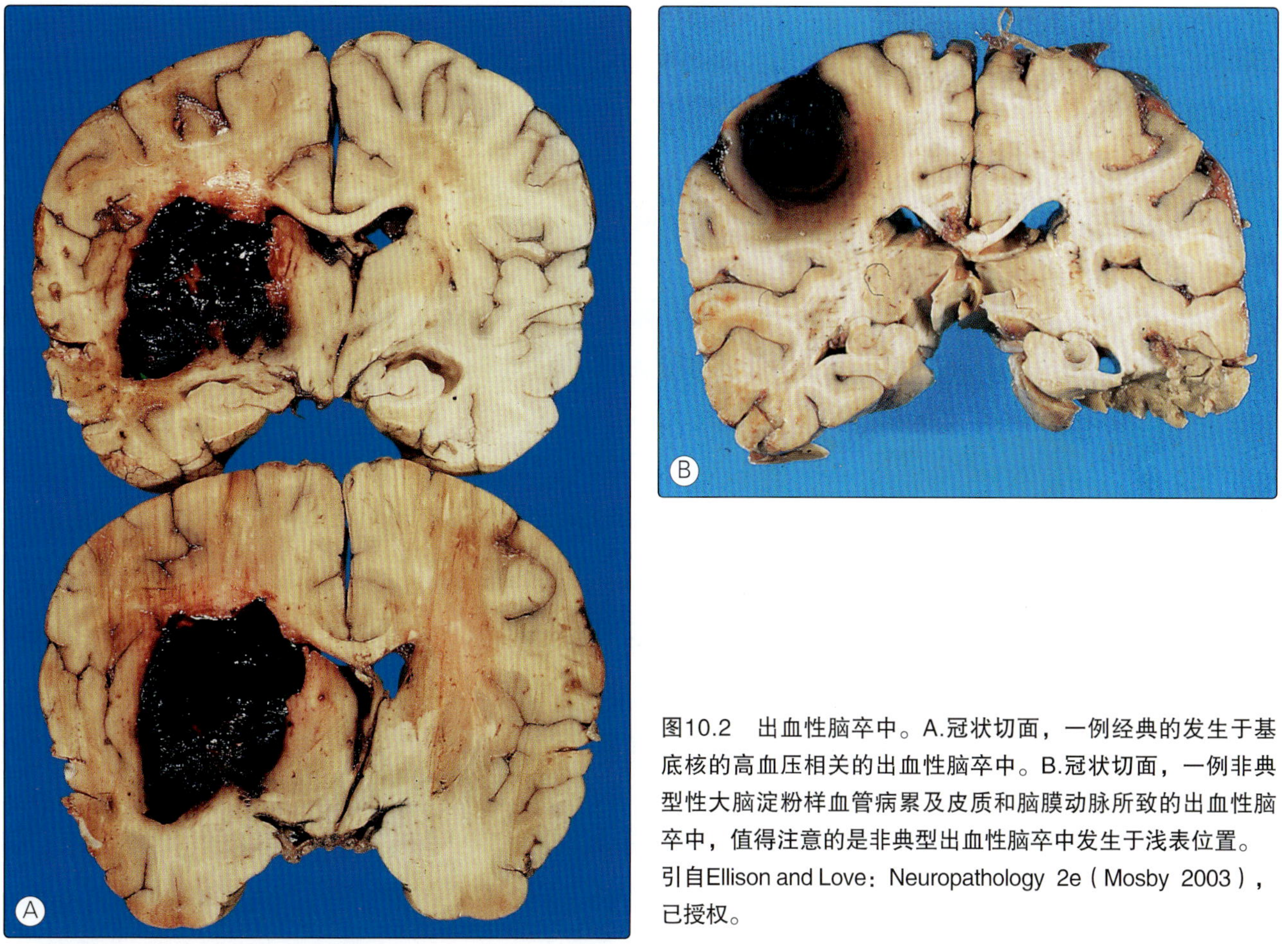

图10.2　出血性脑卒中。A.冠状切面，一例经典的发生于基底核的高血压相关的出血性脑卒中。B.冠状切面，一例非典型性大脑淀粉样血管病累及皮质和脑膜动脉所致的出血性脑卒中，值得注意的是非典型出血性脑卒中发生于浅表位置。引自Ellison and Love：Neuropathology 2e（Mosby 2003），已授权。

临床知识拓展10.1　心房颤动

心房颤动是最常见的心律失常类型，影响1%的65岁以上的人群及10%的80岁以上的人群。心房颤动的特点是心房收缩紊乱（颤动）和不规律的心搏，可伴发心悸、发作性晕厥或胸痛，但是通常心房颤动无明显临床症状。血液往往在收缩不良的心房内聚集和凝固，使心源性卒中发生的风险（从左心房到大脑）增加了10倍。心房颤动发生的诱因包括高血压、心脏病、甲状腺功能亢进和大量饮酒。可以用抗凝药物进行治疗（如华法林或直接凝血酶抑制剂达比加群）。如果心率过快，可以使用药物来控制心率（可能会影响心输出量）或使用除颤器恢复正常的心律（称为心脏复律）。

因素（如糖尿病、吸烟、胆固醇增高等）的患者中尤为常见。高血压可破坏动脉血管内壁，其平滑肌逐渐被胶原蛋白取代，称为玻璃样动脉粥样硬化。在某些病例中，血管壁坏死，并伴有富含脂肪的泡沫细胞集聚，称为脂质玻璃样变性。

这两种病理变化均会导致动脉粥样硬化或动脉“硬化”。当血流量减少时硬化的血管无法反应性扩张，进而导致腔隙性梗死（见第十二章，图12.18，图12.19）。腔隙性梗死是直径<1 cm的小面积组织损伤（常发生于基底核和内囊）。小血管病变也是血管性认知障碍及痴呆（见第十二章）的一个重要病因。

短暂性脑缺血性发作

短时间的大脑缺血可能会引起可逆性神经病学症状，当血流恢复后神经病学症状完全消失，这就是短暂性脑缺血性发作（TIA）。视网膜血供受累时可出现单侧眼睛暂时性失明，称为一过性黑矇。上述症状通常在几分钟内缓解（持续不超过24 h），但神经影像学证据表明10%~20%的TIA患者可发生永久性损伤。TIA与中风和心脏病发作的风险增加密切相关。

出血性脑卒中

自发性脑出血多见于高血压患者，且多发生在基底核、小脑或脑桥（图10.2A）。在英国和美国，高血压性脑出血的发生率逐年降低，但是大脑淀粉样血管病所致的脑出血，尤其是高龄患者（第十二章，临床知识拓展12.5）逐渐增加。脑淀粉样血管病是β淀粉样蛋白沉着于皮质和脑膜动脉血管壁，进而导致的发生于皮质表面的非典型性（或叶性）脑出血（图10.2B）。

超过1/3的颅内出血是由动脉瘤（动脉血管壁的扩张）破裂所致。由于大脑血管在蛛网膜下腔内走行并形成分支，因此也可导致蛛网膜下腔出血（临床知识拓展10.2）。脑实质内的动脉瘤破裂可能会导致毁灭性脑损伤或猝死。

大脑血供

大脑有来源于主动脉弓分支的两个动脉供血（图10.4）：

- 颈内动脉沿颈前部上行，是颈总动脉的分支。
- 椎动脉是锁骨下动脉的分支，沿颈部侧面上行，于C1~C6的横突孔内穿行。

临床知识拓展10.2 蛛网膜下腔出血

蛛网膜下腔出血占颅内出血的1/3。虽然蛛网膜下腔出血不一定引起局部神经病学症状，但是蛛网膜下腔出血仍属于脑卒中的一种类型，约占5%。蛛网膜下腔出血的典型症状是剧烈头痛（所遭受的最严重的头痛）。蛛网膜下腔出血最常见的病因是动脉瘤破裂，是具有高死亡率的急诊医疗事件（图10.3）。动脉瘤是血管局部扩张形成的，多位于动脉壁的薄弱点。动脉瘤多位于血管分叉处，尤其是大脑基底部的基底动脉环。缺血性卒中可能作为一种迟发性并发症出现。这是由于蛛网膜下腔的血液作为刺激物，进而触发血管痉挛。未破裂的动脉瘤在多于2%的尸检中偶然发现。

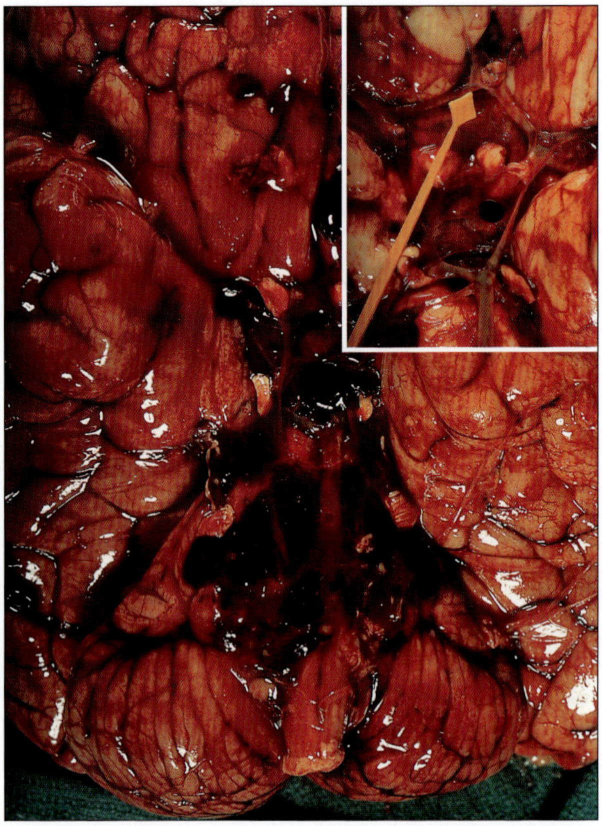

图10.3 蛛网膜下腔出血。伴晕倒、严重头痛的猝死患者的大脑尸检图片（下面观）。大脑基底部的蛛网膜下腔充满新鲜血液，基底动脉环模糊不清。插图：清除局部血液后，在前交通动脉处可见破裂的动脉瘤，箭头所指处。
引自Elison and Love：Neuropathology 2e（Mosby 2003），已授权。

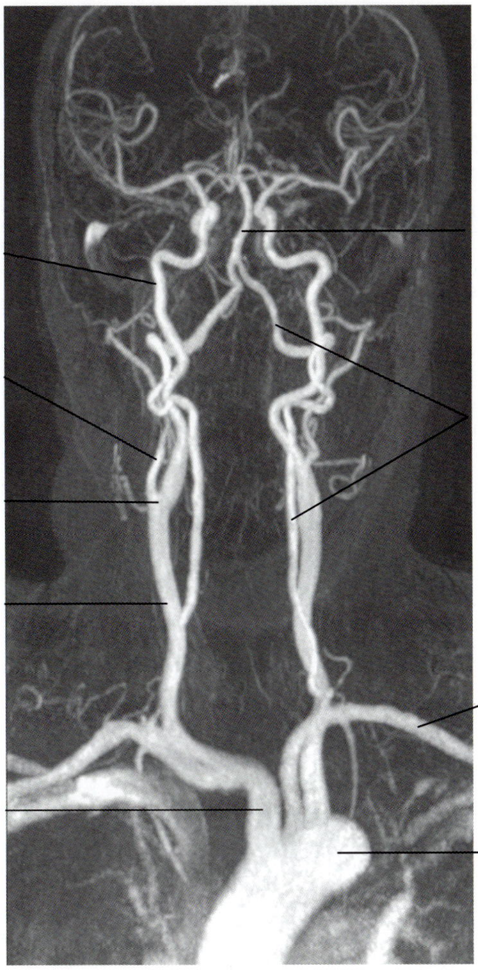

图10.4　主动脉和颈部血管MRI造影图。右侧颈总动脉和锁骨下动脉（根据放射学常规，位于图中左侧）均起始于头臂干。相反地，左侧颈总动脉和锁骨下动脉分别直接起始于主动脉弓的分支。
由Andrew MacKinnon博士提供。

要点

- 脑血管栓塞通常由心源性栓子造成（如心房颤动或瓣膜病），但是栓子也可来源于主动脉弓或颈部血管。
- 小血管病变与高血压及心血管危险因素相关。除脑卒中之外，小血管病变是血管性认知功能障碍和痴呆的一个重要病因。
- 颅内大动脉血管闭塞性疾病（原位血栓形成）多与造成局灶性梗死的血管壁疾病有关，多见于非洲裔和亚洲裔人群。
- 短时间大脑缺血可导致TIA发作，通常在数分钟内缓解，不会超过24 h。
- 自发性脑出血多见于高血压患者，多发生于基底核、小脑或脑桥。大脑淀粉样血管病逐渐被认为是导致“非典型性”（表浅性或叶性）脑出血的病因。
- 蛛网膜下腔出血主要临床表现为突发严重头痛，多由动脉瘤破裂所致，它是高死亡率的急诊医疗事件。

大脑基底部的动脉血管以交通支相连形成基底动脉环，基底动脉环由大脑前动脉、大脑中动脉和大脑后动脉组成，为大部分的大脑半球供血。大脑血供可分为前循环和后循环（图10.5）。

前循环

在大脑基底部，颈内动脉分为大脑中动脉（MCA）和大脑前动脉（ACA）。大脑中动脉是两者之中较大的，接收80%的颈内动脉血流。因此，心源性栓子更倾向于进入大脑中动脉，而非大脑前动脉。大脑中动脉继续走行于额叶和颞叶之间，从外侧沟穿出，为大部分的大脑半球供血（图10.6，图10.7）。

大脑前动脉向前、向内延伸，并在大脑半球之间汇合。它围绕胼胝体，为大脑半球内侧面供血，最远可延伸至顶枕沟（图10.6，图10.8）。在顶枕沟之后的区域，大脑后动脉负责为枕叶供血。前循环的交通支为视辐射供血，因此，前循环病变所致的脑卒中可能会导致视野缺损。

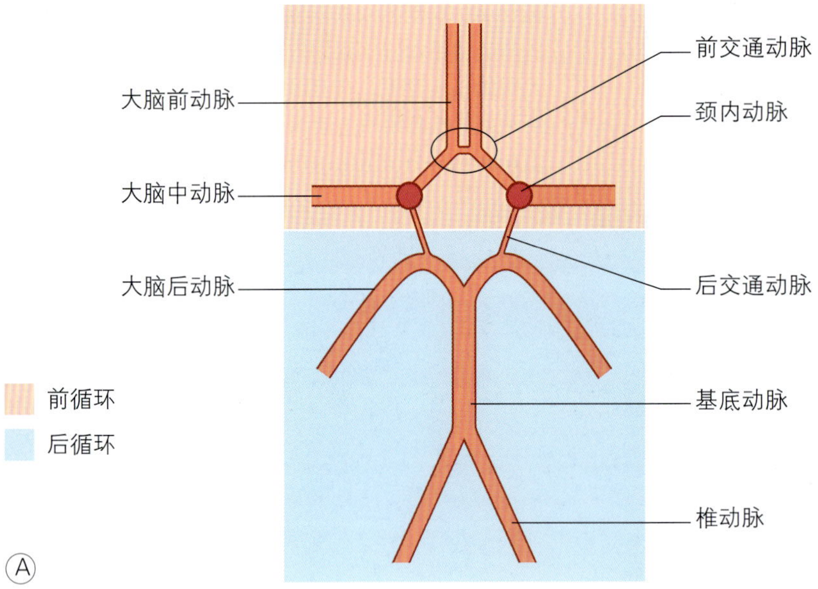

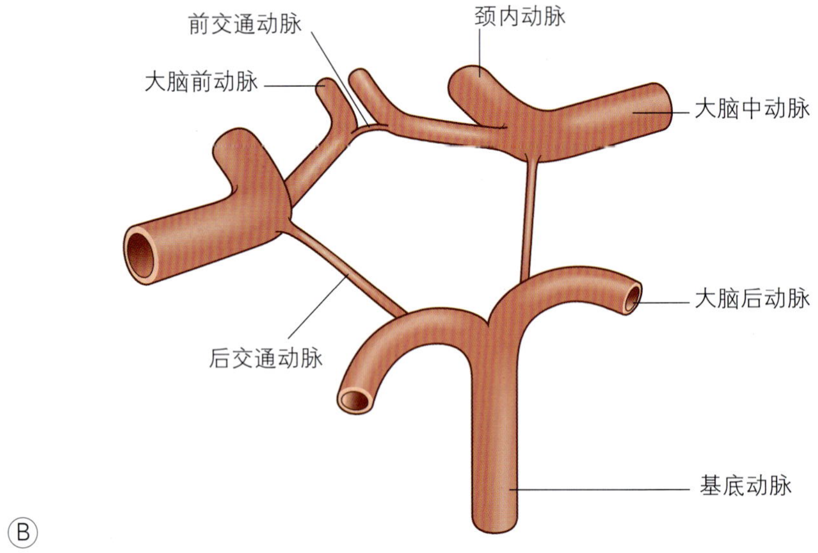

图10.5 前循环、后循环和基底动脉环的组成。A.基底动脉环的平面图示，显示了前循环（颈内动脉系统）和后循环（椎–基底动脉系统）；B.基底动脉环的立体图示。

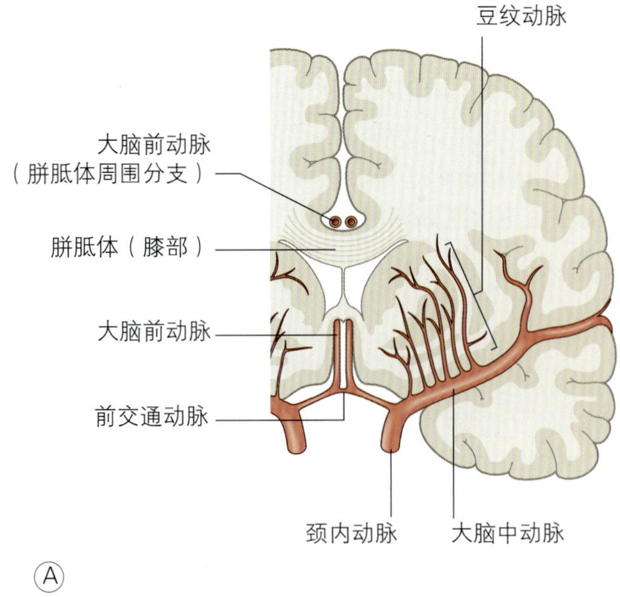

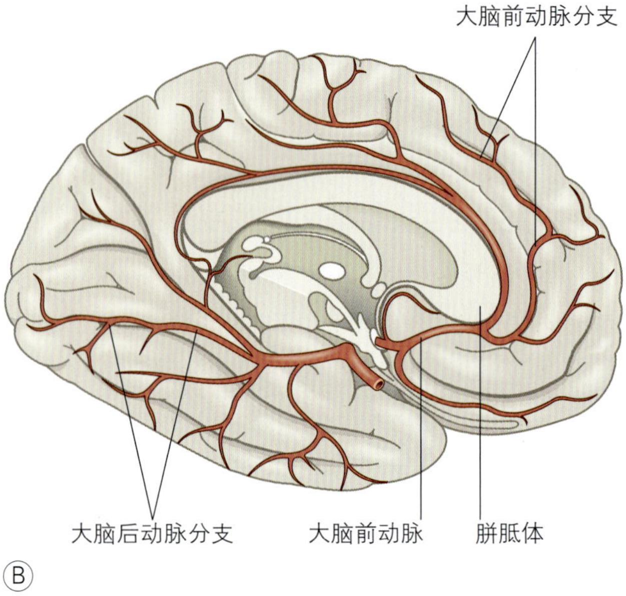

图10.6 大脑前动脉、大脑中动脉、大脑后动脉及豆纹动脉。A.大脑半球冠状位，显示了大脑前动脉和大脑中动脉，豆纹动脉（深部穿孔动脉）与大脑中动脉成90°；B.大脑半球矢状位，显示了大脑前动脉和大脑后动脉。

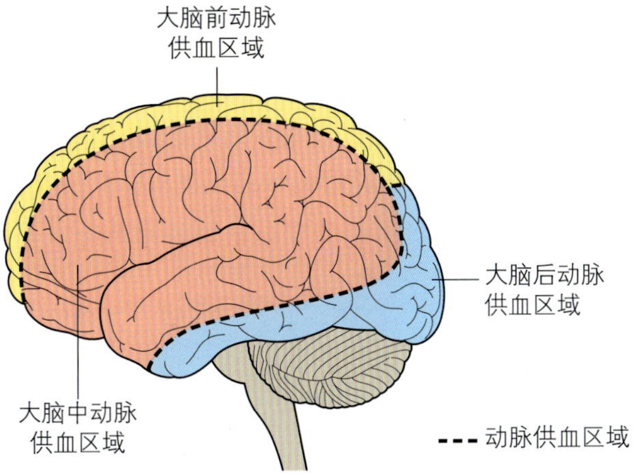

图10.7 大脑半球侧面观显示大脑前动脉、大脑后动脉、大脑中动脉的供血区域。虚线所示为主要血管供血区域之间的分界线。

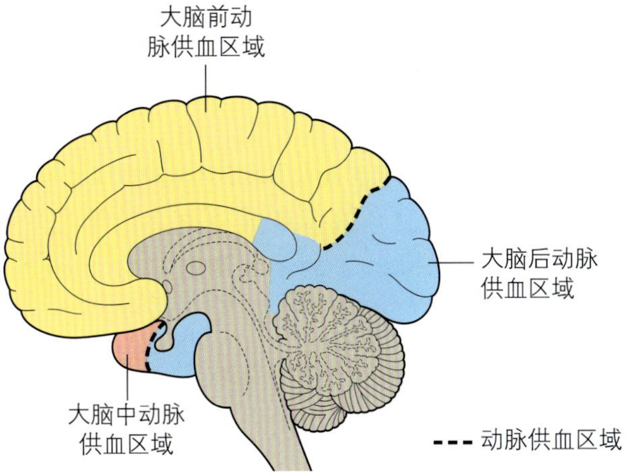

图10.8 大脑半球内侧面观，显示大脑前动脉、大脑后动脉、大脑中动脉的供血区域。虚线所示为主要血管供血区域之间的分界线。

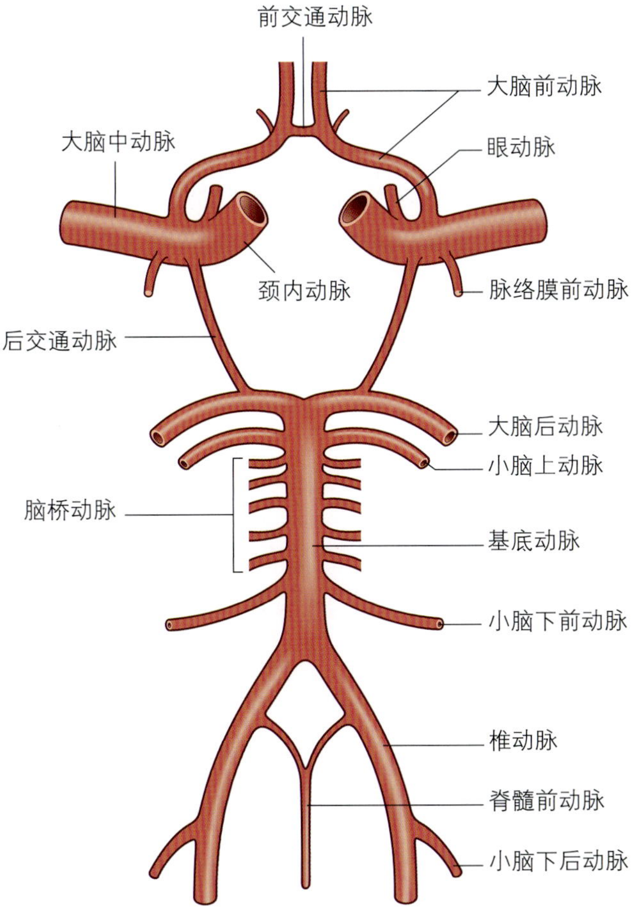

图10.9 基底动脉环更详细的模式图，包括小脑和脑干的主要分支。眼动脉是颈内动脉的颅内第一个分支，为眼内容物供血。脉络膜前动脉是颈内动脉的最后一个分支（或大脑中动脉的起始段分支）；脉络膜前动脉虽然是一个小血管，但它为中枢视觉通路、内侧颞叶（如海马、杏仁核）和部分基底核及内囊供血。脊髓前动脉为延髓基底部及脊髓的前2/3供血。

后循环

后循环为其余的大脑半球颅后窝内容物（脑干和小脑）供血。两个椎动脉在脑桥和延髓之间的交界处的脑干前汇合，形成基底动脉。因此，后循环也称为椎-基底动脉循环。基底动脉沿脑桥基底部上行到达中脑，分支形成两个大脑后动脉（PCA）。这些血管围绕在中脑周围，并在中脑后方、小脑幕上方穿过，为枕叶和颞叶下面供血（图10.6B，图10.7和图10.8）。

基底动脉环（Willis环）

基底动脉环是视神经交叉和垂体柄周围的血管多边环形结构。基底动脉环通过一侧前交通动脉和双侧后交通动脉与前循环及后循环联系起来（图10.5B，图10.9）。基底动脉环解剖结构变异率大，50%人群的基底动脉环不完整。基底动脉环是侧支循环的示例，侧支循环在血管闭塞后通过改变路径使得血流得以通过。位于其他部位的血管之间的侧支循环血管（如三个主要的大脑血管末端区域内的侧支血管）并不总是有效的，尤其是老年人。一些结构没有侧支循环血液供应（如内囊和基底核），因此更易发生脑卒中。

要点

- 前循环（颈内动脉系统）和后循环（椎-基底动脉系统）在大脑基底部汇合形成基底动脉环，基底动脉环是侧支循环的代表。
- 基底动脉环由一侧前交通动脉（短）和双侧后交通动脉（长、细）组成。
- 颈内动脉系统在大脑基底部分支形成大脑中动脉（在一侧穿行）和大脑前动脉（沿前内侧穿行）。
- 大脑中动脉接收80%的颈动脉血流，大脑前动脉接收颈动脉血流的20%。因此，相对于大脑前动脉而言，心源性栓子更易于进入大脑中动脉。
- 大脑中动脉为大脑半球的外侧面供血，大脑前动脉为直至顶枕沟之间区域的内侧面供血。
- 大脑后动脉是基底动脉的终末分支，大脑后动脉的供血区域包括枕叶和颞叶下面。

穿孔血管

基底动脉环产生许多为大脑内部实质供血的中央穿孔血管。起始于前循环的穿孔血管通过前穿孔区横向进入大脑，到达双侧视神经交叉。第二组穿孔血管起始于后循环，通过后穿孔区在中脑脚间沟进入大脑。前面一组包括豆纹状体动脉（或“卒中动脉”），为基底核和内囊供血（图10.6A）。豆纹动脉是自发性颅内出血及腔隙性脑梗死的好发部位（均由小血管病变导致）。

三个主要的大脑血管的供血区域和深部穿孔血管如图10.10所示。供血区域间的交界区域称为分水岭区，动脉压突然下降时分水岭区最易受到损伤。这可能是导致严重低动脉压（如心跳呼吸暂停、过敏性休克、大量失血）后动脉边缘区分水岭梗死的特征性表现。

脑干的血供

中脑、脑桥及延髓由后循环通过小穿孔血管供血，其中大多数为无名动脉。它们可分为三组：①靠近中央的血管；②短圆周血管；③长圆周血管。靠近中央的血管直接向后穿过脑干（到脑室平面）至脑桥和延髓中线的任意一侧。短的和长的圆周血管包围脑干，为脑干的侧面及后面供血。

小脑的血供

小脑由三个来自后循环不同部位的长圆周血管供血（图10.9，图10.11）：

- 小脑上动脉（SCA）来自基底动脉上部，位于大脑后动脉起始部下方。
- 小脑下前动脉（AICA）是基底动脉的尾部（下）分支。

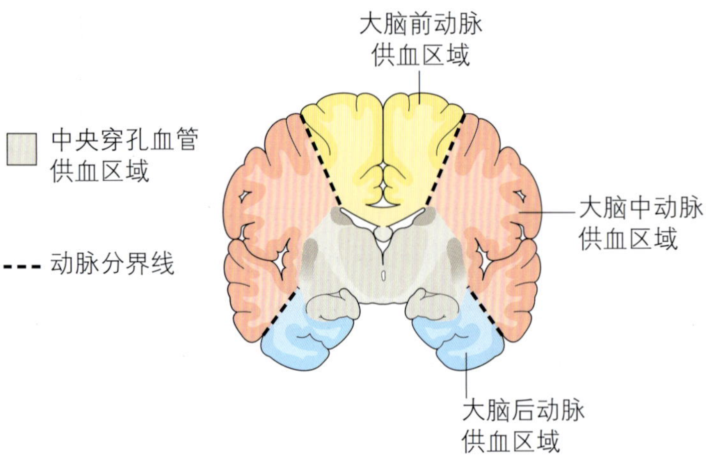

图10.10 大脑冠状面观，大脑前动脉、大脑中动脉及大脑后动脉的供血区域及其之间的分界线。灰色区域由基底动脉环的深部（穿孔）分支供血。

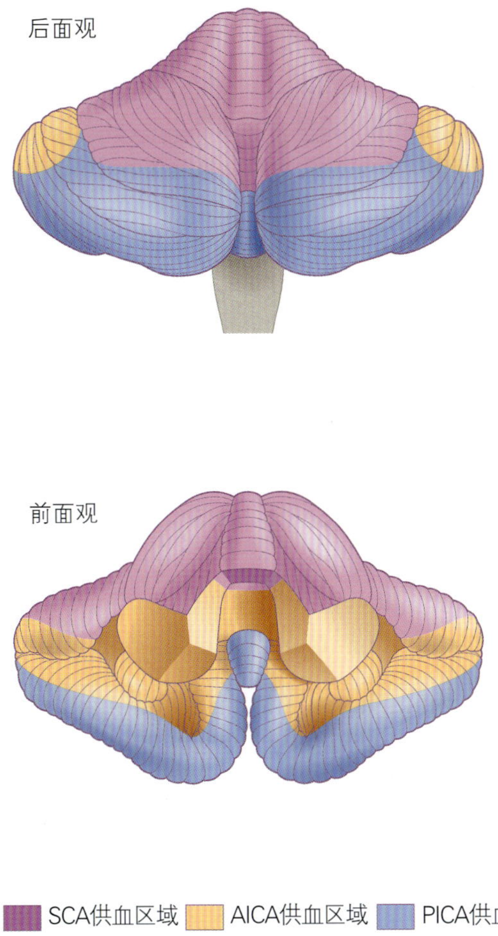

图10.11　小脑的血供。小脑供血的三个主要血管的供血区域如图所示。小脑上动脉（SCA）和小脑下前动脉（AICA）均起始于基底动脉，小脑下后动脉（PICA）通常起始于椎动脉。

- 小脑下后动脉（PICA）通常来源于椎动脉。

小脑下后动脉也为延髓侧面供血，小脑后下动脉栓塞可导致延髓外侧综合征（临床知识拓展10.3）。

> **临床提示10.3　延髓外侧综合征**
>
> 为延髓外侧供血的小脑下后动脉栓塞可导致：①同侧面部痛温觉障碍；②对侧躯干及四肢痛温觉障碍。这是三叉神经感觉核和脊髓丘脑束分别受损所致（见第四章）。从下丘脑到脊髓的交感神经纤维也会受到影响，导致支配同侧面部的交感神经受损。这是霍纳综合征的病因之一，霍纳综合征的特征性表现是上睑下垂，瞳孔缩小和面部无汗症（出汗障碍）。延髓外侧综合征的其他特征性表现——吞咽困难、复视、协调性差、眩晕和恶心反映了局部脑干结构及其与小脑间联系的损伤。

脑卒中综合征

根据首次脑卒中后最主要的功能障碍，缺血性脑卒中可分为四型，如图10.12所示：

- 完全性前循环综合征（TACS）
- 部分性前循环综合征（PACS）
- 后循环综合征（POCS）
- 腔隙综合征（LACS）

上述临床分型简便、易行，也可提供可利用的诊断信息。例如，每种分型在患病后一年内死亡的比例分别为：约60%（TACS）、20%（PACS或POCS）、10%（LACS）。卒中发病后一周内死亡的最常见原因是由脑肿胀（脑水肿）所致的颅内压增高，进而导致小脑扁桃体疝，压迫脑干（见第九章）。

> **要点**
>
> - 三个主要的大脑血管供血区域之间的分水岭区在低血压时最易受损，导致“分水岭梗死”。
> - 大脑前动脉、大脑中动脉及大脑后动脉（Willis环）的穿支血管为基底核、丘脑和内囊供血。
> - 豆纹动脉（卒中动脉）易形成高血压相关的小血管病变，也是自发性颅内出血的常见部位。
> - 脑干由来自后循环（椎–基底动脉系统）的三组动脉供血，这三组动脉血管为靠近中央的血管、短圆周血管、长圆周血管。
> - 小脑由三个长圆周血管供血：小脑上动脉（SCA）、小脑下前动脉（AICA）、小脑下后动脉（PICA）。

动脉粥样硬化

大部分脑血管和心血管疾病的病理机制是动脉粥样硬化。这是一个影响全身中型和大型动脉退行性变的因素，主要是包括不良饮食习惯、吸烟和缺乏锻炼的生活方式的后果。

动脉粥样硬化斑块

动脉粥样硬化的典型病变称为动脉粥样斑块。这由富含脂质物质数年在血管壁沉积而成。这一过程开始于大动脉的最内层（内膜），随后慢慢扩大。因此，动脉粥样物质沉积导致血管腔进行性狭窄（缩小）（图10.13），逐渐侵犯血管内腔，但可能多年仍无症状。动脉粥样硬化的初始病变称为脂纹。这些脂纹是动脉内皮层的苍白区域，这些苍白区域可以在儿童的动脉内识别，并由

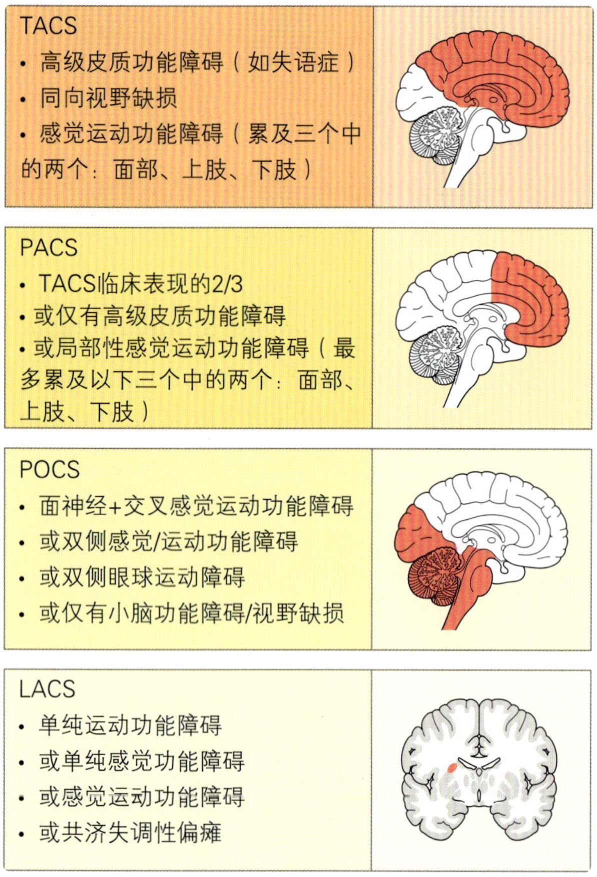

图10.12 卒中综合征的临床分型。缺血性卒中可分为完全性前循环综合征（TACS）、部分性前循环综合征（PACS）、后循环综合征（POCS）、腔隙综合征（LACS）。这一分型是根据首次卒中后最主要的功能障碍进行分类的。就腔隙综合征而言，感觉运动障碍至少累及三个区域（如上肢、下肢、面部）中的两个。

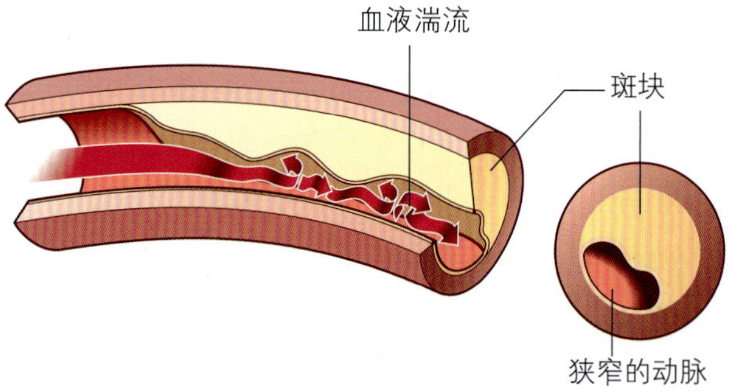

图10.13 动脉粥样斑块对血流的影响。生理状态下，动脉血流呈光滑层流，但是动脉粥样斑块的形成使动脉管腔逐渐变得狭窄，进而导致血液湍流。

吞噬脂质的巨噬细胞组成。

动脉粥样硬化斑块的分布并不是随机的。那些暴露在快速、血液湍流区域的斑块更易受到影响，尤其是动脉分支点。这些部位包括主动脉弓和颈部大动脉，这两个部位是大脑栓塞最可能的栓子来源（临床知识拓展10.4）。动脉粥样硬化在颈内动脉的颅内部分也很常见，尤其在大脑中动脉的起始点和主要分支点。

> **临床知识拓展10.4 颈动脉内膜剥脱术**
>
> 颈部血管的动脉粥样硬化使血管腔逐渐狭窄，进而增加TIA和卒中的风险。中、重度血管狭窄（管腔闭塞＞50%）患者可从颈动脉内膜剥脱术中获益，颈动脉内膜剥脱术是一种清除病变血管内膜的外科操作。这一操作可通过开放性颈部手术或血管内微创（于腹股沟处股动脉插入导丝）手术完成。尽管卒中的风险明显降低，但是这一手术本身也可能加速形成脑梗死（甚至少数患者的死亡）。现在的指南对于卒中风险小于1%仅用药物治疗的无临床症状的患者并不推荐颈动脉内膜剥脱术。

斑块形成

斑块形成的关键因素是血管内皮细胞功能障碍。生理状态下，血管内皮细胞可释放一氧化氮，进而预防血小板和白细胞黏附。内皮细胞功能障碍可能是由香烟中的芳香烃和自由基等有毒物质导致的。高血压和血液湍流所产生的剪切力也可导致内皮细胞功能障碍。血小板黏附在功能失调的内皮细胞，进而激活并释放细胞因子（炎症介质）和血小板源性生长因子（PDGF）。这可启动血管壁的慢性炎症反应。

斑块进展

被激活的血小板募集血液中的单核细胞，进而释放炎症介质。这些单核细胞迁移到血管壁，分化成巨噬细胞，吞噬胆固醇和脂质后变成泡沫细胞。泡沫细胞释放的生长因子和细胞因子可启动胆固醇继续沉积、内膜平滑肌增厚等一系列病理过程。血清胆固醇升高可加速这一病理过程（临床知识拓展10.5）。平滑肌细胞分泌包括胶原的细胞外基质蛋白，胶原可在软斑块中心之上生成粗糙的纤维帽，形成相对稳定的纤维斑块（图10.14A）。如果纤维帽破裂或上覆的内皮细胞层溃烂，称为复杂动脉粥样硬化斑块（图10.14B）。这可能引发血栓形成，导致血管闭塞和卒中。

临床知识拓展10.5 有益的和有害的胆固醇

胆固醇不溶于水，通过脂蛋白在血流中运输，脂蛋白属于由磷脂和蛋白质组成的球形蛋白家族。低密度脂蛋白（LDL）运输脂质至周围组织，促进动脉粥样斑块的形成。因此，LDL升高是有害的，其是“有害胆固醇”的代表。过量的胆固醇可通过高密度脂蛋白（HDL）运送到肝脏处理，故HDL被称为“有益胆固醇”。因此，HDH与LDL的比率可能比血清总胆固醇更重要。

要点

- 动脉粥样硬化是一个累及大、中动脉（如颈部血管、主动脉、冠状动脉）的退行性病变过程，也是卒中和心脏病发作的主要病因之一。
- 斑块形成由内皮细胞功能障碍触发（如高血压和吸烟的后果）。这使血小板黏附于血管壁，释放细胞因子和PDGF，触发血管壁的炎症反应。
- 从血液中募集的单核细胞进入血管壁，分化成巨噬细胞，吞噬脂质和胆固醇形成泡沫细胞。
- 许多胆固醇来自循环中的低密度脂蛋白（LDL），也是斑块中心的主要组成成分，斑块中心上覆富含胶原的纤维帽。
- 如果纤维斑块破裂，变为“复杂的”斑块，可进而形成血栓和栓塞，堵塞血管，导致卒中（或心脏病发作）。

卒中治疗

多项大型临床试验均已表明卒中单元（或多学科专家的卒中团队）可以实现最好的卒中预后。主要因素包括：

- 良好的营养和消化，必要的早期鼻饲或肠外营养。
- 早期的言语评估和治疗。
- 早期活动和物理治疗，避免制动的不良后果。
- 并发症的早期治疗，如感染。

这些单一治疗措施的综合作用是实质性地减少长期神经功能障碍，使能够返回工作岗位的人数增加25%。小部分缺血性卒中患者适合溶栓（临床知识拓展10.6）。

卒中预防

目前，卒中急性期的治疗有限，这也凸显了预防措施的重要性。预防措施包括避免已知的危险因素。一级预防旨在使有卒中风险的患者避免首次卒中的发生，而二级预防旨在减少复发的可能性。

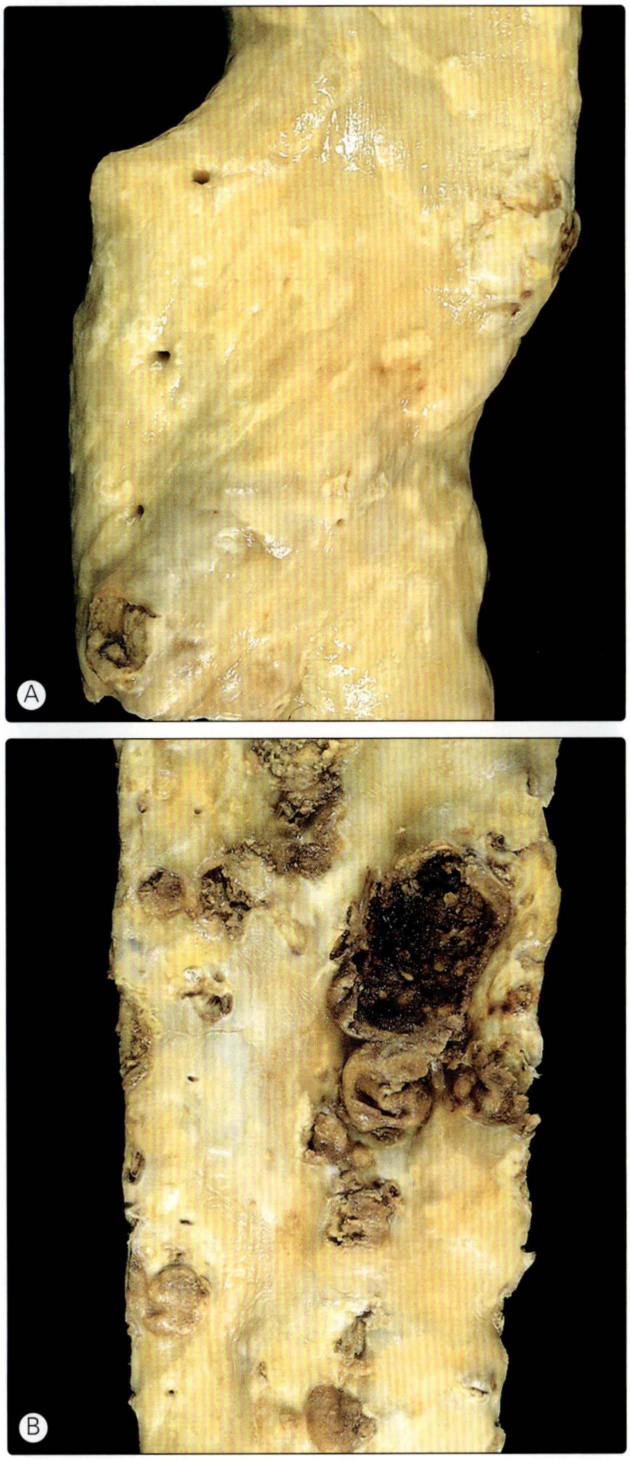

图10.14 尸检图片所示为腹主动脉粥样斑块（动脉被切开暴露内皮层）。A.主动脉壁上有大量黄白色纤维斑块，这些纤维斑块有一个背覆胶原帽的富含胆固醇的中心，通常保持长期稳定（不引起症状）；B.来自另一名患者的复杂的动脉粥样斑块，其中已有胶原帽的破裂/出血或上覆内皮层溃疡，此种情况，附壁血栓在一些斑块上显而易见。

引自Kumar et al：Robbins Basic Pathology 8e（Saunders 2007），已授权。

卒中的危险因素

高血压是最重要的危险因素，临床实验表明，舒张压降低5 mmHg，卒中的发生风险降低1/3，该实验也适用于血压正常者。血清胆固醇降低也会使患者获益，胆固醇水平正常者也可从他汀类降低胆固醇的药物（胆固醇合成酶羟甲基戊二酸酰辅酶A还原酶的抑制剂）获益。饱和动物脂肪摄入量的减少和多不饱和植物脂肪和鱼油（含Ω-3脂肪酸）摄入量的增加都是有益的。对于糖尿病患者，尤其是有动脉病变倾向者，血糖控制尤为必要。每日低剂量阿司匹林和其他抗血小板药物的应用也很重要（临床知识拓展10.7）。

其他危险因素

虽然口服高剂量雌激素避孕药可增加血液凝固，进而使卒中风险相对增加，但由于年轻女性危险因素风险很少，绝对风险仍然非常低。由于叶酸或维生素B不足或罕见的遗传病高同型半胱氨酸血症所致的血清同型半胱氨酸增加与过早出现的血管疾病相关，但目前还不清楚降低同型半胱氨酸是否有益于预防卒中。适量的酒精摄入可以降低卒中的风险（可能与血浆HDL浓度的增加有关），但每天酒精摄入量超过两个单位则会：①有益转为有害；②对健康造成不良影响；③是导致年轻人出现出血性卒中的一个重要原因（图10.15）。

要点

- 专业化的卒中单元可使患者获得最好的预后，显著减少长期神经功能障碍，使能够返回工作岗位的脑卒中患者增加25%。
- 关键因素包括：①良好的营养和消化；②言语治疗；③早期活动和物理治疗；④并发症的早期治疗。
- 溶栓适用于少数情况，必须在卒中发病后4.5 h内进行，且要完善颅脑CT排除出血。
- 对于一级预防和二级预防，可控的危险因素包括高血压、吸烟、胆固醇升高、糖尿病及心房颤动。
- 抗血小板药物（阿司匹林、双嘧达莫、氯吡格雷）可降低卒中的发生率，但是无卒中病史的人群应用抗血小板药物，出血风险可能超过其所带来的益处。

临床知识拓展10.6 溶栓

静脉应用组织型纤溶酶原激活物（tPA）可以使血栓溶解，tPA是一种触发纤溶酶（抗凝）级联反应的酶。溶栓必须在卒中发病后4.5 h内进行，把可能致命的脑出血的风险降到最低。因此，在溶栓之前，确定卒中发病的确切时间极其重要（完善颅脑CT扫描，排除出血）。临床实验数据显示，在发病后3个月，10%的接受溶栓的患者仅有轻微或无功能障碍，另外1/3患者也会有很大程度的获益。出血的发生率约为1/18，但总体死亡率并没有增加。需要重点注意的是，大多数卒中患者并不符合溶栓的标准，但所有患者都可能从卒中单元的专业护理中获益。

临床知识拓展10.7 抗血小板药物

小剂量阿司匹林（75 mg/d）可降低血小板黏附于功能失调的内皮细胞的可能性，进而使脑梗死复发的风险降低25%。可供选择的抗血小板药物，如双嘧达莫和氯吡格雷，以前仅用于不能忍受阿司匹林不良反应的患者，现在和阿司匹林联合应用或作为一线药物应用。不推荐无卒中人群应用抗血小板药物，因为出血风险可能高于其潜在益处。

卒中的病理生理机制

大脑血流的平均速度是每分钟每100 g脑组织50 mL，快速血流运输足够的氧气和葡萄糖支持神经系统的新陈代谢。如果血供发生障碍，神经元在数分钟就开始死亡。

缺血性级联反应（图10.16）

急性脑缺血，血液灌注障碍导致供能障碍，这是由于线粒体的氧化磷酸化中断。没有新鲜血液供应脑组织，如乳酸、二氧化碳的毒素堆积导致酸中毒。神经元可通过降低电化学活性和最小能量消耗忍受短期缺血，但是持久性或严重的缺血必然会导致细胞死亡。

ATP生成障碍

大脑缺血早期，组织缓冲剂如磷酸肌酸提供高能磷酸键补充三磷酸腺苷（ATP）。这可以为细胞代谢提供足够的能量，也可以在短期内使ATP水平维持

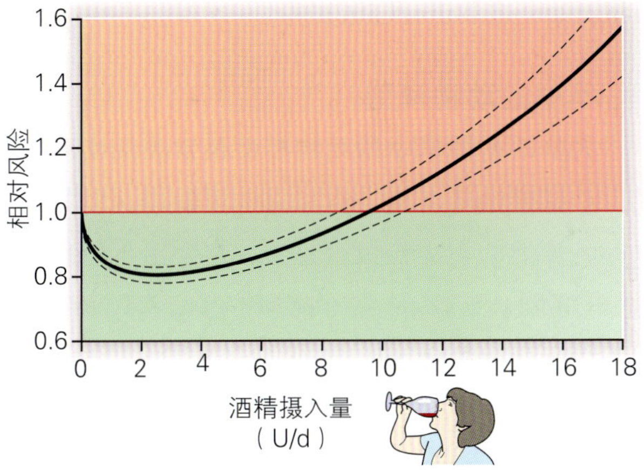

图10.15　适量酒精摄入可能对心血管疾病有益。随着酒精摄入量的增加，不良影响超过其所带来的益处，这一变化可描述为“J”形曲线关系。

在生理状态的95%。少量葡萄糖从星形胶质细胞储存的糖原中释放，但在5 min内磷酸盐缓冲剂和糖原消耗殆尽，ATP水平不足正常的10%。

无氧呼吸

在缺乏氧气的情况下，细胞的新陈代谢由有氧呼吸转为无氧酵解。无氧酵解利用有限的可利用的葡萄糖产生更少的能量，同时生成乳酸，加剧酸中毒的形成。当pH值低于6.0，线粒体内可将H^+从细胞内移除的Na^+/ H^+泵变得迟钝。这进一步加剧细胞的无氧呼吸，进而形成恶性循环。在这些条件下，有害活性氧化物如超氧阴离子（O_2^-）和羟基（OH^-）大量释放，形成氧化应激，进一步导致组织损伤（见第八章）。

钠钾泵障碍

钠钾泵（钠钾ATP酶）的能耗占大脑全部能耗的2/3。钠钾泵的运转维持细胞内和细胞外钠离子和钾离子浓度，因此钠钾泵对于神经细胞的电活动是必要的（见第六章）。随着ATP供给下降到临界水平，钠钾泵发生故障。因此，钠、钾离子梯度消散和神经元细胞膜去极化。当脑血流量下降不足生理状态的20%达到临界点（每分钟低于10 mL/100 g）。去极化的神经元达到“激活阈值”和释放大量神经递质，包括兴奋性氨基酸谷氨酸，高浓度的谷氨酸会产生兴奋性毒性。

钙和兴奋性毒性

由于上述缺血后级联反应，细胞外谷氨酸浓度增加到正常值的10倍。高浓度水平谷氨酸通过NMDA

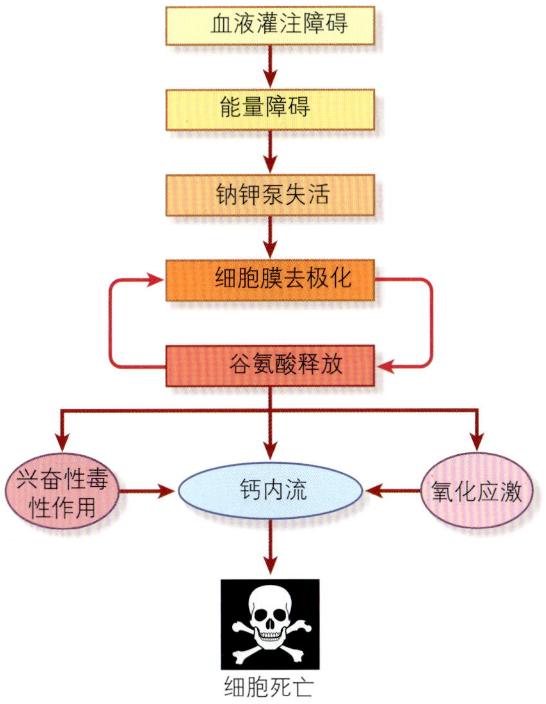

图10.16　缺血性级联反应。

通道使大量钙离子内流（NMDA通道解除了生理状态下镁离子的阻滞），加上电压门控钙通道和钙渗透性AMPA受体的贡献，起兴奋性毒性作用（见第七章和第八章）。细胞内钙离子的升高是导致神经细胞死亡的关键，因为钙离子激活了包括钙蛋白酶、蛋白酶、磷脂酶、核酸内切酶和一氧化氮合酶一系列有害酶（见第八章）。随着细胞膜的完整性缺失及水进入细胞，最后的“临界点”出现。这称为细胞毒性水肿，导致细胞破裂死亡，其次是炎症反应。

要点

- 急性脑缺血，器官灌注障碍导致能量供给障碍，随后生成一系列有毒物质，如乳酸。
- 大脑的能量储备及组织磷酸盐缓冲剂在5 min内消耗殆尽，ATP水平下降至不足正常水平的10%。
- 细胞代谢由有氧呼吸转为无氧酵解，随着乳酸堆积，酸中毒和自由基形成。
- 由于细胞膜离子泵障碍，离子梯度消失，神经元去极化，释放谷氨酸至细胞外基质。此时，谷氨酸通过过度刺激NMDA受体，导致钙超载，发挥兴奋性毒性作用。
- 细胞内过量的钙激活钙蛋白酶、蛋白酶、磷脂酶、核酸内切酶和一氧化氮合酶，伴随主要结构性蛋白和功能性蛋白的退化。
- 细胞膜完整性的缺失最终导致细胞毒性水肿和细胞死亡，随后出现急性炎症反应。

缺血性半暗带

卒中发病后1 h内，缺血性坏死的损伤中心形成，其内的血流仅为正常状态的20%以下。周围是灌注不良的边界区域，称为缺血性半暗带，其血流为正常状态的20%~40%（图10.17）。缺血性半暗带神经元可能保持活力24 h以上，有存活下来的可能，但是如果灌注不能恢复，损伤中心会逐步扩大。

运用灌注加权成像（PWI）和弥散加权成像（DWI）可以观察到缺血性半暗带。灌注加权MRI扫描提供了一种评估大脑血流的半定量方法，弥散加权序列通过把组织含水量增加作为细胞毒性水肿的标记，显示严重的缺血性损伤中心。数字减影出现PWI-DWI失匹配，这种失匹配大约和缺血性半暗带相对应，通常发病6 h内可以被确认。

要点

- 缺血性半暗带是缺血性损伤中心周围灌注不良的组织区域，半暗带血流为正常状态的20%~40%。
- 半暗带神经元部分功能缺失，但活性可以保持24 h以上，因此是神经保护性措施作用的靶点。
- 放射学技术，如PWI-DWI失匹配，提供了一种可视化观察缺血性半暗带区域的方法。

神经保护机制

卒中相关的基础研究的主要目标是研制能够通过干扰缺血性级联反应或大脑炎症反应，进而保护灌注不良组织的药物。大部分研究工作首先从动物模型开始，之后进行临床实验。

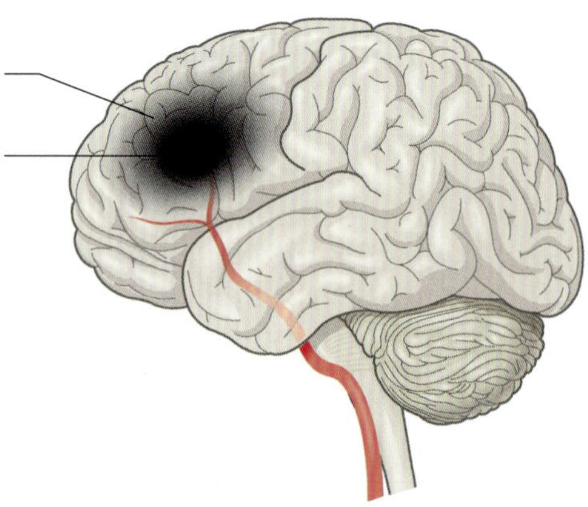

图10.17 缺血性半暗带。缺血性卒中后，有一个不可恢复的细胞死亡的损伤中心，周围是灌注不良的半暗带区域，半暗带区域内的神经元功能部分缺失，但仍有存活的可能。

卒中的动物模型

大脑缺血性卒中的动物模型最常采用实验室大鼠、小鼠或沙鼠。兔、狗和猫也可使用，但如黑猩猩等灵长类动物实验相对较少，主要出于伦理学和费用的考量。

离体神经元培养

这些是现有的最简单、易行和最便宜的系统。很难观察到分离的胚胎细胞是如何模拟大脑的多细胞结构复杂性的，但如果严谨地分析实验数据，这种方法也可以提供重要的实验结果。

在体动物实验

在体动物实验包括大脑中动脉栓塞（MCAO）和短暂性前脑缺血的四血管模型（双侧颈动脉和椎动脉闭塞）的大鼠模型。这些大鼠模型可以是固定时间的（通常5~30 min）可逆性缺血模型。虽然符合“现实”，但是制作模型复杂、昂贵且需要技术支持。此外，还存在系统性变量干扰等难以控制的因素，如血压、心率、体温、激素和宿主免疫系统的影响。

器官型培养

该方法将完整的大脑切片（如啮齿动物的海马）置于培养基中进行培养。这种培养工作可持续6周，保持正常的神经连接和活性（图10.18A）。通过氧-糖剥夺，产生可复制的损伤模拟大脑缺血，这种方法可比拟在体动物实验（图10.18B）。因此，大脑切片、培养片兼具在体动物实验的许多优点，又无分离细胞培养的缺点。

神经保护药物

目前，已研制出许多干扰缺血性级联反应事件（如兴奋性毒性、氧化应激、钙超载）的神经保护药物，尽管神经保护药物在动物模型中疗效明显，但是多种原因导致临床试验结果不尽如人意（下面讨论）。

时间因素

在动物模型中疗效显著的大多数药物作用于缺血性级联反应的早期，且许多是预处理，但是约50%的卒中患者在卒中发病后3 h才到达医院，错过了最关键的“治疗窗”。

动物模型的问题

实验动物和人体对比，药物并不总是有效的。对于动物，缺血性损伤是严格控制的，且发生在一个特殊饲养的同一品种（基因相同的）的动物。动物实验忽略了个体间基因差异和其他潜在影响因素，如共病、年龄和代偿性血供。认知和行为功能障碍也很难在实验室动物中建立模型和进行评估。

结果评估

前期临床实验中所采用的评估方法可能并不合适。基础研究通常根据总损伤范围的大小衡量卒中的严重性，但对于人体而言，这可能并不是有效的（如严重的右侧额叶损伤可能并无临床表现，而一个轻微的内囊损伤则造成严重的偏瘫）。另一个潜在的问题是实验终点。对于动物模型而言，这通常是动物模型成功后的几分钟或几小时，但在临床实验中，通常为几个月或几年。

给药途径的问题

血液中的药物可能无法到达大脑的目标区域，可能是因为缺血组织的灌注不良，也可能是无法穿透血脑屏障（见第五章），但动物模型并不关注这一点。此外，某些药物的不良反应可影响有效剂量的给药，这一有效剂量相当于临床实验前期所采用的药物剂量。

白质缺血

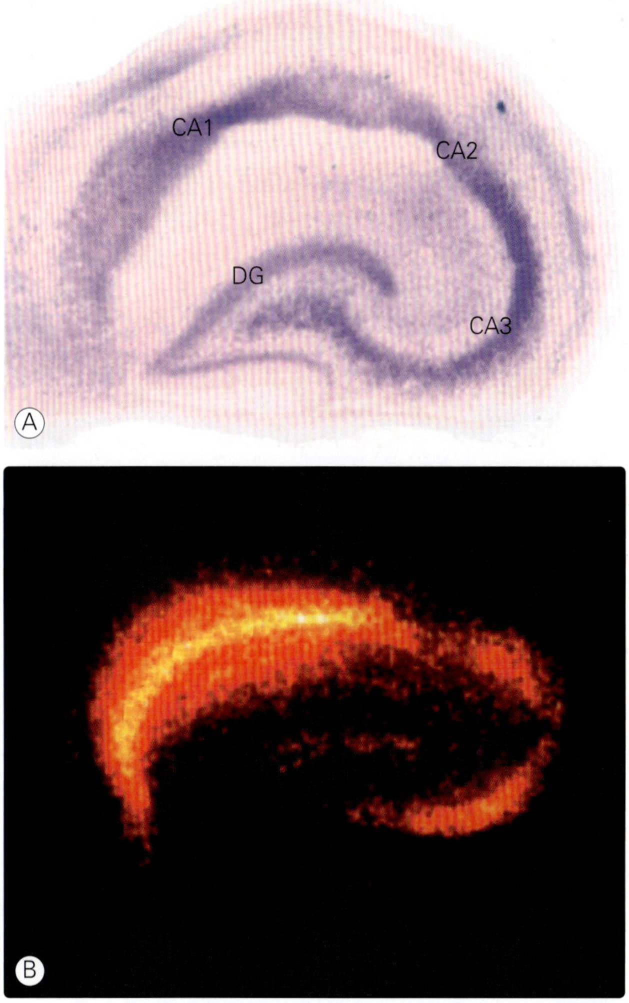

图10.18　器官性海马脑片培养用于模拟卒中。A.预置啮齿类动物海马脑片，培养两周后显示了正常的海马解剖结构，组织切片经亚氨嗪染色后显示了神经元胞体（DG=齿状回，CA1~3=Ammon角/海马角的亚分区）；B.1 h的氧-糖剥夺后（模拟缺血）24 h的啮齿动物海马切片。CA1区内有标记神经元缺失（运用碘化丙啶的组织荧光染色可进行观察，由于细胞膜完整性受损，碘化丙啶能够进入受损细胞）。人类大脑的海马CA1区（有时称为Sommer区）也易遭受缺氧和缺血。
引自Sundstrom et al:Drug Discovery Today 2005；10（14），已授权。

另一个难题是，许多基础科学研究着重于保护和抢救皮质灰质中的神经元，但是卒中后一个很大的病理学难题是皮质区域间白质及轴突联系。

要点

- 已研制出许多神经保护药物阻止缺血性级联反应（如兴奋性毒性、炎症反应、氧化应激、钙超载），尽管神经保护药物在动物模型中疗效显著，但临床实验并不尽如人意。
- 神经保护药物疗效不明显的关键影响因素是时程，因为动物实验中所采用的许多药物作用于缺血性损伤早期，而实际临床中，患者到达医院后已经错过这一时期（50%的卒中患者在发病后3 h才到达医院）。
- 影响神经保护药物效果的其他因素包括疾病动物模型的问题、临床实验中不合适的结果评估方法、药物毒性或释放失败、基因异质性、自身因素。

迟发型神经元死亡

近几年，迟发型神经元死亡逐渐引起大家的关注，最初的损伤中心逐渐延伸至缺血性半暗带。迟发型神经死亡这一过程中的相关因素包括再灌注损伤、一氧化氮释放、迟发性凋亡。

再灌注损伤

溶栓可能使1/3以上的卒中患者在24 h内再通闭塞的血管（自发性再灌注）。随着血流的恢复，神经元活性大幅增加，随之产生大量的活性氧化物。暴发产生的自由基显著超出其清除机制和灭活线粒体呼吸链中的Ⅰ型复合体。由此产生的氧化应激破坏关键细胞成分，包括线粒体和恶性循环的形成，导致再灌注相关的神经元死亡。实验和临床证据表明，控制性降温可预防再灌注损伤，降低能量需求和自由基的生成速率。

一氧化氮释放

一氧化氮是缺血性脑组织释放的活性氧化物的一种，再灌注时产生大量一氧化氮。它由左旋精氨酸（由炎症细胞和缺血性神经元）通过不同亚型的一氧化氮合酶（NOS）合成。

内皮细胞合成的一氧化氮具有神经保护作用，因为它促进血管舒张，抑制血小板和白细胞粘连，改善脑血流量。神经元和小胶质细胞是受炎症细胞因子刺激所产生的，其产生的一氧化氮具有严重的神经毒性。一氧化氮通过激活超氧阴离子生成强烈的细胞毒性过氧亚硝基（$ONOO^-$），其可促进缺血性半暗带的细胞凋亡。因此，抑制一氧化氮合酶可在动物模型中发挥神经保护作用。

迟发型凋亡

尽管卒中后大多数细胞死亡是坏死性的，超过1/5的死亡细胞是程序性细胞死亡（特别是缺血性半暗带）。死亡神经元衍生的凋亡小体存在于再灌注半暗带，凋亡抑制剂（如环孢素A）可在卒中动物模型中发挥神经保护作用。再灌注钙超载后星形胶质细胞也会凋亡，降低亚致死受损神经元的重要代谢支持来源。

要点

- 最新的神经保护措施旨在作用于迟发型神经细胞死亡的进程，通过迟发型神经细胞死亡损伤中心延伸至缺血性半暗带。
- 这一过程的关键促进剂包括再灌注性相关脑损伤，一氧化氮的神经毒性作用和迟发性凋亡。
- 控制性降温可减轻再灌注性相关脑损伤，降低再灌注时的能量需求和自由基产生的速率。

第十一章 癫痫

本章目录

癫痫是一组以大脑中异常电活动为特征的疾病，这种异常电活动导致癫痫无故反复发作，表现为阵发性的运动感觉或行为障碍。癫痫的临床特征可反映异常放电的位置，以及它们通过大脑皮质扩散的程度。

癫痫是常见的严重神经系统疾病，在全球范围内波及率高达1%。单次癫痫发作通常不诊断为癫痫，多数情况下，癫痫发作两次或多次且发作间隔时间至少为24 h，才予以诊断。引发癫痫发作与癫痫不同，多达5%的人在他们一生中因为某些因素会引发癫痫发作，原因包括头部受伤、中风、感染、发热、戒酒和代谢紊乱。

癫痫发作分类

癫痫发作的两种主要类型如图11.1所示。原发性全身性癫痫发作涉及双侧大脑半球，在发病时意识丧失。部分（局灶性）癫痫发作具有离散的皮质起源并且临床特征反映了受影响的功能区域。异常的电活动通常可以用头皮电极记录（见下文）。

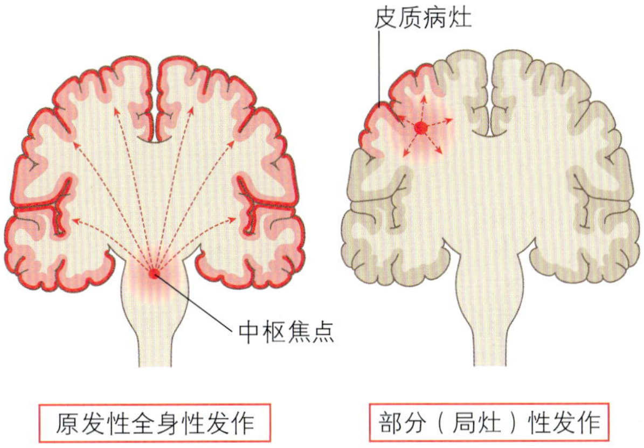

图11.1 癫痫发作类型。原发性全身性癫痫发作起源于丘脑或脑干，同时涉及双侧大脑半球。部分（局灶性）癫痫发作开始于一个离散的皮质区域，由相邻的白质灰质异常引起。局灶性发作可扩散为继发性全身性发作。

原发性全身性发作

这种类型的癫痫发作似乎起源于异常丘脑皮质环的振荡（连接在丘脑和大脑皮质之间），可能由双侧皮质受累引起，临床特征表现多样，但有几种公认的表现（如失神、强直、阵挛、肌阵挛、强直阵挛和肌松弛）。确定原发人群的结构性脑损伤是不可能的，这些病例被归类为血管病变。这意味着虽然发病机制尚不清楚，但是有潜在的遗传因素。

部分（局灶）性发作

这种类型的癫痫发作有局灶性的皮质起源，如皮质畸形或肿瘤。单纯部分性发作可分为部分运动性发作、部分感觉性发作、自主神经性发作和认知性发作，不伴意识丧失。复杂部分性发作主要症状表现为意识障碍，病灶多在颞叶。异常感觉很常见，如奇异的感觉或难闻的气味。

局部癫痫发作播散到双侧大脑半球时会引起全身发作。这可能是由局部症状引起的（如非自愿肢

临床知识拓展11.1 脑电图

头皮上的电记录可以记录大脑皮质癫痫样放电以支持癫痫的临床诊断（图11.2，图11.3）。临床上约50%的癫痫患者被记录到睡眠不足、过度通气或间歇性光照（闪光灯），可将诊断率提高到80%。在某些情况下，即使在癫痫发作期间也记录不到癫痫样放电（如癫痫发作部位太深，无法通过头皮捕捉），成人假阳性率为0.5%，儿童假阳性率为4%。

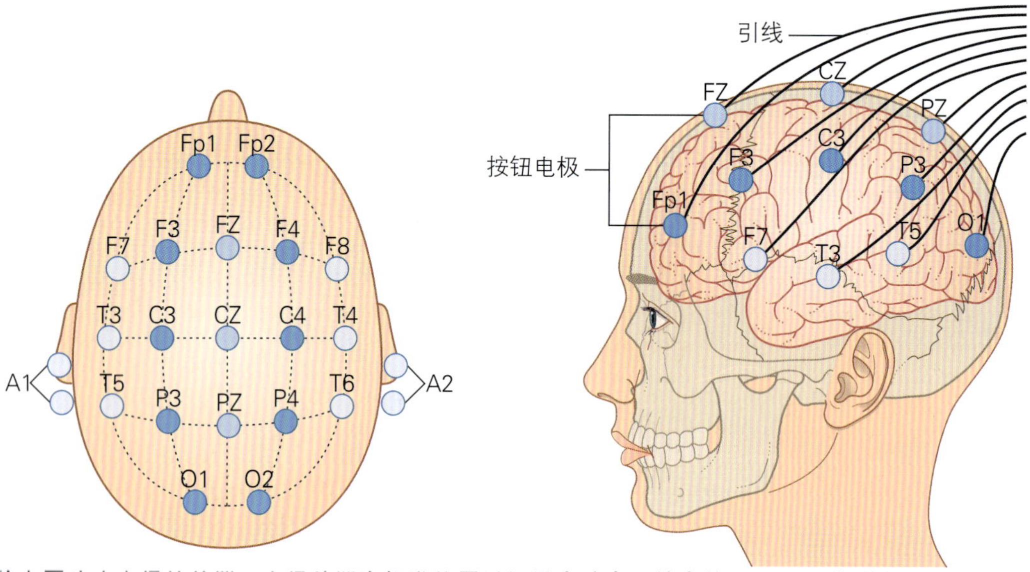

图11.2 脑电图头皮电极的放置。电极放置在标准位置以记录大脑表面的电信号。Fp，额前极；F，额极；C，冠状轴；P，顶叶；T，颞叶；O，枕叶；Z，正中线；奇数，左侧；偶数，右侧。
引自Fitzgerald：Clinical Neuroanatomy and Neuroscience 5e（2006），已授权。

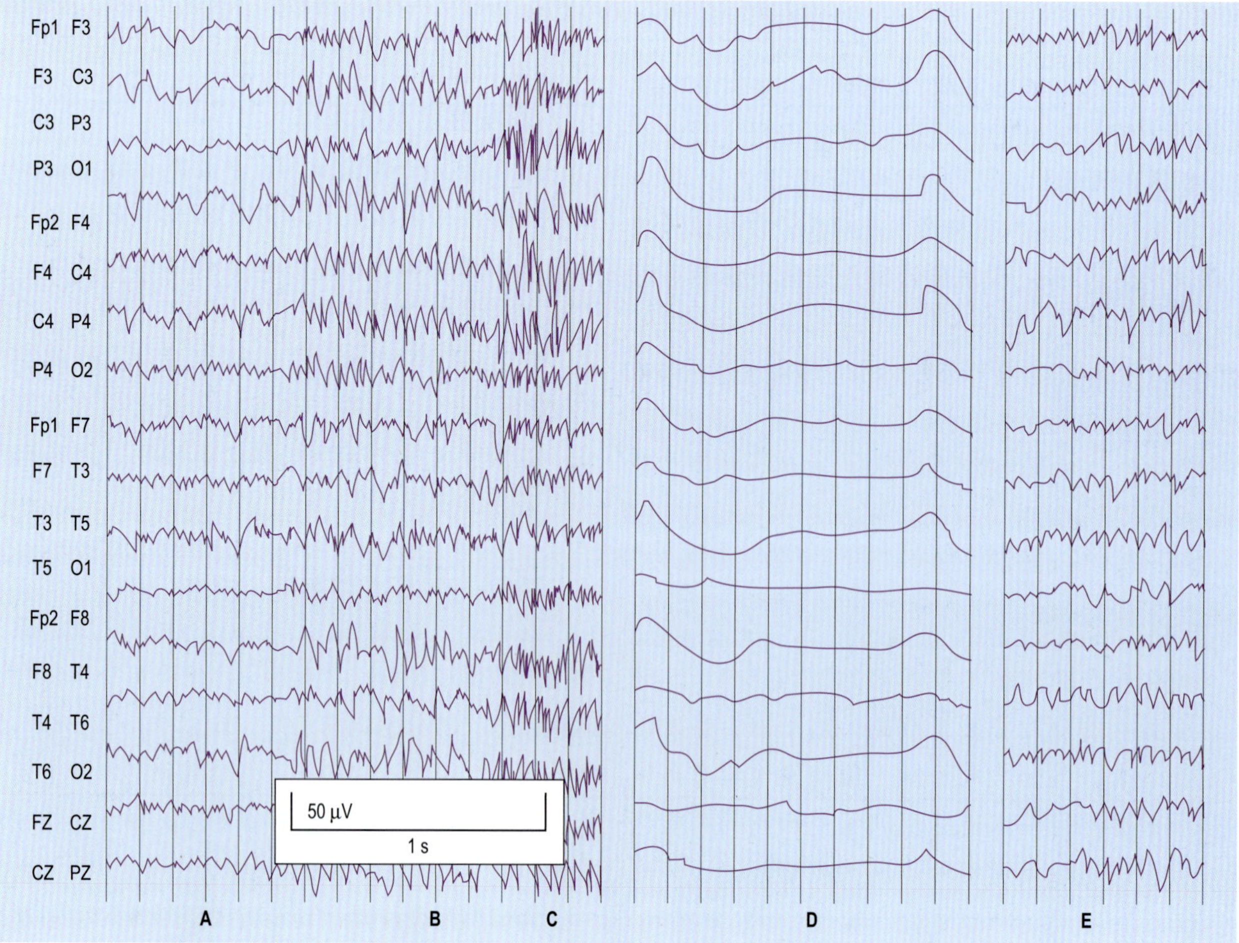

图11.3 全身强直阵挛（抽搐）发作时的脑电图信号。A.正常的间歇期记录；B.全身发作；C.全身抽搐（强直阵挛）；D.发作后即刻记录，全程波形缓慢；E.恢复正常波形。
引自Fitzgerald：Clinical Neuroanatomy and Neuroscience 5e（2006），已授权。

临床知识拓展11.2 局灶性发作

局灶性癫痫发作源于初级运动皮质，引起对侧肢体抽搐，没有意识丧失。典型的癫痫发作开始于身体某一部分不自主运动（如蹈趾、拇指或嘴角）。随着异常电活动播散，引起全身更多部位阵挛（抽搐），这就是“杰克逊式行军”。癫痫发作后可能出现对侧肢体无力持续长达48 h，如托德瘫痪。

临床知识拓展11.3 运动性癫痫

最常见的儿童癫痫综合征是良性的。运动性癫痫病灶在中央沟，这种综合征以局灶性运动性癫痫（单纯部分性癫痫发作）为特征，伴有言语不能和唾液分泌过多。运动性癫痫通常出现在10岁以下，被认为是良性的。

临床知识拓展11.4 婴儿痉挛症

婴儿痉挛症也称为韦斯特综合征，是一种癫痫。它是脑电图的高峰节律紊乱及智力发育落后所构成的特殊综合征。韦斯特综合征开始于婴儿出生的第一年，其发作称为“行额手礼式发作”。患儿的上肢、颈部突然弯曲，臀部、膝关节被拉向身体。它常与发育或围产期脑损伤有关，如缺氧或脑炎。

体移动或头部转动），但如果泛化很快，这种现象会消失。癫痫发作后遗留的神经性信号（如虚弱）为存在离散（局灶性）皮质起源提供了重要线索。

一般特点

有很多癫痫综合征，其发作类型、发病时间、病因及脑电图结果各不相同（临床知识拓展11.1）。可以根据发病方式（全身性或局灶性）、疾病演变过程进行分类。癫痫综合征发生在儿童身上有不同于成人的特征（临床知识拓展11.2~11.4）。

癫痫的病因

有明确遗传、结构或代谢原因的病例称症状性癫痫。病因未知但确实存在癫痫症状的称为病因不明型癫痫（如果怀疑是遗传原因，则为特发性癫痫）。成人发作的癫痫多由结构损伤（如血管畸形、大脑肿瘤、脓肿或中风）引起，任何有局灶性发作或抗药性癫痫的人都应进行MRI扫描。全世界最

要点

- 癫痫是一组由大脑中的异常电活动引起的神经系统疾病，具有反复发作、无诱因发作等特点。
- 癫痫是常见的严重神经系统疾病，在全世界范围内波及率达1%。癫痫发作与癫痫不同，多达5%的人发生过癫痫发作。
- 癫痫可分为部分（局灶）性发作或原发性全身发作。部分发作可根据意识是否改变分为单纯部分性发作和复杂部分性发作。
- 原发性全身发作为特发性，虽然原因不明，但可能存在潜在的遗传基础。
- 部分发作是由离散的皮质焦点引起的，如肿瘤或畸形。它们可能会播散到双侧大脑半球。
- 临床上约50%的癫痫患者被记录到睡眠不足、过度通气等，可将诊断率提高到80%。

常见的原因是猪囊尾蚴病，这是一种存在于猪肉中的猪带绦虫卵细胞引起的寄生性脑感染。

常见的癫痫模式

尽管癫痫有很多种表现形式，仍有几种常见的癫痫类型，每种类型都有独特的症状（临床表现）。临床知识拓展11.2中描述了癫痫单纯部分性发作的病例；以下章节将介绍具有典型特征的癫痫复杂部分性发作和两种不同形式的原发性癫痫全身性发作。

癫痫复杂部分性发作

最常见的部分癫痫发作是颞叶癫痫（TLE），它起源于颞叶，有单纯发作和复杂发作，常伴有继发性泛化。颞叶癫痫典型的复杂部分性发作持续不到2 min。可有发作先兆，可能是一种特殊的气味，与颞叶在嗅觉中的作用有关，也可能是一种奇怪的上腹部和喉咙之间的“上升”感觉。癫痫使患者停止了他们所做的事情，并且进入意识改变的状态。他们可能会有强烈熟悉感（似曾相识）或奇怪的不熟悉感。这些经历有时会有宗教或精神内涵，可能与欣快感相关。此时，开始出现患者不能交谈，漫无目的地咀嚼、咂嘴、摆弄衣服等行为。这些行为称为自动症（自动行为），癫痫发作后会出现一段时间的发作后混乱，患者对发作几乎没有回忆。

全身性强直阵挛发作

这是一种痉挛性的发作（以前称为大发作），

很多人会联系到癫痫，是一种最常见的发作形式。它发作前24~48 h可能有前驱期，特征是头晕、不适或感觉即将有事情要发生。癫痫发作可能始于一种预兆，然后开始强直阵挛（抽搐）阶段。

强直期（30 s）

大脑皮质的神经元强烈放电导致整个身体变得僵硬（图11.4A），喉部和呼吸肌的痉挛迫使空气从胸部排出，常引起癫痫性的哭声。眼睛向上凝视，患者僵硬地倒在地上，肌肉保持一种强直性收缩状态，呼吸暂时停止导致发绀。

阵挛期（60 s）

特点是剧烈的对称性抽搐，肌肉收缩和放松（图11.4B）。呼吸噪声大，协调性差，伴有唾液，表现为“口吐白沫”。面部可能是粉红色的，如果通气不良，充血或发绀可能持续存在。有时会发生咬舌和其他伤害性动作，患者可能出现尿失禁。随着痉挛期逐渐结束，抽搐逐渐减弱。

发作后昏迷（长达30 min）

癫痫发作结束后，呼吸和脸色恢复正常，但患者仍处于昏迷状态。这可能与癫痫发作期间神经化学物质，包括阿片样物质和抑制性神经递质γ-氨基丁酸的大规模释放有关。患者醒来时会出现发作后的困惑、激动或嗜睡，以及肌肉僵硬和头痛等。

失神发作

这是另一种原发性全身性癫痫发作（以前称为小发作），常见于儿童失神癫痫。失神发作的特点是患者意识不到周围的环境，发作时间短（5~10 s）。这些发生是不可预知的，突然发作和结束。发作期间，患者停止手中的动作，变得毫无反应，但是仍保持正常姿势和肌张力。发作期间一般没有信息表达，有时眼睑或面部有细微的表现。发作前无先兆，发作后也无精神错乱，患者常不知道发生了什么。经常发作可能造成注意力严重不集中，影响患者在学校的表现。

> **要点**
>
> - 多种癫痫综合征（如运动性癫痫，韦斯特综合征）可以根据癫痫类型、发病年龄、病因和脑电图结果识别。
> - 癫痫分为三个主要病因组：有症状的（具有已知的结构、代谢或遗传的原因）、特发性的（可能是遗传性的）和隐源性的（可能有症状）。
> - 最常见的发作类型是全身性强直性发作。以强直和阵挛分开为特征的癫痫（抽搐），发作后出现昏迷。
> - 复杂部分性癫痫常见于颞叶癫痫，通常发作前有先兆，随后出现自动症。
> - 儿童失神发作是一种原发性癫痫，表现为5~10 s的“无反应期”，突然发作和结束。

癫痫的遗传因素

癫痫患者的父母、兄弟姐妹和子女癫痫发作的风险比正常人高2~3倍。同卵双胞胎癫痫发作高度一致。大多数情况下，遗传成分很复杂，包含多基因，并且涉及基因与环境的相互作用，但也发现有单基因疾病。

遗传性癫痫

大约2%的癫痫综合征表现出明确的孟德尔遗

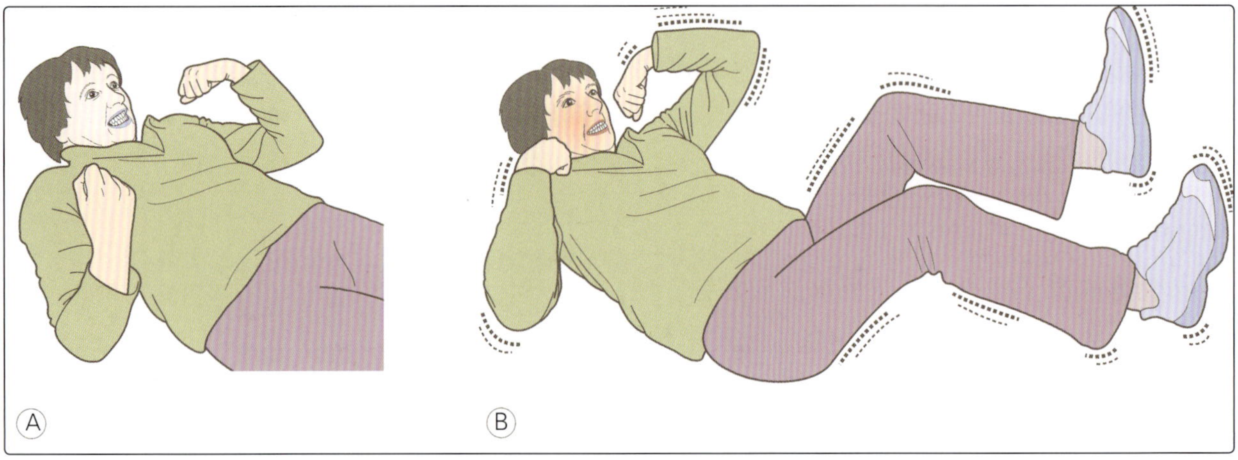

图11.4 全身强直阵挛发作的临床表现。A.强直期持续约30 s。整个身体变得僵硬，呼吸停止，患者发绀。B.阵挛（抽搐）期以剧烈的对称性抽搐为特征，通常伴有呼吸困难、口吐白沫，通常持续60 s左右。

传。这通常是常染色体显性基因具有可变外显率，但也有常染色体隐性、X连锁和线粒体遗传被描述。与已知的突变影响离子通道（钠、钾、钙或氯化物）有关的称为离子通道疾病。改变兴奋和抑制影响的平衡可能与局灶性或全身性癫痫发作有关。

很少有单基因疾病能导致癫痫。良性家族性新生儿惊厥就是一个例子。家族性新生儿惊厥是一种常染色体显性遗传电压门控性钾离子通道病，在成年后会自行缓解。常染色体显性遗传夜间发作性额叶癫痫是由烟碱性乙酰胆碱受体基因突变引起的。一组单独的条件导致进行性肌阵挛癫痫综合征，伴有休克样肌阵挛和智力逐渐衰退。

诊断和治疗

癫痫的临床诊断需要目击者对事件进行详细的叙述。如果脑电图检查记录到，可为临床诊断提供依据。视频结合脑电图（称为遥测）的记录对复杂病例尤其有用（图11.5）。癫痫通常可以通过药物治疗，神经外科手术适用于少数病例。某些患者可考虑选择迷走神经的微创刺激（临床知识拓展11.5）。

要点

- 癫痫患者的父母、兄弟姐妹和子女癫痫发作的风险比正常人高2~3倍。同卵双胞胎癫痫发作高度一致。
- 遗传是复杂和多基因的，而且大部分基因是未知的。简单的孟德尔式癫痫存在但不常见（约2%的病例）。
- 部分性和全身性癫痫的一些遗传形式是由钠、钾、钙、氯离子通道异常（离子通道病）引起的。

临床知识拓展11.5　迷走神经刺激

一些癫痫患者可能从对第十对脑神经刺激的治疗中获益。迷走神经刺激器是起搏器，于全身麻醉下在颈部植入并附在上胸部皮下。这个治疗通常用于耐药的患者，高达50%的患者癫痫发作频率减半，但确切的作用机制尚不清楚。

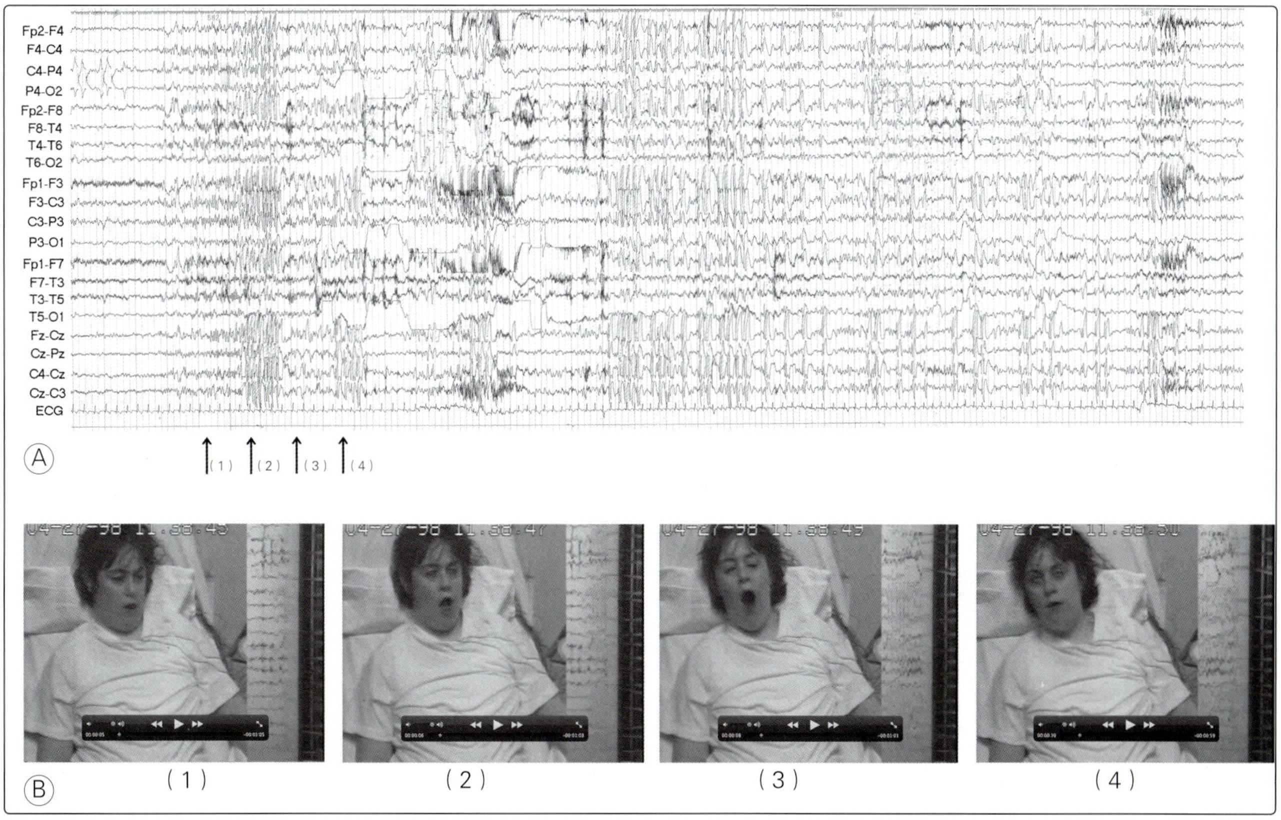

图11.5　癫痫患者接受视频遥测。脑电图描记（A）和视频序列（B）捕获一个发作事件，其特征是不自觉的面部运动。引自Specchio，N et al：Epilepsy and Behavior. Ictal yawning in a patient with drug-resistant focal epilepsy.Video/EEG documentation and review of literature reports. Epilep Behav 2011 Nov；22（3）：602-605，已授权。

抗癫痫药物

2/3的患者可以通过抗癫痫药物和适当的单药治疗控制病情。临床知识拓展11.6中列出了一些重要的抗癫痫药物的不良反应。

作用机制

少数抗癫痫药物是基于癫痫发作时的细胞活动研究出的合理药物。大多数药物是偶然发现的，经过化合物作用于大量癫痫动物模型的系统分析，基于这个原因，药物作用方式并不总是明确的，但大多数药物属于以下四个主要类别之一。

钠通道拮抗剂

抑制电压门控钠通道是最常见的机制。它会干扰动作电位的去极化阶段，由快速内流的钠电流介导。许多药物在失活状态下优先与钠通道结合，从而延长通道失活，这增加了神经元膜的不应期（见第六章）。高频率的重复性神经元放电减少（活动依赖性），最大限度地减少对正常大脑活动的干扰。阻断钠通道的药物制剂包括：苯妥英钠、卡马西平、丙戊酸钠和拉莫三嗪。

临床知识拓展11.6 抗癫痫药物的不良反应

抗癫痫药物的一些常见的重要不良反应如图11.6所示。大多数药物是中枢神经系统抑制剂，因此它们容易导致困倦和注意力减退。许多药物对小脑有毒性作用，特别是当血清水平较高时，可引起构音障碍（言语迟钝）、复视和共济失调。一些药物有特殊的不良反应，如过敏反应、皮疹、牙龈增生、痤疮或多毛症。总的来说，抗癫痫药物被认为是致畸剂，使出生缺陷的风险从2%增加到6%。丙戊酸钠的风险最大，服用一种以上抗癫痫药物（多药疗法）的患者致畸性会增加。

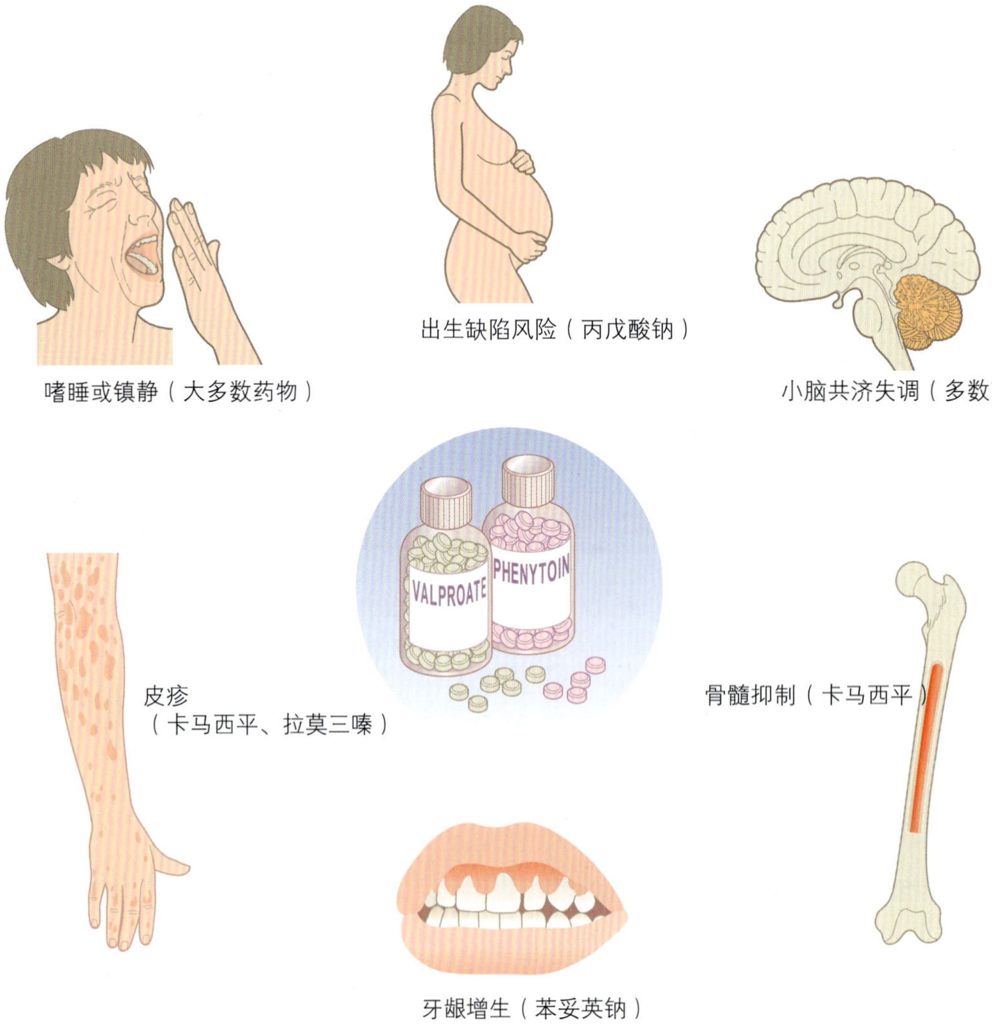

图11.6 抗癫痫药物的不良反应。

钙通道阻滞剂

这些药物抑制电压门控钙通道，有助于膜去极化和动作电位的产生（在神经元细胞体内）和信号的释放（在轴突末端）。钙通道也起带头作用，支撑皮质和丘脑之间的振荡活动模式。这对失神发作的发生很重要，钙通道拮抗剂乙磺酰亚胺对失神发作有效。作用于抗钙通道的药物包括丙戊酸钠、加巴喷丁、苯妥英钠和拉莫三嗪。

γ-氨基丁酸增强剂

这些药物增加了抑制性突触的活性（见第七章）。一些通过与氯离子通道相连的突触后γ-氨基丁酸受体A发挥作用；通过内向氯离子电流稳定神经元膜。其中包括：①苯二氮䓬类（如氯硝西泮、地西泮），增加通道打开频率；②巴比妥酸盐（如扑米酮、苯巴比妥），增加通道打开的持续时间。另一些作用于代谢性（G蛋白耦联）γ-氨基丁酸受体B，影响第二信使级联，这导致神经元膜通过打开钾通道持久超极化。几种抗癫痫药物通过调节γ-氨基丁酸的合成（丙戊酸钠）、再摄取（噻加宾）、释放（加巴喷丁）或分解（氨己烯酸）来增加γ-氨基丁酸的可用量。

谷氨酸调节剂

谷氨酸受体拮抗剂具有强大的抗癫痫作用，作用于动物模型，但不适合临床应用。这是因为广泛干扰神经传递兴奋性会引起不可接受的不良反应。然而，一些成熟的抗癫痫药物对谷氨酸的合成、释放、再摄取或降解（如托吡酯、非尔氨酯、拉莫三嗪）有一定的影响。

抗癫痫药物无效

30%的患者癫痫控制不足，一个重要的因素是依从性。英国和美国的大型研究表明，2/3的患者经常不服药。这可以通过患者教育和修改服药方案（每天一次）改善。

耐药性

局灶性（部分）癫痫发作更易产生耐药，尤其是颞叶癫痫。抵抗可能随着潜在疾病的进展或离子通道和受体的改变而发展。另一个原因是多药转运蛋白的负转录调控，它们存在于血脑屏障，并从大脑中排出亲脂性分子。这类似于在某些癌症治疗中对化疗药物的抵抗。最著名的耐药性蛋白质之一是P糖蛋白；还有多药耐药相关蛋白（MRP）与乳腺癌耐药蛋白（BCRP）。

癫痫手术

大约10%的耐药性局灶性癫痫患者可能受益于神经外科手术。在外科手术前，需进行详细的术前评估，包括心理测试和功能性脑成像，评估手术对记忆、语言和智力的潜在影响（图11.7）。

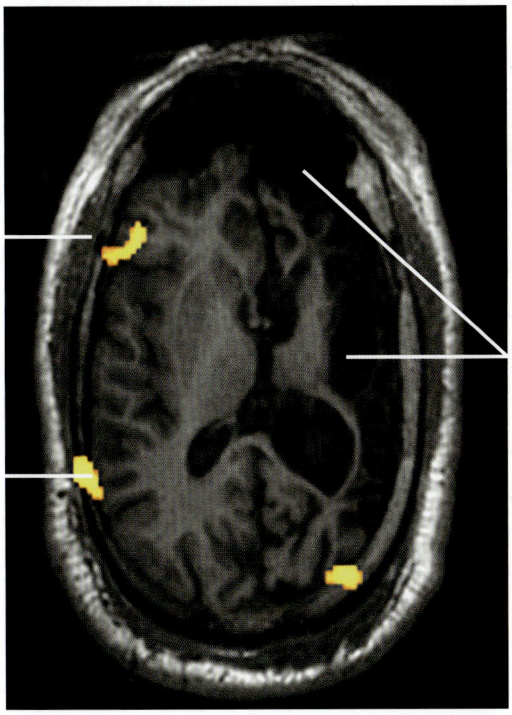

图11.7 癫痫手术术前评估。这个患者左大脑半球有一个大的囊性病变。图像为扫描了单词生成任务期间大脑的轴平面功能性MRI，用于确定根治性癫痫手术是否可以导致术后语言障碍。下部区域脑血流量增加，右脑半球的额叶和后颞区提示该患者大脑（右侧）的语言重组未受影响，预测手术后会有更有利的结果（注意，95%的右利手和70%的左利手语言区域在大脑左半球；见第三章）。
引自Bargalló，Núria:Eur J Radiol 2008 67（3）：401-408，已授权。

各种类型的手术

癫痫手术的目的：①切除病变；②中断白质通路防止癫痫蔓延。

局部或完全切除叶（叶切除术）可能适用于局灶性病变。最常见的手术是颞叶切除加海马切除术，以治疗耐药性颞叶癫痫。

可以选择胼胝体切开术防止癫痫在半球间传播。全脑半球切除术（半球切除术）或大脑皮质“切开”手术（功能性半球切开术）偶尔用于严重的单侧疾病（临床知识拓展11.7）。

3/4的手术患者治疗效果是极好的，高达70%的患者癫痫可以被治愈。在少数需要半球切除术的病例中，治愈率可能高达95%。

癫痫的神经病理学

原发性全身性癫痫无特异性病理特征。在局灶性癫痫中有三个常见因素：海马硬化、皮质畸形和良性肿瘤。

海马硬化

海马硬化是局灶性癫痫中最常见的病理原因，约占65%。典型的MRI表现为T1加权图像的单侧体积损失和T2加权图像的信号增强（高强度）（图11.9）。切除的手术标本通常是萎缩的，切片时可能会感到坚硬或硬化。

要点

- 2/3的患者可以使用抗癫痫药物进行治疗，在大多数情况下为单药疗法。
- 抗癫痫药物的主要类型是：钠通道拮抗剂（如苯妥英钠）；钙通道拮抗剂（如乙琥胺）和γ-氨基丁酸增强剂（如苯二氮䓬类、巴比妥类），一些药物也能调节谷氨酸神经传递。
- 抗癫痫药物有许多不良反应，包括嗜睡、注意力下降和小脑共济失调。出生缺陷的发生率也在增加，特别是丙戊酸钠。
- 30%的患者癫痫控制不佳。这可能反映在某些情况下具有耐药性，但重要的影响因素是依从性差。
- 大约10%的耐药性局灶性癫痫可通过外科手术切除引起病变的部位或防止癫痫活动的蔓延进行治疗。

临床知识拓展11.7 拉斯马森脑炎

这是一种非常罕见的儿童炎症性脑病，其特征是严重的单侧癫痫发作，智力逐渐下降。随着一侧大脑半球逐渐被破坏，对侧偏瘫和偏盲在数年内出现（图11.8）。病因尚不确定，但被认为是自身免疫性疾病。抗癫痫药物无效，手术切除受累的半球往往是唯一的选择。

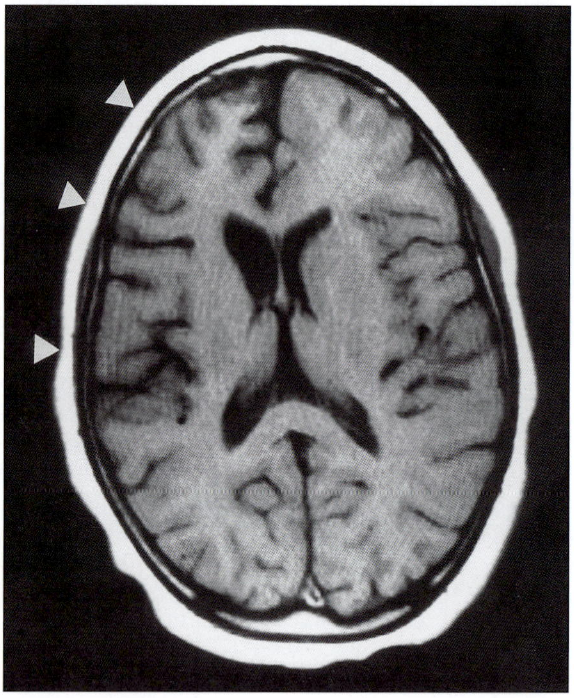

图11.8 拉斯马森脑炎。MRI扫描T1加权像显示明显的单侧萎缩，尤其是额叶。
引自Gibbs，JW et al：Physiological analysis of Rasmussen’s encephalitis: patch clamp recordings of altered inhibitory neurotransmitter function in resected frontal cortical tissue. Epilep Res 1998 June; 31(1):13–27，已授权。

显微特征

显微镜下的标本检查显示海马锥体细胞层神经元明显丢失，伴有神经胶质瘢痕（图11.10）。神经元丢失在CA1亚区最为明显，该区域选择性地易受一系列病理过程的影响，包括缺氧、缺血和兴奋性毒性损伤（见第八章）。在严重的病例中，海马神经元可能会广泛丢失，但CA2亚区和齿状回内的神经元往往具有抵抗力。

另一个常见的发现是颗粒细胞分散，颗粒细胞层（见第三章）比平常更厚，通常圆形的神经元变成纺锤形，使人想起迁移的神经细胞。这被认为是由癫痫活动触发产生新生神经元和迁移。海马连接

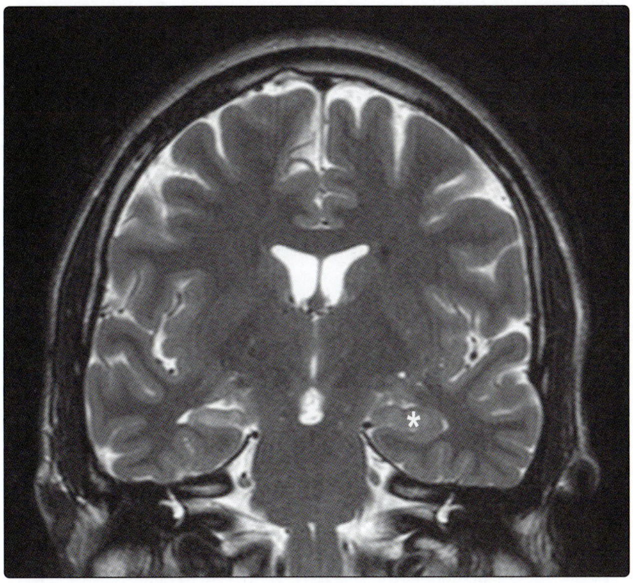

图11.9　海马硬化MRI冠状位扫描显示单侧体积损失，T2加权像显示高信号，与正常海马体（＊）相比，侧脑室增大。引自Andrew MacKinnon博士，已授权。

的变化（特别是一种称为苔藓纤维出芽的现象）在部分癫痫机制的背景下讨论如下。在10%的病例中，还发现存在另一种损伤，如畸形或肿瘤（“双重病理”）。

海马硬化的病因

在成年海马硬化患者的回顾性研究中发现高达90%的病例中（在儿童时期）有一种猛冲的损伤。这通常是一种热性惊厥，一种与发热有关的癫痫，在5岁以下的正常儿童中发生率高达5%（大多数病例没有其他问题）。在一小部分儿童中，一个潜伏期（通常小于10年）后会发生规律性的自发性癫痫。这一现象在动物模型中得到了验证，证明了颞叶癫痫可能是由不成熟大脑的损伤引起的（本身没有癫痫）。

另一种可能性是海马先前存在发育异常，这是

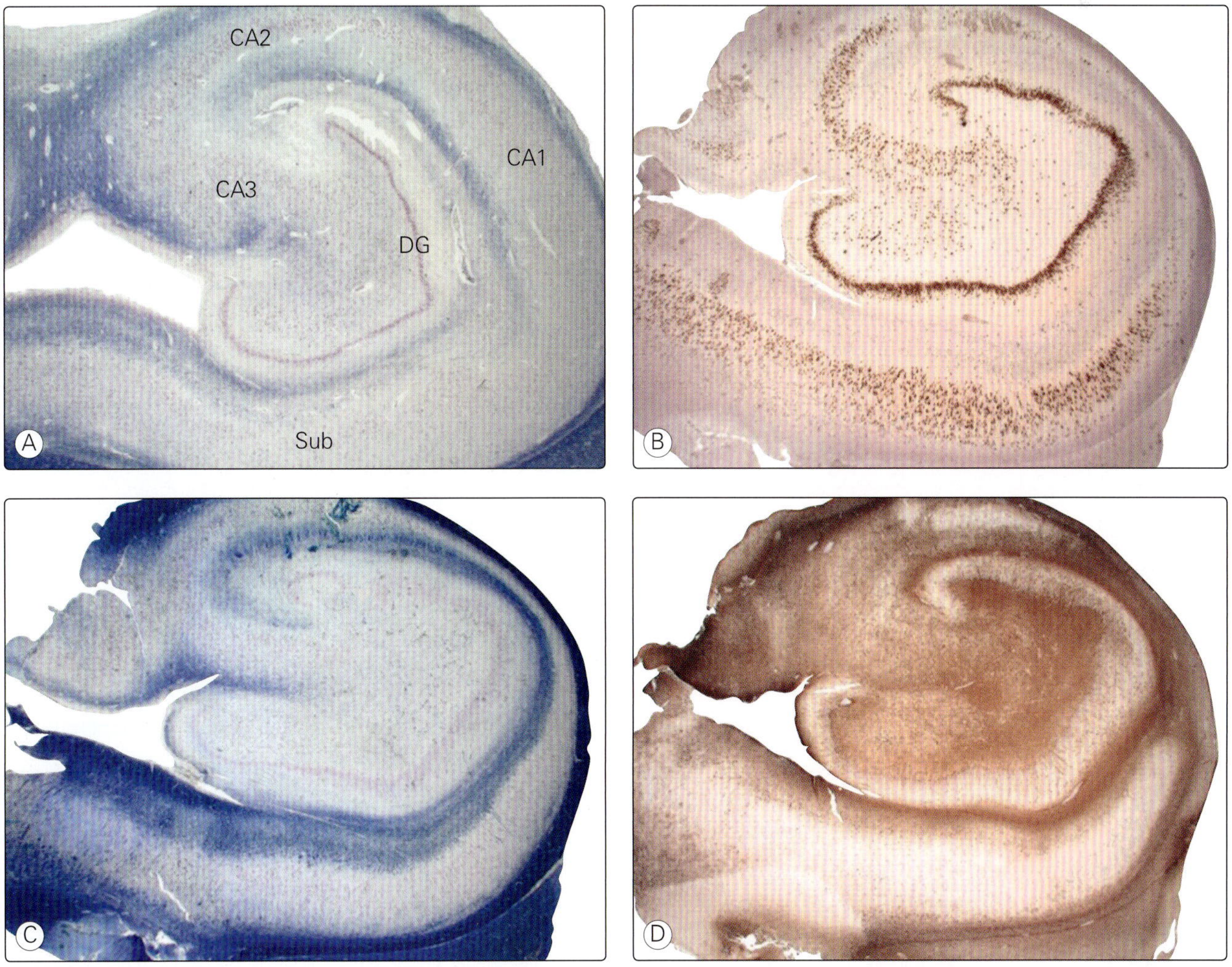

图11.10　海马硬化的病理特征。A.正常海马的显微照片［勒克司坚牢（luxol-fast）蓝/甲酚紫染色］，显示主要的解剖结构（DG，齿状回；CA1~3，海马区；Sub，下托）；B.海马硬化症患者神经元标记物NeuN的免疫组织化学显示CA1亚区神经元丢失；C.用勒克司坚牢蓝染色（髓鞘染色）的标本，显示CA1亚区塌陷；D.同一病例中的星形胶质细胞增生（胶质“瘢痕化”），在CA1中最为明显，通过对星形细胞标志物GFAP（胶质细胞原纤维酸性蛋白）的抗体标记来证明。

儿童时期热性惊厥和晚年癫痫发展的原因。在海马硬化患者家属（自己没有癫痫）身上发现了微小海马异常，使这一想法得到了证实。

皮质发育畸形

这是一组以大脑皮质发育异常为特征的神经元迁移障碍，称为皮质发育不良。这在癫痫手术标本中约占20%，是耐药性部分性癫痫的重要原因。有几种类型（其中一些在临床知识拓展11.8中讨论），最常见的形式是局灶性皮质发育不良。

局灶性皮质发育不良（FCD）

FCD患者大脑皮质的影响区域变厚，与皮质下白质的连接处模糊（图11.11A）。皮质的微观结构受到干扰，神经元出现错位，细胞类型异常（图11.11B）。

> **临床知识拓展11.8　皮质发育障碍**
>
> 这组疾病的特征是大脑皮质的异常分层和折叠。表面卷积模式简化，皮质异常厚。最严重的形式是无脑回畸形，大脑表面光滑。2/3的病例是由分别影响17P和XQ染色体上的*LIS1*或*XLIS*（*DCX*）基因的突变或缺失引起的，这些基因与微管结合和细胞运动有关。在大脑皮质下发现一条厚的异常灰质带称为皮质下带异位（或双皮质综合征）。这是由*DCX/XLIS*基因的种系缺失引起的，几乎只发生在女性身上。皮质移行障碍通常与癫痫和认知障碍有关。

- 球样细胞是一种大而圆的细胞，其特征介于神经元和胶质细胞之间；球样细胞的存在可诊断局灶性皮质发育不良。
- 发育异常的神经元除了在皮质层中有异常的定向和定位，还有异常的、形状怪异的胞体和树突。
- 巨神经元是具有正常形态的大锥体细胞。它们可以在发育异常的皮质中找到。

在人类外科标本的发育异常皮质的电极记录中已经获得癫痫样放电，并且似乎是由异常神经元引起的。有趣的是，在结节性硬化症中发育不良病灶与皮质“结节”难以区分（临床知识拓展11.9）。

胶质神经元混合肿瘤

两种累及中颞叶的肿瘤通常引起耐药性局灶性癫痫：胚胎发育不良性神经上皮肿瘤（DNT）和神经节细胞胶质瘤。它们都被归类为“低级别”肿瘤，意味着它们是良性的肿瘤，生长缓慢（见第五章）。

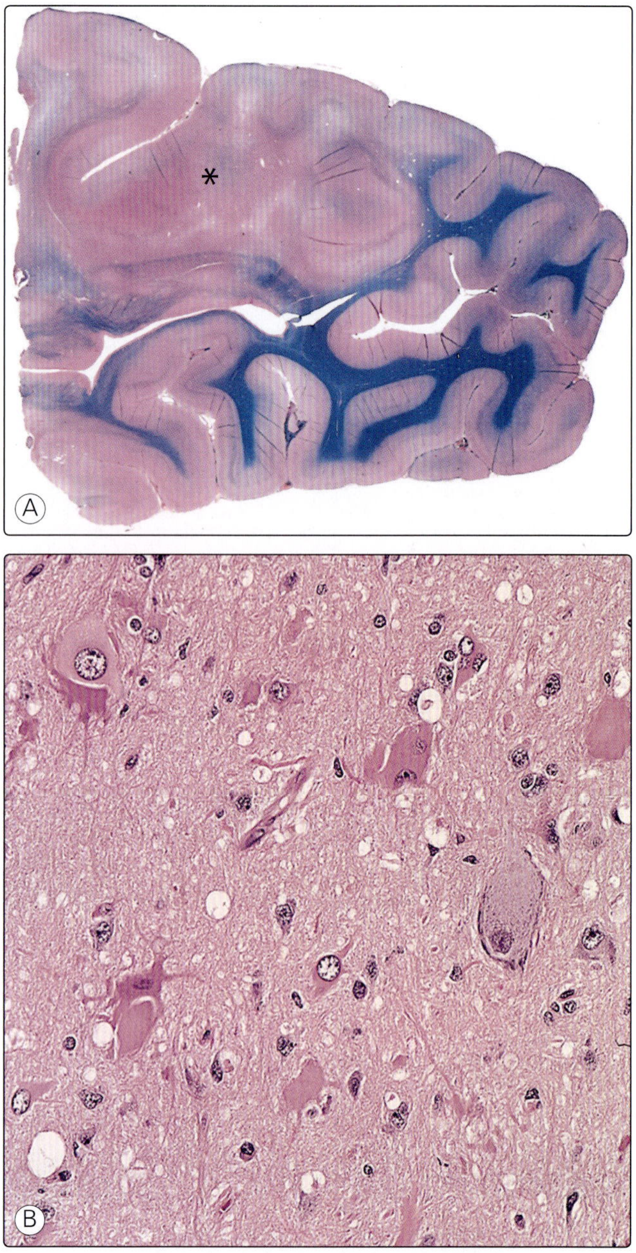

图11.11　局灶性皮质发育不良（FCD）。A.显示异常皮质结构的脑标本（*），大脑皮质（染成粉红色）和皮质下白质（染成蓝色）之间的正常清晰边界模糊。使用苏木精-伊红与勒克司坚牢蓝染色；B.FCD（常规苏木精-伊红染色）的显微照片显示皮质结构紊乱，细胞异常（增生异常）。球样细胞的存在最好通过免疫组化（抗体标记）来证实，表达神经元和神经胶质蛋白的肿胀细胞。

引自Burger: Surgical Pathology of the Nervous System and its Coverings 4e (Churchill Livingstone 2002)，已授权。

显微镜检查显示未成熟神经元和神经胶质细胞

临床知识拓展11.9 结节性硬化症

这是一种常染色体显性遗传病，在活胎中达1/6000。有两个致病基因，*TSC1*和*TSC2*（分别位于9号和16号染色体上），它们参与细胞生长和发育。结节性硬化症的特征包括癫痫和发育迟缓，以及特征性皮肤病变（图11.12）。某些心脏、肾脏和胶质瘤的风险也会增加。脑成像显示多个皮质结节，代表局灶性皮质发育不良区域。

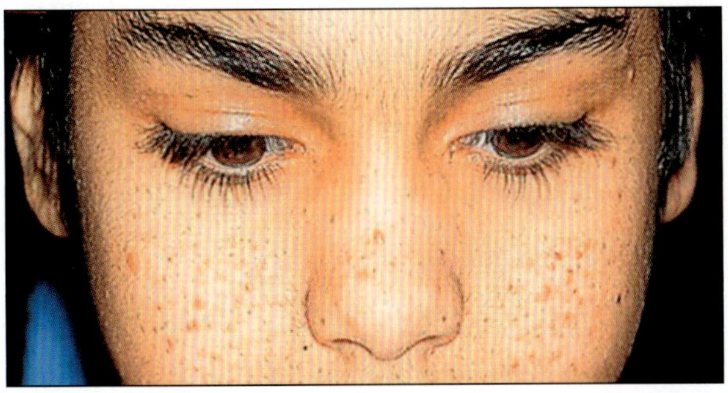

图11.12 结节性硬化症患者的面部血管纤维瘤。这是许多神经皮肤综合征中的一种，在皮肤和神经系统中都有表现。引自McIntosh，N et al: Forfar and Arneil's Textbook of Pediatrics 7e (Churchill-Livingstone 2008)，已授权。

的混合物。在DNT中，主要的神经胶质成分为少突胶质样细胞（OLCs）（图11.13）。神经节细胞胶质瘤的特征性成分是神经节细胞、圆形胞体的大神经元和大核。在50%的病例中可以发现双核神经节细胞。肿瘤本身和其他情况下的神经元是由于对周围皮质的干扰造成的，通常与肿瘤一起被切除。

要点

- 原发性全身性癫痫无特异性病理特征。在局灶性癫痫中，三个常见的发现是：海马硬化、皮质畸形和良性肿瘤（如胚胎发育不良性神经上皮肿瘤和神经节细胞胶质瘤）。
- 海马硬化是癫痫手术标本中最常见的病理，占65%。海马区（尤其是CA1亚区）神经元缺失和胶质增生，伴有苔藓纤维萌发和颗粒细胞分散。
- 在90%的海马硬化症患者中，有证据表明癫痫发作前（通常小于10年）有一个可变潜伏期的猛冲损伤（如热性惊厥）。
- 目前尚不清楚早期生命事件是否损害海马体或是否先前存在的发育异常是导致热性惊厥和随后癫痫的原因。

部分性发作机制

传统上认为癫痫是由大脑中兴奋性和抑制性影响之间的简单失衡造成的（图11.14）。它现在被认为是一种网络现象，是由大神经元集合中异常的同步放电引起的。研究（在动物模型中）已经显示了连通性、受体和离子通道的相关变化。

癫痫动物模型

癫痫的实验模型对新型抗癫痫药物的开发和筛选，以及部分癫痫机制的研究具有极其重要的意义。

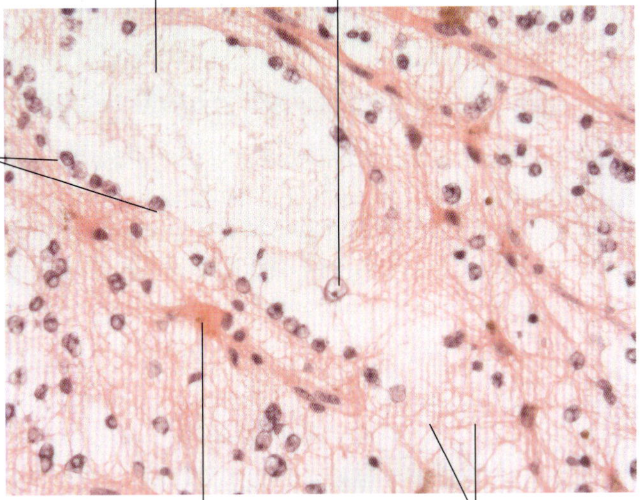

图11.13 DNT的显微镜外观可以看到具有圆形细胞核（少突胶质细胞样细胞）的细胞排列在一个大的黏蛋白填充深红色颜料的两侧。黏蛋白颜料中有一个大核和突出核仁的“漂浮神经元”。星形细胞（具有蜘蛛状外观）也可以被识别。这一总体模式称为“特异性神经胶质细胞因子”，可以诊断DNT（常规苏木精–伊红染色）。

急性癫痫模型

有许多急性模型可用于诱发非癫痫实验动物的癫痫发作。一种选择是使用化学性惊厥物质（如木防己苦毒素、红藻氨酸、毛果芸香碱、士的宁、青霉素或戊撑四唑）。可以通过不同的方式给药，如皮下注射或直接给药到皮质表面。另一种方法是使用局灶性电刺激，如最大电休克（MES）法。在这种方法中，小鼠或大鼠受到的电刺激强度刚好足以引起最大的癫痫活动。这种方法被广泛用于潜在抗癫痫药物的筛选和评估。

急性癫痫模型用于模拟一系列癫痫，包括全身强直阵挛、肌阵挛和失神性癫痫。长时间的刺激（如使用毛果芸香碱）可能导致癫痫持续状态（癫痫发作活动持续30 min以上；临床知识拓展11.10）。这会导致内侧颞叶的变化，类似人类颞叶癫痫。

慢性癫痫模型

慢性癫痫模型不仅有助于研究癫痫发作和终止急性事件，而且有助于研究发作间事件，包括突触连接、受体亚单位组成和肽表达的长期变化。

流行的颞叶癫痫动物模型称为点燃模型，它暗示着起火的过程。在这种方法中，电极被用来向啮齿类动物的内侧颞区（如在杏仁核或海马内；见第三章）提供重复的低频电刺激。电流不足以引起癫痫发作，但在一段时间内持续的电刺激，以及对进一步刺激甚至自发发作的长期易感性最终导致癫痫样放电。人们认为重复刺激会导致参与学习和记忆的突触增强机制（长期增强或LTP）的异常恢复（见第七章）。

遗传性癫痫模型

也存在一些慢性癫痫的遗传模型。包括遗传上易患癫痫的自然发生的动物：无论是自发的还是由于各种刺激（如突然巨大的噪声）触发的听力性癫痫。这些疾病在许多物种中都有，包括小鼠、沙鼠和狗，而且癫痫类型的范围很广。也有各种转基因或基因剔除的癫痫小鼠模型（如抑制性神经肽“剔除”小鼠有自发癫痫发作）。

临床知识拓展11.10 癫痫持续状态

如果癫痫活动持续30 min以上，称为患者处于癫痫持续状态。这可能是无意识恢复的单次长时间发作或连续发作，而且可能是任何类型的癫痫。复杂的部分性癫痫（或部分性持续性癫痫）有时表现出奇怪的行为障碍，可能会类似精神疾病。全身性惊厥状态癫痫是一种医疗紧急情况，死亡率为10%~20%。可能由体温过高、代谢紊乱、长期缺氧或急性脑损伤所致。如果静脉注射抗惊厥药物不能控制癫痫发作，则可能需要全身麻醉。

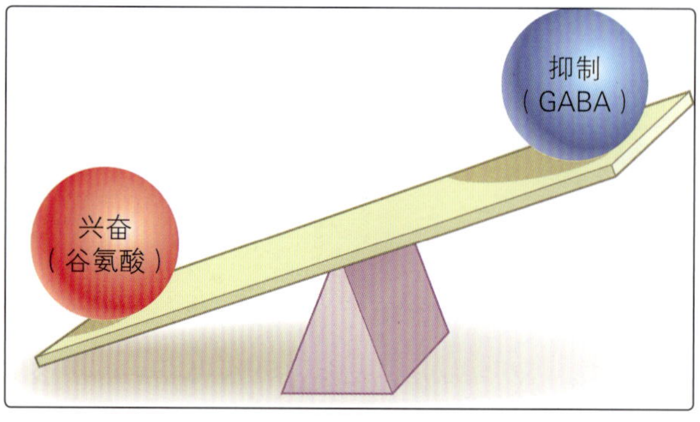

图11.14 癫痫是由兴奋性和抑制性影响之间的不平衡引起的，经典概念现在被认为过于简单化。

要点

- 癫痫的实验模型对于开发和筛选新的抗癫痫药物和研究部分癫痫发作机制很重要。
- 急性癫痫发作模型（如使用化学惊厥剂或最大电休克刺激）可用于诱导非癫痫实验动物的癫痫发作。
- 慢性癫痫模型（如颞叶癫痫的点燃模型）可以研究发作间期事件和神经元、突触、受体的长期变化。
- 遗传性癫痫模型可用于一系列物种，其中有些是自然发生的，有些是专门培育的（如转基因小鼠）。
- 癫痫动物模型的记录显示，发作间期峰值与钙介导的神经元膜阵发性去极化位移有关。

癫痫电基础

癫痫动物模型的电记录已经确定海马静息膜电位突变神经元：阵发性去极化移位（PDS）。钠内流之后（由电压门控离子通道介导）是一个长期的钙依赖性去极化。PDS的持续时间是正常动作电位的10倍，与神经冲动的强烈暴发有关。由钙敏感钾通道使细胞膜复极化而终止，随后会出现一段长时间的超极化（见第六章）。当阵发性去极化移位同时发生在数百万个皮质神经元中时，头皮电极可检测到发作间期的峰值。如果异常活动扩散到足够大的皮质区域（人脑中超过几厘米），可能会发展成癫痫发作。

癫痫的病理生理学

许多关于癫痫发生的实验研究都集中在近颞区，60%的癫痫都是从此产生的。

增加兴奋/减少抑制

在动物模型中，通过阻断抑制性（γ-氨基丁酸酶）神经传递可诱发癫痫发作。80%的情况下，异常放电源于海马。因此抑制作用的丧失可能导致人类颞叶癫痫。

齿状回内海马神经元的活动通常受称为篮状细胞的抑制性中间神经元群的限制。篮状细胞依次被位于齿状回多形层的苔藓细胞激发。导致颞叶癫痫的一种机制是多形层苔藓细胞的选择性死亡，减少对篮状细胞的兴奋性驱动，释放海马神经元使其脱离正常抑制状态——休眠篮状细胞假说。

连通性的改变

齿状颗粒细胞（苔藓纤维）的轴突通常延伸到齿状回的多形层和CA3锥体神经元上的突触。在海马硬化症中，新的轴突是由颗粒细胞层产生的，这一过程称为苔藓纤维发芽。重要的是，这些新过程在颗粒细胞层内形成异常的、潜在的自我兴奋连接，可能诱发癫痫发作（图11.15）。抑制性神经元间的异常连接也可能通过促进兴奋性神经元群的同步暴发而促进癫痫的发生（图11.16）。这可能有助于解释为什么强有力的抑制剂会加重某些形式的癫痫。

受体和离子通道的变化

在神经元细胞和受体水平上观察到许多与癫痫相关的改变，包括动作电位激发模式的改变。这导致了癫痫（暴发）神经元的概念。似乎先前正常的

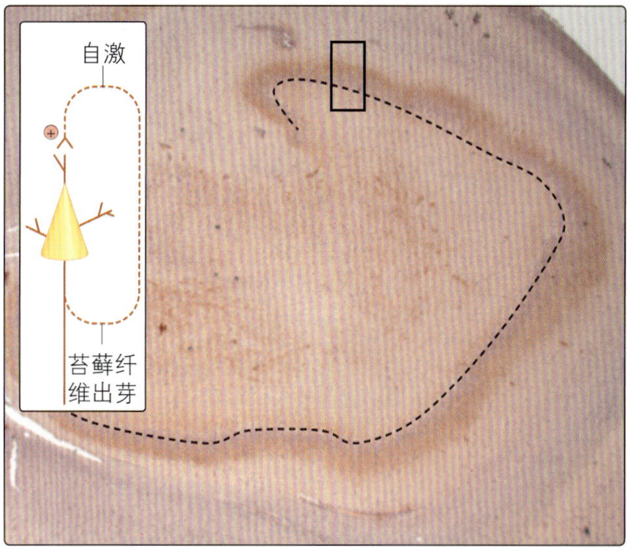

图11.15　海马硬化症苔藓纤维出芽。神经肽强啡肽的免疫组织化学显示从颗粒细胞层（虚线）中新生的苔藓纤维，这些纤维可能形成异常的自我兴奋连接（插图）。

锥体神经元可以在癫痫发生过程中改变它们的行为而变成“暴发”。这可能是由神经元细胞体内离子通道内的改变（或其亚基组成的变化）引起的。通过在称为间隙连接的神经元之间增加或加强直接细胞间桥可以促进同步（见第七章）。

抑制肽的变化

海马体由释放抑制性神经肽（包括神经肽、生长抑素、脑啡肽和强啡肽）的轴突末端提供丰富的营养。它们与经典神经递质共同释放，具有强大的抗惊厥作用。这是由第二信使级联的变化和细胞溶质底物如环AMP（cAMP）的增加或减少介导的。基因工程“淘汰”动物抑制性肽表达减少或缺失，表明癫痫阈值或自发发作明显降低。有证据表明，人类癫痫中神经肽表达发生改变。

星形胶质细胞的作用

星形胶质细胞可能在癫痫发生中起直接作用，有助于产生称为极快振荡（VFO）的短暂高频放电。这取决于星形胶质细胞之间是否存在间隙连接。它们可以使去极化电流在电池之间自由地通过，产生80~200 Hz的振荡。这些振荡（也称为涟波）在海马体中是正常的，但在新皮质中是病理性的，并且在局灶性癫痫活动前可被检测到。在癫痫手术中切除的人脑组织中也记录到了振荡，并且缝隙连接抑制

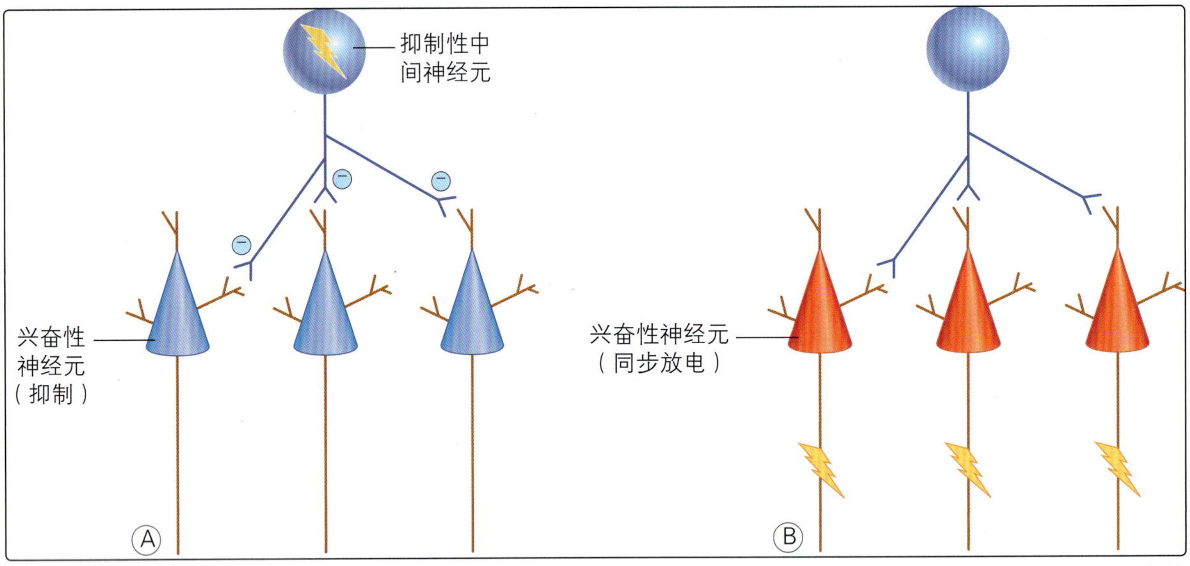

图11.16　抑制性神经元可触发异常同步。在具有不同投射的抑制性中间神经元中，强大的活性可能同时抑制几个兴奋性神经元（A）；导致同步放电，因为它们都在同一时刻恢复（B）。

剂在动物模型中具有抗惊厥的特性。

要点

- 癫痫是一种“网络现象”，由皮质神经元相互连接的群或集合中异常同步的放电引起。
- 致痫网络表现出许多病理变化，包括兴奋性增加、抑制性降低、受体和离子通道改变或肽抑制丧失。
- 星形胶质细胞可能在癫痫发生中起直接作用，有助于由缝隙连接介导的极快振荡或涟波（80~200 Hz）的形成。

失神发作机制

与大多数形式的原发性全身性癫痫不同，失神性癫痫的发病机制已被知悉。这是由于通常在睡眠时发生在皮质和丘脑之间的有节奏的振荡模式的紊乱，产生了脑电图上的典型峰值和波放电（图11.17）。

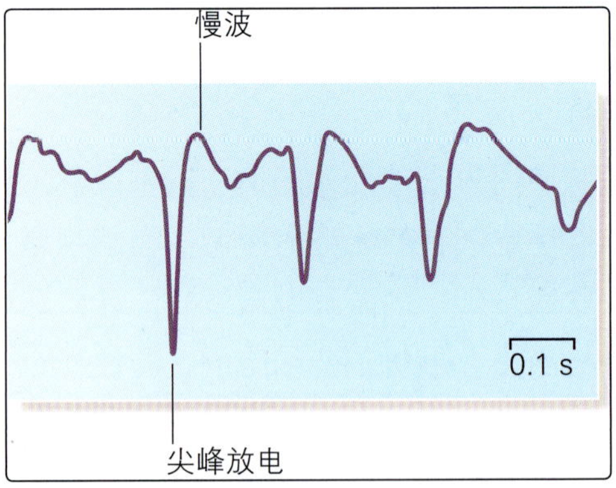

图11.17　癫痫发作时的峰值和波放电。这个异常放电以3 Hz（每秒周期）的典型频率出现在正常的背景脑电图记录道上。

丘脑传递和睡眠

丘脑充当大脑皮质的“通道”，并且包含除嗅觉外所有感觉方式的特定丘脑皮质中继核（见第三章）。投射到皮质初级感觉区的丘脑皮质神经元以两种模式工作：

- 清醒期间（图11.18A）：它们是活跃的，将感觉信息传递到皮质。来自脑干的弥漫性神经化学系统的兴奋性（如去甲肾上腺素能、胆碱能）投射（见第一章）有助于它们的激发。
- 睡眠期间（图11.18B）：由于外周传入神经减少（在黑暗、安静的环境中）和来自脑干的弥散投射的活动减少，丘脑皮质神经元是静止的。

丘脑皮质神经元的睡眠相关超极化（抑制）触发丘脑和皮质之间的节律性振荡模式。这通常作为睡眠轴出现在EEG上，其特征为频率为12~14 Hz（每秒周期）的规律性突发活动。

丘脑发作的起源

睡眠纺锤波依赖于超极化依赖性阳离子通道，该

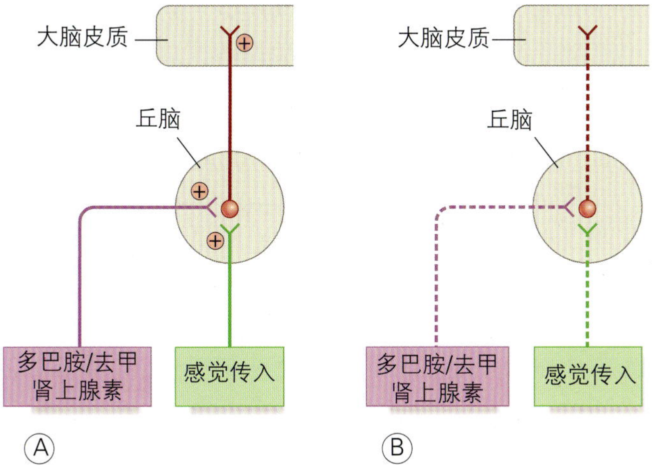

图11.18 丘脑皮质的传递。A.清醒期间；B.睡眠期间。

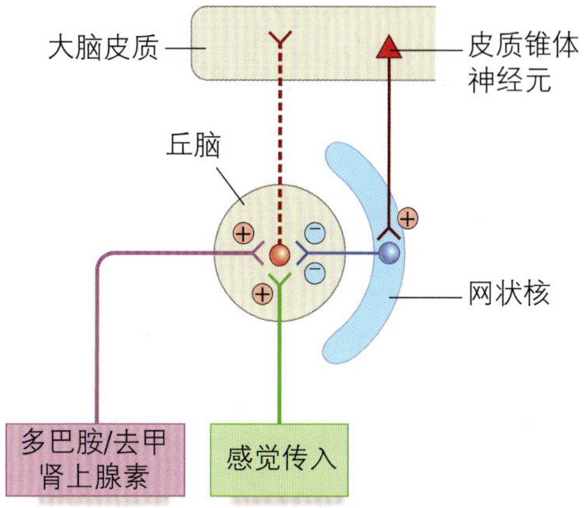

图11.19 失神发作机制。抑制性网状核可能被初级感觉皮质的高兴奋焦点刺激。这有力地抑制了丘脑，并在清醒状态下不适当地触发睡眠纺锤波。

通道由丘脑皮质神经元表达。丘脑皮质神经元的静息膜电位为-60 mV，超极化依赖性通道的逆转电位（见第六章）为-30 mV。因此，超极化依赖通道的开放导致丘脑皮质神经元的去极化（-60~-30 mV）。

共同招募第二个超极化依赖通道，T型钙通道，使钙和钠进入丘脑皮质神经元。这会在丘脑皮质神经元和它们投射到的皮质区域触发一系列动作电位。一旦丘脑皮质神经元的膜完全去极化（至-30 mV），两个超极化依赖通道都会闭合。然后将膜复极化至-60 mV的静止值（通过钙敏感钾通道），再开始复极化和去极化的振荡循环。

失神的来源

在无癫痫发作的情况下，当丘脑皮质神经元在清醒状态下处于超极化状态（从而触发超极化依赖性通道）时，睡眠纺锤体机制不适当地激活。因为丘脑的"通道"暂时关闭，产生了一系列丘脑皮质振荡活动，阻止信息传递到大脑皮质。因此大脑皮质短暂地失去周围感觉输入，表现为"失神"。

失神发作时，抑制性神经递质γ-氨基丁酸抑制来自丘脑的网状核（图11.19）。这个核似乎是由第一躯体感觉区的过高兴奋焦点刺激的。动物模型中的失神发作与此一致，由皮质兴奋触发，但前提是丘脑皮质连接完好。这也解释了为什么钙通道拮抗剂乙琥胺治疗失神发作有效。

要点

- 儿童失神发作是一种原发性全身性发作。以脑电图上的波峰放电为特征的癫痫，频率为3 Hz。
- 失神发作被认为是在清醒状态下睡眠纺锤波的不当激活，由丘脑皮质神经元的超极化引起。
- 这导致丘脑中两个超极化依赖性通道的激活（阳离子通道和T型钙）引发异常丘脑皮质振荡的通道。
- 抑制（超极化）来自丘脑的网状核，后者可能通过第一躯体感觉区的超兴奋区放电而被激活。
- 失神发作的丘脑皮质模型解释了许多关键特征，包括钙通道拮抗剂乙琥胺的有效性。

癫痫猝死

癫痫患者的总死亡率是普通人群的2~3倍。这与潜在疾病（如脑瘤）的进展有关，但也可能是意外伤害、溺水或自杀的结果。

只要呼吸道得到保护且氧合充足，癫痫发作一般不会危及生命。但是，猝死的风险是非癫痫对照组的20~30倍，并且存在公认的癫痫猝死（SUDEP）。这不包括由于癫痫持续状态（临床知识拓展11.10）导致的死亡，只有在满足以下标准时才能诊断（图11.20）：

- 已知的癫痫患者突然意外死亡。
- 无意外伤害或溺水迹象。
- 尸检未发现其他死亡原因。

SUDEP最常见于控制不良的年轻强直阵挛发作者。男性更常见，与使用多种抗癫痫药物、依从性差和酒精滥用有关。

自评量表

- 突然意外死亡？ ✓
- 已知患有癫痫的患者？ ✓
- 没有意外死亡的证据？ ✓
- 尸检没有其他死因？ ✓
- 没有癫痫持续状态的证据？ ✓

图11.20 癫痫猝死（SUDEP）：诊断检查表。

死亡原因

SUDEP的死亡机制尚不明确，但已知颞叶癫痫患者会出现心肺异常，包括心律失常（心律紊乱）、呼吸暂停和低氧血症（血氧水平低）。有证据表明，特别是源自岛叶和杏仁核的癫痫发作（具有强大的内脏和自主神经投射；见第三章）可能导致心脏停搏。

> **要点**
>
> - 患者的死亡率是普通人群的2~3倍，这归因于意外死亡、潜在疾病过程、癫痫持续状态和SUDEP。
> - 癫痫持续状态是一种持续的癫痫活动状态，无意识状态持续至少30 min。癫痫持续状态是一种医疗紧急情况，死亡率为10%~20%。
> - SUDEP的诊断需要进行尸检（无其他死亡原因），排除意外死亡和癫痫持续状态。
> - SUDEP的死亡原因尚不确定，但可能反映出脑干、心脏或呼吸中枢受到抑制或干扰，导致呼吸或心搏骤停。

心理因素

癫痫发作的鉴别诊断范围很广（图11.21），包括心理来源的非癫痫发作（临床知识拓展11.11）。癫痫患者还有许多其他心理方面需要考虑，包括对休闲活动和职业的重大影响，以及与精神疾病的关系。

在没有适当监督的情况下，攀爬、游泳和其他户外活动可能非常危险，在英国和美国有严格的驾驶限制（临床知识拓展11.12）。职业限制也包括飞行员、火车司机、武装部队成员和紧急服务人员。

- 晕厥（晕厥发作）
- 短暂性脑缺血发作
- 心律失常
- 发作性睡病
- 过度换气/惊恐发作
- 低血糖
- 前庭障碍
- 偏头痛
- 假性癫痫

图11.21 癫痫发作的鉴别诊断。假性癫痫现在常称为精神性非癫痫发作。

> ### 临床知识拓展11.11 癔症性（非癫痫性）发作
>
> 一些患者具有起源于心理的类似癫痫发作的非癫痫发作（假性癫痫），称为心因性非癫痫发作障碍。对于有精神疾病或自伤史的人来说，此类事件更有可能发生。通过以下特征，通常可以将其与癫痫发作区分开来：
>
> - 非随机发生（如经常在医务人员面前发作）。
> - 奇怪的、不对称的摆动运动或骨盆挤压。
> - 安静的呼吸和正常的血液氧合（粉红的脸）。
> - 无咬舌。
> - 发作期间脑电图正常。
> - 抗癫痫药物治疗无效。
>
> 尽管有这些线索，有时也很难进行区分，特别是这两种状态可能发生在同一患者身上。非癫痫发作往往意味着潜在的精神疾病，视频遥测对诊断非常有帮助。

> ### 临床知识拓展11.12 癫痫和驾驶
>
> 在英国，患有活动性癫痫的人是不允许驾驶的，患者有责任将诊断情况告知DVLA（驾驶员和车辆许可证管理局）。这一规则可能不适用于夜间癫痫（癫痫只在睡眠中发作，至少3年）或某些类型的部分癫痫。对于普通驾驶人，在12个月的无癫痫发作期后，可以恢复驾照，但对重型货物和公共服务车辆的限制更为严格。

与精神疾病的联系

大多数癫痫患者智力正常，没有精神疾病，但焦虑、抑郁和自杀的风险增加。颞叶癫痫和精神病之间也有更具体的联系。

癫痫患者的情绪障碍

癫痫患者抑郁和焦虑的发生率增加。患恐怖症或严重抑郁症的比例较高，自杀风险比一般人群高3倍。这在一定程度上可能是对慢性疾病诊断的反应，这种疾病限制了生活方式和职业，但也可能与患者某些潜在的大脑异常或癫痫活动有关。

颞叶癫痫的精神病

精神病（如精神分裂症）是一组以妄想和幻觉为特征的精神疾病。妄想是强烈持有的（固定的）信念，不是通过正常的理性手段获得的，并高度抵制反证据。他们经常很奇怪，而且可能是矛盾的。幻觉是与现实世界中的物体或事件无关的感官体验（如声音、图像）。在颞叶癫痫中，精神症状可能发生在发作后或发作间期。

发作后精神病

颞叶癫痫患者出现发作后精神病的概率不超过10%。通常在癫痫发作后的几个小时内出现，或在一系列癫痫发作后的几个小时内出现（在“清醒间隔”之后），偶尔在48 h后出现。其特征是精神状态突然改变，伴有幻觉和妄想（通常具有强烈的宗教特征），但很少或没有混乱，可能包括强烈焦虑的混合情绪障碍。这与发作后出现的一般持续时间不超过30 min的发作后精神错乱不同。

发作间期精神病

多达1/3的颞叶癫痫患者在癫痫发作间期表现出精神症状，称为发作间期精神病。与精神分裂症患者不同的是，他们没有社会退缩和自我忽视等负面症状。此外，情绪状态倾向于升高而不是降低。

癫痫和精神病

癫痫发作和精神病之间似乎存在相互关系。这一事实表明，抗药性精神病状态可以通过故意诱发抽搐性癫痫（电休克疗法或ECT）来治疗。

相反，在一些癫痫患者中，大多数患有颞叶癫痫发作，用抗惊厥药物突然抑制癫痫样活动（脑电图强制正常化），通常在延迟24 h后可导致急性精神病。一旦停用抗癫痫药物，随着脑电图恢复到发作间期状态，精神病特征往往会消失。

要点

- 大多数癫痫患者智力正常，没有精神疾病，但焦虑、抑郁和自杀的风险增加。
- 颞叶癫痫和精神病之间有更具体的联系，可能是在发作后期（发作后）或发作间期（发作间）。
- 癫痫患者需要考虑的其他心理因素包括对生活方式、驾驶和职业的限制。

第十二章 痴呆

本章目录

本章概述了神经系统的主要结构和功能组成部分，并介绍了痴呆的特征是记忆力、智力或人格的显著减退，严重妨碍日常生活或工作。痴呆是一种有许多潜在原因的临床综合征，而不是一个特定的诊断，但几乎2/3的原因是阿尔茨海默病。明确排除可逆性的精神错乱状态，如谵妄，大多数原因是慢性的、进行性的、无法治愈的。

一般情况

痴呆主要是老年人的散发性疾病。60岁以上人群的患病率约为1%，85岁及以上人群的患病率超过20%，呈指数级增长。尽管随着年龄的增长，患痴呆的风险会增加，但痴呆并不是正常衰老过程的一部分，而且有许多早发型更有可能与遗传有关。

临床表现

在大多数痴呆症（如阿尔茨海默病）的病例中，记忆力减退是一个突出的早期表现；但在某些类型的痴呆（如下文讨论的额颞叶痴呆）中，记忆力减退相对较轻。记忆力减退通常伴随高级认知功能（如推理、视觉空间能力和语言）的显著下降，以及情绪、行为和性格的变化。高级认知功能损害的具体表现取决于大脑皮质病理异常的程度和分布（图12.1）。

在某些情况下，临床表现主要是思维的普遍放缓，称为思维迟钝或皮质下痴呆。皮质下痴呆的一个特点是对问题的回答通常是准确的，但需要很长时间才能产生。推理、计划和决策能力也可能普遍受损。这种类型的痴呆症通常与脑血管疾病有关。

评估与诊断

痴呆症的诊断主要是临床诊断。简易智力状态检查量表（mini mental state examination，MMSE）是一种评估疑似认知能力下降的有用工具，是一种对定向、记忆、注意力、语言和视觉空间能力的基本测试。总分30分，得分低于25分表明患有痴呆，而阿尔茨海默病患者通常以每年2~4分的速度下降。可以利用来自家人的信息填写诸如临床痴呆评定分级（clinical dementia rating scale，CDR）量表的问卷，以此来评估痴呆的严重性。临床心理学家可以进行更正式的测试。

心理测试

智商（intelligence quotient，IQ）是一种广泛使用的认知能力测量方法，是对推理、语言和记忆的详细评估。分数经过规范化和年龄校正，平均智力为100分，95%的个人分数在70~130分之间（图12.2）。重复测试可以用来显示随时间变化的认知能力。

在英国，使用英国国家成人阅读测验（NART）可以对病前智力进行评估。该测试使用了50个词频较低的不规则拼写的单词（如debt、epitome、impugn）。在痴呆早期阶段，人们会保持以前熟悉的单词的发音，而他们的表现与病前智商密切相关。

痴呆症的类型

下面讨论痴呆的主要类型。最常见的类型是阿尔茨海默病，约占65%。路易体痴呆（Dementia with Lewy bodies，DLB）占20%，血管性痴呆占10%。剩下5%包括额颞叶痴呆，这是导致60岁以下人群认知能力下降的一个重要原因（患阿尔茨海默病人群，占了该年龄组类型的近50%）。值得注意的是，一些患者的认知功能损害较轻，达不到痴呆的标准（临床知识拓展12.1）。

可逆的原因

某些形式的认知功能损害是可以治疗的，应该在对疑似痴呆患者的调查中排除，包括营养缺乏（如维生素B_{12}、叶酸）、内分泌紊乱（如甲状腺功能减退症）、酒精相关性痴呆（戒酒可逆转）、梅毒（现在在发达国家很少见）、抑郁性假性痴呆（可使用抗抑郁药物治疗）和正常颅压性脑积水（临床知识拓展12.2）。因此，“常规痴呆筛查”包括一系列血液检测和尿液分析，以及脑部MRI扫描。

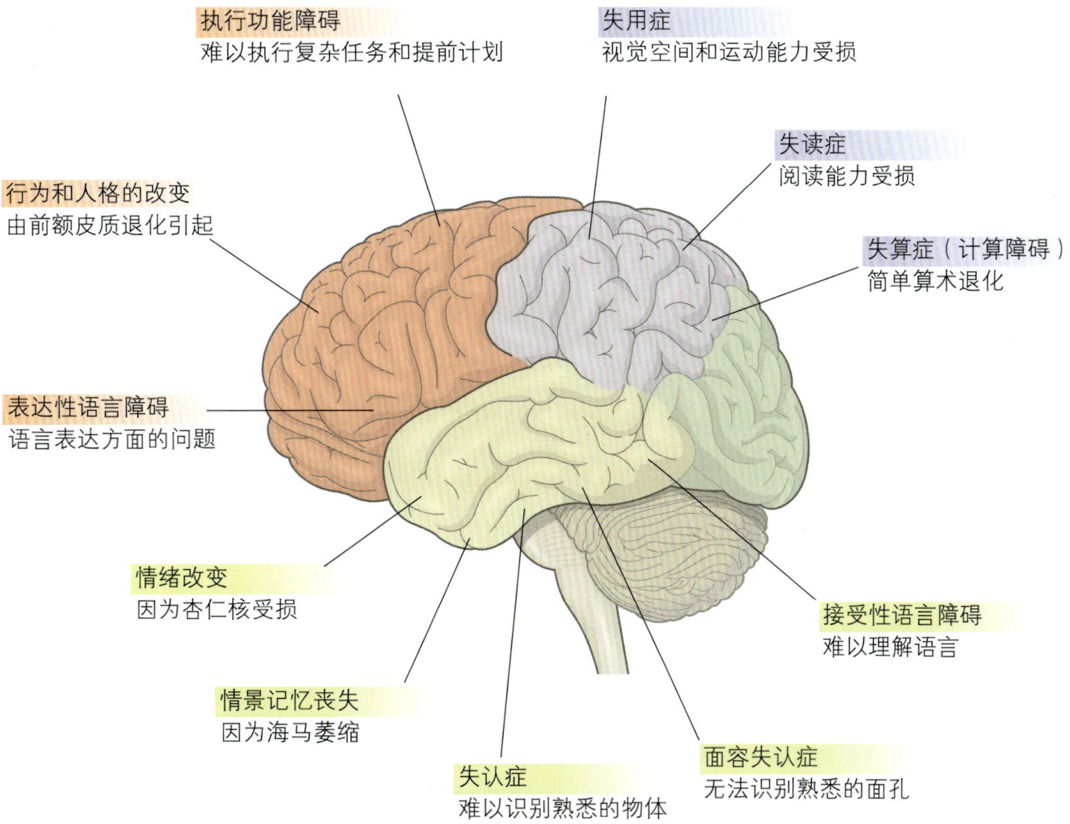

图12.1 痴呆的临床特点。这张图显示了由大脑皮质不同部位（额叶=红色，顶叶=蓝色，颞叶=黄色）退行性改变引起的痴呆的一些共同特征。每个患者的临床表现取决于病变的位置和严重程度。

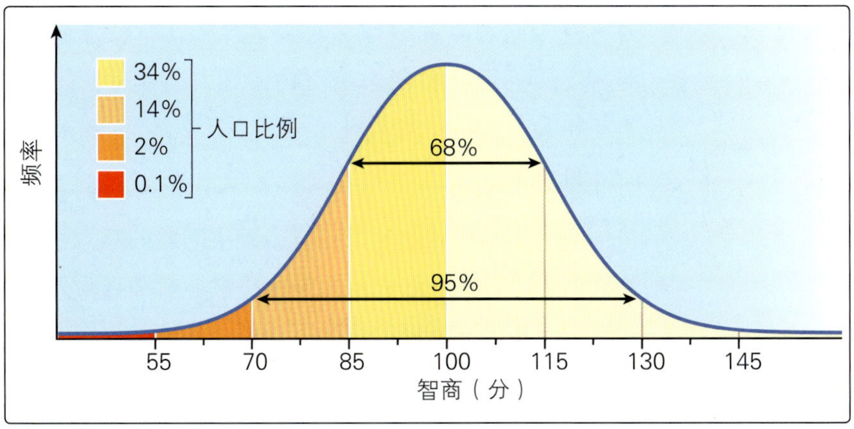

图12.2 一般人群中智商分数的分布。一般人群的智商呈正态分布，这意味着分数呈对称的钟形曲线。平均智商为100分，标准差为15，95%的分数落在70~130分之间。

临床知识拓展12.1 轻度认知功能损害

经客观测试证实，一些患者表现为轻度认知功能损害（MCI），但并不足以妨碍日常生活或工作（因此不符合痴呆的标准）。MCI不是特异性诊断，它可能不会进展，但有一部分患者最终会发展成阿尔茨海默病或其他形式的痴呆。75岁以上人群中轻度认知功能损害的患病率可高达25%。

临床知识拓展12.2 正常颅压性脑积水

正常颅压性脑积水在65岁以上的人群中占比为1/200，表现为痴呆、步态障碍和尿失禁三联征。脑室扩大，但脑脊液压力通常是正常的，尽管长期记录显示某些人的周期性压力升高（因此有另一个术语，间歇性颅压升高脑积水）。多达50%的患者在手术分流器植入术后将多余的脑脊液转移到腹部后表现出显著改善（见第二章，临床知识拓展2.2）。

要点

- 痴呆的特征是智力（如记忆力、理解力或性格）明显下降，其严重程度足以妨碍日常生活或工作。
- 痴呆是一种综合征，而不是有许多潜在原因的特定诊断，到目前为止，最常见的是阿尔茨海默病，约占65%。
- 虽然痴呆不是正常衰老过程中的一部分，但60岁之后，风险会呈指数级增加，85岁以上的人群患病率至少为20%。
- 记忆力减退是大多数类型痴呆的核心特征，与之伴随的还有包括推理、视觉空间能力和语言在内的高级认知功能的退化。
- 轻度认知功能损害（MCI）存在于75岁以上人群，高达25%。这不是一个特定诊断，并不总是进展到痴呆。

阿尔茨海默病

阿尔茨海默病是所有年龄段痴呆的主要原因。大多数病例是散发性的，但有5%是明确通过常染色体显性遗传的。

临床表现

阿尔茨海默病的诊断主要是临床诊断，尸检研究表明，至少80%的病例的诊断是正确的。临床知识拓展12.3讨论了可能导致阿尔茨海默病诊断混淆的两种变异型。

临床知识拓展12.3 阿尔茨海默病变异型

在阿尔茨海默病的额叶变异型中，人格和行为发生显著变化，额叶执行功能（组织、计划、决策）和表达语言受到干扰。这种阿尔茨海默病（罕见）的表现通常被误诊为额颞叶痴呆。在后部皮质萎缩症中，顶叶尤其受到影响，导致严重的视觉空间和感知问题，而相对保留了表达性语言和记忆；也有可能难以识别人和物体（特别是从不寻常的角度）或判断距离和速度（如接近的汽车）。后皮质萎缩的其他常见特征是阅读障碍（阅读和拼写困难）和计算障碍（简单算术问题）。

记忆力减退

短时记忆力减退是突出的早期特征。患者可能会反复问同样的问题，或者忘记最近的谈话和事件。接受新信息的能力首先受到影响，而长期记忆和知识相对保留。个人经历记忆（情景记忆）尤其受到影响。由于起病隐匿，可能最初被误认为是与正常年龄相关的健忘。随着病情的发展，早期的记忆逐渐被侵蚀，最终患者无法回忆起自己生活中的关键细节。

视觉空间问题

阿尔茨海默病患者经常在熟悉的地方迷路，并可能会忘记他们把东西放在哪里。这些特征及对日常事件的记忆受损，反映了内侧颞叶的严重病变。这涉及与空间导向和情景记忆形成有关的内嗅皮质和海马等结构（见第三章）。

其他视觉空间问题是由于颞顶联合区的异常。顶叶病变可能会妨碍理解空间关系和控制物体的能力，使人们难以完成像穿衣服这样的日常任务。颞部新皮质的退化可能影响对物体和人（包括亲密的朋友和家人）的视觉识别。

推理与语言

与大多数形式的痴呆一样，解决问题的能力和抽象推理能力普遍下降，从而损害决策能力和判断力。这影响了在没有监督的情况下管理个人事务的能力，并妨碍诸如购物、做饭和付账等日常活动。语言问题很常见，在最初的阶段会出现找词困难和语言流畅程度下降，有时进展到晚期痴呆几乎完全丧失语言交流能力。

精神特征

在疾病的早期，患者往往变得孤僻，也许会出现抑郁或焦虑。患者心理上可能有不适当的或孩子般行为的脱抑制。意识到智力下降和独立性减退可能会导致沮丧和烦躁、情绪波动或愤怒爆发。随着时间的推移，冷漠更为常见，患者对以前喜欢的活动兴趣减少。在晚期阶段，妄想、幻觉和偏执有时会发生。

神经影像学

在MRI上出现明显结构变化之前，早期阿尔茨海默病的功能性脑成像显示颞顶叶后区和海马区血流和葡萄糖代谢减少（图12.3）。随着时间的推移，出现进行性脑萎缩，伴有脑室扩张、皮质变薄和海马萎缩。纵向研究表明，阿尔茨海默病患者的脑组织每年平均减少2%（海马每年减少高达5%），这比年龄匹配的对照组高出4倍（图12.4）。

进展和死亡

疾病的进展速度变化很大，典型的疾病持续时间为5~15年。患者最初可能可以待在家里，但需要日常活动的帮助，并且越来越依赖护理人员。最后，日常生活中的所有活动都需要监管，包括洗澡和如厕。在某种程度上，专业的机构照护通常是最合适的，尤其是当初级照护者本身是老年人时。老年痴呆晚期，大多数患者往往卧床不起，无法说话。死亡通常是由于肺炎等制动的并发症造成的。

要点

- 阿尔茨海默病是所有年龄段痴呆的主要原因。早期特征包括：①情景记忆明显下降；②空间定向障碍（两者均反映严重的内侧颞叶退化）。
- 随着病情进展，在5~15年的时间内，认知能力的各个方面逐渐下降，同时情绪、性格和行为也会发生变化。
- 阿尔茨海默病额叶变异型的特征是显著的性格和行为变化。后皮质萎缩的临床表现以视觉空间问题为主，记忆和语言相对保留。

危险因素

除了年龄的增长，阿尔茨海默病最重要的危险

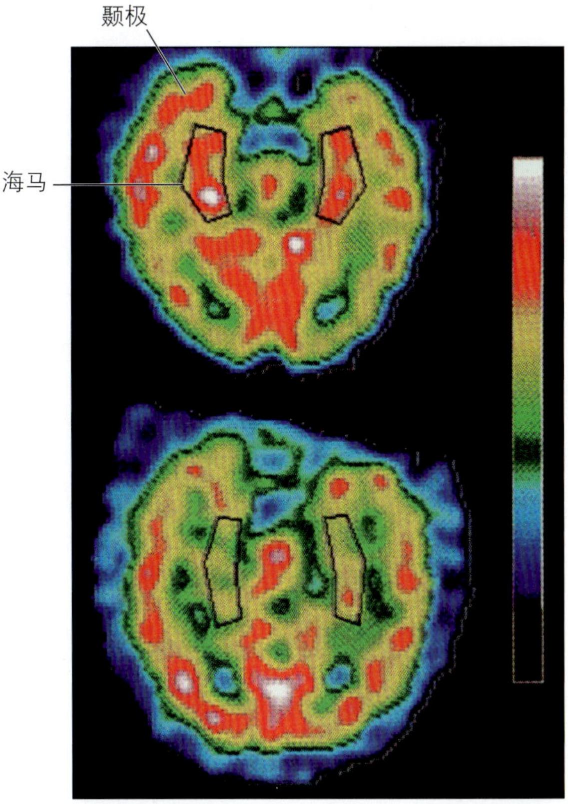

图12.3 早期阿尔茨海默病海马血流减少。这些图像是通过使用放射性示踪剂的单光子发射计算机断层显像（SPECT）获得的，显示了局部脑血流量。上面的图片是正常对照受试者，下面的图片来自一个早期阿尔茨海默病患者。切片位于轴向（水平）平面，并通过颞叶。黑框显示的是颞叶内侧的海马位置。

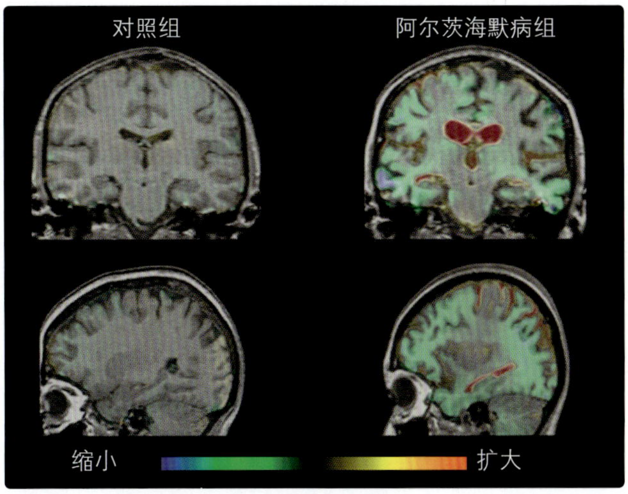

图12.4 与年龄匹配的对照组相比，神经影像学显示阿尔茨海默病进行性脑萎缩。这些是来自60岁阿尔茨海默病患者（右）和正常年龄匹配对照组（左）的流体记录体积MRI扫描。在每个病例中，两次MRI扫描间隔一年，并一起登记。脑减少区域显示为蓝绿色；脑脊液间隙的增加显示为红黄色。阿尔茨海默病患者的海马和颞叶体积明显减少，大脑半球其他部位广泛对称性萎缩，脑室扩张。对照组显示正常的年龄相关性萎缩。
图片由Nick Fox教授提供。

因素是19号染色体上的载脂蛋白E基因（*APOE*）的一种特殊变异（将在下文讨论）。在缺血性心脏病患者、受教育程度有限或社会经济地位较低的患者，以及先前有相关头部损伤的患者中，这种情况也更常见（临床知识拓展12.4）。

*APOE*等位基因的家族聚集及大量未知的易感基因，可能有助于解释阿尔茨海默病在父母或兄弟姐妹患病的人群中更为常见的观察结果，而同卵双胞胎的同病率明显较高。

临床知识拓展12.4　拳击性痴呆

拳击性痴呆或“拳击醉态”综合征是一种获得性认知障碍，职业拳击手的发病率高达20%。拳击性痴呆也见于其他可能发生轻微头部外伤的运动中，如足球和赛马。微观特征与阿尔茨海默病相似，但解剖学分布不同。病变常见于中脑黑质，认知功能下降可能与帕金森病的特征相结合（其中黑质变性是主要的病理特征；见第十三章）。

载脂蛋白E基因

有三种常见的*APOE*等位基因：ε-2（*APOE2*），ε-3（*APOE3*）和ε-4（*APOE4*）。它们编码的脂蛋白参与血浆脂质转运，包括胆固醇的摄取和分布。*APOE4*与散发性阿尔茨海默病的较高发病率有关，而携带两个*APOE4*等位基因的风险增加约20倍，超过50%的阿尔茨海默病患者至少携带一个等位基因。相反，*APOE2*似乎具有保护作用。*APOE*在阿尔茨海默病发病机制中的作用尚不完全清楚，但已经证明它可以结合并影响脑内β淀粉样蛋白的去除，而β淀粉样蛋白（Aβ）的积累是阿尔茨海默病发病机制中的关键事件。

其他遗传因素

在6号染色体上拥有*TREM2*基因的一种罕见变异体（在骨髓细胞-2上表达的触发受体）与阿尔茨海默病风险增加3倍有关。目前机制尚不清楚，但该基因参与了小胶质细胞激活和大脑炎症反应，为散发性疾病的发病机制提供了重要线索。

全基因组分析显示，三种基因中的单核苷酸多态性（SNP）可能与阿尔茨海默病风险的适度增加有关：凝聚素或载脂蛋白J（CLU），磷脂酰肌醇结合网格蛋白组装蛋白（PICALM），以及补体成分3b/4b受体1（CR1）。

这些SNP的相关性比*APOE*弱得多，但与相关基因CLU的相关性最为显著。两者均编码结合β淀粉样蛋白的载脂蛋白分子，并参与其从大脑中的清除：APOE蛋白促进β淀粉样蛋白清除，而载脂蛋白J参与其从血液中摄入大脑的过程。

保护性因素

阿尔茨海默病在女性中更为常见，即使考虑了更长的寿命和激素替代疗法（HRT）后也是如此。适量饮酒，以及定期锻炼和参加社交活动似乎是有益的。有研究称使用非甾体抗炎药（NSAID）可以降低患病风险，但临床实验并没有显示出保护作用。

要点

- 阿尔茨海默病最重要的风险因素（除了年龄增长）是拥有一个或多个*APOE4*等位基因，这种等位基因在50%以上的患者中存在。
- 阿尔茨海默病在缺血性心脏病患者、教育程度有限、社会经济地位较低或有头部损伤史的人群中更为常见。
- 阿尔茨海默病在女性中更为常见，激素替代疗法可能对绝经后的女性有益。抗炎药物的积极作用尚未得到证实。
- 适量饮酒、定期锻炼和参加社交活动可能是有益的。

病理特征

阿尔茨海默病患者的尸检显示，他们的大脑重量减轻，皮质萎缩，脑室扩大。在内侧颞叶和海马区，脑组织的减少通常最为明显，随着脑沟的扩大，大脑皮质可能会明显变薄。显微镜检查显示特征性“斑块”和“缠结”。

斑块（图12.5）

阿尔茨海默病的一个病理特征是大脑皮质存在由不溶性蛋白聚集物组成的斑块。斑块分布在细胞外隙（神经元之间），主要由β淀粉样蛋白沉积物组成。与所有形式的淀粉样蛋白一样，沉积物吸收组织染色剂刚果红，并在偏振光下显示出苹果绿双折射（见第八章）。斑块可以被银染色标识，但使用免疫组织化学法（抗体标记）是最好的检验方法。

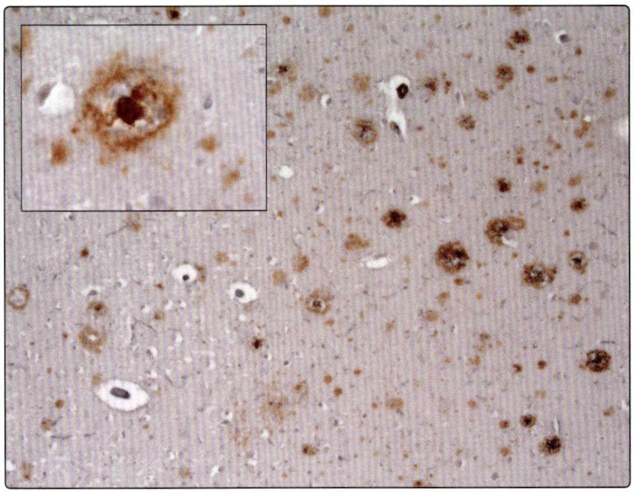

图12.5　阿尔茨海默病的皮质斑块。这张显微照片显示了阿尔茨海默病死亡患者的大脑皮质中有大量的β淀粉样蛋白沉积（淀粉样斑块）。插图：在更高放大倍数（Aβ的免疫组织化学制备）的显微照片，显示了一个具有密集的淀粉样蛋白中心核的单个“带芯斑块”。

尽管斑块分布广泛，但最常见于海马、内嗅皮质和杏仁核。在额叶、顶叶和颞叶的联合皮质中，它们的数量适中，但在初级感觉和运动区域并不常见。主要有两种类型：

- 弥漫性斑块由β淀粉样蛋白组成，呈非纤维状（非淀粉样），在没有痴呆的老年人中也许有很多这种斑块。
- 神经炎性斑块周围是异常营养不良的神经突（增厚、扭曲的神经元突起），有时有致密的淀粉样蛋白中心核（“核心斑块”；图12.5）。

与弥漫性斑块不同，神经炎性斑块与认知能力下降密切相关。β淀粉样蛋白也沉积在血管壁中，导致脑淀粉样血管病（临床知识拓展12.5）。

神经原纤维缠结（图12.6）

阿尔茨海默病的第二个主要病理发现是神经原纤维缠结（NFT）。其是由微管相关Tau蛋白组成的丝状包涵体，通常存在于轴突（见第五章）。

针对Tau蛋白的免疫组织化学最好地演示了缠结。它们存在于活的神经元细胞质中，并可能在神经元死亡后于细胞外隙形成纤维缠结继续存在。在营养不良的神经突（在“神经炎性”斑块中）和其他异常神经元形成进程中，如神经纤维丝，也能发现Tau阳性包涵体。

> **临床知识拓展12.5　脑淀粉样血管病**
>
> 在90%的阿尔茨海默病患者中，β淀粉样蛋白沉积在皮质血管中，称为脑淀粉样血管病（CAA）（见第八章，图8.14）。淀粉样蛋白沉积导致血管平滑肌变性，血管壁变弱，易发生微小梗死和脑出血（见第十章，图10.2B）。脑淀粉样血管病也见于没有痴呆的患者，占老年人脑出血的1/4。出血是表浅的或“皮质的”，而不是深层的（与高血压相关的出血相反，后者经常发生在基底核区）。

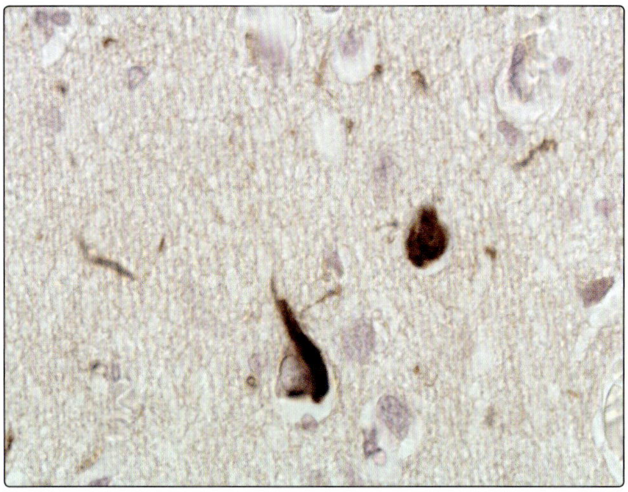

图12.6　阿尔茨海默病患者的神经原纤维缠结。显微照片显示含有两个神经原纤维缠结的皮质神经元。小而圆的包涵体（右）是一个“球状”的缠结，较大的锥形包涵体（左）是一个“火焰”缠结。病理包涵体的不同表现反映了神经元胞体的形状，其中充满异常的Tau蛋白。还可以看到一些细小的“神经纤维丝”，代表充满Tau蛋白的神经元形成过程（Tau蛋白过度磷酸化的免疫组织化学）。

Tau蛋白是一种磷酸化蛋白，有79个丝氨酸和苏氨酸磷酸化位点，其中正常磷酸化位点不到一半。神经原纤维缠结含有过度磷酸化的Tau蛋白，其形式为成对的螺旋样细丝（PHF），类似扭曲的丝带（图12.7）。

神经元和突触减少

对阿尔茨海默病患者的定量尸检研究显示，海马和内侧颞叶的神经元明显减少。内嗅皮质受到的影响尤为严重，在阿尔茨海默病晚期，90%以上的神经元会减少。该区域产生了前穿质通路（海马的主要传入投射见第三章），这意味着在阿尔茨海默病中海马与新皮质有效地“断开”了。

在整个大脑皮质中发现更广泛的神经细胞和突触连接减少，并且树突棘的数量减少（见第五章）。细胞死亡也发生在脑干中，包括脑桥中产生去甲肾上腺素的蓝斑，其通常是色素沉着，但在阿尔茨海默病中呈苍白色。

严重的神经元减少发生在迈纳特基底核内，它是一个位于每个大脑半球底部的大的胆碱能细胞核，有助于乙酰胆碱向神经化学系统扩散（见第一章）。这种扩散（广泛地支配新皮质和海马）的退化对记忆、注意力和认知均产生负面影响。因此，增强胆碱能神经传递的药物可以改善阿尔茨海默病的症状。

阿尔茨海默病的发病机制

人们普遍认为β淀粉样蛋白的积累是阿尔茨海默病发病的关键起始事件。这似乎触发了神经元的一系列病理事件，导致Tau蛋白的过度磷酸化和缠结的形成——淀粉样蛋白级联假说。神经元损害被认为是由包括氧化应激、兴奋性毒性和炎症在内的多种细胞病变机制共同介导的，最终导致程序性细胞死亡（见第八章）。

β淀粉样蛋白的形成

β淀粉样蛋白是含有40或42个氨基酸的可溶性多肽（Aβ40，Aβ42）。它是由淀粉样前体蛋白（APP）的蛋白水解裂解而成（图12.8A）。这是一种大的跨膜蛋白，似乎与突触可塑性和学习有关。人类大脑中有6种APP亚型，由695~770个氨基酸组成（取决于不同的拼接方式）。它具有单个膜内部分、大的细胞外区域和短的细胞质尾部。β淀粉样蛋白序列部分包含在膜内部分中。

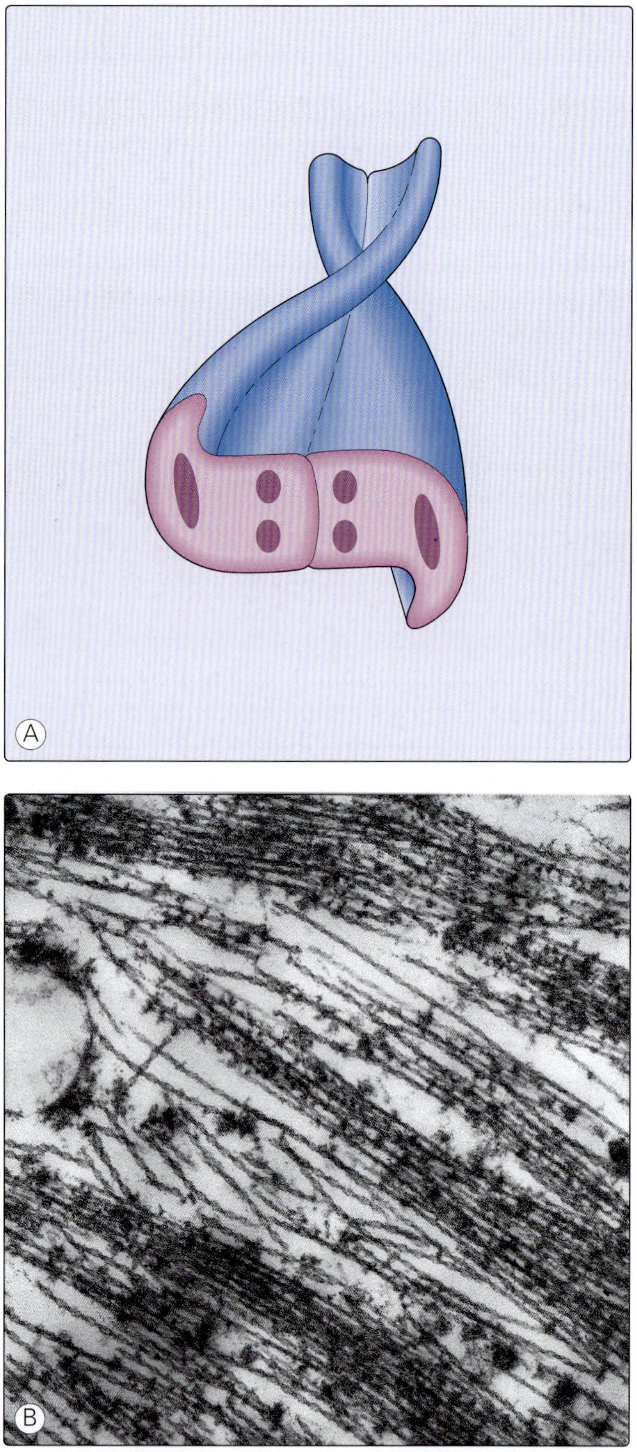

图12.7 成对螺旋样细丝（PHF）Tau蛋白在阿尔茨海默病等神经退行性疾病中形成神经元包涵体。A.PHF-Tau蛋白扭曲结构示意图，其直径为22 nm，周期为80 nm；B.成对螺旋样细丝Tau蛋白的电子显微照片。

引自Ellison and Love: Neuropathology 2e（Mosby 2003），已授权。

要点

- 阿尔茨海默病的病理变化包括脑萎缩、脑室扩大和皮质变薄。显微镜检查显示皮质内有斑块和缠结。
- 弥散性和神经炎性的斑块是由β淀粉样蛋白组成，其作为不溶性聚合物沉积在细胞外隙中（神经细胞之间）。
- 神经原纤维缠结占据神经元细胞质，由过度磷酸化的Tau蛋白的不溶性丝状聚集体构成，排列成成对的螺旋样细丝。
- 皮质显示神经元、突触和树突棘的广泛减少，胆碱能神经传递（由于迈纳特基底核的严重退化）全面减少。
- 超过90%的阿尔茨海默病患者的皮质血管中也有β淀粉样蛋白沉积，导致脑淀粉样血管病（CAA）。

淀粉样蛋白的加工

有两种称为分泌酶的蛋白水解酶家族介导的APP加工途径（图12.8B，图12.9）。通过连续的β和γ分泌酶剪切从APP中释放致病性β淀粉样蛋白片段。C-末端片段释放到细胞质中并参与核信息传递。APP在21号染色体上编码，这就解释了具有额外染色体拷贝的唐氏综合征（21-三体综合征）患者中阿尔茨海默病改变的高发病率。它导致β淀粉样蛋白的产生增加，这与到中年早期大脑中含有斑块和缠结的概率超过50%有关。

主要（α）途径

APP加工的主要途径涉及α和γ分泌酶的序列活性（图12.9A）。α分泌酶将大的可溶性APP片段释放到细胞外液中。接下来是γ分泌酶剪切，其作用于APP的膜内部分。α分泌酶的剪切点落在β淀粉样蛋白序列的中间，从而破坏致病肽。此主要途径是非淀粉样代谢途径，因为此途径是占优势的，所以大脑中通常产生非常少的β淀粉样蛋白。

次要（β）途径

这一途径涉及β和γ分泌酶的序列活性。它从APP中释放β淀粉样蛋白，因此是淀粉样代谢途径（图12.9B）。β分泌酶在β淀粉样蛋白序列的远端剪切APP，γ分泌酶在近端（在质膜内）起作用。此途径释放40或42个氨基酸的β淀粉样蛋白。

Aβ40与Aβ42比例

这是由多蛋白γ分泌酶复合体决定的，包括酶早老蛋白1（PS1）和早老蛋白2（PS2），并影响病理变化的模式和分布。Aβ42往往会在大脑皮质形成斑块，与痴呆更相关。更多的可溶性Aβ40片段经常沉积在血管中，引起脑淀粉样血管病。阿尔茨海默病的几种遗传形式涉及与APP加工相关的基因突变，其增加β淀粉样蛋白（或Aβ42）的数量（临床知识拓展12.6）。

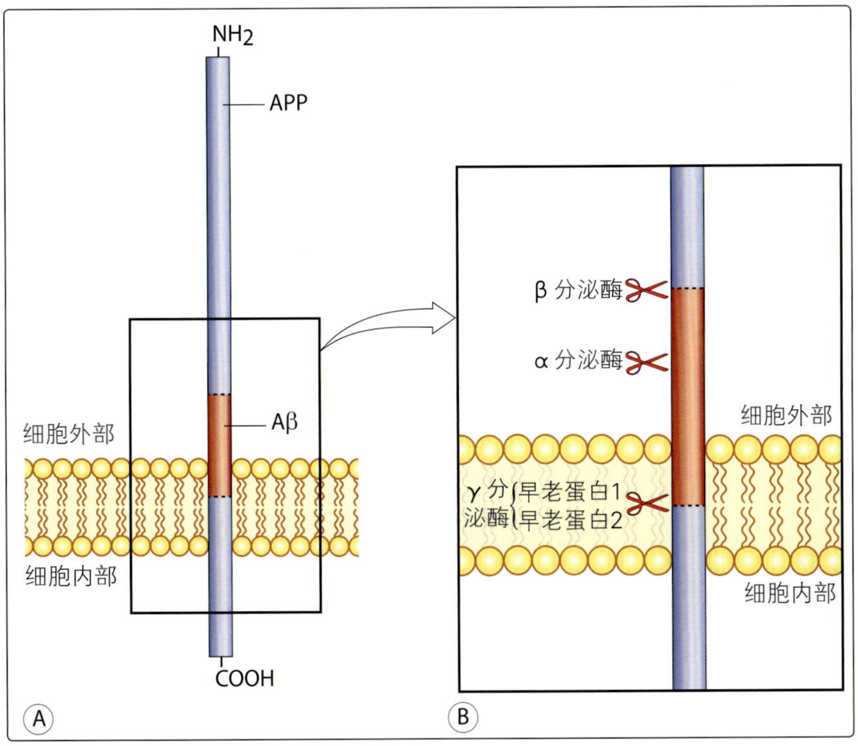

图12.8　淀粉样前体蛋白。A.序列对应于β淀粉样蛋白，以红色显示，部分嵌入神经元质膜中；B.近距离观察，显示主要APP加工酶的作用位点。γ分泌酶是一种多亚基整合膜蛋白，包括早老蛋白1和早老蛋白2（PS1/PS2）。

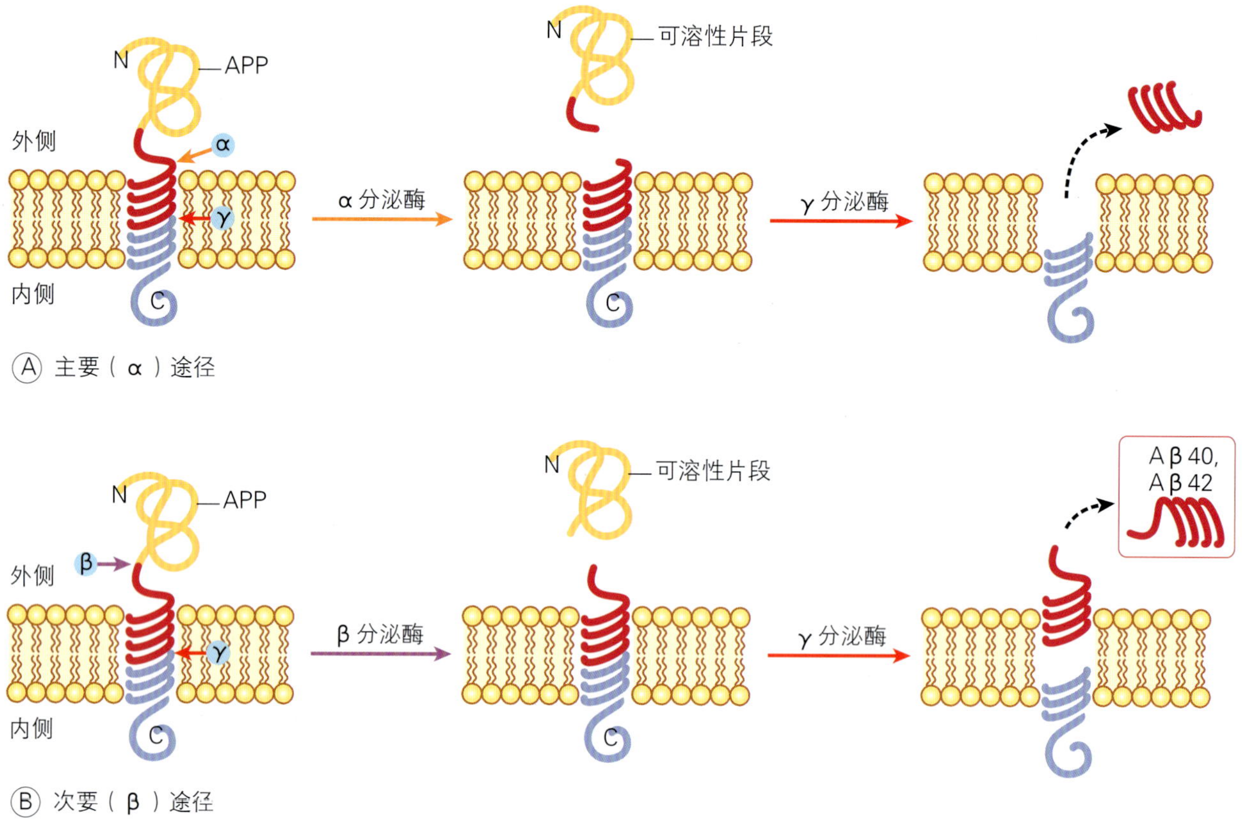

图12.9 淀粉样前体蛋白的加工。A.主要（α）途径涉及α和γ分泌酶序列活性，破坏致病性（Aβ）片段，是非淀粉样代谢途径；B. 次要（β）途径涉及β和γ分泌酶序列剪切，释放致病性的Aβ种类，是淀粉样代谢途径。

要点

- 大脑皮质中β淀粉样蛋白沉积是阿尔茨海默病进展中的关键起始事件，导致神经元内Tau蛋白高度磷酸化和缠结形成（淀粉样蛋白级联假说）。
- β淀粉样蛋白通过前体分子APP的蛋白水解产生。通过主要（α）途径的加工占主导地位并且不会导致β淀粉样蛋白释放。
- 通过次要（β）途径释放可溶性Aβ肽。Aβ40与Aβ42的比值是由γ分泌酶复合体决定的。
- 可溶性较低的Aβ42易形成皮质斑块，与痴呆相关性更大，而Aβ40在血管沉积，则导致脑淀粉样血管病。

神经原纤维缠结的形成

“淀粉样蛋白级联”的下一步是微管相关蛋白Tau的异常磷酸化。这通常与轴突微管结合（并稳定），但在其过度磷酸化形式中，Tau蛋白从微管分离，并趋向于自聚集（图12.10）。这可能反映出Tau蛋白激酶（在蛋白质中加入磷酸基）的过度活动，

临床知识拓展12.6 家族性阿尔茨海默病

家族性阿尔茨海默病（FAD）只占病例的5%，但对散发性疾病的发病机制提供了宝贵的见解。所有类型均显示具有高度外显率的常染色体显性遗传。出现临床表现的年龄通常低于65岁，因此使用了早发型阿尔茨海默病这一术语。大多数家族性阿尔茨海默病的病因与淀粉样蛋白加工过程中涉及的3个主要基因之一的突变有关：

- *APP*，位于21号染色体，编码淀粉样前体蛋白。
- *PSEN1*，位于14号染色体上，编码早老蛋白1（PS1）。
- *PSEN2*，位于染色体1上，编码早老蛋白2（PS2）。
- 家族性阿尔茨海默病中，*PS1*或*PS2*基因突变占近一半。通常β淀粉样蛋白产生增加，Aβ40与Aβ42比值发生变化，因此产生更多形成Aβ42种类的斑块。在许多具有已知*APP*基因突变的FAD家族中，淀粉样蛋白β序列侧翼的蛋白区域受到影响，这也与Aβ42产生的增加有关。这与影响淀粉样蛋白序列中心部分的突变形成对比，后者更可能导致脑淀粉样血管病。

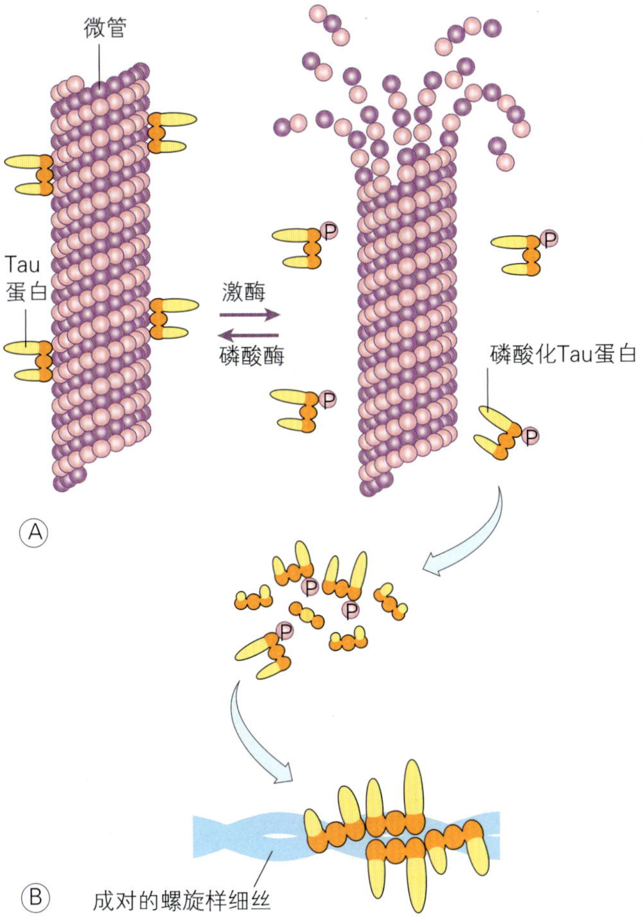

图12.10 Tau蛋白是一种微管相关蛋白（MAP），通常主要存在于轴突中。A.在非磷酸化状态下，Tau蛋白与微管结合，有助于维持微管稳定性。磷酸化是由激酶（加入磷酸基）和磷酸酶（去除磷酸基）的活性调节。B.过度磷酸化Tau蛋白单体从微管中分离，且在足够的浓度下，倾向于自聚集形成成对的螺旋样细丝Tau蛋白（神经原纤维缠结的主要成分）。

如糖原合酶激酶-3β（GSK-3β）和细胞周期素依赖性蛋白激酶5（CDK5），但其机制尚不确定。

一旦与微管分离，磷酸化Tau蛋白单体聚集成原丝（寡聚物），然后是细丝，最终形成成熟的神经原纤维缠结。缠结病变在大脑中的播散遵循Braak分期的6个病理阶段，划分为早期、中期和晚期（图12.11）。

在疾病的症状前阶段，缠结首先出现在内嗅皮质和海马中（Braak Ⅰ~Ⅱ期）。在中间阶段，病变逐渐扩散到更多的边缘叶、杏仁核和邻近的梭状回（Braak Ⅲ~Ⅳ期）。这可能与早期痴呆或轻度认知障碍相对应。临床痴呆出现在缠结病变扩散到新皮质联合区（Braak Ⅴ期），最后到初级感觉和运动区域（Braak Ⅵ期）。

β淀粉样蛋白的清除

在正常人中，少量β淀粉样蛋白不断产生和清除。因此，β淀粉样蛋白的异常积累可以提示这两个过程之间的产量增加、清除减少或某些改变。β淀粉样蛋白的过量产生与少数疾病有关，如唐氏综合征，与*PSEN1*、*PSEN2*或*APP*突变相关的家族性阿尔茨海默病对于大多数散发性疾病来说，β淀粉样蛋白清除不足似乎是最重要的因素。

要点

- 早老蛋白或*APP*基因突变是导致大多数遗传性（常染色体显性遗传）早发型阿尔茨海默病的原因。所有病例都存在过量的β淀粉样蛋白产生。
- β淀粉样蛋白在大脑皮质的沉积（特别是Aβ42）可以在神经元触发一连串的事件，导致过度磷酸化的Tau蛋白积累。
- Tau蛋白过度磷酸化是由磷酸酶和激酶之间的不平衡介导的，其中Tau激酶如CDK5和GSK-3β的活性过高。
- 神经原纤维缠结首先出现在内侧颞叶（海马、内嗅皮质），并经历Braak分期的6个病理阶段逐渐扩散至边缘叶和新皮质。

β淀粉样蛋白的清除机制

已经在大脑和动脉壁中发现了几种有助于清除β淀粉样蛋白的酶，包括脑啡肽酶和胰岛素降解酶（IDE）。还有许多其他酶能够降解β淀粉样蛋白并且可能有助于其清除，包括一些通常与其他作用相关的酶，如血管紧张素转化酶。β淀粉样蛋白通过血脑屏障从大脑中输出是由脑血管内皮中的低密度脂蛋白受体相关蛋白（LRP-1）介导的。

老年人的酶降解作用和向血液输出的效果下降，其中周围血管引流速度缓慢可能更为重要。这对僵硬的动脉硬化血管不太有效（因为动脉搏动的传递减少，从而促进血管周围液体的大量流动），这有助于解释痴呆和缺血性心脏病之间的关系。

β淀粉样蛋白的病理效应

认知能力下降的程度与大脑皮质中不溶性（相关斑块）β淀粉样蛋白的沉积关系不大，但与缠结病变的程度和可溶性的β淀粉样蛋白部分密切相关。

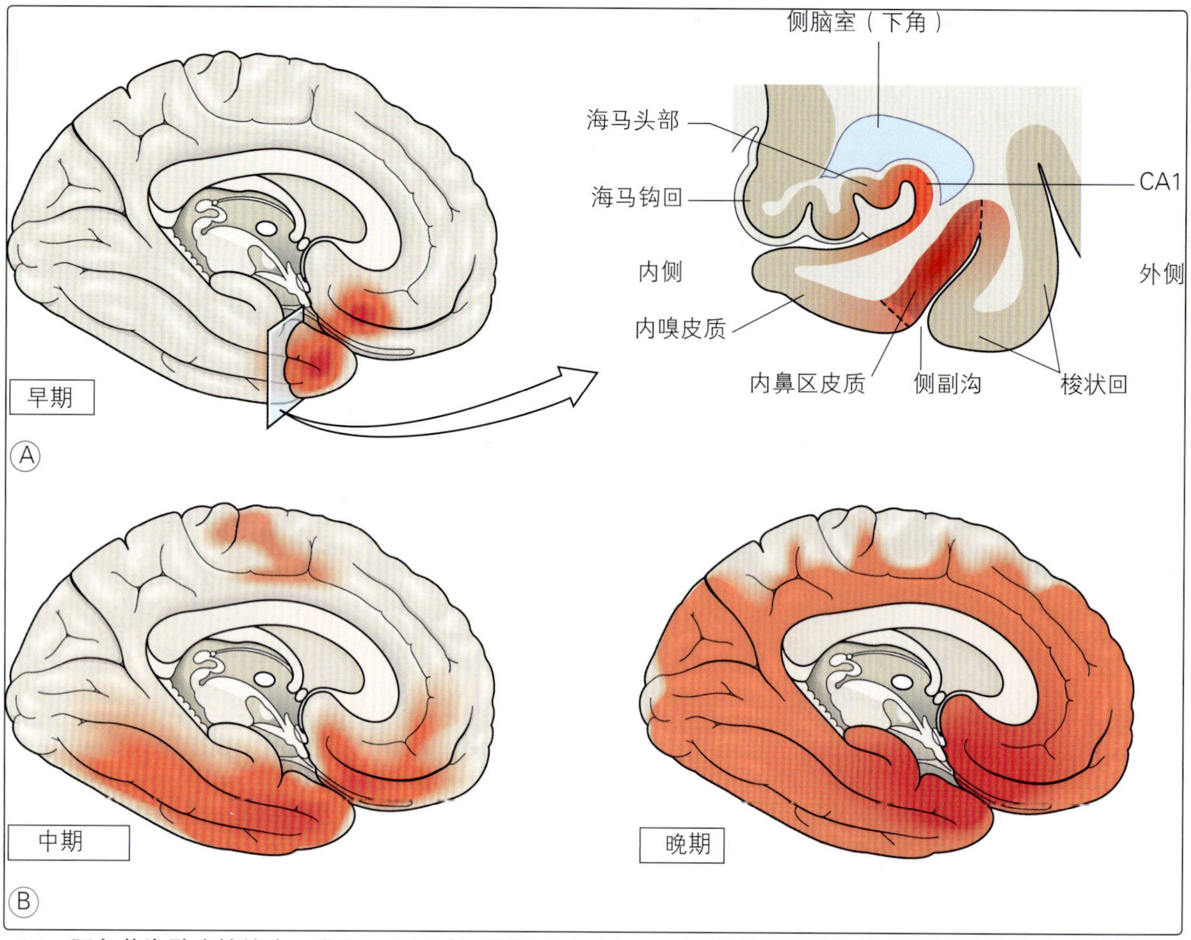

图12.11 阿尔茨海默病缠结病理进展。A.颞叶冠状切面早期（Braak Ⅰ~Ⅱ期）阿尔茨海默病的缠结病理分布；B.中期（Braak Ⅲ~Ⅳ）和晚期（Braak Ⅴ~Ⅵ期）阶段的缠结病理进展。

这就提出了一种可能性，即淀粉样蛋白的原纤维种类（包含在可溶性部分中）可能是阿尔茨海默病神经毒性的主要原因，导致神经原纤维缠结的形成。反过来，也有一种可能性，即淀粉样斑块可能具有保护作用而非有害作用，表现在细胞试图将潜在的神经毒性成分“捕获”为不溶性聚集物。

毒性寡聚物

可溶性β淀粉样蛋白单体自聚集形成寡聚物，其与细胞膜结合并与含水孔形成环状排列。这类似补体级联的膜攻击复合物。孔的形成会损害神经元的质膜，吸收钠离子、水分子和游离钙离子，从而损伤细胞。特别是钙的过量流入，是许多神经细胞死亡的最终共同途径。也有证据表明，β淀粉样蛋白寡聚物：①对线粒体是有毒的，增加氧化应激和降低细胞凋亡阈值；②通过促进Tau蛋白的过度磷酸化，可促进神经细胞内神经原纤维缠结的形成；③可能会导致突触功能障碍和丧失。

病理性衰老和认知储备

尸检研究表明，在许多无痴呆病史的老年人中，阿尔茨海默病的典型病理变化或多或少存在。这被称为病理性衰老。在某些情况下，尽管没有证据表明生活中认知能力下降，但病理变化是进展的。这反映了某些人更大的认知储备能力，因为他们有着较高的病前智力或教育水平（图12.12）。

阿尔茨海默病的治疗

目前还没有药物可以逆转或阻止阿尔茨海默病的发展。因此，治疗仅限于症状和支持性措施。

药物制剂

阿尔茨海默病中的胆碱能缺乏导致记忆障碍，可通过胆碱酯酶抑制剂（如多奈哌齐、卡巴拉汀、加兰他敏）在一定程度上得到改善。这些药物通过抑制乙酰胆碱在突触间隙的降解而增强胆碱能的传递。至少有50%的轻度至中度痴呆患者可获益，但这

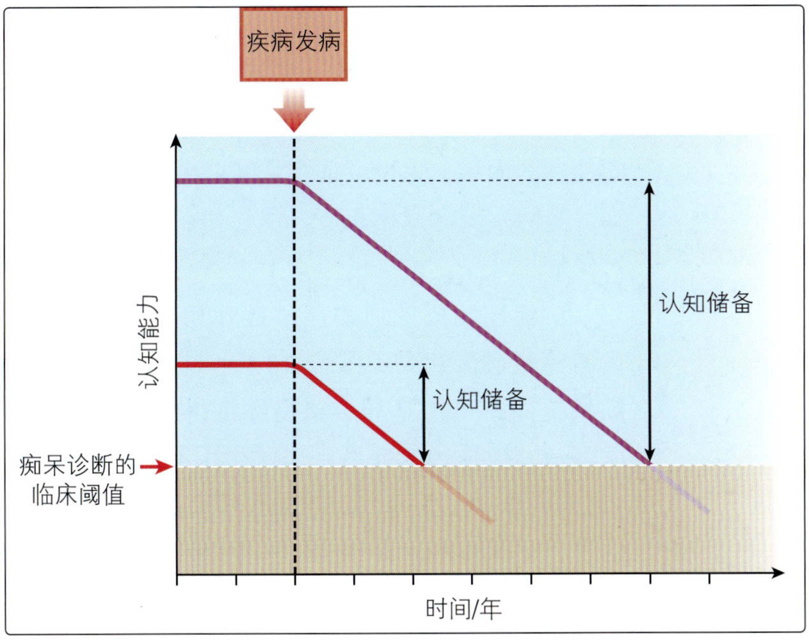

图12.12 认知储备的概念。假设进展速度相似，平均智力（红线）的个体在发病后可能比病前智力水平或受教育程度较高（紫线）的个体更早出现痴呆的临床症状。

种改善通常持续不到12个月。不良反应包括腹泻、恶心和呕吐。

第二种用于阿尔茨海默病患者的药物是美金刚，这是一种NMDA受体拮抗剂，可以抑制谷氨酸能神经传递（见第七章）。该药作用机制尚不确定，但可能包括防止神经元钙超载。临床实验已显示，对中度痴呆患者有一些益处，但对于轻度认知能力下降的患者则没有作用。

要点

- 在正常个体中少量的β淀粉样蛋白不断产生和清除。
- 清除机制包括酶降解和血液主动转运（随年龄增长而下降），以及血管周围引流（也随年龄增长而下降，脑血管疾病患者效果较差）。
- β淀粉样蛋白损害神经元的机制尚不完全确定，但β淀粉样蛋白寡聚物与神经元膜相关，并形成孔状结构（类似膜攻击复杂物），其可使钠、水和钙离子进入细胞。
- β淀粉样蛋白毒性的其他潜在机制包括线粒体功能障碍、氧化应激、促进Tau蛋白过度磷酸化和破坏突触。
- 在许多认知正常的老年人中，阿尔茨海默病类型存在不同程度的变化，反映了他们有更大的认知储备能力。

疾病调节剂

目前，许多潜在的疾病修饰剂正在进行临床实验，其中大多数旨在干扰淀粉样蛋白的加工或缠结的形成。策略包括：

- 免疫疗法（Aβ疫苗接种）引发主动免疫反应，从大脑中清除β淀粉样蛋白肽的沉积物（见下文）。
- 使用抗Aβ抗体进行被动免疫，其目的也在于从大脑中清除淀粉样蛋白沉积物，但不会产生持久的免疫反应。
- 抑制β分泌酶，阻断次要（淀粉样蛋白生成）途径中APP的加工，从而减少β淀粉样蛋白的产生。
- 抑制淀粉样蛋白原纤维的形成，防止疾病的分子进展或阻止有毒的原纤维种类的形成。
- 抑制Tau蛋白聚集，如实验剂亚甲蓝在临床实验中显示出令人鼓舞的效果。
- γ分泌酶的抑制/调节（如PS1/PS2抑制剂）改变Aβ40与Aβ42的比例，从而产生较少的致病性（噬斑形成）Aβ42。

迄今为止最有希望的方法之一是Aβ疫苗接种，其在小鼠模型中实现了几乎完全的斑块清除。阿尔茨海默病患者的后续尸检研究证实了一定程度的斑块清除，但是：①只有20%的患者产生抗Aβ抗体；②对认知状态的改善很小；③20人中有1人发生严重的脑膜脑炎（大脑及其覆盖物的炎症）。理论上的担忧也被提出，即破坏斑块可能释放有害的寡聚物种类。

要点

- 目前还没有针对阿尔茨海默病的疾病修饰治疗，但是使用胆碱酯酶抑制剂或美金刚可以改善一些症状。
- 潜在的疾病改善策略包括：①抑制β分泌酶，减少β淀粉样蛋白产生；②干扰淀粉样蛋白原纤维的形成/成熟；③抑制/调制γ分泌酶，改变Aβ40与Aβ42的比例。
- 主动免疫疗法（Aβ接种）在动物模型中非常成功（实现了几乎完全的斑块清除），但临床实验一直令人失望。

路易体痴呆

路易体痴呆（DLB）是继阿尔茨海默病之后第二常见的痴呆类型，占20%。路易体痴呆主要是散发的，但已经发现了具有常染色体显性遗传的罕见家族形式。

临床特征

路易体痴呆（除了认知能力下降）的三个核心表现是：①视幻觉；②认知能力的波动；③帕金森综合征的特征，如震颤、僵硬和运动迟缓（见第十三章）。支持诊断的其他表现包括基底核多巴胺水平降低或睡眠障碍（临床知识拓展12.7）。

大约50%的路易体痴呆患者对神经阻滞剂（抗精神病药）高度敏感，通过拮抗中枢多巴胺受体起作用；这会导致严重的肌肉僵硬、静止和精神混乱。路易体痴呆患者的另一个常见特征是自主神经功能障碍，包括体位性低血压伴晕厥和跌倒。一部分患者表现出明显的精神病特征，伴有幻觉和妄想。

心理测试和神经影像学

神经心理学测试通常显示注意力和额叶执行功能（如计划、组织和决策）的缺陷，以及视觉空间任务的困难，也可以证实认知能力和注意力的波动。与阿尔茨海默病相反，往往存在情景记忆的相对保留。

功能性脑成像通常显示枕叶和后颞顶叶区域代谢和脑血流减少（图12.13）。这与其他形式的痴呆不同，可能是导致路易体痴呆明显视幻觉的原因。其他形式的痴呆后半球往往不受影响。

临床知识拓展12.7 路易体痴呆的睡眠障碍

路易体痴呆可能与许多睡眠障碍有关，包括生动的梦和噩梦。快速动眼睡眠（REM）是一种特征性睡眠，它是最有可能发生梦境的阶段。路易体痴呆睡眠障碍为快速动眼期睡眠行为障碍，其特征是“表演式”梦或梦游。通常认为是由于脑干的正常机制受到干扰，导致睡眠期间的麻痹。

要点

- 路易体痴呆是继阿尔茨海默病之后第二种常见的痴呆类型，约占20%。
- 除了认知能力下降，其核心特征有视幻觉、认知能力波动和帕金森综合征。
- 大约50%的患者对神经阻滞剂敏感，可能存在自主神经功能障碍或包括快速动眼期睡眠行为障碍在内的睡眠障碍。

病理特征

对大脑的宏观检查通常不明显，但可能存在广泛的脑室萎缩和扩张，伴有黑质苍白（见第十三章，图

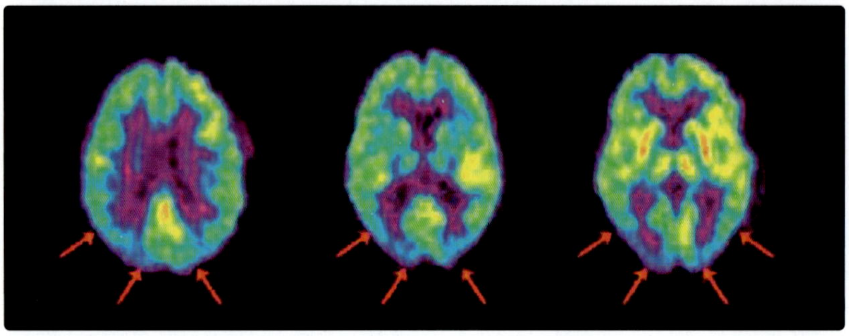

图12.13 路易体痴呆的功能性神经影像学。本例患者的功能性脑成像显示枕叶和后颞顶叶区域的葡萄糖消耗（代谢）降低。该图像由葡萄糖正电子发射同位素^{18}F-FDG通过正电子发射断层显像（PET）获得。

引自Silverman，D et al:Positron emission tomography scans obtained for the evaluation of cognitive dysfunction. Seminars in Nuclear Medicine. Neuronuclear Imaging（2008，pp.251-261），已授权。

13.5）和蓝斑（见第一章）。其显微特征与帕金森病痴呆无明显区别，二者的区别仅仅是临床表现（见第十三章，临床知识拓展13.1）。

路易体

显微镜检查显示残存神经元的细胞质中有病理性包涵体（异常蛋白聚合物）。这些神经元内的圆形结构称为路易体，在标准组织学制剂上呈现明亮的粉红色（因为它们吸收了红色组织染色剂伊红），并且通常被苍白的晕圈所环绕（图12.14A）。免疫组化法最能显示路易体的主要成分α突触核蛋白（图12.14B）。皮质路易体与脑干中发现的路易体相似，但没有晕圈，在免疫组化上可以最佳地看到（图12.14C）。许多患者也有一定程度的阿尔茨海默病病理变化（图12.14D），可能是α突触核蛋白和β淀粉样蛋白之间存在协同相互作用。

病理过程

病理变化以一种可预测的方式在大脑中扩散，类似于阿尔茨海默病中缠结的有序进展（图12.15）。本文描述了与特发性帕金森病相同的Braak分期的六个病理阶段（见第十三章，图13.7）。突触核蛋白阳

要点

- 路易体痴呆的病理特征与帕金森病痴呆无明显区别，包括广泛分布的路易体（由α突触核蛋白组成）。
- 路易体首先出现在嗅球和延髓，然后逐渐扩散至中脑、脑桥、边缘叶、杏仁核和新皮质（Braak分期的6个病理阶段）。
- 许多患者也有不同的阿尔茨海默病类型的变化，并且β淀粉样蛋白和α突触核蛋白之间似乎存在协同相互作用。

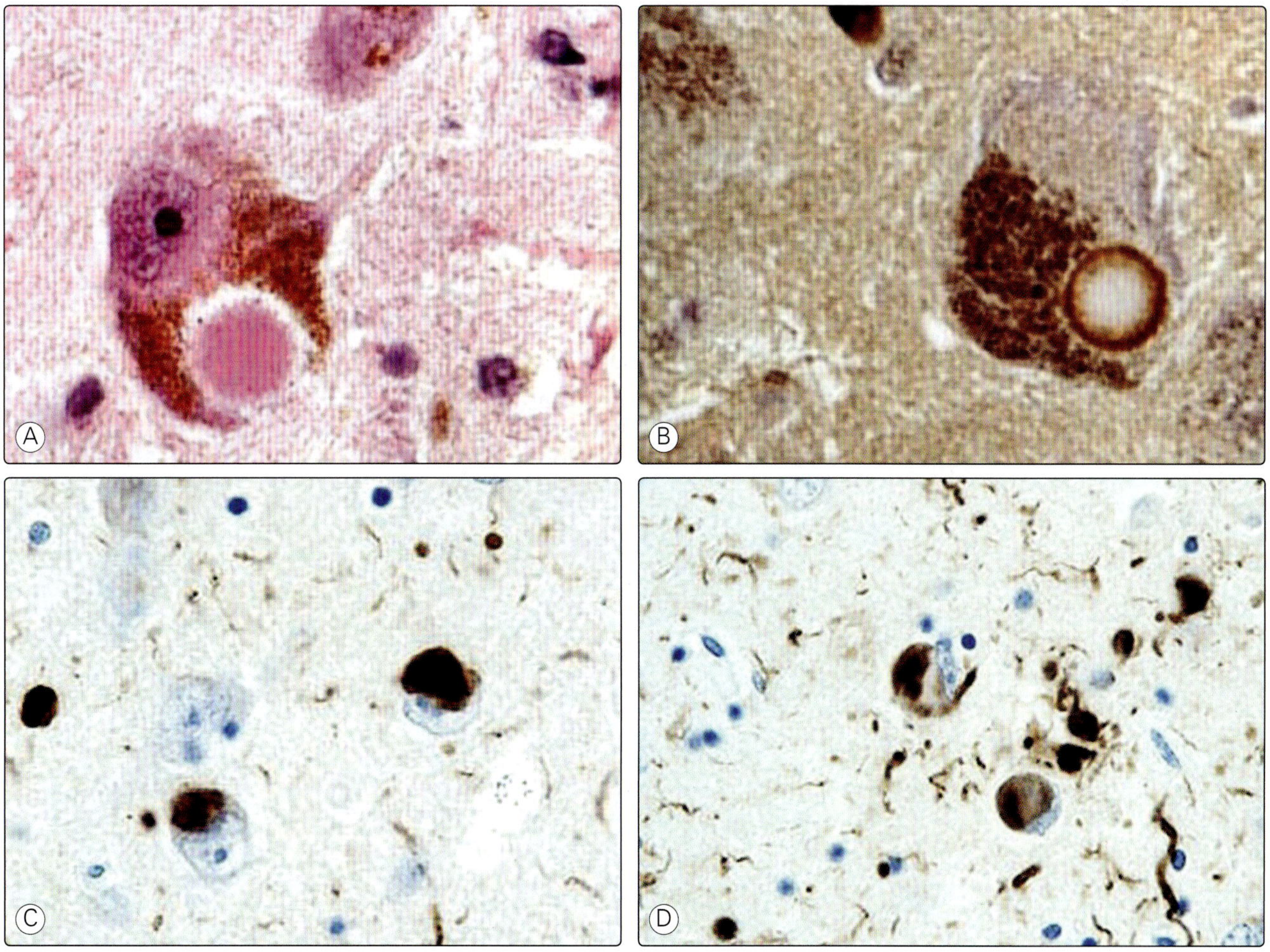

图12.14　路易体和路易神经突。A.路易体痴呆患者黑质的常规苏木精-伊红（HE）染色切片，神经元细胞质内可见明亮的粉红色路易体，周围可见褐色神经黑色素；B.主要蛋白质成分α突触核蛋白的免疫组化（抗体标记）可显示路易体；C.皮质路易体可以通过对α突触核蛋白的免疫染色检测最佳地显示，本例在患者的颞叶；D.阿尔茨海默病患者的α突触核蛋白免疫组化，显示颞叶路易体和路易神经突共存。

引自Popescu，A and Lippa，CF: Parkinsonian syndromes:Parkinson’s disease dementia，dementia with Lewy bodies and progressive supranuclear palsy.Clinical Neuroscience Research，Non-Alzheimer’s Disease Dementias（2004， pp. 461-468），已授权。

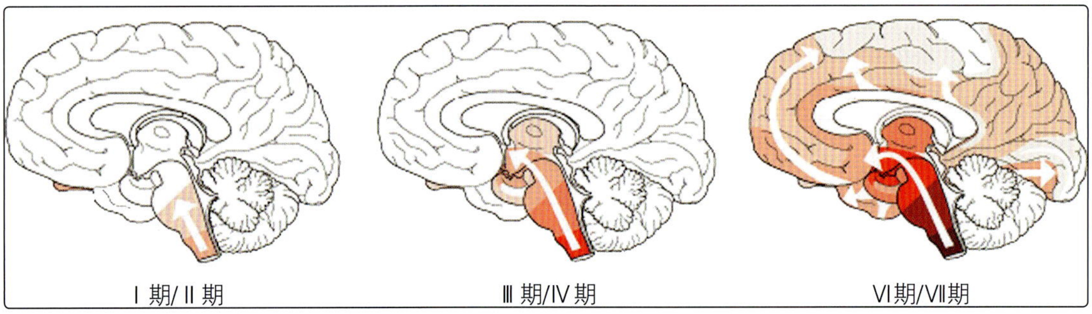

图12.15　路易小体病理进展。
引自Basbaum，A: The senses: a comprehensive reference（Academic Press 2008），已授权。

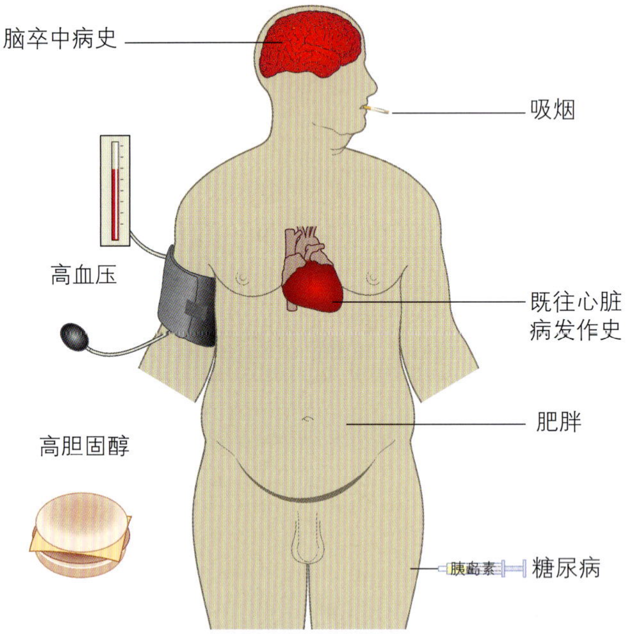

图12.16　血管性痴呆的危险因素与缺血性心脏病相同。

性包涵体首先出现在嗅球和延髓（Ⅰ期），然后发展到脑桥（Ⅱ期）和中脑（Ⅲ期）。因此，前三个分期主要局限于脑干。接下来在边缘叶中发现包涵体，包括内嗅皮质和杏仁核（Ⅳ期）。最后两个分期是包涵体出现在新皮质区域，即高级联合皮质（Ⅴ期），以及最后到初级感觉和运动区（Ⅵ期）。突触核蛋白相关疾病（或突触核蛋白病）的病理和发病机制将在第十三章进一步讨论。

血管性痴呆

血管性痴呆是老年人获得性认知能力下降的第三大常见原因，约占10%。与缺血性心脏病和中风的危险因素相同（图12.16）。血管性认知损害一词描述的是具有血管病因的非进行性智力下降。

临床特征

血管性痴呆患者可能出现一系列与中风一致的认知能力的阶梯式下降，称为多发梗死性痴呆（图12.17）。在一些病例中，这种下降更为缓

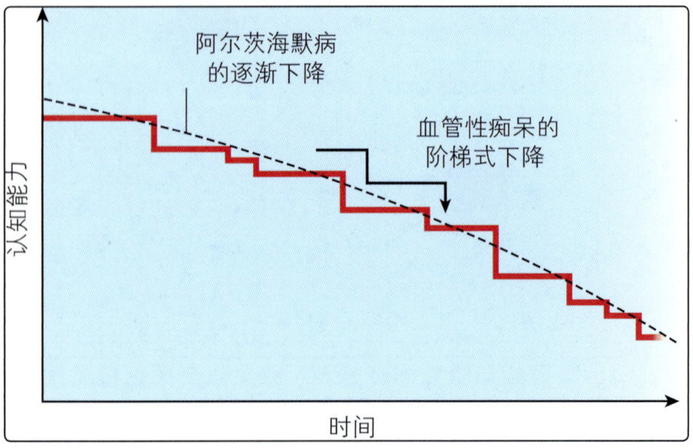

图12.17　多发梗死性痴呆。传统上，进展是以一种循序渐进的方式发生的，与一系列小中风一致，与阿尔茨海默病的逐渐下降相反。

慢，主要表现为认知能力的普遍减慢，因为前额执行功能受损（即延迟型痴呆或皮质下痴呆）。这通常是由于弥漫性白质病变，有时被称为宾斯旺格病（Binswanger disease）。

与阿尔茨海默病的区别

区分阿尔茨海默病和血管性痴呆可能并不简单，两者往往共存，但某些临床特征（下面讨论）更易提示血管性痴呆。

与阿尔茨海默病相比，血管性痴呆进展更容易波动，"好转和恶化天数"及神经心理测试方面出现缺陷的情况可能更不稳定。情绪变化，如焦虑、抑郁或情绪失禁（不适当的笑或流泪）也更为突出，症状往往在晚上更为严重，称为日落现象。记忆下降的程度是不同的，但可能没有阿尔茨海默病那么明显。

基底核的相关损伤有时会导致一种短而缓慢的伪帕金森步态，并且可能存在与以前一次或多次中风相一致的局灶性神经系统症状。典型的影像学表现如图12.18所示。

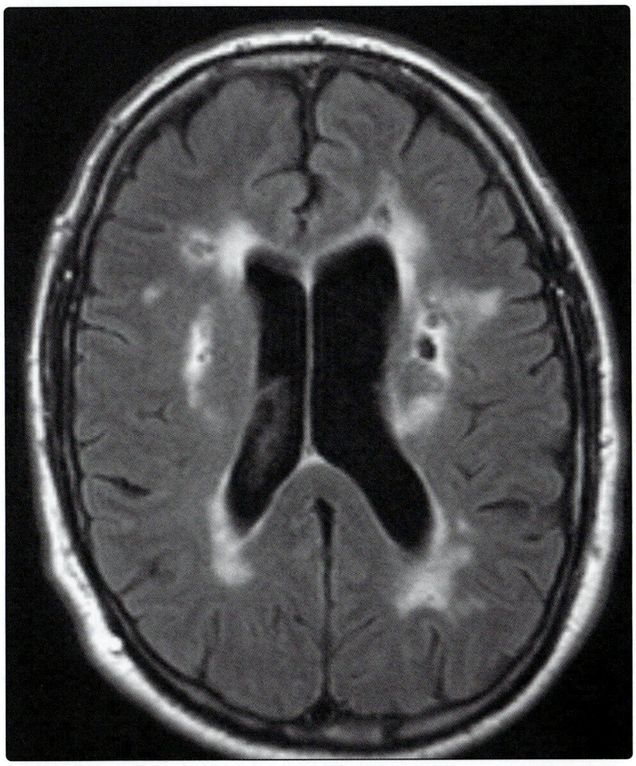

图12.18 轴位MRI扫描，显示脑小血管病的典型影像学特征。脑室周围白质呈融合的高信号，深部及皮质下白质中存在高信号斑块。此外，还有几个小的局灶性空腔（与脑脊液信号强度相同），是典型的"老年性"腔隙性梗死（T2加权MRI伴脑脊液抑制：液体衰减反转恢复序列或FLAIR序列）。图片由Andrew MacKinnon博士提供。

病理特征

血管性痴呆可由以下原因引起：①小血管病变；②大血管病变；③以上两者的结合。如果阿尔茨海默病或另一种痴呆症的特征共存，就会使用混合性痴呆这个术语。临床知识拓展12.8讨论了一种罕见的遗传性血管性痴呆。

临床知识拓展12.8 CADASIL

皮质下梗死伴白质脑病的常染色体显性遗传性脑动脉病（CADASIL）是一种罕见的常染色体显性遗传性疾病，在有先兆偏头痛病史的年轻女性中有典型表现。其特征是多次中风影响皮质下白质，导致具有精神病学特征的进行性痴呆。它是由19号染色体上*NOTCH3*基因突变引起的，该基因与家族性偏瘫型偏头痛的基因位点相同。电子显微镜显示颗粒状物质沉积在小血管壁上，其中包括notch3受体细胞外区域的一部分。

小血管病变

小血管病变是血管性痴呆患者最常见的原因，通常与高血压、糖尿病和其他血管危险因素有关。高血压会损害中小型血管壁，导致平滑肌被胶原蛋白替代。在显微镜下呈现非晶态或"透明"外观，称为玻璃样动脉硬化（图12.19A）。有些血管表现出更明显的壁破坏，以脂质泡沫细胞取代平滑肌，称为脂质透明样变性。

这两种类型的小血管病变导致动脉和小动脉的硬化，分别称为动脉硬化和小动脉硬化。通常，可扩张的血管被转变为刚性管道，随着血压的波动，其扩张能力受限。这导致小中风（直径小于1 cm）称为腔隙性梗死（图12.19B）。随着血管周围空间的扩大，皮质下白质也可能更普遍地减少，从而产生"虫蛀"外观。

大血管病变

一些患者在连续中风后会发展为痴呆，脑组织的临界容积（通常至少50~100 mL）会减少。在某些情况下，所谓的关键部位梗死可能导致"单发中风性痴呆"，这种更为突然的下降是由海马或前内侧丘脑等对记忆至关重要的区域受损造成的。

要点

- 血管性痴呆是老年获得性认知能力下降的第三大常见类型（仅次于阿尔茨海默病和路易体痴呆），占痴呆病例的10%。
- 血管性痴呆可能表现为认知能力的阶梯式下降（与一系列小中风一致）或逐渐下降（更多地与弥漫性白质或小血管病变一致）。
- 提示血管性痴呆而非阿尔茨海默病的临床特征包括病程波动、认知功能不稳定、情绪失禁和日落现象。也可能存在与一次或多次中风相一致的帕金森特征或神经系统体征。
- 最常见的病理变化是小血管病变（玻璃样动脉硬化和脂质透明样变性），往往与动脉高血压和其他血管危险因素有关。
- 其他病理特征包括腔隙性梗死、皮质下白质广泛减少和血管周围空间扩大。
- 局部梗死也可能存在。在一些患者中，对记忆至关重要的区域（如海马或前内侧丘脑）的“关键部位梗死”会导致认知能力的突然下降，称为单发中风性痴呆。

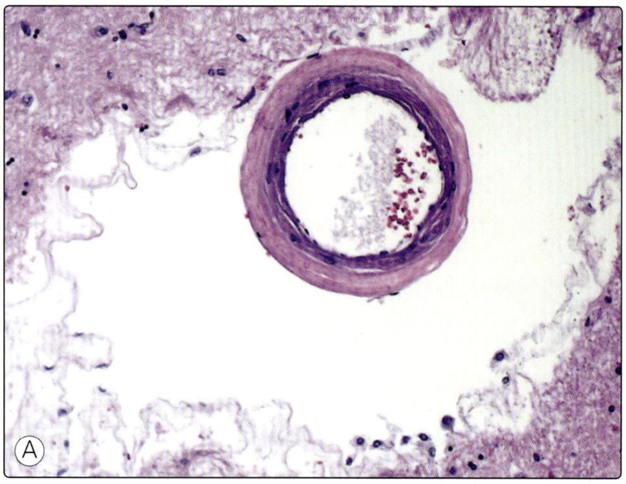

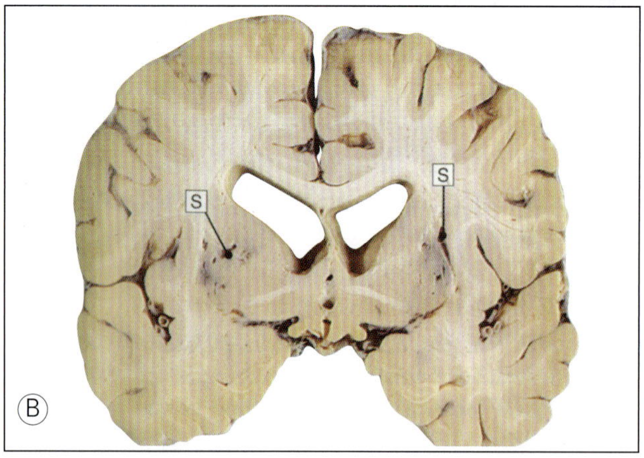

图12.19　小血管病变的病理特征。A.深半球血管的显微图片显示血管平滑肌被（粉红色）透明物质替代。血管周围空间也明显增大。B.冠状脑切片照片显示基底核因小血管病变而出现多个腔隙性梗死（包括明显的裂隙样间隙，标为“S”）。
图A引自Prayson，R:Neuropathology 1e（Churchill Livingstone 2005），已授权。
图B引自Stevens and Lowe: Pathology 2e （Mosby 2000），已授权。

额颞叶痴呆

额颞叶痴呆（FTD）是一组与额颞叶选择性变性有关的临床术语（图12.20）。终身患病率为1/6000，在男性和女性中都很常见。额颞叶痴呆占痴呆总数不到5%，但在60岁以下人群中是第二大常见原因（仅次于阿尔茨海默病）。发病年龄一般在中年，平均生存期为6~8年。40%的病例有家族史。

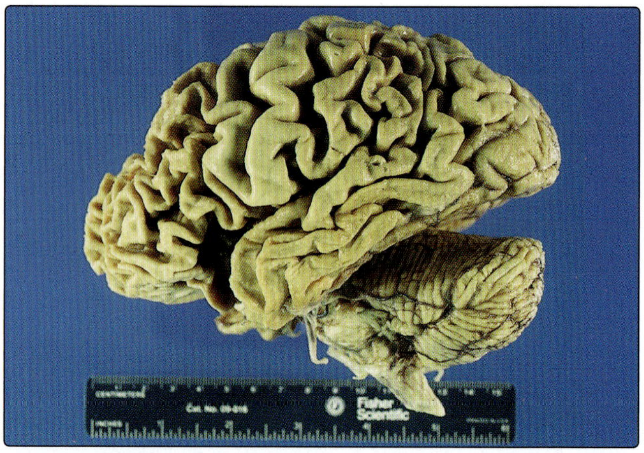

图12.20　额颞叶痴呆患者死后大脑解剖图。宏观照片显示额叶和颞叶选择性变性。初级感觉和运动区域被保留下来。
引自Prayson，R: Neuropathology 1e（Churchill Livingstone 2005），已授权。

临床特征

额叶和颞叶的选择性变性导致行为、性格和语言的进行性退化。在诊断困难的病例中，特殊的神经影像技术可能有助于区分额颞叶痴呆和阿尔茨海默病（临床知识拓展12.9）。

额颞叶痴呆亚型

额颞叶痴呆有3种主要的临床类型，有时伴有帕金森病或运动神经元疾病的其他特征。

额颞叶痴呆的行为变异

额颞叶痴呆的行为变异占50%。特点是显著的性格变化，而记忆和语言相对保留。常见的特征包括去抑制状态（如不恰当的评论、缺乏机智、以自我为中心的行为）和情感迟钝（冷漠、情感冷淡或缺乏同理心）。许多患者都有强迫症（OCD）的症状（见第三章，临床知识拓展3.10），随着体重增加和对甜食的渴望，饮食习惯可能会发生改变。神经影像学典型表现为双侧额叶（尤其是眶额）萎缩，这种萎缩在

临床知识拓展12.9　额颞叶痴呆的神经影像学表现

一种能够跨越血脑屏障的可溶性淀粉样蛋白已被开发出来，这种分子称为匹兹堡复合物B（PIB）。它可以被放射性物质标记，并用于证明β淀粉样蛋白在活人大脑中的沉积（称为PIB扫描）。该技术的潜在临床应用是鉴别额颞叶痴呆患者和额颞叶明显受累的阿尔茨海默病患者（图12.21）。

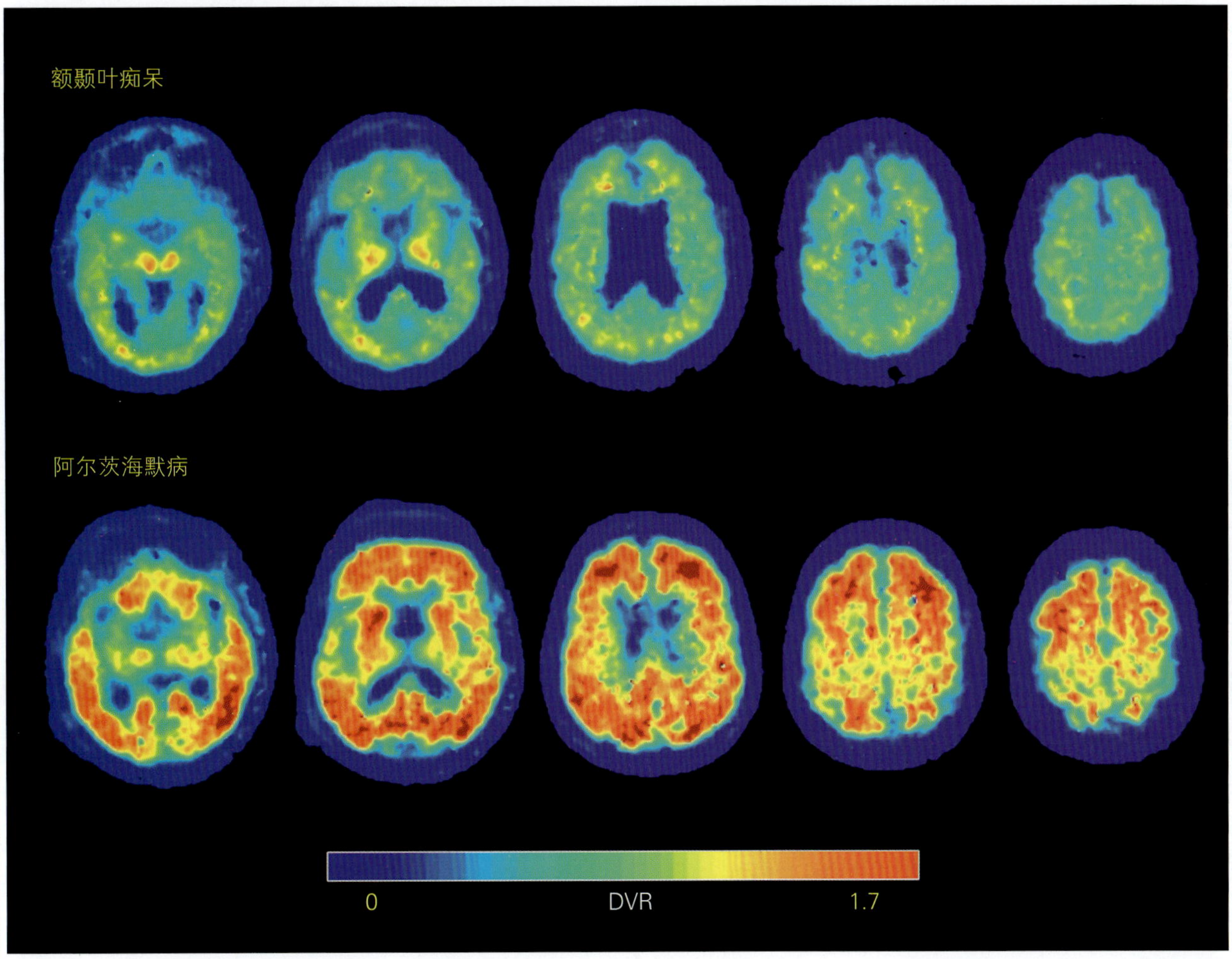

图12.21　β淀粉样蛋白特异性放射性示踪剂碳-11标记的匹兹堡复合物B（11C-PIB）在额颞叶痴呆（第一行）和阿尔茨海默病（第二行）患者中的PET显像。阿尔茨海默病患者的PIB-PET成像显示β淀粉样蛋白的弥漫性皮质结合，而额颞叶痴呆患者的非特异性白质标记则相反。两例均经尸检病理证实。
轴向分布容积比（DVR）图像由Gil Rabinovici博士提供。

非优势侧通常更为严重（图12.22A）。其中许多病例被正式称为皮克病（Pick's disease）（临床知识拓展12.10）。

临床知识拓展12.10　皮克病

所有以额叶为主、行为发生显著变化的痴呆患者，历史上都称为皮克病。这些疾病中的大多数现在认为是额颞叶痴呆的一种形式。目前，皮克病一词仅限于一种极其罕见的疾病，其特征是神经元细胞质中的圆形Tau蛋白阳性包涵体（称为皮克小体）。

语义痴呆

在语义痴呆中，理解单词和概念含义的能力逐渐下降。无法命名对象（命名障碍）是早期特征之一，用于对人和对象进行分类的语义类别也会逐渐减退。早期阶段可能表现为命名错误，如把公共汽车称为小汽车。然后，使用更广泛的语义类别来描述特定的对象，如把苹果、橘子和香蕉都描述为“水果”。晚期，语义类别完全丧失，如生物与非生物、植物与动物，日常物品可能会变得陌生或令人恐惧。神经影像学显示双侧颞叶严重萎缩（图12.22B）。

进行性非流利性失语

进行性非流利性失语（PNFA）患者表现为语言表达困难（失语症），存在单词替换和单词查找问题，还存在语法、句法和发音错误。对动词、介词和功能词的影响往往大于对名词的影响（见第三章“布罗卡区”）。在某些情况下，会出现进行性言语失用，这与言语发音器官的运动控制有关。进行性非流利性失语的神经影像学表现为典型的不对称性脑萎缩，其最严重的部位是与左半球语言区域对应的左额下叶和边缘脑区，即外侧沟周围区域（图12.22C）。

> **要点**
>
> - 额颞叶痴呆是一个临床术语，指额颞叶选择性变性的一组罕见病症（占痴呆病例的5%）。
> - 行为变异占50%，主要表现为性格和行为改变。语义痴呆和进行性非流利性失语较少见。
> - 某些额颞叶痴呆患者还有运动神经元病（MND）的特征，而部分运动神经元病患者由于分子病理学上的重叠而发展为额颞叶痴呆。

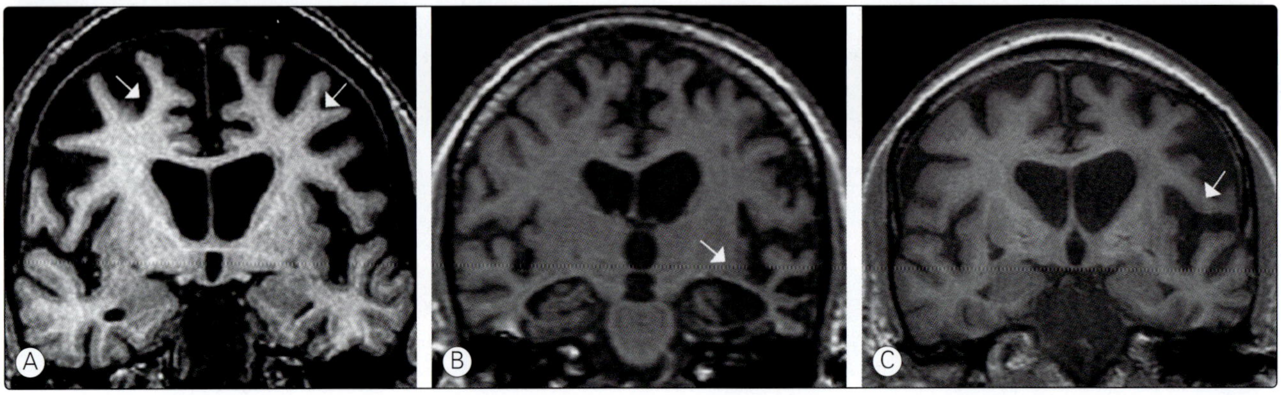

图12.22 额颞叶痴呆3种主要变异型的神经影像学表现。A.在额颞叶痴呆的行为变异中，通常有双侧额叶萎缩，非优势侧额叶萎缩更为严重；B.语义痴呆以严重的双侧颞叶萎缩为典型表现；C.进行性非流利性失语的特点是与左半球语言区相对应的额下回和边缘脑区的优势半球萎缩（通常为左侧大脑半球）。冠状面T1加权MRI扫描。箭头表示受影响最严重的区域。
引自Schott，JM and Fox，NC:Structural imaging in the dementias.J Psychiat（Old Age Psychiatr）（2007，pp. 503–507），已授权。

额颞叶痴呆和运动神经元病

多达15%的额颞叶痴呆患者也有运动神经元病（MND）的特征。其特征为进行性肌无力和消瘦，以及肌张力和反射增强，是由大脑皮质和脊髓的运动神经元缺失导致的（见第四章，临床知识拓展4.9）。这样的病例诊断为FTD-MND。相反，至少30%的运动神经元病患者出现认知能力下降，严重程度足以达到额颞叶痴呆的标准。这反映了额颞叶痴呆和运动神经元病分子病理学的重叠。

病理特征

病理学家将临床表现为额颞叶痴呆的病理实体范围称为额颞叶变性（FTLD）。需要强调的是，额颞叶变性是一种病理描述，而不是临床术语。

诊断基于使用免疫组织化学（抗体标记）识别神经元和神经胶质细胞内的病理性包涵体（由疾病特异性蛋白组成）。但是，临床特征反映的是变性改变的解剖学分布，而不是存在特定的蛋白。

分子分类

在50%的额颞叶变性病例中，病理性包涵体主要由43 kDa RNA加工蛋白-TAR DNA结合蛋白构成。这种TDP-43蛋白是大多数散发性和家族性运动神经元病的原因，这不完全地解释了额颞叶痴呆和运动神经元病之间的联系。这些病例的病理诊断为FTLD-TDP。

在另外40%的病例中，包涵体由Tau蛋白组成。因此，这些额颞叶变性被归类为Tau蛋白病。这些病例的病理诊断为FTLD-Tau。

在剩下的大多数病例中，包涵体是由一种名为FUS蛋白的RNA加工蛋白组成的（其名称来自它在一种软组织癌症中的作用，意思是“肉瘤中的融合”）。这种蛋白也被证明是部分家族性运动神经元病的基础。这些病例的病理诊断为FTLD-FUS。

要点

- 额颞叶痴呆患者的脑部检查显示不同的额颞叶萎缩——额颞叶变性。
- 在大多数额颞叶变性病例中，可在神经元和神经胶质细胞中发现病理性包涵体。这些通常由TDP-43蛋白（50%）、Tau蛋白（40%）或FUS蛋白（5%）组成。
- 重要的是，临床特征取决于病理变化和神经元减少的解剖学分布，而不是所涉及的特定蛋白。

额颞叶痴呆的遗传因素

大约60%的额颞叶痴呆是散发性的。40%的病例有家族病史，其遗传方式通常并不明确。在10%的病例中（家族病史患者的1/4），存在明显的常染色体显性遗传，而且已知的突变基因通常可以在17号染色体上的两个基因之一或9号染色体上的一个基因位点上发现。

17号染色体Tau基因（*MAPT*）的突变导致伴有Tau蛋白阳性包涵体（FTLD-Tau）的额颞叶变性。在另一组中，颗粒体蛋白前体基因（*PGRN*）发生突变，该基因与17号染色体上的Tau蛋白基因相近。在这些病例中，包涵体由TDP-43蛋白组成而不是颗粒体蛋白前体组成，因此分子诊断为FTLD-TDP。在中枢神经系统中，颗粒体蛋白前体的功能尚不清楚，但它似乎参与了大脑炎症反应。

目前已知的许多额颞叶痴呆（以及运动神经元病和FTD-MND）病例，都与9号染色体上的*C9ORF72*基因的六核苷酸重复扩增有关。该基因及其转录蛋白的功能尚不清楚，但它可能参与了TDP-43和FUS等蛋白的RNA加工。

要点

- 大多数额颞叶痴呆是散发性的（60%）。40%的病例有家族病史，其遗传方式通常并不明确。
- 10%的额颞叶痴呆患者（家族病史患者的1/4）存在明显的常染色体显性遗传，已知的突变基因通常被发现存在于：①17号染色体上的Tau蛋白或颗粒体蛋白前体基因（*MAPT*或*PGRN*）；②9号染色体上的*C9ORF72*基因。
- 部分额颞叶痴呆患者还具有运动神经元病（FTD-MND）的特征，原因是其潜在的分子病理学存在重叠。

第十三章
帕金森病

本章目录

帕金森病是一种基底核区进行性退行性疾病，影响自主运动的启动和执行（通常与震颤有关）。它是继阿尔茨海默病之后第二大常见的神经退行性疾病。终身风险为0.1%，但发病率随年龄增加而增加，65岁以上人群患病率为1%~2%。发病平均年龄为60岁，多见于男性。虽然没有治愈的方法，但是通过多巴胺替代疗法，症状通常可以在数年内得到很好的控制（下文讨论）。

临床特征

大多数帕金森病病例都是特发性的（病因尚不清楚）。特发性帕金森病（IPD）的主要症状和体征如图13.1所示。其主要特征是运动不能或运动减少，伴有明显的肌强直。因此，它被归类为运动不能-强直综合征。另一个突出的特征是运动迟缓，意思是动作缓慢而刻意。大多数情况有轻微的震颤。帕金森病有时被称为锥体外系运动障碍，因为锥体（初级运动）通路不受影响。

运动不能

帕金森病的特征是运动减少。主动运动通过努力才能启动，并且执行缓慢（如在床上翻身，从椅子上站起来）。步态冻结常见，可能与被困在地板上的沮丧感有关。所有自发运动都减少，包括面部表情和眨眼。这就产生了一种类似面具的外观，被称为面部表情不能（帕金森式凝视）。在检查时，如拇指和示指并置等重复性运动的速度和幅度逐渐降低，声音缓慢而安静（发音过弱），字迹细小而难以辨认（写字过小症）。

肌强直

肌张力增加（强直）可能表现为僵硬、肌肉疼痛或疲劳。在检查时，关节屈曲和伸展的阻力是均匀一致的，类似弯曲一根铅管。与痉挛状态相反，铅管样强直的阻力是恒定的（不依赖于速度），可能是由于牵张反射的长潜伏期成分的过度活动（见第四章）。

异常的姿势和步态

帕金森病患者具有特征性的屈曲姿势，精神发育迟缓-失语-拖曳步态-拇指内收综合征伴有手臂摆动减少或缺失，双手放在身体前面。跨越边界如门等，可能比较困难，转弯往往是缓慢和笨拙的。躯干过度弯曲会使重心向前移动，当双脚试图跟上时，走路的速度往往会加快，称为慌张步态。慌张步态增加了跌倒的风险，尤其是姿势反射障碍，其是另一个常见的特征。

静止性震颤

震颤是一种四肢、头部或下颌有节奏的“来回”运动，75%的帕金森病患者会发生。帕金森病的震颤通常是不对称的，常常开始于一只手或手臂。因为帕金森病的震颤在静止时更为明显，因此被归类为静止性震颤。震颤的振幅大，频率低（4~6 Hz），睡眠时不会出现。某些患者有典型的“搓丸样”震颤（图13.2），这强烈提示特发性帕金森病。在检查时，铅管样强直和震颤的联合会产生一种抽搐样或“棘轮状”的感觉，称为齿轮样强直，在患者腕部可以很好地感受到。

其他特征

帕金森病的非运动症状反映：①基底核在认知、情感和行为中的作用（见第三章）；②脑干、边缘叶和新皮质存在广泛的病理变化。40%的患者出现焦虑、抑郁或冷漠。可能有睡眠障碍，包括夜间幻觉、白天过度嗜睡、生动的梦、噩梦或梦游。细微的认知变化很常见，如思维迟钝（思维普遍放缓）或执行功能障碍（组织、计划和决策困难）。1/5的患者最终会被诊断为痴呆（临床知识拓展13.1）。

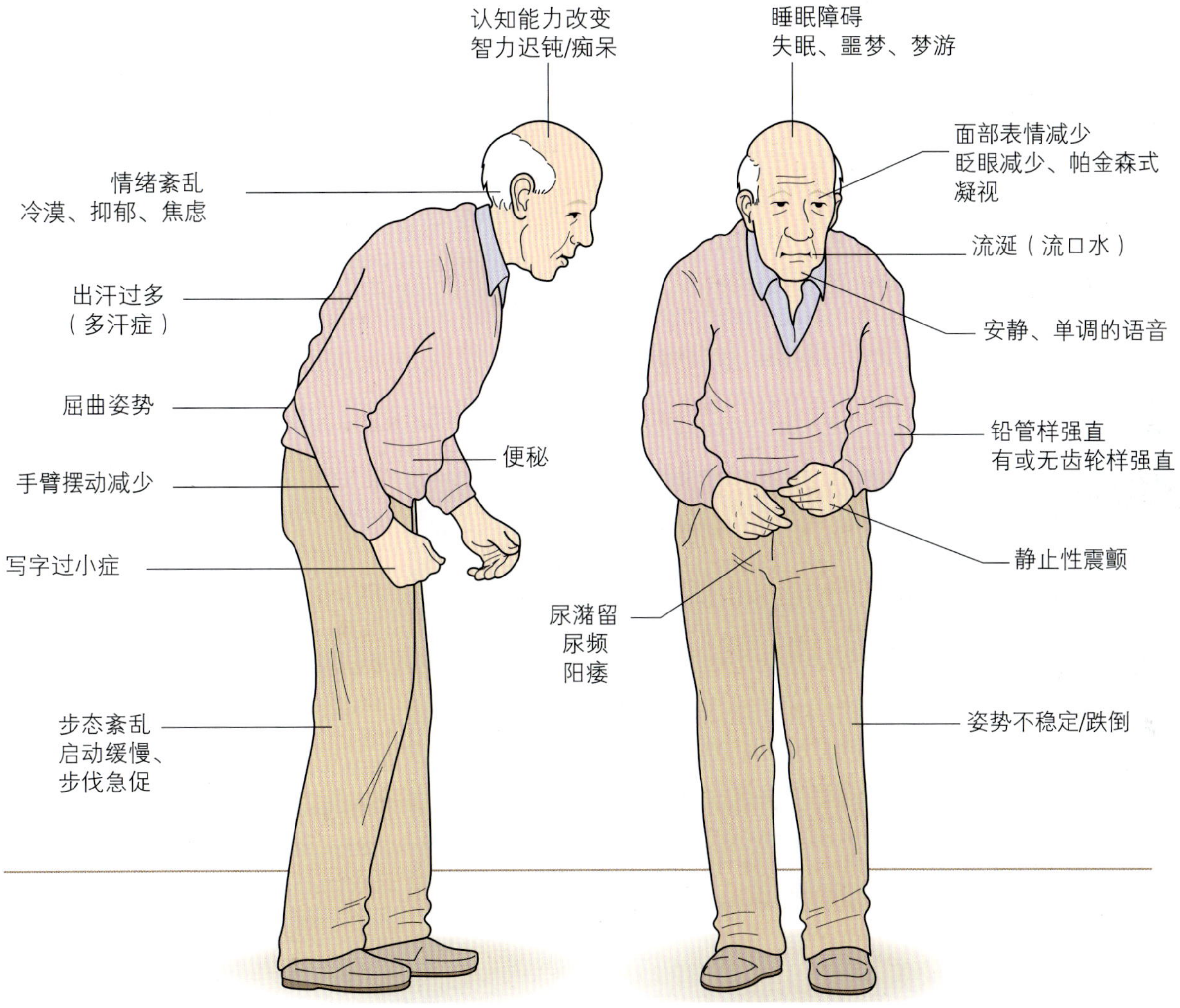

图13.1 特发性帕金森病的特征。屈曲姿势、缓慢拖曳步态、面具状的面部表情和单侧震颤的组合是非常典型的特征。

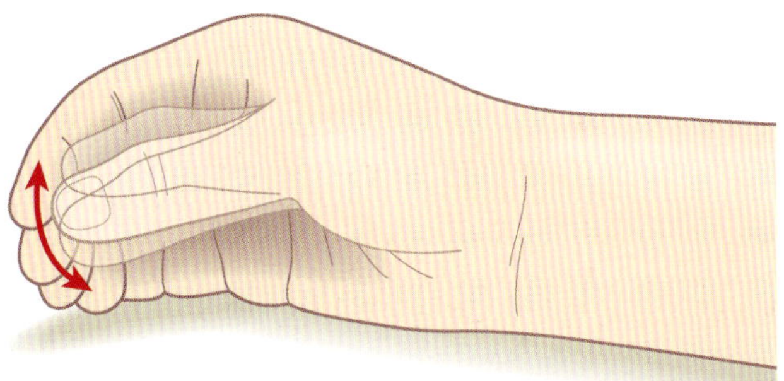

图13.2 帕金森病患者的震颤。轻微、低频的“搓丸样”静止性震颤（如图所示），是特发性帕金森病的诊断依据。震颤常常使患者感到尴尬，且可能难以治疗。

诊断和进展

帕金森病的诊断主要是临床诊断。常规MRI扫描通常是正常的，但基底核中多巴胺缺乏可以通过专门的检查来证实（图13.3）。在5~10年的时间里，如果不进行治疗，患者的运动功能会逐渐退化，姿势不稳定加剧、步态冻结和频繁跌倒。通过多巴胺替代疗法，症状通常可以被控制数年，这与达到和接近正常的平均寿命密切相关。

临床知识拓展13.1 帕金森病痴呆

痴呆发生在至少20%的帕金森病患者身上，通常在数年后发生。如果认知能力下降出现在帕金森特征开始出现后的12个月或更长时间，则使用帕金森病痴呆（PDD）一词。如果认知能力下降发生在1年内（或与运动特征同时发生），则可以诊断为路易体痴呆（DLB）。DLB除了有帕金森综合征的特殊特征，还有认知表现的波动和视幻觉。值得注意的是，PDD和DLB的区别纯粹是临床上的，因为它们的病理变化相同（参见第十二章有关痴呆的讨论，包括区分DLB和阿尔茨海默病的特征）。

帕金森综合征

一些表现为运动不能-强直综合征的患者没有特发性帕金森病，被称为帕金森综合征，这有许多潜在的原因。对多巴胺替代反应往往较差，症状通常分布更对称，可能还有其他非典型特征，如凝视性麻痹、轴性强直、早期跌倒或锥体束征。最常见的形式是药物引起的血管和神经退行性变性。

药物性帕金森综合征

使用抗精神病药物（精神抑制药）可能会引起类似帕金森病的锥体外系不良反应，这是帕金森病最常见的原因。这是因为抗精神病药物拮抗中枢多巴胺受体，包括基底核内的多巴胺受体。

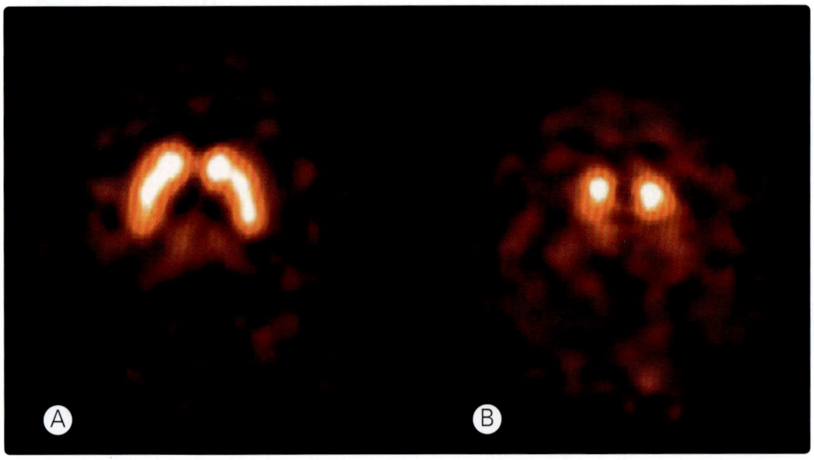

图13.3 帕金森病患者多巴胺的转运功能成像。A.通过基底核的轴向切片显示健康对照组的正常摄取模式。可以看到纹状体（尾状核和壳核）的特征性“逗号”形状。B.帕金森病患者的壳核信号明显减少，但尾状核的头部信号却没有明显减少，形成“句号”的外观。[使用放射性标记（^{123}I）β-CIT的单光子发射计算机断层扫描（SPECT）获得的图像。]
引自Seibyl，JP:Single-photon emission computed tomography and positron emission tomography evaluations of patients with central motor disorders，已授权。

要点

- 特发性帕金森病是仅次于阿尔茨海默病的第二大常见的神经退行性疾病，1%~2%的65岁以上人群受此病影响。
- 主要特征是运动不能（运动减少），伴随运动迟缓（运动启动和执行缓慢）、铅管样强直和姿势反射障碍。
- 75%的患者会发生震颤。震颤并不是一个不变的特征，典型的“搓丸样”震颤是特发性帕金森病的诊断依据。
- 大约40%的患者存在情绪障碍，轻微认知变化常见。1/5的患者最终会在数年后患上痴呆。

血管性假性帕金森综合征

脑血管病患者可发展为运动不能-强直综合征。这是由于基底核或半球白质的微小梗死（小的缺血性中风，见第十章）。与特发性帕金森病相比，下肢的症状往往更为严重，对多巴胺替代反应较差，通常没有震颤症状。

神经退行性原因

其他一些神经退行性疾病可能与帕金森病混淆，最重要的是进行性核上性麻痹（PSP）和多系统萎缩（MSA），每种疾病的患病率约为1/20 000。临床知识拓展13.2讨论了一种更为罕见的形式——皮质基底节变性（CBD）。

临床知识拓展13.2　皮质基底节变性

这是一种罕见的大脑皮质和基底核的神经退行性疾病，发病率不到1/100 000。临床特征包括帕金森综合征（对多巴胺替代反应较差）、肢体失用症、锥体束征和额颞叶痴呆。它通常表现为单侧肢体的笨拙运动或失用。某些患者表现为自主的手部或手臂运动，被称为异己肢。皮质基底节变性也可能表现为单独的痴呆综合征，没有帕金森病特征。

PSP

PSP是帕金森病中最常见的神经退行性疾病，约占帕金森综合征患者的5%。超过50%的患者有轴性强直、过伸姿势和典型的核上性凝视麻痹，伴有皮质（“核上”）对眼球垂直运动控制障碍。也可能存在冷漠、认知能力下降和强制性哭笑，称为情绪失禁。这种典型的PSP也称为理查森综合征（Richardson’s syndrome）。在多达1/3的病例中，其临床特征与特发性帕金森病极为相似，这一亚型称为PSP-P，病理变化不太严重，临床进程更为良好。PSP与帕金森病的特征比较见图13.4。

MSA

MSA的特征是帕金森综合征、小脑共济失调和自主神经功能障碍。有两种模式：MSA-P以强直、运动迟缓、姿势不稳为主，与特发性帕金森病相似；而MSA-C有小脑共济失调和锥体束征的特征，包括肌张力和反射增强（见第四章）。

MSA包括3种以前认为是独立疾病的疾病：纹状体黑质变性（对应MSA-P）、橄榄体脑桥小脑萎缩或OPCA（对应MSA-C）和夏-德综合征（原发性自主神经功能障碍的一种形式）。自主神经功能障碍，如体位性低血压和勃起功能障碍，既可能见于MSA-C和MSA-P，也可能见于特发性帕金森病。

要点

- 除特发性帕金森病以外的运动不能-强直综合征称为帕金森综合征。主要原因是药物引起的血管和神经退行性变性。
- 帕金森综合征最常见的表现见于服用抗精神病药物的患者，这种药物通过拮抗中枢多巴胺受体起作用（锥体外系不良反应）。
- 血管性假性帕金森综合征由基底核或其白质连接处的微小梗死所致。
- 最常见的帕金森病神经退行性疾病是PSP，其特征是轴性强直、过伸姿势和垂直凝视麻痹。
- 其他包括多系统萎缩（伴有帕金森综合征和小脑亚型：MSA-P和MSA-C），以及不太常见的皮质基底核变性。

帕金森病的病理学

帕金森病的主要病理改变是中脑黑质多巴胺能神经元的丢失（图13.5）。这与黑质纹状体通路的变性有关，会导致基底核多巴胺的显著减少（通常低于正常值的20%）。残存的黑质神经元含有一种叫作路易体的细胞质包涵物，其主要成分α突触核蛋白可以通过抗体标记来识别，可显示脑干、边缘叶和新皮质的广泛病理改变。

神经元丢失

黑质是一个大的中脑核，可分为致密部和网状部两部分。致密部包含黑质纹状体束中多巴胺能神经元的胞体，网状部由γ-氨基丁酸能神经元组成，类似苍白球。成年人脑中的黑质几乎是黑色的，这是由于多巴胺合成的副产物——神经黑色素的积累（见第七章）。尸检可见，帕金森病中多巴胺能神经元的丢失导致黑质变苍白。黑质外侧部分（投射到壳核或运动纹状体）受到的影响比内侧部分（投射到尾状核）更严重。

帕金森病患者神经系统的其他部分也可见神经元丢失，包括脑桥的蓝斑去甲肾上腺素能神经元（见第一章）。因此，帕金森病大脑的尸检结果可显示蓝斑和黑质的苍白。尽管黑质存在与正常年龄相关的变性，但大多数人都有足够的储备能力，致使纹状体多巴胺水平永远不会低于正常水平的20%。

路易体

帕金森病的病理标志是路易体（图13.6）。这是一种在残存神经元细胞质中发现的病理性包涵体（异常蛋白聚集）。路易体是球形结构，直径5~30 μm，在标准组织制剂上呈粉红色（因为它们吸

特征	IPD	PSP
强直	远端（肢体），不对称	轴性，对称
姿势	屈曲，弯腰步态	直立，颈部伸展
震颤	常见，不对称	罕见
跌倒	晚期（向前）	早期（向后）
眼球运动	通常是正常的	垂直凝视麻痹
对左旋多巴的反应	好	差
肌张力障碍	无	常见
发病平均年龄	60岁	＞60岁
平均寿命	13年	6年
异常蛋白质	α突触核蛋白	Tau蛋白

Ⓐ

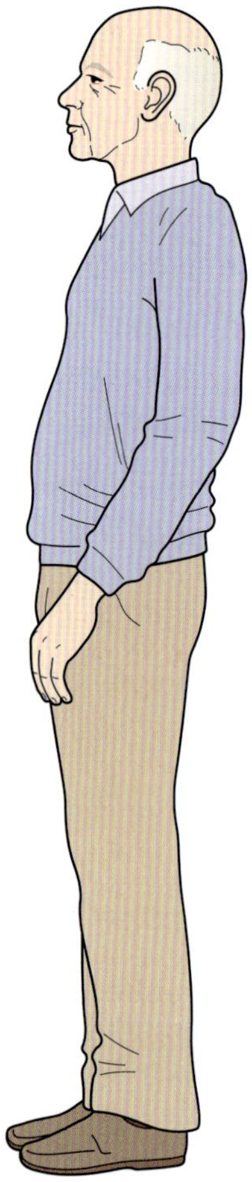

图13.4 特发性帕金森病（IPD）与PSP的比较。A.对多巴胺替代疗法（左旋多巴）的反应进行了比较；B.显示了PSP典型的直立姿势。

收了红色组织染色剂伊红），并被一个苍白的晕圈包围。

路易体的病理进展

路易体病理变化开始于延髓和嗅球，逐步经过6个Braak病理阶段，扩展至脑桥、中脑、边缘叶、杏仁核和新皮质（图13.7）。皮质路易体与脑干中的路易体相似，但没有晕圈，即使在没有痴呆的情况下也存在。在自主神经系统中，包括胃肠道的肠神经系统也可发现病理性包涵体。

路易体病理的传播可能反映了大脑某些区域的选择易损性（从而使它们更早受到影响），也可能是因为沿解剖路径的阶梯式传播。由于嗅球是最先受到影响的，因此已经假定了致病性病毒感染通过鼻黏膜进入大脑的可能性。

α突触核蛋白

路易小体的主要成分是α突触核蛋白，这是一种存在于与突触囊泡有关的突触前末梢的突触蛋

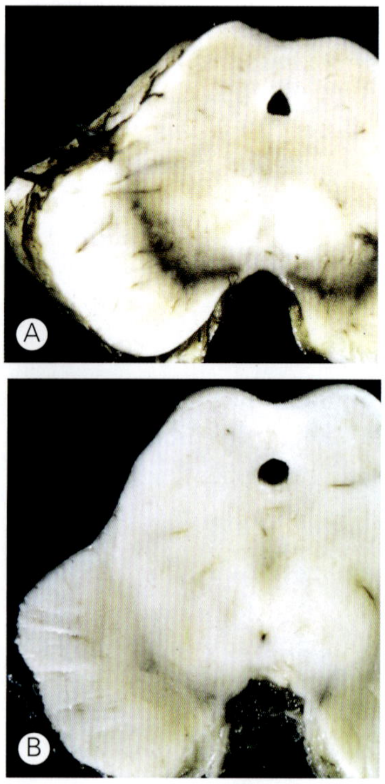

图13.5 帕金森病患者黑质变性。A.正常中脑（横切面），黑质着色较深；B.帕金森病患者黑质苍白。
引自Kumar et al:Robbins and Cotran’s Pathologic Basis of Disease 7e（Saunders 2004），已授权。

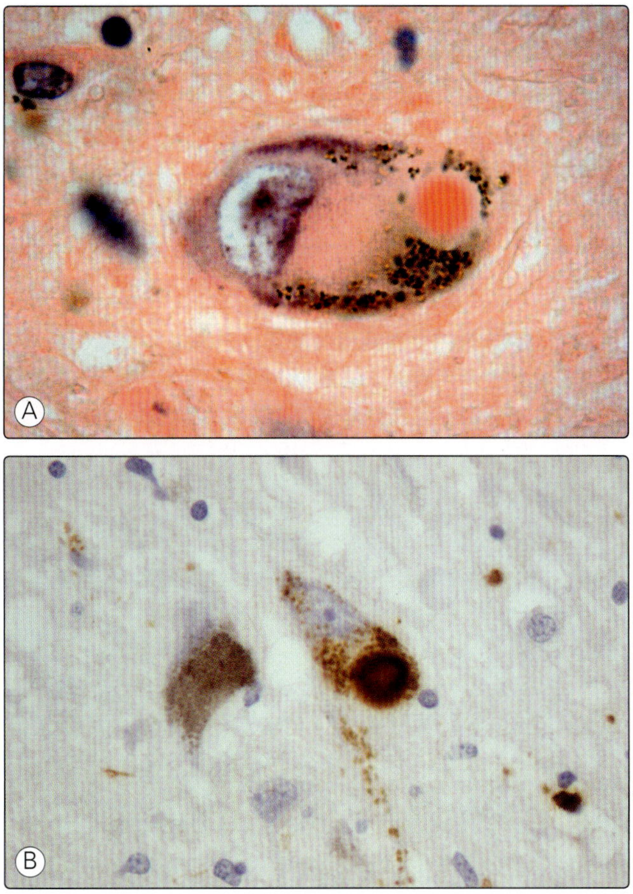

图13.6　路易体。A.常规血凝素和苏木精-伊红（HE）染色切片，路易体在神经元细胞质中呈明亮的粉红色结构，周围有淡色晕圈；B.通过其主要成分α突触核蛋白的免疫组化也可以证实。图片由Steve Gentleman教授提供。

白。它似乎与神经递质释放和突触可塑性有关（对学习和记忆至关重要；见第七章）。它也可能参与多巴胺储存和突触囊泡再循环的调节。

突触核蛋白基因（*SNCA*，位于4号染色体上）有6个外显子，并编码一个未修饰的140个氨基酸的蛋白质。它有3个结构域，包括参与蛋白质聚集的中心疏水区。最常见的家族性帕金森病是由突触核蛋白基因的二聚体化或三聚体化引起的。在其他情况下，突触核蛋白基因点突变促进α突触核蛋白聚集和路易体形成。

α突触核蛋白（在神经元和神经胶质内）的积累发生在其他几种帕金森综合征中，包括帕金森病痴呆、路易体痴呆（DLB）和MSA（图13.8），它们都被归为共核蛋白病。其他形式的帕金森病，如PSP和皮质基底节变性，存在微管相关蛋白Tau蛋白的积累，因此这些疾病被归类为Tau蛋白病。第八章讨论了神经退行性疾病的分类。

家族性帕金森病

5%~10%的帕金森病是家族性的。大约有12个基因已经被鉴定出来，图13.9显示了7个最易感的基因。

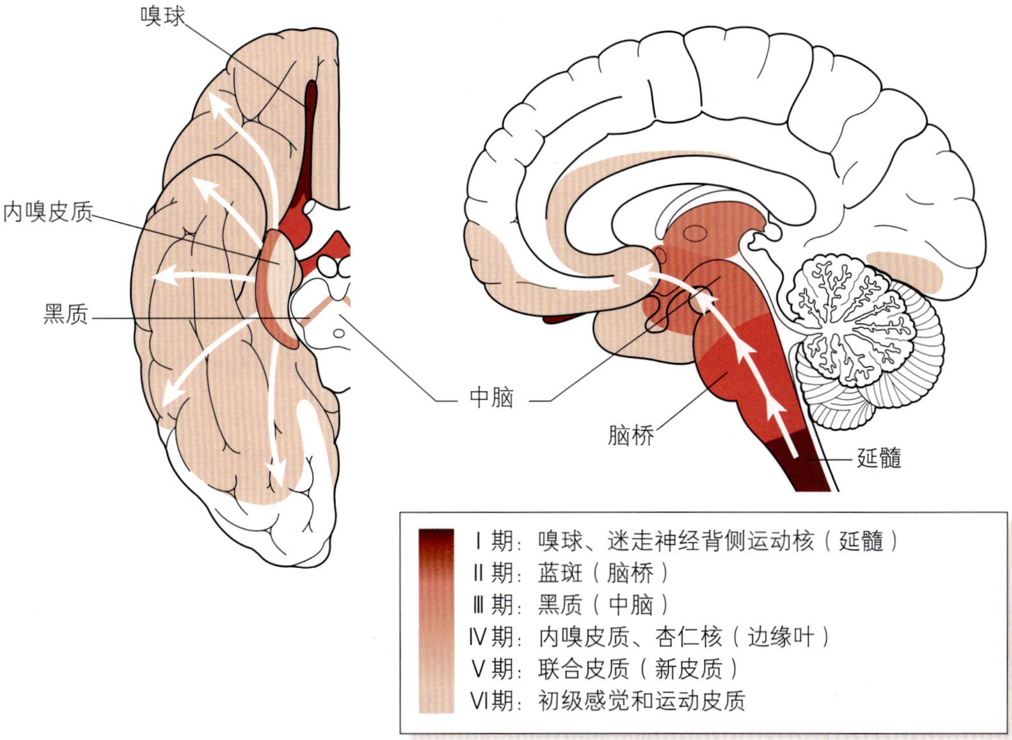

图13.7　路易体病理进展。路易体首先出现在延髓和嗅球，然后逐渐扩散到脑桥、中脑、边缘叶和新皮质。在大脑半球的中、下矢状面视图上显示了Braak 6个分期中涉及的关键解剖结构，并对疾病的进展进行颜色编码。
改自Braak H et al: Neurobiology of Aging 24（2003），已授权。

要点

- 特发性帕金森病的主要病理改变是中脑黑质（致密部）多巴胺能神经元丢失，导致黑质纹状体通路变性。
- 黑质纹状体通路变性导致纹状体多巴胺含量显著减少（通常低于正常值的20%）。壳核（运动纹状体）的投射受到的影响最严重，尾状核的多巴胺丢失不那么明显。
- 帕金森病的病理标志是路易体，一种主要由突触蛋白——α突触核蛋白组成的细胞质神经元包涵体。
- 路易小体病理改变开始于嗅球和延髓，经过Braak 6个病理阶段，逐步累及脑桥、中脑、杏仁核、边缘叶和新皮质。

一些基因有一个与编码蛋白质有关的名字，另有一个基于发现顺序（*PARK1*、*PARK2*等）的名字。这些名字可能会让人混淆（如*PARK1*和*PARK4*是相同的基因）。

常染色体显性遗传性帕金森病

第一个被确认的帕金森病基因是*SNCA*（也称为*PARK1/PARK4*），它编码的是α突触核蛋白，指引了α突触核蛋白是路易小体主要成分的发现。该基因是在一个名为Contursi家族的意大利大家族中通过基因连锁分析鉴定出来的。该家族4号染色体上的α突触核蛋白基因中携带丙氨酸变成苏氨酸的点突

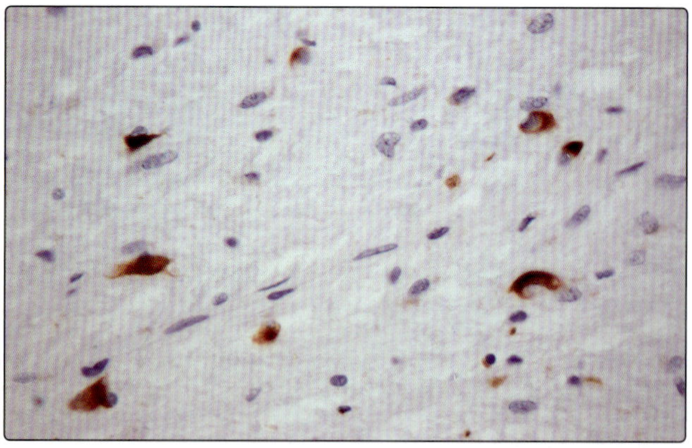

图13.8 帕金森病和MSA等共核蛋白病的特征是由α突触核蛋白组成的病理性神经元和神经胶质细胞包涵体。这张显微镜下的图像显示了MSA病例中少突胶质细胞内的神经胶质细胞包涵体（GCIs），其通过免疫组织化学（抗体标记）显示更为明显。
图片由Steve Gentleman教授提供。

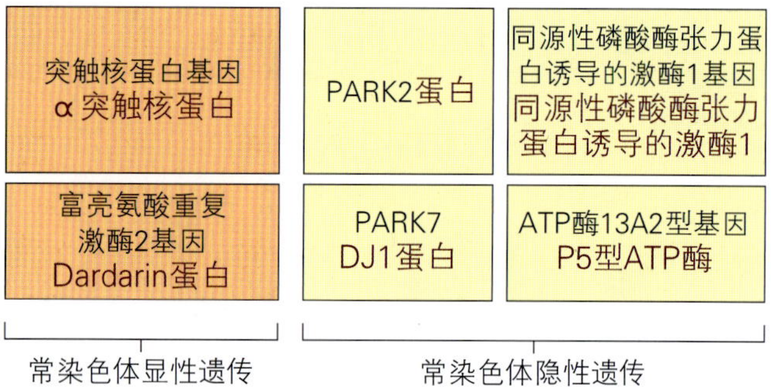

图13.9 家族性帕金森病相关基因。已确定大约有12个基因与家族性帕金森病有关，但其中6个是最易感的基因。在每种情况下，基因的不同名称都显示在编码的蛋白质上方。

变（A53T）。在其他家族中也发现了不同的点突变（A30P，E46K），这些点突变均可导致严重的常染色体显性帕金森病，其外显率是可变的。临床和病理特征与散发性帕金森病相似。

常染色体显性遗传性帕金森病最常见的形式是由富亮氨酸重复激酶2基因（*LRRK2/PARK8*）突变引起的。这是一个由51个外显子组成的大基因，编码了一种含2527个氨基酸的蛋白质，名为Dardarin蛋白。该蛋白是细胞内第二信使级联反应的一部分，其激活细胞内激酶。目前已经发现了许多致病型突变，会产生一种晚发性多巴胺反应性帕金森综合征，类似特发性帕金森病。

常染色体隐性遗传性帕金森病

编码蛋白Parkin、PINK1和DJ1的基因突变都导致类似多巴胺反应性帕金森综合征，伴有肌张力障碍（异常的肌张力和姿势）。

Parkin基因（*PARK2*）突变，疾病发病年龄通常在40岁以下，这些突变占常染色体隐性遗传性青少年型帕金森综合征（ARJP）的50%。Parkin是一种泛素连接酶，参与蛋白酶体泛素化和蛋白质的靶向降解（下文讨论；也见第八章）。大多数Parkin基因突变降低了形成蛋白质聚集物的能力，因此路易体是不存在的。

PTEN诱导的激酶1（PINK1）是一种转移到线粒体的丝氨酸/苏氨酸蛋白激酶，可以保护细胞免受应激诱导的线粒体功能障碍。PINK1基因（*PINK1/PARK6*）的突变解释了约5%的常染色体隐性遗传性帕金森病。

DJ1是一种分子伴侣蛋白，可以妨碍突触核蛋

白的聚集，也可以保护机体免受氧化应激。DJ1基因（*PARK7*）突变占常染色体隐性遗传性帕金森病的一小部分。

ATP酶13A2型基因（*ATP13A2*/*PARK9*）突变与青少年型常染色体隐性遗传性帕金森病有关，伴有幻觉、认知改变、凝视麻痹和锥体束征。该基因编码一种溶酶体ATP酶，这种酶存在于黑质中，可能参与α突触核蛋白的降解。

要点

- 5%~10%的帕金森病是家族性的，可能是常染色体显性遗传，也可能是隐性遗传。
- 第一个被发现的基因是*SNCA*（α突触核蛋白基因），它导致一种常染色体显性遗传性帕金森病，其特征类似特发性帕金森病。
- 其他家族性帕金森病具有不同的临床和病理特征，某些具有肌张力障碍（肌张力和姿势异常）。
- Parkin基因（*PARK2*）突变占常染色体隐性遗传性青少年型帕金森病的50%。这些病例中没有路易体。

帕金森病的治疗

帕金森病的核心特征可以通过纹状体多巴胺的替代、多巴胺能突触传递的增强或通过刺激多巴胺受体来治疗（图13.10；并在以下部分进行讨论）。

多巴胺替代治疗

特发性帕金森病的主要治疗制剂是左旋多巴（L-dopa），即多巴胺的氨基酸前体。左旋多巴（L-3，4-二羟基苯丙氨酸）口服吸收，与多巴胺不同，它容易穿过血脑屏障，这是通过大分子中性氨基酸的转运机制来实现的。左旋多巴先被多巴胺能神经元和星形胶质细胞摄取吸收，然后通过多巴脱羧酶转化为多巴胺。多巴胺可以被存活的黑质神经元储存并在纹状体突触处释放，也可以被星形胶质细胞直接释放到组织液中。

左旋多巴是一种前体药物，因为它必须先被神经元和神经胶质摄取，然后才可被转化为活性药物多巴胺。外周活化作用会释放多巴胺进入血液中，引起低血压和恶心（临床知识拓展13.3）。交感神经细胞对去甲肾上腺素的摄取和转化也会干扰心血管系统的自主控制。通过联合使用多巴脱羧酶抑制剂来避免这些不良反应，这种抑制剂不能穿过血脑屏障，增加了对大脑的可用性，并显著减少了口服剂量。两种常用的外周脱羧酶抑制剂是卡比多巴和苄丝肼［包含在复合制剂（复方卡比多巴和复方苄丝肼］）中。

临床知识拓展13.3　帕金森病的恶心症状

恶心是帕金森病药物的一种常见不良反应，这是由于药物刺激了延髓催吐（呕吐）中心的多巴胺受体。恶心可以用多潘立酮治疗，多潘立酮是一种多巴胺受体拮抗剂，不会穿过血脑屏障，因此不会干扰中枢多巴胺受体。它直接作用于位于血脑屏障外的催吐中枢的化学感受器触发区。大多数止吐剂都不适合使用，因为它们会阻断中枢多巴胺受体，加剧帕金森综合征症状。

左旋多巴治疗的问题

左旋多巴在早期帕金森病中有很好的症状控制作用，但在晚期病例中其疗效逐渐下降，并出现了一些令人衰弱的不良反应。

疗效降低

随着时间的推移，单次剂量左旋多巴的作用会逐渐减弱，从而导致运动症状的剂末波动。可能会有不可预测的从运动正常（“开”）状态到运动不能（“关”）状态的转变，这是非常禁止的。

疗效的降低可能是疾病的自然进展所致。例如，随着黑质神经元持续退化，神经递质合成和储存的能力降低，以至于纹状体多巴胺水平越来越依赖血浆浓度。因此，通过转运体摄取大分子中性氨基酸进入大脑的竞争可能变得更加重要，并且在进食富含蛋白质的饮食后纹状体多巴胺水平可能下降。

多巴胺的释放可以通过改良释放制剂或经由插入空肠的管子，通过持续的胃肠道输送来实现。

左旋多巴的不良反应

长期接受左旋多巴治疗的患者会出现致残性运动障碍（不自主运动）。每年大约有10%的患者会出现这种情况。这种情况不会发生在帕金森病的病程中，是多巴胺替代疗法的一种特殊不良反应。

过度的多巴胺能刺激也可能导致难以控制的精

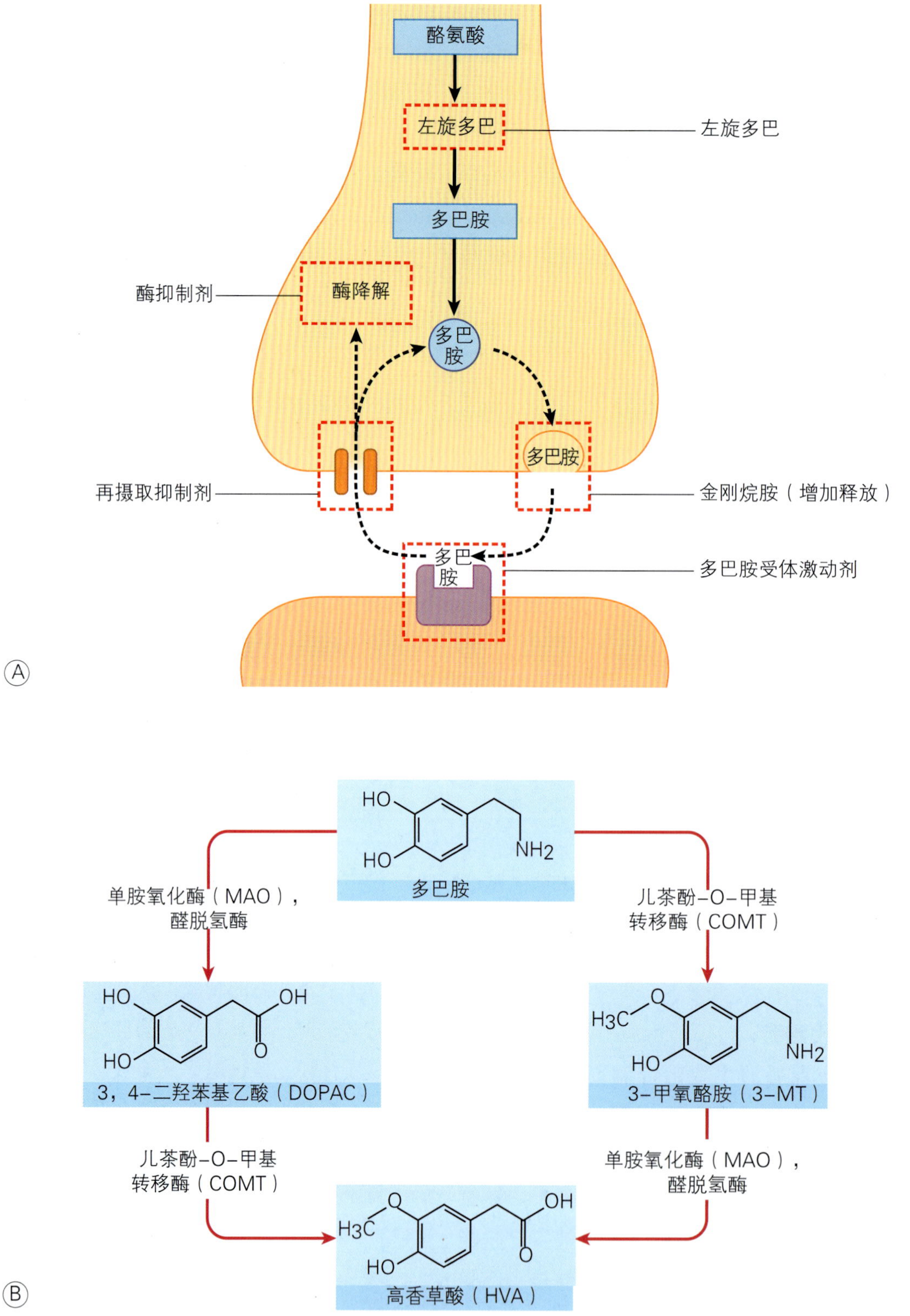

图13.10 帕金森病的治疗。A.用于帕金森病对症治疗的几种药物作用于多巴胺能突触，影响多巴胺的合成、释放、再摄取或代谢。许多多巴胺受体激动剂也可以直接作用于纹状体突触后多巴胺受体；B.通过单胺氧化酶（MAO）和儿茶酚-O-甲基转移酶（COMT）显示了多巴胺酶降解的两种主要途径。MAO/COMT抑制剂也用于帕金森病，以延长多巴胺的有效性。

神病特征，因为大多数抗精神病药物会阻断中枢多巴胺受体，从而加剧帕金森综合征症状。一些患者对“非典型”抗精神病药物（如氯氮平）有反应，该药物也能拮抗5-羟色胺受体。其他不良反应包括思维混乱和行为改变（临床知识拓展13.4）。

临床知识拓展13.4 多巴胺失调综合征

一小部分帕金森病患者对药物“上瘾”，使用的剂量远远超过他们的需要剂量。这与冲动控制问题有关（如过度性行为、病态性赌博、过度饮食、过度购物）。另一个特征是刻板行为，如强制、重复、无目的的动作（如将物体排成一行）。多巴胺失调综合征是由腹侧纹状体多巴胺受体的过度刺激引起的，腹侧纹状体是参与奖励性学习和成瘾的基底核的一部分（见第三章）。

其他药物

其他用于治疗帕金森病症状的药物包括多巴胺受体激动剂、酶抑制剂（图13.10）和抗胆碱能药物。

抗胆碱能药物

抗胆碱能药物，如苯扎托品和苯海索（作用机制不确定），对症状有一定的好处，而且在治疗震颤方面比治疗运动不能或强直更有效。这些药物也可以改善流涎和尿频。其不良反应包括视物模糊、便秘、记忆力减退和思维混乱（老年人更容易出现这些问题）。

金刚烷胺

金刚烷胺最初是作为一种抗病毒药物用于治疗流感的，但其可减轻帕金森病早期的症状。它可以作为多巴胺保留剂，延迟左旋多巴相关不良反应的发生和疗效的降低。金刚烷胺增加多巴胺的释放并减少其再摄取，它也是一种NMDA谷氨酸受体的弱拮抗剂（见第七章）。金刚烷胺的有益作用总体上是适度的，往往在几周后逐渐消失。其不良反应包括踝部水肿、皮疹、意识模糊和幻觉。

酶抑制剂

儿茶酚-O-甲基转移酶（COMT）抑制剂，如恩他卡朋和托卡朋，可阻断左旋多巴的降解，这显著提高了有效的血浆半衰期，增加了可进入大脑的量。因此，这些药物类似外周脱羧酶抑制剂。COMT抑制剂容易引起胃肠道不良反应，包括腹泻和肝毒性。

单胺氧化酶抑制剂可以防止多巴胺的降解，从而延长其作用。中枢神经系统异构型（MAO-B）的特异性抑制剂，如司来吉兰，已被用于早期帕金森病以延迟左旋多巴治疗的启动。有研究表明，司来吉兰可通过阻止假定的环境因素向其神经毒性形式的转化来减缓疾病的进展，但这尚未得到证实。

多巴胺受体激动剂

许多多巴胺受体激动剂被用于治疗帕金森病，如普拉克索和罗匹尼罗（其他还有麦角乙脲、溴隐亭和卡麦角林）。它们不如左旋多巴有效，但不太可能引起运动障碍，可用于延迟左旋多巴的给药或减少所需左旋多巴剂量。

多巴胺受体激动剂的有效性部分取决于其受体的特异性。理想的药物应该同时刺激两种主要类型的多巴胺受体（D1和D2）。阿扑吗啡就是这样一种药物，但是只能通过注射泵进行皮下注射，这使它更加昂贵且不实用。

帕金森病的外科手术治疗

神经外科手术可能是长期帕金森病患者的一种选择，因为患者对左旋多巴不再有反应，尤其是对患有严重运动障碍且没有痴呆迹象的患者。丘脑或苍白球的破坏性损伤（丘脑切开术和苍白球切开术）可能是有效的，并且少数患者接受了来自胎儿黑质的实验性移植（临床知识拓展13.5）。但是，最成功的手术方法是放置深部脑电极，用于刺激基底核的不同部位。

深部脑刺激（DBS）

使用立体定向框架和MRI引导（图13.11），可以在大脑深处的精确皮质下靶点植入电极。然后可以通过胸部的皮下起搏器刺激特定的神经核。手术的主要风险是脑出血和感染，但在专科中心发生严重并发症的病例不到2%。

最有效的方法是对丘脑底核（也称为底丘脑核）的双侧刺激（图13.12），它能很好地缓解运动不能和运动迟缓症状。还可以减少口服左旋多巴的剂量，改

临床知识拓展13.5 胎儿黑质移植

一些帕金森病患者接受了来自胎儿黑质（在选择性终止妊娠后获得）的神经移植。将胎儿黑质细胞直接移植到纹状体中，在纹状体中可以形成突触，合成多巴胺并积累神经黑色素。PET扫描也证实纹状体多巴胺的增加。但是，对于大多数患者，这种影响对帕金森症状的改善不佳，对长期存活者的尸检研究表明，移植细胞也会退化，最终形成路易体（这为帕金森病的发病机制提供了重要线索）。

要点

- 帕金森病治疗的主要药物是左旋多巴，这是一种前体药物，它能够穿过血脑屏障，被神经元/神经胶质细胞摄取并转化为多巴胺。
- 本品与外周脱羧酶抑制剂（如卡比多巴、苄丝肼）联合使用，可最大限度地减少不必要的全身反应。
- 恶心是治疗帕金森病药物的常见不良反应，可以用多潘立酮治疗。多潘立酮是一种多巴胺受体拮抗剂，不会穿过血脑屏障。
- 左旋多巴的治疗效果会随着时间的推移而逐渐下降，因此：①单次剂量逐渐消失；②运动症状存在不可预测的“剂末波动”；③患者可能会经历从运动正常（“开”状态）到运动不能（“关”状态）的突然转换。
- 此外，长期接受左旋多巴治疗的患者往往会出现致残性运动障碍（不自主运动）。每年大约有10%的患者会出现这种情况。
- 多巴胺受体激动剂（如普拉克索、罗匹尼罗）也用于治疗帕金森病。它们没有那么有效，但不太可能引起药物诱发的运动障碍。
- 其他药物包括：①抗胆碱能药物（如苯扎托品、苯海索），可能对震颤症状特别有效；②金刚烷胺（一种增加多巴胺有效性的抗病毒药物）；③降解多巴胺或左旋多巴的酶的抑制剂（如COMT、MAO）。

善左旋多巴诱导的运动障碍。其他DBS靶点包括丘脑（尤其是严重耐药性震颤的患者），以及更少见的中脑和脑桥交界处的脚桥核（一种小的脑干结构，参与步态启动，已知在帕金森病患者中是退化的）。

深部脑刺激对靶结构的影响取决于刺激频率。低频刺激（＜80 Hz）表现为兴奋性，而高频刺激（＞130 Hz）通过一种不确定的机制抑制靶核。这可能是由于去极化阻滞（类似肌松药的作用方式）或神经递质消耗。

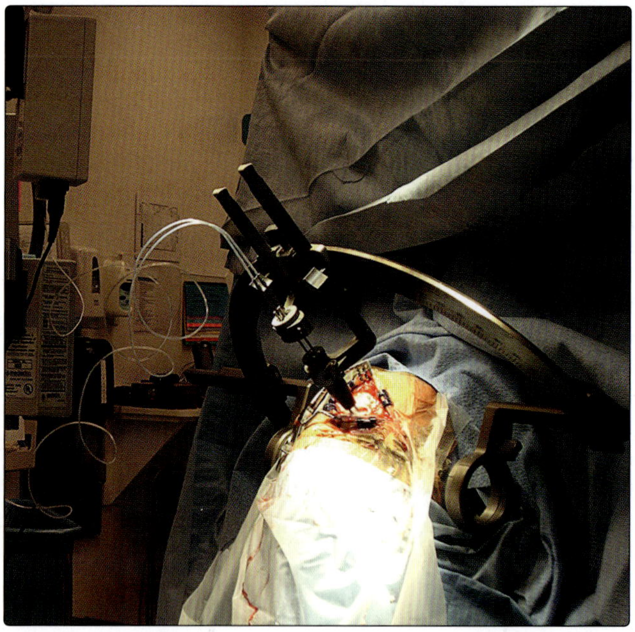

图13.11 帕金森病手术治疗。术中照片：一名患者戴着立体定向框架进行功能性神经外科手术治疗耐药性帕金森病。
引自Larson，PS:Neurosurg Clin North Am 2010；21（4）：691-698，已授权。

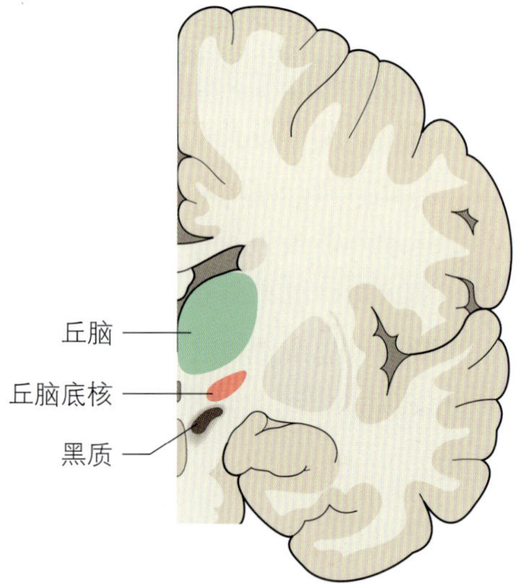

图13.12 丘脑底核（STN）是帕金森病深部脑刺激的重要靶点。这个小的透镜状核属于基底核。它位于丘脑下方，靠近黑质和内囊的后肢。

病理生理学

第三章介绍了纹状体的解剖结构、功能分区和基底核回路的概念（包括它们在认知、情感和行为中的非运动作用）。本部分将探讨基底核对自主运动的影响，以及是如何在帕金森病中受到干扰的。

要点

- 长期帕金森病患者对左旋多巴不再有反应，神经外科手术可能是一种选择，尤其是患有严重运动障碍和没有痴呆迹象的患者。
- 丘脑和苍白球的破坏性损伤（丘脑切开术和苍白球切开术）在很大程度上已被深部脑刺激（DBS）取代。
- 最成功的方法是丘脑底核（STN）的双侧刺激，它能很好地缓解运动不能和运动迟缓症状。手术还可以减少口服左旋多巴的剂量，降低左旋多巴诱导的运动障碍的风险。
- 一些帕金森病患者接受了胎儿黑质纹状体移植，但临床实验结果是令人失望的。对长期存活者的尸检研究显示，移植的细胞也会退化并形成路易小体。

自主运动环路

主动行为的启动涉及基底核回路，其起源并终止于辅助运动区（SMA）（图13.13）（见第三章）。多巴胺促进SMA和自主运动环路的活动，从而降低了运动启动的阈值，有助于确定行动意图是否转化为实际行动。SMA活动水平降低（原因是纹状体多巴胺减少）是帕金森病运动不能（运动减少）的原因。

SMA参与的是自主动作（如扔球、从椅子上站起来），而不是针对外部刺激或诱因引发的动作（如接球、越过地上的粉笔）。虚拟现实眼镜的发明充分利用了这一点，为帕金森患者提供了人工视觉提示（水平线投射到“跨步”），这可产生步态启动、步幅和步速的改善，减少跌倒。在某些情况下，强烈的情绪可以克服运动不能症状（临床知识拓展13.6）。

要点

- 自主运动的启动与SMA和自主运动环路的活动增加有关，是由多巴胺促进的。
- SMA尤其参与自我启动（而非外部触发）的活动，这种类型的运动在帕金森病中受影响最大。
- 基底核除了在运动控制中起着众所周知的（也是最容易理解的）作用外，还对认知、行为和情绪的许多方面都有影响。

传入和传出连接

为了了解基底核区环路的活动如何促进正常和无序的自主运动控制，首先有必要回顾一下基底核区连接的总体布局。

基底核投射

所有基底核回路都起源并终止于额叶。额叶皮质投射到纹状体（尾状核-壳核），因此纹状体是基底核的传入（或“输入”）部分。皮质传入终止于中型多棘神经元，其占基底核细胞的95%。它们之所以这样命名，是因为它们有中等大小的胞体和许多树突棘（图13.14）。每个棘突头部从额叶皮质接收单个传入投射，而轴部接收来自黑纹状体通路（具有调节作用）的多巴胺能投射。值得注意的是，大多数固有的基底核细胞是γ-氨基丁酸能神经元细胞，且基底核的传出具有完全抑制作用。

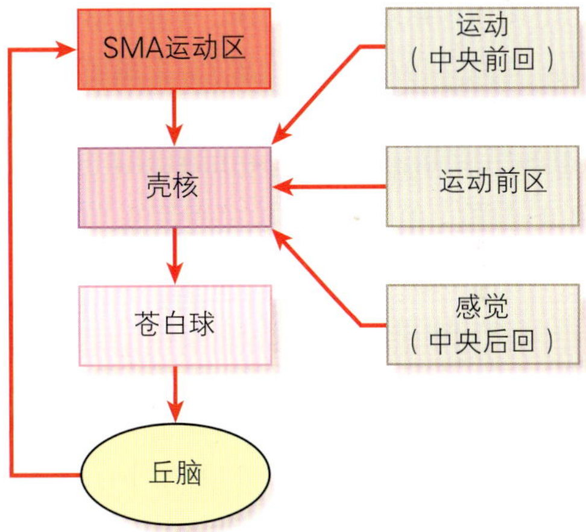

图13.13 基底核自主运动环路。中央的“闭环”组成部分起源并终止于内侧额叶的SMA（见第三章，图3.4B）。其他感觉和运动区域形成“开环”。

临床知识拓展13.6 矛盾运动

强烈的紧迫感或恐惧感有时可以克服帕金森病患者的运动不能。典型的例子是一个极度运动不能的患者能够突然从燃烧的建筑物中自由地跑出来，但是一旦其到达安全的地方，就又“冻结”了。这称为矛盾运动，可能是由杏仁核向腹侧纹状体的投射介导的，腹侧纹状体是基底核的“边缘”部分（与情绪有关）（见第三章）。

基底核的传出

基底核的传出起源于内侧苍白球（苍白球的内部部分）。黑质网状部（SNr）在功能上是类似的，并且在控制自主注视的动眼回路中起着相同的作用。因此，内侧苍白球/SNr是基底核的传出（输出）部分，具有完全抑制作用。

默认情况下，内侧苍白球抑制参与基底核回路的丘脑皮质神经元。因此，基底核的“默认功能”是防止不必要的运动、思想和行为（图13.15）。尽管苍白球具有紧张性活性，但其内部也不断受丘脑底核的刺激，而丘脑底核具有兴奋性和谷氨酸能性。这加强了苍白球抑制的“默认状态”，并解释了为什么丘脑底核的破坏会导致不自主运动（临床知识拓展13.7）。

临床知识拓展13.7 偏身投掷症

偏身投掷症是一种罕见疾病，其特征是身体一侧发生剧烈的投掷运动。它通常是由影响丘脑底核的小中风引起的（见第十章），丘脑底核通常通过刺激内侧苍白球（即基底核的抑制传出核）来帮助阻止不必要的运动。在缺乏丘脑底核刺激的情况下，内侧苍白球不再抑制不必要的运动。这就好像“脚”从“刹车”上松开了。

要点

- 所有的基底核回路都在额叶起源并终止。额叶皮质投射到纹状体（尾状核–壳核），纹状体是基底核的传入或“输入”部分。
- 皮质纹状体投射终止于中型多棘神经元的树突棘，黑质纹状体多巴胺投射（终止于树突棘轴上）促进或抑制皮质传入的影响。
- 内侧苍白球是基底核的主要输出结构，具有完全抑制作用。它对丘脑皮质神经元有很强的抑制作用。它具有紧张性活性（有助于防止不必要的思想和行动），这是由来自丘脑底核（属于基底核区）的持续兴奋性驱动来加强的。

直接通路和间接通路

纹状体产生两组基底核连接：直接通路和间接通路，均受传入（皮质纹状体）投射的刺激。多巴

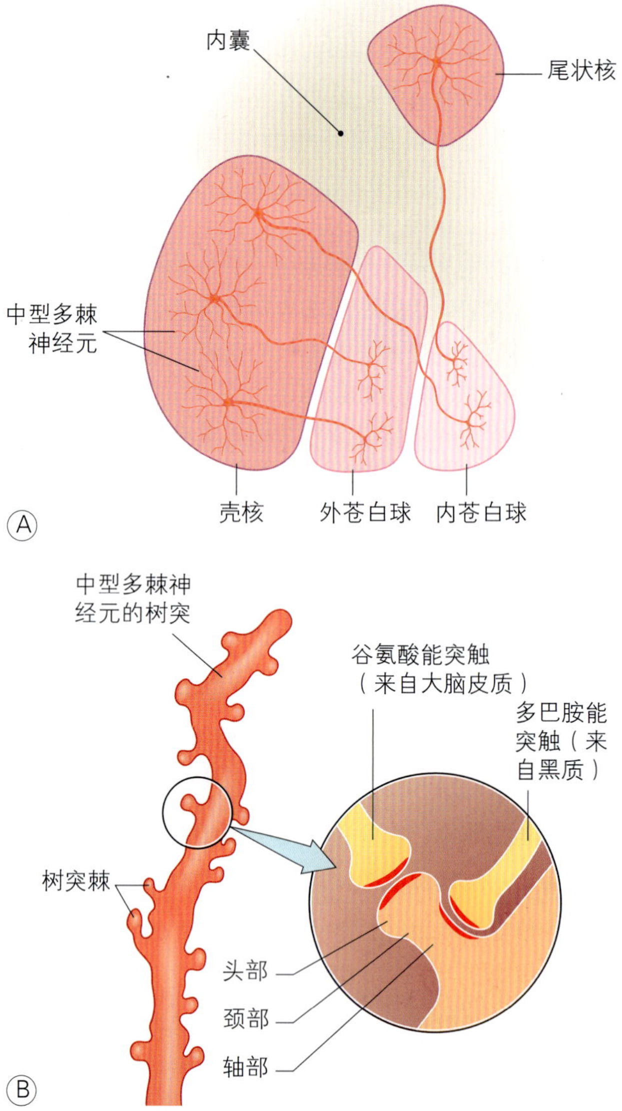

图13.14 纹状体中的中型多棘神经元。A.大约95%的基底核神经元为“中型多棘”细胞。图中显示了几个中型多棘纹状体神经元：一些投射到外侧苍白球，另一些投射到内侧苍白球。这两种类型的神经元分别属于“间接”和“直接”通路（下文进一步讨论）。B.纹状体（尾状核/壳核）中的中型多棘神经元接收来自额叶的兴奋性投射。这些兴奋性皮质纹状体投射终止于树突棘的头部。相反，多巴胺能（来自黑质）突触投射在树突棘轴上，促进直接通路神经元，但抑制间接通路神经元。

胺刺激直接通路的纹状体神经元，同时抑制间接通路的纹状体神经元。这是因为这两种类型的神经元表达不同的多巴胺受体。多巴胺受体主要有五种类型，分为两组：D1类和D2类受体（图13.16）。直接通路神经元由于表达D1类受体而被多巴胺激活；

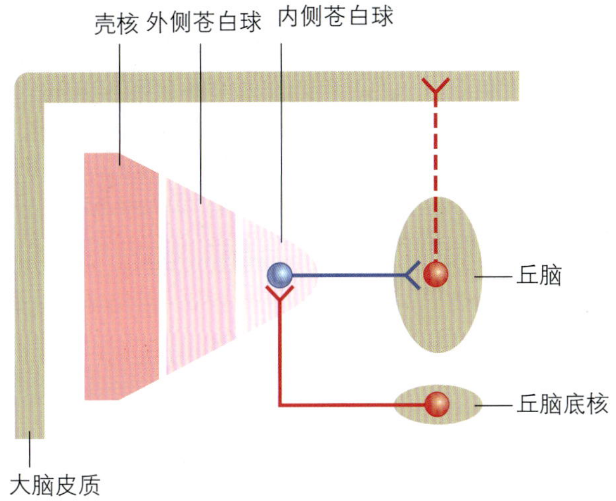

图13.15　基底核传出抑制。本简图说明了基底核的“默认”状态。内侧苍白球有紧张性活性，能有效抑制丘脑腹侧核，阻断参与基底核回路的丘脑皮质投射活动。丘脑底核（属于基底核区）持续活跃，刺激内侧苍白球，增强其对丘脑的抑制作用（如果把内侧苍白球比作刹车，那么丘脑底核就是刹车踏板上的脚）。

间接通路神经元由于表达D2类受体而被多巴胺抑制（图13.17）。因此，多巴胺的作用是改变平衡，使之有利于直接通路，从而导致SMA/运动回路的活动增加。

直接通路

基底核的内部连接通过去抑制（释放抑制）而起作用。当两个抑制神经元串联排列时，第一个抑制神经元会抑制第二个抑制神经元的制动作用（图13.18）。

13.19A为在自主运动回路情况下，直接通路连接的排列情况。属于直接通路的纹状体神经元直接投射到内侧苍白球并对其进行抑制，从而使丘脑皮质神经元从正常的抑制状态中释放出来，提升运动回路和SMA的活动，促进自主运动。

间接通路

间接通路如图13.19B所示。属于间接通路的纹状体神经元投射到外侧苍白球，抑制通常会降低丘脑底核放电率的一组细胞。这意味着间接通路会抑制丘脑底核，并增强其内侧苍白球的兴奋性。因此，间接通路加强了基底核的“默认”（抑制）输出。间接通路神经元的选择性缺失导致亨廷顿病患者的不自主运动（临床知识拓展13.8）。

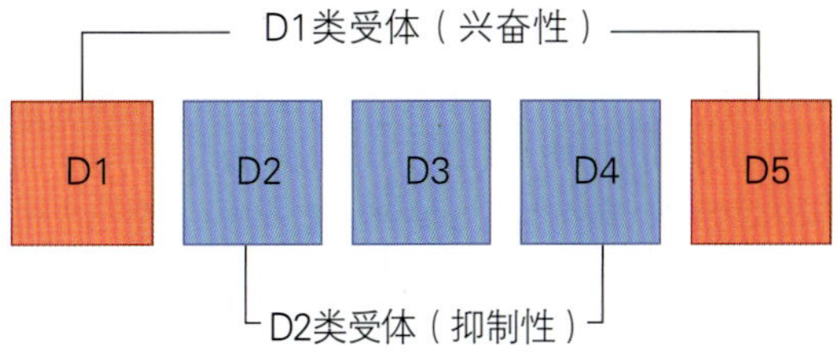

图13.16　多巴胺受体亚型。多巴胺受体有两种主要亚型。D1类受体（D1，D5）具有兴奋性，D2类受体（D2，D3，D4）具有抑制性。

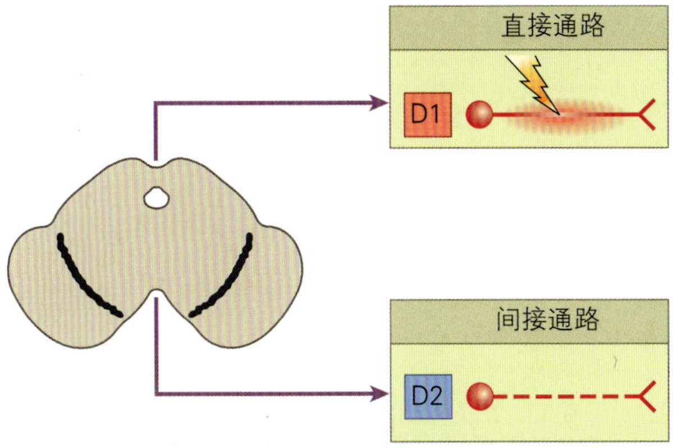

图13.17　多巴胺对纹状体中型多棘神经元的影响取决于它所表达的多巴胺受体的类型。直接通路的神经元表达D1类多巴胺受体，并被多巴胺激活。间接通路的神经元表达D2类多巴胺受体，并被多巴胺抑制。因此，多巴胺改变了活动的平衡，有利于直接通路。

要点

- 基底核的内部连接被排列为一组直接和间接通路，它们都受传入（皮质纹状体）投射的刺激。
- 基底核的连接是通过去抑制作用实现的。通过“关闭”内侧苍白球的抑制作用，直接通路活性的增加抑制丘脑皮质投射神经元。
- 相反，间接通路的活性抑制丘脑底核，从而增加内侧苍白球的活性，并加强抑制的“默认状态”。
- 多巴胺对纹状体神经元的作用取决于它们所携带的受体。多巴胺刺激直接通路神经元（其具有D1受体），但抑制间接通路神经元（其具有D2受体）。
- 因此，多巴胺对纹状体的影响是改变平衡，有利于直接通路。在自主运动回路中，有利于其运动。

基底核振荡

立体定向手术的一些结果与基底核的直接和间接通路模型不太吻合。例如：①该模型并不总是正确预测局灶性基底核病变的影响；②有时通过刺激或破坏特定结构（立体定向手术的悖论）也能对运动产生类似的影响。

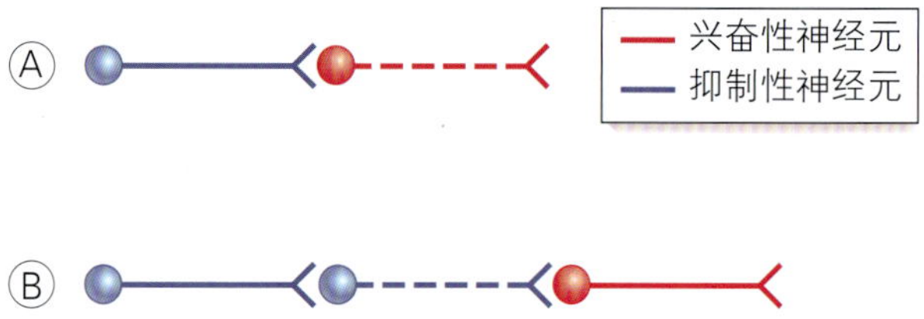

图13.18 基底核的连接通过抑制和去抑制起作用。A.两个神经细胞之间抑制相互作用的简单说明。兴奋性神经元（红色）的活性被抑制性中间神经元（蓝色）抑制。B.去抑制（释放抑制）发生在两个抑制性神经元依次出现的时候。在这种情况下，兴奋性神经元（红色）已经从抑制（或“解除抑制”）中释放出来，因为原来抑制其活动的神经元本身已经受到抑制。从功能上讲，去抑制作用等同于兴奋作用。

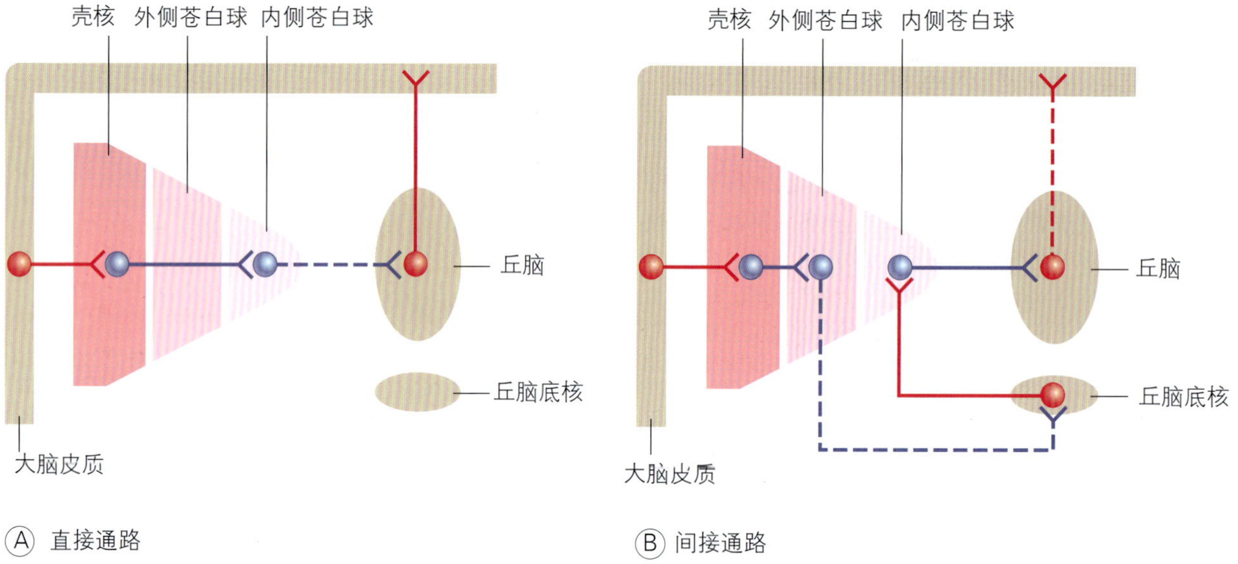

图13.19 基底核的直接和间接通路。A.属于直接通路的纹状体神经元直接投射到内侧苍白球，并对其进行抑制，从而使丘脑皮质神经元从抑制状态释放出来。因此，在自主运动回路中，直接通路促进运动。B.属于间接通路的纹状体神经元投射到外侧苍白球，抑制通常会降低丘脑底核放电率的一组神经元。这意味着间接通路抑制丘脑底核，并增强其内侧苍白球的兴奋性。因此，间接通路加强基底核的默认（抑制）输出，并防止不必要的运动。

临床知识拓展13.8 亨廷顿病

亨廷顿病是一种常染色体显性遗传病，有可变的外显率，由4号染色体上亨廷顿基因的CAG（三核苷酸）重复扩增引起。因此，它被归类为三核苷酸重复扩增障碍，异常重复的数量决定了疾病的严重程度和发病年龄。亨廷顿病的特征是不自主地运动，具有急动的或舞蹈般的特征，称为舞蹈症。这是由通常抑制运动的间接通路神经元选择性缺失造成的。伴随的尾状核和大脑皮质的变性与痴呆和精神病学特征有关（图13.20）。

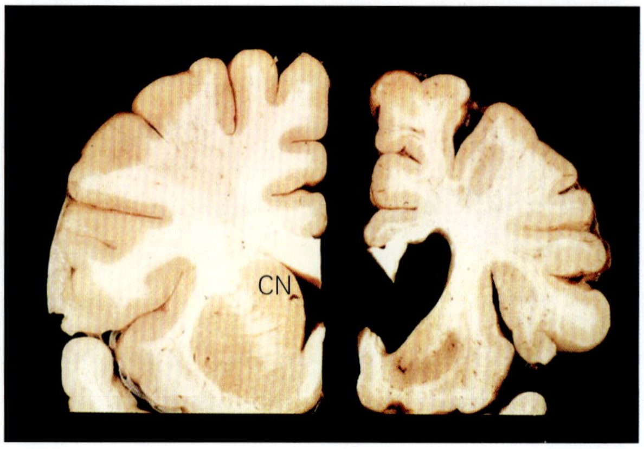

图13.20 亨廷顿病。亨廷顿病患者（右）的尸检结果显示，与正常对照者（左）相比，其大脑皮质明显变薄，皮质下白质大量丢失，侧脑室扩张。此外，尾状核（在正常对照大脑中标记为“CN”）显著萎缩，尾状核参与穿过前额叶皮质的基底核回路，该回路与认知和行为有关。

引自Kumar et al.:Robbins and Cotran’s Pathologic Basis of Disease 7e（Saunders 2004），已授权。

要点

- 立体定向手术的一些结果与基底核的直接和间接通路模型（立体定向手术的悖论）不太吻合。
- 通过实验动物和帕金森病患者大脑深部电极的记录可以部分解释这一点，这些记录显示了节律性振荡。
- 振荡以特征频率发生，与以下因素有关：①震颤（<10 Hz）；②运动不能或多巴胺缺乏（13~30 Hz）；③自主运动或治疗帕金森综合征（>60 Hz）。
- 破坏或刺激基底核的各种靶细胞，可能足以破坏病理振荡，并实现功能。

这些发现可以部分地通过实验动物（以及帕金森病患者）大脑深部电极的记录来解释。这些结果表明，基底核参与由同步放电组成的节律性振荡，在这种振荡中，细胞核以不同的频率彼此"锁步"：

- 低频（<10 Hz），伴有震颤和肌张力障碍（肌张力和姿势异常）。
- β波段（13~30 Hz），典型的运动不能状态或多巴胺缺乏（如帕金森病）。
- γ波段（>60 Hz），发生在自主运动和多巴胺替代反应时。

在帕金森病中存在过度的β活动，其通过多巴胺替代而正常化。手术干预（无论是通过刺激还是破坏）的影响可能会干扰病理性振荡，这可能使大脑的其他部分得以补偿。这在"沉默胜于噪声"的观点中得到了总结。

病因和发病机制

散发性帕金森病的确切病因尚不清楚，但似乎与遗传和环境因素之间的相互作用有关。

危险因素

帕金森病的主要危险因素是年龄的增长，在男性和有头部受伤史的人群中也更为常见，还发现可能与工业化、使用除草剂或杀虫剂和饮用井水有关。双胞胎研究表明，在同卵和异卵双胞胎中，散发性帕金森病的发生率相似，而散发性疾病的任何遗传因素都被认为是由多种（未知的）易感基因介导的。

环境因素

有几个获得性运动不能-强直综合征的例子，具有与特发性帕金森病共同的特征。这些疾病是由各种环境、传染病或有毒物质（如一氧化碳、锰和二硫化碳）引起的。帕金森综合征也曾在病毒或细菌感染后被发现（临床知识拓展13.9和13.10）。

临床知识拓展13.9 流行性脑炎

20世纪初，一场病毒大流行席卷中欧。其特征包括发热、头痛、由大脑炎症引起的明显嗜睡或昏迷——流行性脑炎（昏睡病）。它影响儿童和年轻人，死亡率为40%。超过50%的幸存者患上了脑炎后帕金森综合征，这些人是20世纪60年代接受左旋多巴治疗的首批受试者之一。大脑尸检显示，残存的神经元中存在黑质变性和神经原纤维缠结的积累，与阿尔茨海默病中发现的情况相似（见第十二章）。

临床知识拓展13.10 自身免疫性基底核损伤

锥体外系运动障碍小舞蹈症的特征是急促的不自主肢体运动（圣维特斯舞蹈症）。这种情况现在很罕见，但通常发生在风湿热（由影响心脏和关节的链球菌感染引起）恢复后几周。还有一组疾病被称为熊猫症（PANDAS，与链球菌感染相关的儿童自身免疫性神经精神疾病）。受影响的儿童可能会出现抽搐、强迫症（见第三章，临床知识拓展3.10）或Tourette综合征。此两种疾病的根本原因都是自身免疫性中枢神经系统损伤，是由基底核表面抗原的"交叉反应"造成的，该抗原与链球菌表面抗原类似。有趣的是，与对照组相比，患有强迫症和相关疾病的成年人更有可能显示原来链球菌感染的血清学证据。

刻板成瘾综合征

信息最丰富的获得性帕金森综合征发生在1982年加利福尼亚的一群海洛因成瘾者身上。这些人在注射了一种被神经毒素MPTP（1-甲基-4-苯基-1，2，3，6-四氢吡啶）污染的合成海洛因衍生物后几天内就患上了运动不能-强直综合征。这是在非法生产MPPP（1-甲基-4-苯基-4-哌啶丙酸酯）过程中无意中产生的，MPPP是一种与阿片类镇痛剂哌替啶有关的海洛因类似物。MPTP诱导帕金森综合征是一种可靠的、可复制的帕金森病模型，目前是这种疾病的主要非人类灵长类动物模型。这也最终证明了帕金森综合征可以由环境因素引起。

动物模型中的MPTP

给非人类灵长类动物注射MPTP，可选择性损伤黑质多巴胺能神经元和黑质纹状体通路，从而使纹状体多巴胺水平显著降低。这就导致了一种类似帕金森病的运动不能–强直综合征。

MPTP毒性机制

MPTP通过血脑屏障，被神经元和星形胶质细胞摄取，经单胺氧化酶（MAO）代谢，形成MPP^+（N–甲基–4–苯基吡啶离子）（图13.21A）。该分子是一种具有不成对电子的高反应性自由基种类，类似神经毒性除草剂百草枯（图13.21B）。MPP^+被多巴胺能神经元（通过一种特殊的单胺转运体）摄取，与神经黑素结合并集中起来。已经显示MPP^+抑制线粒体呼吸链复合体Ⅰ，导致多巴胺能神经元的氧化应激。

> **要点**
>
> - 有几个由环境因素（如一氧化碳、锰、二硫化碳）或病毒（如脑炎后帕金森综合征）引起的获得性运动不能–强直的例子。
> - 自身免疫介导的基底核损伤也可能在感染特定类型的链球菌后发生（如小舞蹈症和熊猫症）。
> - 获得性运动不能–强直综合征中信息最多的是刻板成瘾综合征，这是20世纪80年代一群海洛因成瘾者意外接触神经毒素MPTP所致。

线粒体与氧化应激

线粒体电子传递链复合体Ⅰ（NADH脱氢酶）抑制是帕金森病发病机制中的一个关键因素。这减少了ATP的产生，并损害能量依赖性细胞过程；还会导致自由基的产生，引起额外的氧化应激，降低细胞凋亡的阈值（程序性细胞死亡；见第八章）。

使用MPTP或百草枯（或杀虫剂鱼藤酮，另一种复合体Ⅰ抑制剂）等毒素的动物模型可导致选择性黑质变性和帕金森病，但缺乏病理性包涵体。但是，路易体是在慢性、低级毒性模型中产生的，模仿特发性帕金森病的核心特征。

有证据表明帕金森病患者的复合体Ⅰ功能（在脑组织、肌肉和血小板中）降低。尸检研究也发现了氧化应激的标记物，如细胞膜脂质过氧化物增加。线粒体功能障碍和复合体Ⅰ抑制的作用进一步得到了常染色体隐性遗传形式的家族性帕金森病的进一步支持，这种形式是由功能丧失突变引起的，这些突变会影响保护机体免受氧化应激或线粒体功能障碍的蛋白质（如DJ1、PINK1）。

蛋白质聚集

帕金森病的病理标志是α突触核蛋白聚集形成路易体。已知α突触核蛋白的过量产生是某些家族性帕金森病的一个因素（如突触核蛋白基因的二倍或三倍化），这可能使蛋白质清除机制超负荷。

α突触核蛋白的神经毒性

目前尚不清楚路易体是否具有神经毒性，可能

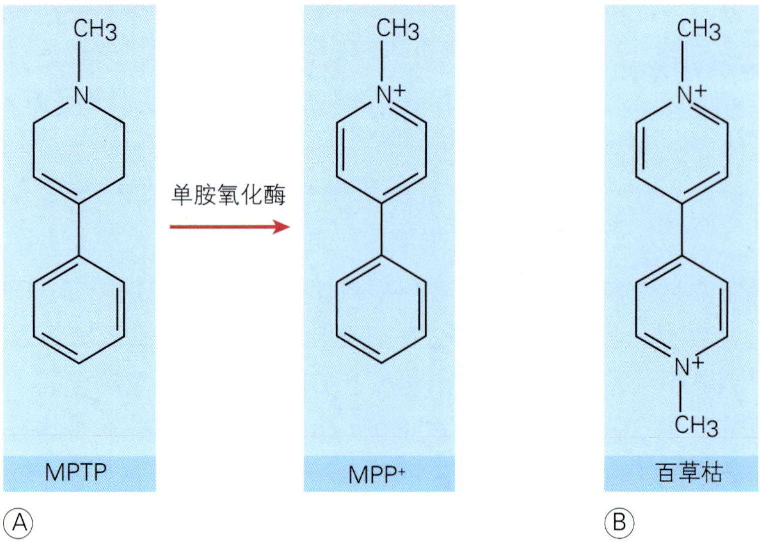

图13.21 MPTP（1–甲基–4–苯基–1，2，3，6–四氢吡啶）。A.MPTP通过单胺氧化酶B转化为神经毒性物质MPP^+，然后MPP^+被多巴胺能神经元摄取；B.MPP^+的结构与神经毒性除草剂百草枯相似。

是一种中间寡聚物（在合成过程中形成）破坏了细胞。研究表明，α突触核蛋白的单体与细胞膜结合，形成具有中心孔的环状寡聚物组件，中心孔能穿透细胞膜。这类似补体级联的膜攻击复合物，使游离钙进入细胞（神经元细胞死亡的最终共同途径；见第八章）。在阿尔茨海默病中，也假定β淀粉样蛋白的毒性有类似的机制（见第十二章）。

包涵体也可引发自由基应激，可能是对聚集的不溶性蛋白质的反应，也可能是线粒体功能障碍的结果。蛋白质聚集可通过超载或阻断泛素-蛋白酶体系统（UPS），或作为氧化应激或线粒体功能障碍的一个继发性后果，从而降低泛素-蛋白酶体系统的活性（因为它是一个活跃的、能量依赖性的过程；见下文）。

要点

- 线粒体呼吸链复合体Ⅰ的抑制是帕金森病发病机制的关键因素之一，是MPTP诱发帕金森病的基础。
- 对于非人类灵长类动物，MPTP选择性损伤黑质的多巴胺能神经元，导致类似帕金森病的运动不能-强直综合征。
- MPTP穿过血脑屏障，被单胺氧化酶代谢为MPP^+。这是一种高反应性的自由基，类似神经毒性除草剂百草枯，被多巴胺能神经元摄取，导致线粒体功能障碍。
- 线粒体功能障碍损害能量依赖性的细胞过程，导致自由基的产生，从而产生氧化应激。

异常磷酸化

异常蛋白质磷酸化也可能是帕金森病发病机制之一（类似阿尔茨海默病Tau蛋白的过度磷酸化）。这与某些与激酶功能障碍有关的遗传性帕金森病（如*PINK1*或*LRRK2*突变）一致。特别是已有研究表明，α突触核蛋白中丝氨酸残基129的翻译后修饰促进原纤维的形成（天然α突触核蛋白不被磷酸化）。

泛素-蛋白酶体系统功能障碍

UPS是处理异常或错误折叠蛋白的重要细胞机制，特别是当处理这些蛋白质的尝试失败时（如未折叠的蛋白反应或分子伴侣的上调，见第八章）。

有证据表明，UPS功能障碍与帕金森病有关，包括Parkin是一种E3泛素连接酶，参与标记异常蛋白质以破坏蛋白酶体。同样，编码泛素C末端水解酶L1（UCH-L1）的基因突变（泛素循环中的一种酶）是导致某些家族性帕金森病的原因。

重要的是，蛋白酶体功能障碍可能与蛋白质聚集和线粒体应激相互作用，因为：①过量的异常蛋白覆盖细胞的清除机制；②线粒体功能障碍导致细胞ATP减少，对蛋白酶体产生负面影响（因为它需要ATP才能发挥作用）。

发病机制的相互作用

散发性帕金森病是由环境和体质因素共同造成的。主要有3个要素（图13.22）：

- 线粒体受损，具有复合体Ⅰ抑制作用，减少细胞ATP的产生，增加氧化应激，降低细胞程序性死亡的阈值。
- 蛋白质聚集，随着有毒寡聚物种类的产生，氧化应激增加，继发线粒体功能障碍和蛋白质清除机制超载。
- 泛素-蛋白酶体功能障碍，错误折叠蛋白的积累导致路易体形成，线粒体功能下降和ATP消耗加剧。

遗传易感个体暴露于相关环境或有毒因素（如处理氧化应激、线粒体功能障碍或处理错误折叠蛋白质的能力降低）会引发一系列事件，这些事件最终形成包含这3个关键致病因素的恶性循环。这种情况发生在可变的黑质储备能力和正常年龄相关的退化背景下（在某些情况下，还有其他因素，如头部损伤）。

要点

- 帕金森病的一个特征是α突触核蛋白（以路易体的形式）在脑干、大脑半球和自主神经系统中聚集。
- 目前还不确定路易体本身是否具有神经毒性，但α突触核蛋白的寡聚物可以形成能够穿透神经元膜的孔。
- 不溶性蛋白的病理聚集也可能引起自由基应激，进而损害线粒体和泛素-蛋白酶体系统的功能。
- UPS功能障碍已在许多神经退行性疾病中得到证实，包括两种形式的常染色体隐性帕金森病（由影响Parkin和UCH-L1蛋白的突变引起）。重要的是，这可能与线粒体应激和蛋白质聚集相互作用。

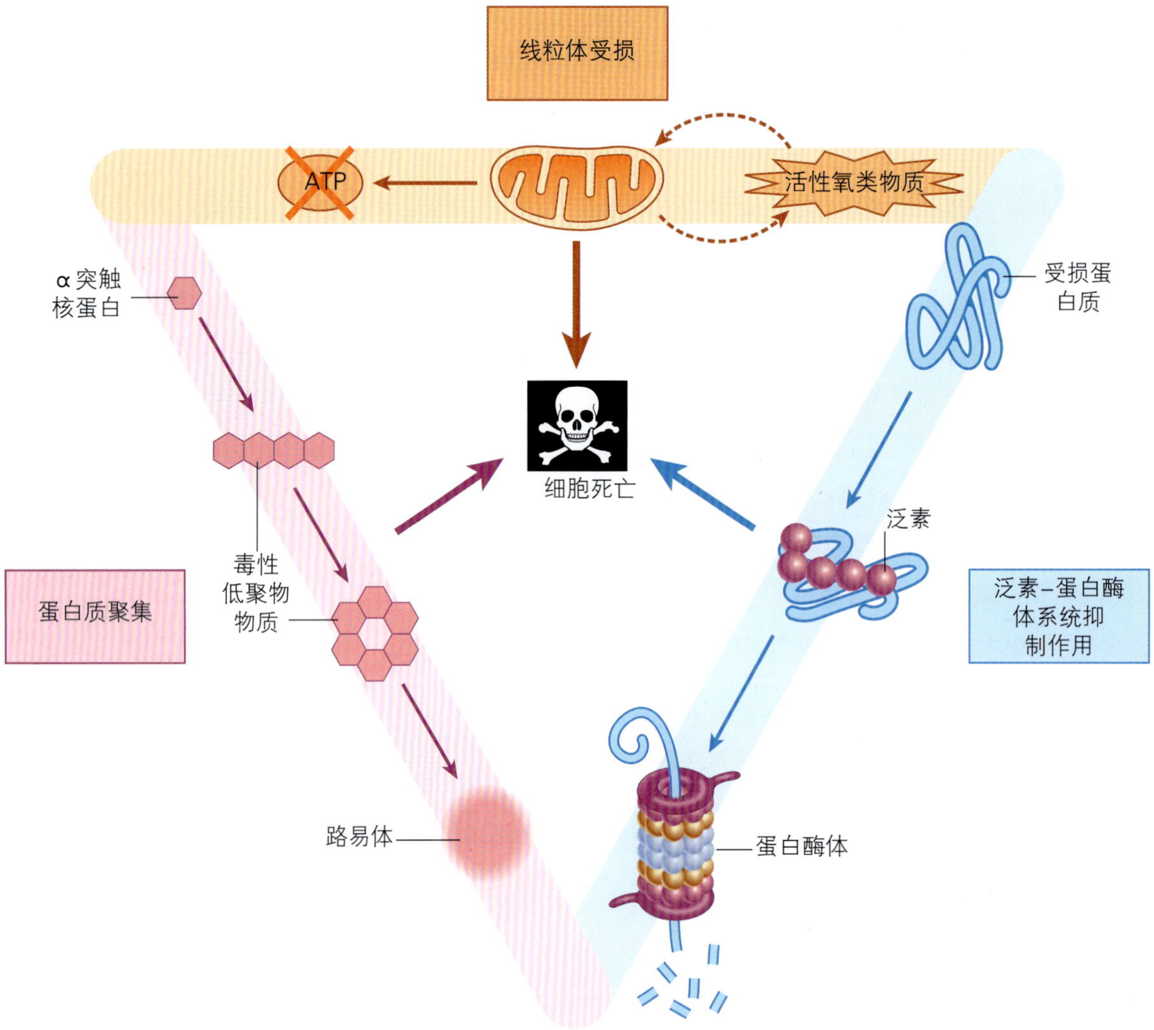

图13.22 散发性帕金森病的致病因素。这三个主要因素的相互作用在多巴胺能神经元中形成恶性循环。

第十四章 多发性硬化

本章目录

多发性硬化（multiple sclerosis，MS）是一种中枢神经系统的炎性脱髓鞘性疾病，终身患病率约为1/800，通常出现在20~40岁，2/3的患者是女性。虽然病程变化很大，但多发性硬化是一种进行性的且无法治愈的疾病，会造成长期神经功能障碍，是年轻人中最常见的慢性神经功能障碍。

脱髓鞘

第五章讨论了轴索髓鞘形成。脱髓鞘是指正常形成的髓鞘丧失，可分为原发性和继发性脱髓鞘。

- 原发性脱髓鞘是髓鞘选择性丧失，轴突相对保留。多发性硬化是最常见和最重要的原因。
- 继发性脱髓鞘是髓鞘在轴突丧失后发生变性。

区分脱髓鞘（结构正常髓鞘的丧失）与髓鞘形成障碍（髓鞘最初不是正常形成的）是很重要的。以髓鞘形成障碍为特征的疾病通常是由代谢异常或酶缺乏引起的，并且通常是遗传性的（临床知识拓展14.1）。

临床知识拓展14.1 脑白质营养不良

脑白质营养不良是由大脑和脊髓中异常髓鞘形成引起的一大类脑白质疾病（希腊语：leukos，白色）。这些情况通常出现在婴儿期或儿童期，伴有发育迟缓或神经系统进行性退化，以前正常的儿童可能会出现认知、语言或运动能力的逐渐衰退。神经影像学证实脑白质异常。大多数脑白质营养不良是遗传性的，可能表现为隐性、显性或X连锁的遗传模式。

要点

- 多发性硬化是中枢神经系统最常见的炎性脱髓鞘性疾病，通常出现在20~40岁，2/3的患者是女性。
- 多发性硬化是原发性脱髓鞘最常见和最重要的原因，其特征是结构正常的髓鞘丧失，轴突相对保留。
- 继发性脱髓鞘是由于轴突丧失而导致髓鞘变性。在髓鞘形成障碍（如脑白质营养不良）中，髓鞘的形成是异常的。

多发性硬化的临床特征

多发性硬化通常是一种复发缓解型疾病。每次临床发作（或复发）都是由大脑或脊髓中脱髓鞘的病灶引起的，该病灶称为斑块。复发时，症状通常会在几天内发展，并在数周内逐渐消退，因为炎症消退，斑块或多或少会髓鞘再生。

常见症状

虽然斑块可以发生在大脑或脊髓的任何部位，包括中央视觉通路，但有些部位比其他部位更容易受到影响。这意味着某些症状和体征更为常见（图14.1）。最常见的表现为一个或多个肢体无力（占40%）和视神经炎（占25%；下面讨论）。

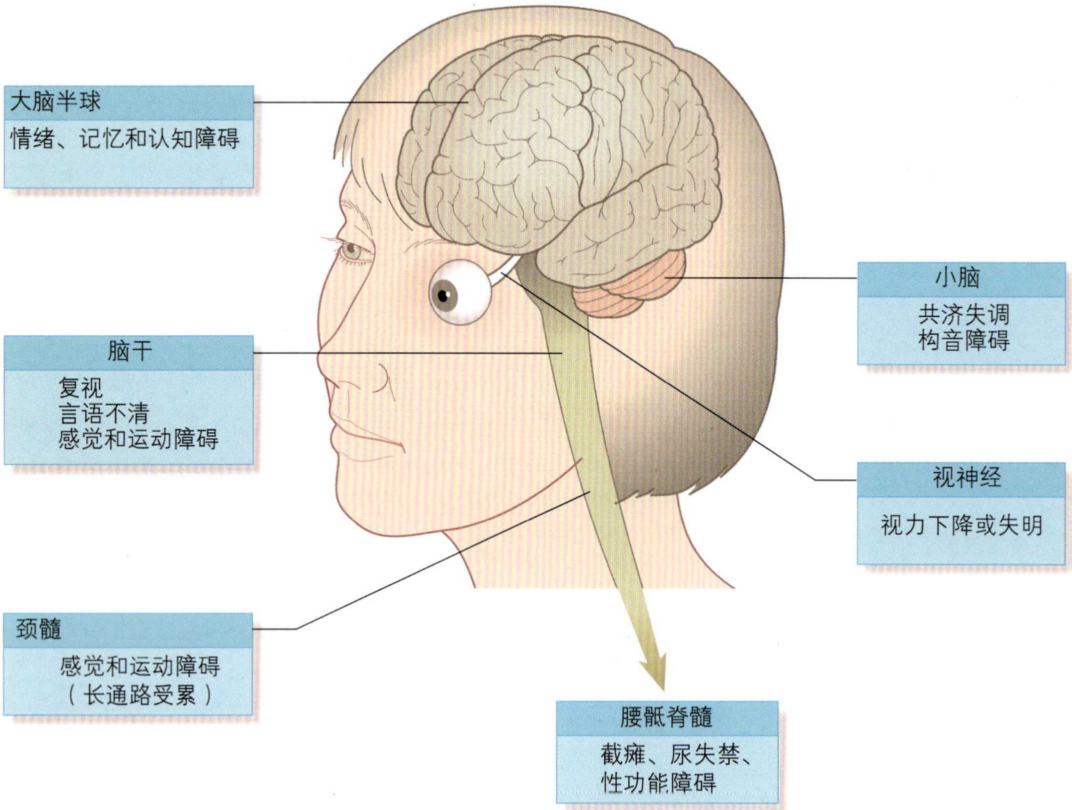

图14.1　多发性硬化的常见症状。

视力下降

视神经炎性脱髓鞘（称为视神经炎）在多发性硬化中很常见，会导致一只眼睛视物模糊，对光和颜色的感知减弱，并伴有球后疼痛（受累眼睛后部不适，运动时加剧）。在某些情况下会有盲点或暗点。症状通常在几周内完全消失，但可能有持续的瞳孔传入障碍（临床知识拓展14.2）。视神经炎可以作为一个孤立的现象发生，但75%受影响的个体最终会发展成多发性硬化。在临床知识拓展14.3中讨论了另一个多发性硬化常见的视觉问题。

> **临床知识拓展14.2　相对性传入性瞳孔障碍**
>
> 瞳孔对光反射（见第三章，临床知识拓展3.11）在多发性硬化患者中通常是异常的，当光线照射到受影响的眼睛时，视神经髓鞘的丧失可能会降低传入神经收缩瞳孔的驱动力，从而导致相对性传入性瞳孔障碍（RAPD）。这可用光摆试验来证明：笔式手电筒照进正常人的眼睛会引起两个瞳孔的强烈收缩。快速摆动光线照射到异常的眼睛上，会对瞳孔收缩的肌肉（相对于正常的眼睛）产生较弱的传入驱动力，并且两个瞳孔都会在手电筒光线的作用下出现反常的轻微扩大。

疼痛和疲劳

高达90%的多发性硬化患者有慢性疲劳，其特征是精神和身体极度疲劳（许多患者认为这是最具致残性的特征之一）。疼痛的症状可能包括神经性烧灼和四肢（如手和脚）疼痛。一些患者会出现三叉神经痛，其特征是三叉神经区域的面部刺痛。这是非常痛苦的，有时被称为“自杀性疾病”。慢性疼痛也可能由肌肉痉挛和挛缩引起。

发作性症状

发作性感觉和运动症状在多发性硬化中很常见，如言语不清、协调性障碍、肌肉痉挛或刺痛感的短暂性发作。这可能由急性脱髓鞘病变中的异常电脉冲所致。另一个特征是莱尔米特现象（Lhermitte phenomenon），这是一种由颈部屈曲引起的突然射击痛，可被描述为一种沿脊柱向下传递并辐射到腿部的电击。它是由颈髓脱髓鞘引起的，实际上是多发性硬化的诊断性特征。

认知和情绪改变

至少40%的多发性硬化患者会出现认知、情绪和行为上的改变。额叶执行功能可能会受到细微的干扰（如注意力、工作记忆、决策制定等；见第三章），一小部分患者会出现较严重的认知衰退，甚至痴呆（见第十二章）。患者常主诉有欣快感，但抑郁更为常见（在多达50%的患者中可见），自杀风险也增加。精神病的特征（妄想和幻觉）罕见。

膀胱、肠道和性功能障碍

尿潴留和尿频等膀胱问题在多发性硬化中很常见，但大便失禁罕见。长期患病可能会损害性功能，高达40%的男性患者会出现一定程度的勃起功能障碍。这些都是重要的（而且可能是令人尴尬的）问题，可能对生活质量产生重大影响。

小脑功能

小脑或其与脑干连接处受累可能导致构音障碍（言语不清）、共济失调（协调性障碍）或眼球震颤（固定凝视的节律性异常，频率为1~4 Hz，包括缓慢漂移期和敏捷的快速矫正期），也可能有小脑运动性震颤。在刻意或精确的运动结束时，情况会更糟糕（与帕金森病的“静止性震颤”形成对比；见第十三章）。

温度敏感性

有些多发性硬化的症状会因体温升高而加重（或临床上无症状的病变）。这种情况可以发生在很多情况下（如发热、洗热水澡或剧烈运动），称为Uhthoff现象。有学者认为，温度升高会延长电压门控钠离子通道的失活（见第六章），从而增加部分髓鞘化或未完全髓鞘化轴突传导失败的概率。

病程和发展

在特定个体中，多发性硬化的病程变化很大，难以预测。主要的临床分型如图14.3所示，并在下面进一步讨论。

复发缓解型多发性硬化

多发性硬化最常表现为复发缓解病程（85%的病例）。复发缓解型有时称为夏科氏亚型（Charcot variant）。在这种典型的疾病中，长时间的稳定期（缓解期）被间歇性的神经功能障碍发作

临床知识拓展14.3 核间性眼肌瘫痪

核间性眼肌瘫痪又称为核间性眼肌麻痹，是一种由小的脑干病变引起的眼球运动异常。该脑干病变中断了侧视中枢（靠近展神经核，脑桥）和动眼神经核（中脑）之间的连接。如图14.2所示，内侧纵束（MLF）中断导致患眼在尝试向病变对侧注视时内收失败。需要注意的是，该图是一个示意图，而实际上，这两个纤维束在中线的两侧彼此靠近。这意味着单个病变有可能同时中断两侧，导致双眼内收失败（在尝试左右侧注视时）。

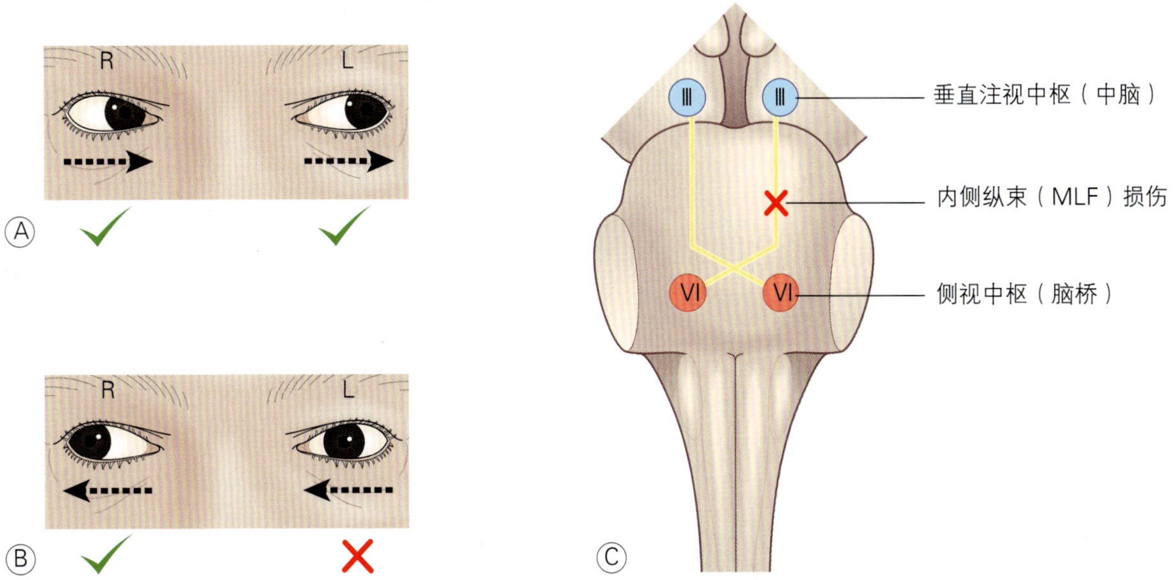

图14.2 核间性眼肌瘫痪。这个人的左侧外侧注视正常（A），但在尝试右侧注视时，左眼不能内收（B）。这是由于左侧MLF的损伤（C），阻止了右侧注视中枢与对侧动眼神经核（Ⅲ，支配内直肌）之间的传递。Ⅵ，展神经核。

要点

- 多发性硬化通常是一种复发缓解型疾病，每次临床发作都是由大脑、脊髓或中央视觉通路的脱髓鞘（或斑块）引起的。
- 常见的症状包括：视神经炎、疼痛和疲劳、肠、膀胱和性功能问题及各种发作性症状（如构音障碍、共济失调、莱尔米特征）。
- 90%的MS患者患有慢性疲劳，这是最严重的致残症状之一。包括焦虑和抑郁在内的心理特征也很常见。
- 温度升高（Uhthoff现象）通常会加重症状，这被认为是由于温度升高会延长钠离子通道的失活，从而导致轴突传导失败所致的。

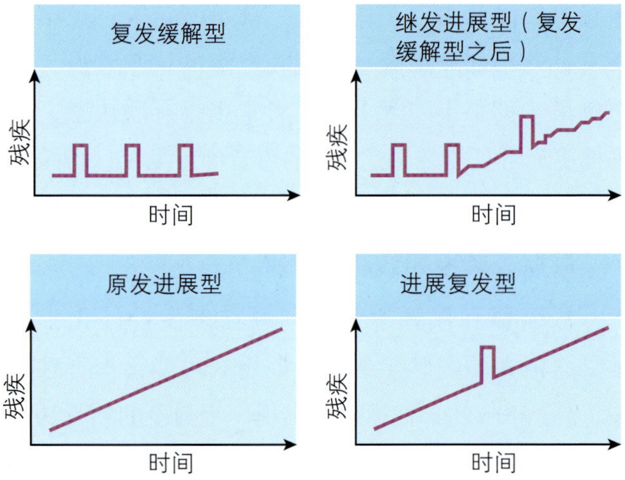

图14.3 多发性硬化的临床分型。

（复发）打断，然后部分或完全恢复。复发是指新出现的神经症状或体征，持续至少24 h且与发热无关。1/5的患者会经历这种形式的疾病至少20年（良性多发性硬化），大多数最终会进展至功能逐渐下降的阶段。

继发进展型多发性硬化

复发缓解型多发性硬化转变为进展性衰退状态，称为继发进展型，其特征是永久性神经功能缺损的逐渐积累。除了稳定功能的下降，急性加重或"突然发作"也可能持续者称为进展复发型多发性硬化。患者从复发缓解型转变到继发进展型的比例在10年内约为50%，在30年内超过90%。

原发进展型多发性硬化

原发进展型多发性硬化（见于10%~15%的患者）从发病之初就有稳定功能的下降，并伴随不可逆转的神经功能缺陷的逐渐积累。男性和女性的受累状况一样，发病年龄比复发缓解型晚10年左右，这与从复发缓解型到继发进展型多发性硬化的典型转变年龄一致。最严重的亚型是急性多发性硬化，也称为马尔堡亚型（Marburg variant）。这是一种罕见的、超急性多发性硬化，患者通常会在发病6个月内（有时仅几周后）死亡。

诊断与管理

多发性硬化的诊断需要证实中枢神经系统的脱髓鞘病变在空间和时间上都是播散的（即超过一个临床事件，影响大脑、脊髓或视觉通路中的至少两个区域）。目前还没有治愈的方法，但一些疾病修饰剂是可用的，可以减少复发的频率和降低严重程度。

要点

- 多发性硬化的病程变化很大，但85%的病例表现为典型的复发缓解型，20%的人（良性多发性硬化）持续至少20年。
- 大多数患者最终转变为稳定功能下降的状态（继发进展型多发性硬化）。这种情况在10年内发生在约50%的人身上，在30年内发生在超过90%的人身上。
- 原发进展型多发性硬化（见于10%~15%的患者）从发病之初就有稳定功能的下降。

诊断

多发性硬化的诊断主要是临床上的，但通过神经影像学、血清学检测和电生理学证实和支持。

神经影像学

显示多发性硬化病变最敏感的方法是MRI，其显示的斑块数是临床发作的10倍（因为大多数病变在临床上是无症状的）。

脱髓鞘病变在T2加权MRI扫描影像上可得到充分证实，其突出表现为水含量增加或髓鞘（脂肪）含量减少。但是，由于多发性硬化斑块倾向于脑室周围，正常脑脊液（CSF）的T2高信号可能使其难以被发现。使用液体抑制反转恢复序列（FLAIR）MRI可以克服这个问题，该序列类似T2，但抑制CSF信号（图14.4）。

在临床确诊的多发性硬化患者中，MRI显示95%的病例存在多灶性白质异常。MRI造影剂钆有助于显示急性（活动性）病变。这与活动性炎症和脱髓鞘区域的血脑屏障破坏有关（见第五章）。

寡克隆区带

多发性硬化的中枢神经系统炎症反应与大脑和脊髓中抗体（免疫球蛋白）的合成有关。因此，有可能在脑脊液中检测出外周血中不存在的抗体。通过腰椎穿刺获得脑脊液标本（见第一章，临床知识拓展1.3），同时取静脉血标本进行比较。这两个标本在电泳凝胶上运行，以寻找仅存在于脑脊液中的G型免疫球蛋白（IgG）的条带（这表明中枢神经系统炎症）。这些被称为寡克隆区带，在90%的多发性硬化患者中都有发现（图14.5）。

视觉诱发电位

视觉诱发电位（VEP）显示，大多数多发性硬化患者中枢视觉通路传导速度降低。头皮电极记录枕叶皮质的电活动，以反映不断变化的视觉刺激，如交替棋盘格图案。刺激反应序列重复多次并取平均值（以提高信噪比）。其显示视觉皮质在100 ms时有一个典型的正波（P100波），95%的多发性硬化患者的这种典型正波延迟30~40 ms（图14.6）。

> **要点**
>
> - 多发性硬化的诊断主要是临床上的，需要证实中枢神经系统脱髓鞘病变在空间和时间上是播散的（通过神经影像学、血清学检测和电生理学证实）。
> - MRI（使用T2 FLAIR）是显示多发性硬化病变最敏感的方法（显示斑块数比临床发作数多10倍，因为大多数病变在临床上是无症状的）。钆增强成像可表明血脑屏障的破坏。
> - 其他支持诊断的研究结果包括寡克隆区带（90%的多发性硬化患者存在）和视觉诱发电位P100波延迟（95%的患者存在）。

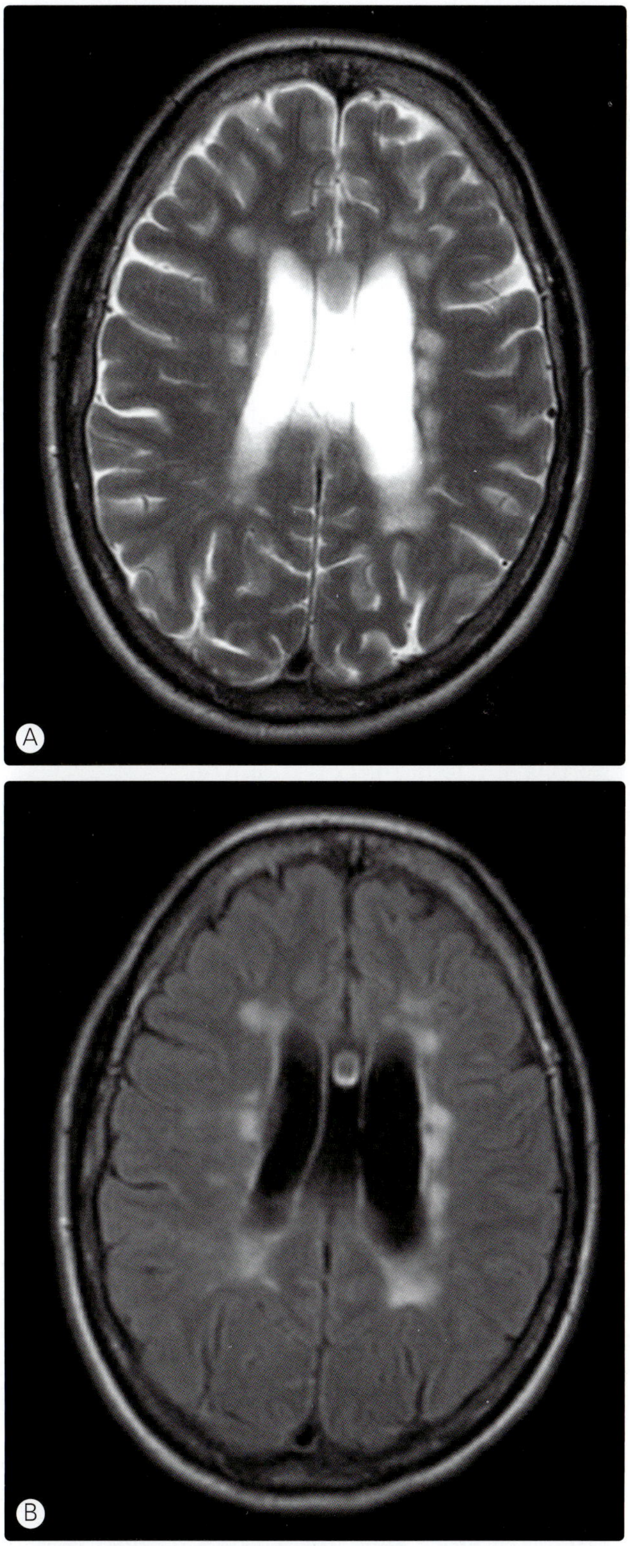

图14.4 多发性硬化患者的轴位T2加权MRI影像（A）和液体抑制反转恢复序列（FLAIR）影像（B）。脑室周围白质中有许多斑块样病变，FLAIR显示最明显（见文字说明）。图片Andrew MacKinnon博士提供。

管理

目前多发性硬化没有治愈的方法，主要是支持治疗。急性复发期通常采取3~5天的大剂量静脉注

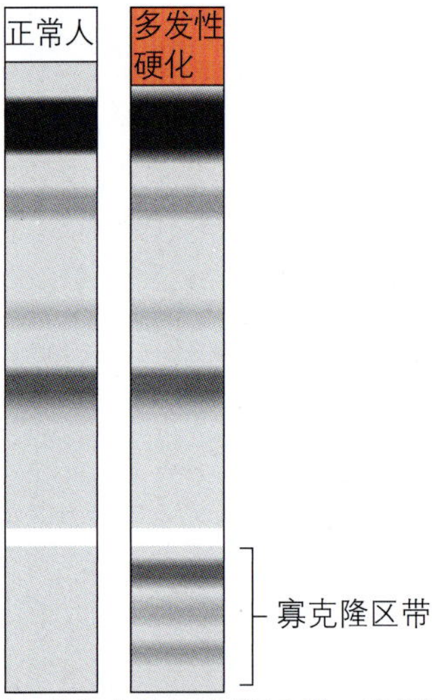

图14.5　多发性硬化中的寡克隆区带。脑脊液中存在免疫球蛋白G（IgG），而在外周血中不存在，这为中枢神经系统炎症提供了证据。

射皮质类固醇（如甲泼尼龙）治疗，有时口服强的松。支持治疗具有免疫抑制作用，可减少复发和促进症状缓解，但并不能改善长期结局。

疾病修饰药物（DMD）

在英国，多个疾病修饰剂已批准用于多发性硬化，主要用于复发缓解型，一旦患者进入进展期，效果甚微。虽然疾病修饰剂没有治愈作用，但它们确实能将复发频率和严重程度降低2/3。多发性硬化的一线治疗包括β干扰素和醋酸格拉默。

β干扰素

干扰素是影响免疫应答并干扰病毒复制的细胞因子（炎症介质）。其作用机制尚不清楚，但已知干扰素具有免疫调节和抗炎作用。神经影像学研究表明，它们可以将炎性中枢神经系统病变的数量减少50%以上。

两种形式的β干扰素用于治疗多发性硬化：干扰素β-1a（肌内注射或皮下注射）和干扰素β-1b（皮下注射）。不良反应包括注射后24~48 h出现流感样症状（肌肉疼痛、发热、寒战和疲倦）。长期来看，存在肝功能异常和免疫抑制（白细胞计数减少）的风险。干扰素不推荐用于儿童、孕妇和哺乳期妇女。

醋酸格拉默

醋酸格拉默是一种多肽（共聚物）合成的混合物，含有存在于髓鞘碱性蛋白中的4种氨基酸（谷氨酸、丙氨酸、酪氨酸和赖氨酸）。每日皮下注射给

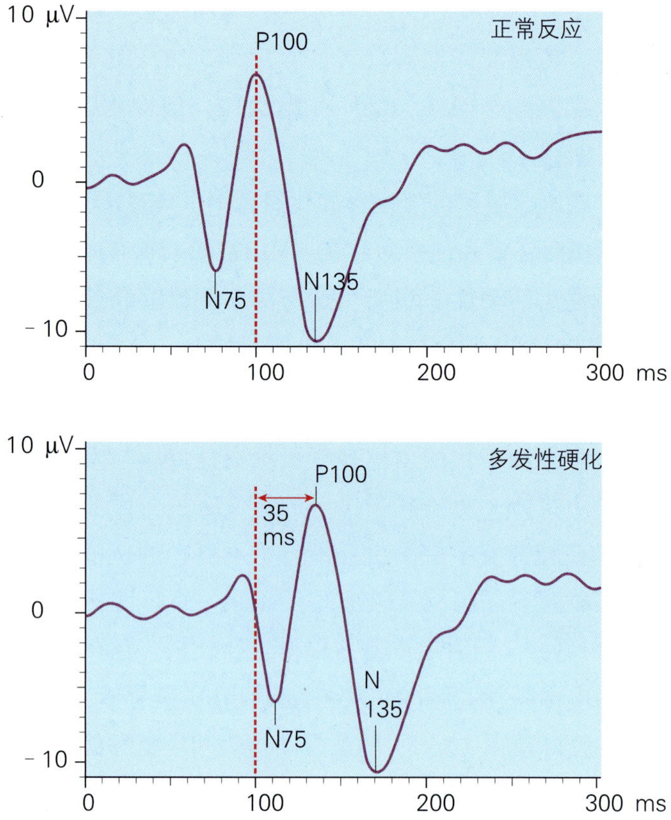

图14.6　多发性硬化患者中视觉诱发电位延迟。

药。其使用的最初原理是与髓鞘碱性蛋白竞争（或模拟），但其实际作用机制尚不确定。它似乎可以减少抗原的表达，并促进从活化的免疫细胞分泌抗炎细胞因子。与β干扰素相比，这种药物通常没有较多的不良反应，但也不推荐儿童、孕妇和哺乳期妇女使用。

那他珠单抗

那他珠单抗是一种单克隆抗体（IgG），每28天静脉注射一次。临床实验表明，它可以减少约2/3的复发次数。那他珠单抗识别一种称为α4整合素的黏附分子，α4整合素黏附分子与内皮细胞上的血管细胞黏附分子（VCAM-1）结合。那他珠单抗可防止白细胞与血管结合，减少从血流进入中枢神经系统的慢性炎症细胞的数量。不良反应包括头痛、恶心、呕吐和皮疹。在罕见的病例中，它与急性白质脑病——进行性多灶性白质脑病（PML）有关（临床知识拓展14.4）。

芬戈莫德

芬戈莫德是英国第一个经批准用于治疗多发性硬化的口服制剂。临床实验表明，它能减少约50%复发次数。其通过抑制鞘氨醇1-磷酸受体起作用，阻碍淋巴细胞从淋巴结迁移。但是，一些潜在的严重不良反

> **临床知识拓展14.4　PML**
>
> PML是一种与免疫缺陷有关的白质脑病，通常与艾滋病病毒/艾滋病有关。它是由感染少突胶质细胞的乳头多瘤空泡病毒的再活化引起的机会性感染。病原体为JC病毒（John Cunningham virus，以一名PML患者的名字命名）。病理特征包括脱髓鞘、慢性炎症和反应性胶质增生。两个关键的细胞成分是：①“奇异的”星形胶质细胞，其核大而不规则；②转化的少突胶质细胞，其核较大，常规染色呈蓝紫色（反映细胞核DNA的改变）。死亡率很高，幸存者通常遗留严重的神经功能障碍。

应，包括心动过缓、免疫抑制、肝毒性和过敏反应已见报道。因此，该药物仅用于重度复发缓解型多发性硬化患者，尤其是一线治疗无效的患者。

未经许可的药物

其他可能对多发性硬化有用的药物包括免疫抑制剂硫唑嘌呤和化疗药物米托蒽醌，但这两种药物均未在英国获得许可。

特别是米托蒽醌，对继发进展型多发性硬化患者可能是有益的，也可能延缓从复发缓解型到继发进展型的转变。它似乎通过抑制淋巴细胞和巨噬细胞的活性而起作用，而淋巴细胞和巨噬细胞是免疫介导的髓鞘攻击的原因（下文讨论）。与其他抗癌药物一样，不良反应有恶心、呕吐和脱发；有时会出现更严重的不良反应，如心脏毒性和骨髓抑制（有明显的感染风险）。

静脉注射免疫球蛋白是一种混合的人免疫球蛋白G，可用于无法耐受标准的疾病修饰治疗的患者。其在多发性硬化中的作用机制复杂且不完全清楚，但被推测是免疫调节作用。它可以用于因怀孕或哺乳而无法服用正常疾病修饰剂的妇女。这一点很重要，因为1/3的女性在产后会复发。

长期支持治疗

多发性硬化的长期治疗大多是支持性的，旨在处理慢性症状，如疲劳、疼痛、肌肉痉挛，以及膀胱、肠道或性功能问题。

- 神经性疼痛的治疗非常棘手，可以用包括抗癫痫药物加巴喷丁和卡马西平在内的多种药物来治疗（见第十一章）。
- 极度疲劳通常对帕金森病药物金刚烷胺有反应（刺激作用是由位于中枢突触的多巴胺释放增加介导的）（见第十三章）。
- 情绪障碍在多发性硬化患者中很常见，可以用抗抑郁药或抗焦虑药治疗，同时辅以咨询或认知行为疗法。
- 肌肉痉挛、肌肉骨骼疼痛和痉挛状态可通过物理疗法或肌肉松弛剂如巴氯芬、加巴喷丁、丹曲林或苯二氮䓬类药物来改善（见第七章）。
- 膀胱问题如膀胱逼尿肌过度活动，可使用如奥昔布宁或托特罗定等抗胆碱能药物治疗，松弛膀胱平滑肌；夜尿症（夜间排尿增多）可以用去氨加压素（抗利尿激素）治疗。
- 便秘通常可以通过饮食方法来控制，如增加水果等富含纤维食物的摄入量。在某些情况下，可以适当使用轻泻剂（通便药物）或大便软化剂。
- 癫痫在多发性硬化患者中很常见，如有必要，可使用抗癫痫药物治疗（见第十一章）。

认真关注这些长期问题可能会对患者生活质量产生显著的有益影响，神经病学家、家庭医生和专家团队（包括护士、物理治疗师和作业治疗师）之间相互合作是非常有益的。

> **要点**
>
> - 急性多发性硬化复发可用静脉注射甲泼尼龙（或口服强的松）治疗。这可以减少复发，并促进症状缓解，但并不能改善长期结局。
> - 多发性硬化的一线疾病修饰治疗包括：①β干扰素（一种具有免疫调节和抗炎作用的炎症介质）；②醋酸格拉默（一种具有不确定作用机理的多肽共聚物的混合物）。
> - 其他的疾病修饰剂包括那他珠单抗和芬戈莫德（防止白细胞迁移到大脑中）及免疫调节或免疫抑制剂，如米托蒽醌（一种化疗药物）和静脉注射免疫球蛋白（IVIG）。
> - 长期支持治疗旨在解决慢性疼痛、疲劳、情绪障碍、肌肉痉挛，以及肠道、膀胱或性功能问题。

病理特征

长期多发性硬化患者的脑部尸检主要表现为慢性（旧）斑块，偶尔也会出现急性损伤。

多发性硬化斑块

在新鲜的死后脑组织中，慢性斑块表现为界线分明的区域，缺乏正常的髓鞘，呈现橙红色外观（图14.7）。这与由于脂质含量高而呈黄色的急性斑块不同。神经胶质增生的存在（神经胶质瘢痕；见第八章）使斑块有一定的坚固度或硬化度，多发性硬化的名称由此而来。在被保存的大脑中，斑块呈现灰白色（图14.8）。

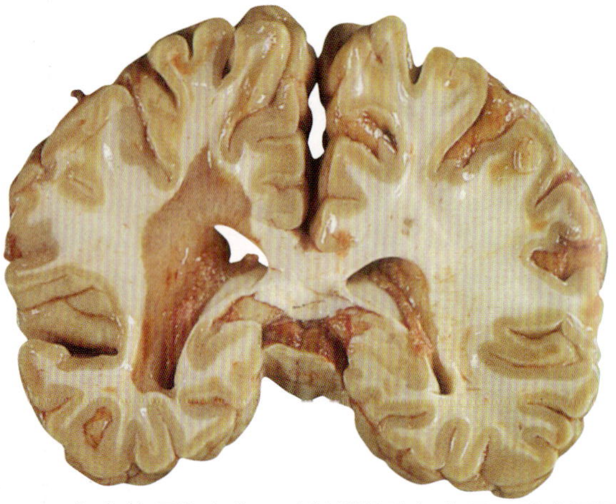

图14.7 多发性硬化患者死后新鲜的脑标本显示脑室周围白质呈橙红色斑块。
引自Stevens and Lowe：Pathology 2e（Mosby 2000），已授权。

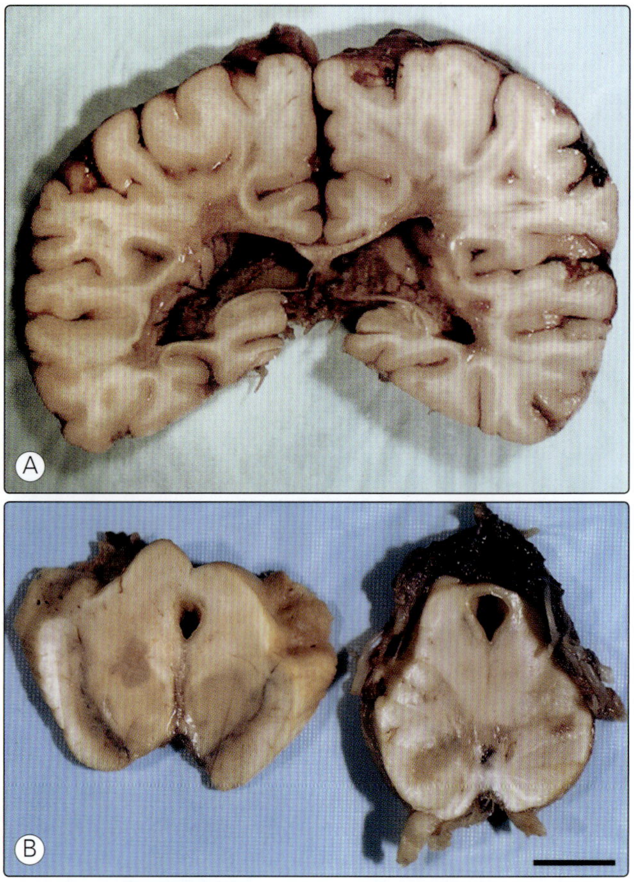

图14.8 A.脑室周围白质；B.脑干中边界清楚的脱髓鞘斑块。大脑在切片之前被保存在甲醛中。
引自Prayson，R：Neuropathology（Churchill Livingstone 2005），已授权。

斑块分布

斑块可以出现在大脑或脊髓的任何部位，最常见于脑室周围白质，直径一般为2~10 mm，有明确的边界（图14.9）。斑块也经常发生在灰质-白质连接处（特别是在大脑皮质和皮质下白质的交界处）和皮质内，皮质内也含有髓鞘轴突。晚期，广泛的白质丢失可能与脑室明显的代偿性扩张有关，称为代偿性脑积水。在一部分患者中，斑块仅见于视神经通路和颈髓（临床知识拓展14.5）。

> **临床知识拓展14.5 视神经脊髓炎**
>
> 视神经脊髓炎也称Devic病，是一种炎性脱髓鞘性疾病，其影响颈髓（导致四肢瘫痪）和视神经（导致视力受损或失明）。它可以是单相型、复发型或复发缓解型，也可以被认为是多发性硬化的一个亚型或作为一个单独的疾病。在一定比例的病例中，存在针对水通道蛋白-4的抗体介导的自身免疫反应。Devic病可以用包括皮质类固醇在内的免疫抑制剂进行治疗，但不能治愈。

急性和慢性斑块

多发性硬化斑块的镜下表现取决于它们是急性的还是慢性的。急性斑块是细胞性的，有泡沫状巨噬细胞，其片状物中含有富含脂质的髓鞘碎片和血管周围的淋巴细胞套。重要的是，轴突相对保留。

慢性斑块可以是活动的或非活动的。慢性活动性斑块有一个细胞缺乏的中心，它是胶质细胞化的（有许多星形胶质细胞突起），但几乎没有炎症。在与健康髓鞘的交界处，被有活动性的外围边缘包围。活动性脱髓鞘边缘含有巨噬细胞和淋巴细胞。慢性非活动性斑块相似，但缺乏脱髓鞘的外围边缘。某些组织学模式与特定的多发性硬化亚型相关（临床知识拓展14.6）。

髓鞘再生

在炎症消退后，约20%的多发性硬化斑块髓鞘再生形成“阴影斑块”（图14.11）。但是，髓鞘再生

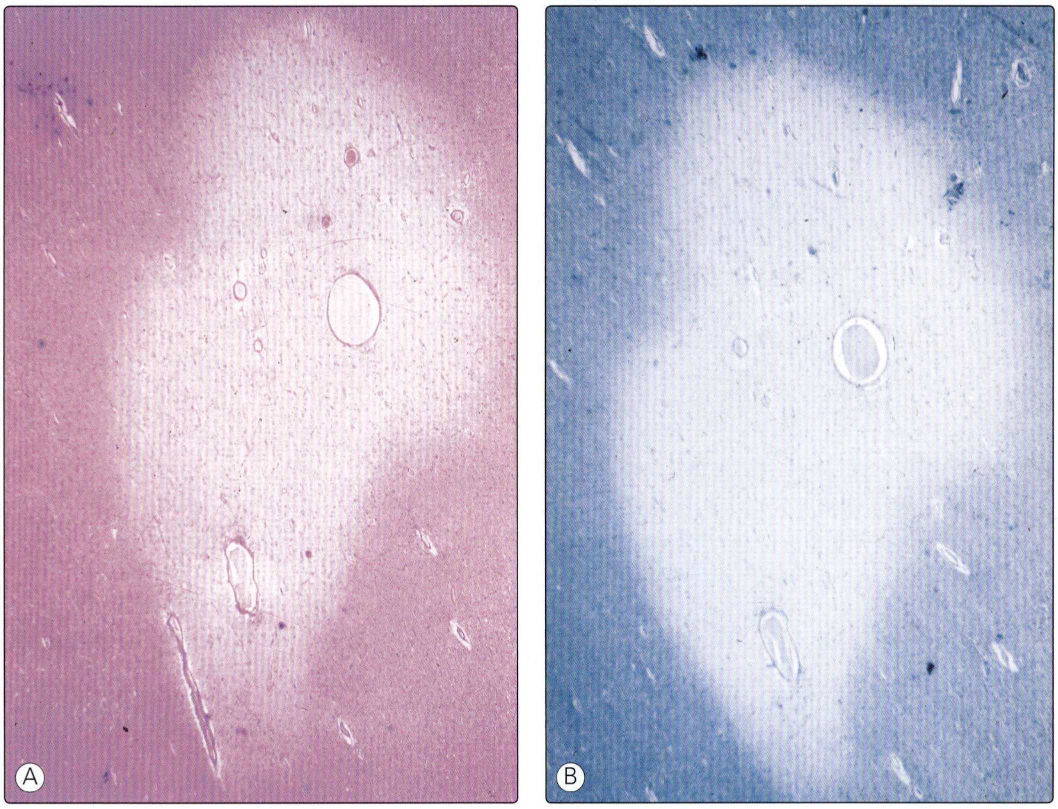

图14.9　典型多发性硬化斑块外观。A.常规苏木精–伊红染色（HE染色）；B.髓鞘勒克司坚牢蓝染色。注意锐利的外围边缘和周围正常的白质。
引自Stevens，A，Lowe，JS and Young：Wheater's Basic Histopathology 4e（Churchill Livingstone 2002），已授权。

临床知识拓展14.6　Balo同心圆性硬化

Balo同心圆性硬化是多发性硬化的一种组织学亚型，曾被认为是该疾病的一种独特形式。大脑的组织学检查显示边界清晰的脱髓鞘同心圆与未受影响的髓鞘区交替排列，呈现出“洋葱皮”样外观（图14.10）。以前只在尸检中被诊断出来，并被认为与总是具有攻击性的（通常是致命的）临床过程有关。现在可以使用现代神经影像学方法来鉴别Balo病，这表明这种脱髓鞘模式较常见，并不一定具有攻击性。.

常是部分或不充分的，比正常的髓鞘薄，且结间体节段缩短。

髓鞘再生依赖于少突胶质细胞前体细胞（OPC）的聚集。这些细胞在增殖和分化为成熟的少突胶质细胞之前向脱髓鞘区域迁移，能够在脱髓鞘的轴突上植入新的髓鞘。

髓鞘再生在早期多发性硬化病变中较常见，而在老年（慢性）病变中较少见。在进展型病变中，髓鞘再生不足可能导致永久性神经功能障碍的逐渐发展，但髓鞘形成障碍的原因尚未完全清楚。

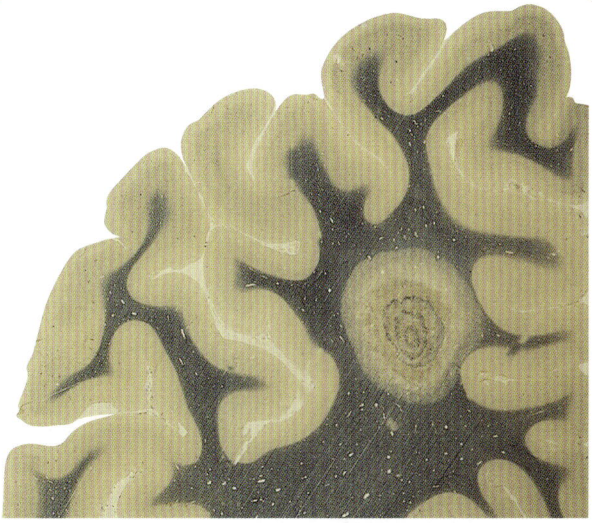

图14.10　Balo同心圆性硬化。脱髓鞘和髓鞘轴突的多个同心圆的存在产生“洋葱皮”样外观（大脑半球部分；Loyez染色，髓鞘呈黑色）。
引自Ellison，D and Love，S：Neuropathology 2e（Mosby 2003），已授权。

髓鞘再生障碍

持续炎症和持久的脱髓鞘可以阻止髓鞘再生。在较老的斑块中，胶质瘢痕的存在（见第八章）也

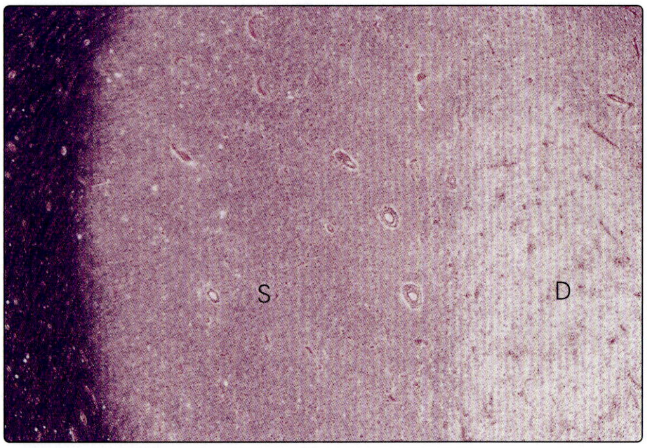

图14.11 阴影斑块代表多发性硬化中的髓鞘再生（或部分髓鞘再生）。本图显示了活动性脱髓鞘区域（D）旁的阴影斑块（S）。正常髓鞘（染成蓝色）可见于图像的最左侧。
引自Ellison，D and Love，S：Neuropathology 2e（Mosby 2003），已授权。

可能是一个因素。其特征是病变中心星形细胞突起形成密集的网状结构，可在物理上阻止OPC向内迁移。

尽管在一些动物模型中已证实了祖细胞的成功募集和增殖，但髓鞘再生障碍也可能反映了OPC的耗竭，其中OPC分化障碍似乎是最重要的因素。

某些细胞表面分子在脱髓鞘轴突上的表达可能会抑制脱髓鞘再生，包括多聚唾液酸形式的神经细胞黏附分子（NCAM）。其他抑制分子存在于细胞外基质中，并与星形胶质细胞的加工相关（在胶质瘢痕区域）。

OPC在细胞表面表达Notch受体。这些受体由细胞外配体刺激，如jagged蛋白（已知其存在于多发性硬化斑块中）。这种notch-jagged配体的相互作用抑制了OPC向成熟少突胶质细胞的分化，并导致髓鞘再生障碍。因此，Notch抑制剂是多发性硬化治疗中潜在的疾病修饰剂。

要点

- 多发性硬化患者的脑组织病理检查显示急性、慢性活动性和慢性非活动性斑块，直径2~10 mm，常发生于脑室周围白质中。
- 炎症消退后，约20%的斑块（尤其是在多发性硬化早期）会形成部分髓鞘再生的阴影斑块。
- 髓鞘再生依赖于OPC的聚集、增殖和分化。
- 髓鞘再生障碍可能与持续炎症、星形胶质细胞瘢痕的存在或OPC分化障碍有关。在中枢神经系统中，髓鞘再生似乎被积极抑制。

病因学

多发性硬化的病因尚不清楚，但人们普遍认为它是由遗传因素和环境因素相互作用造成的，可能是由于暴露于病毒感染引发的。

遗传和免疫因素

多发性硬化不能以孟德尔式的简单方式遗传，也没有家族形式。但是，同卵双胞胎的一致性约为25%，而异卵双胞胎和兄弟姐妹的一致性约为5%，多发性硬化患者一级亲属的患病风险比普通人群高20倍。

家族聚集可能是因为一些未知的易感基因，但候选基因一直难以确定。这可能是因为遗传效应很小并涉及多个基因，每个基因对总体风险的贡献都不大。

仅在人类白细胞抗原（HLA）基因中，特别是在6号染色体上抗原的主要组织相容性复合体（MHC）的Ⅱ类区域中，发现了强有力的关联。在欧洲人群（风险最大的人群）中，最常涉及的亚型是HLA-DRB1*15（HLA-DR15单倍型）。在其他人群中，不同的HLA类型可能更重要，估计对总体遗传易感性的贡献为20%~50%。

环境因素

多发性硬化的患病率随距离赤道的远近而变化。赤道地区的患病率往往相对较低，而北部和南部温带地区的患病率则逐渐增加。已发现苏格兰北部和北美的多发性硬化患病率最高。

移民研究

多发性硬化的地理风险与青春期前（15岁以下）所处的位置有关，青春期后迁移的个体有其原发位置的风险，这可能反映的是在青春期前的一个关键时期暴露于环境因素（如病毒）。时间框架与胸腺的最大发育和退化相一致。胸腺是T细胞（胸腺细胞）成熟的地方，并通过凋亡删除潜在的自身攻击性细胞（见第八章）。

阳光和维生素D

靠近赤道可能会由于阳光照射增加而降低多发性硬化的风险。这可能反映出遇到某种特定致病病毒的概率较低（因为病毒在阳光下会被紫外线辐射破坏），或者维生素D水平较高（与研究表明补充维生素D可以降低复发率相一致）。此外，还有一个出生月效应：在北半球，春季出生的患多发性硬化的人比秋季出生的多，这一现象可能与母亲阳光照射或维生素D状况有关。

病毒感染和其他感染

包括EB病毒（EBV）、人类疱疹病毒6（HHV-6）在内的许多感染因子被认为是多发性硬化的病因，多发性硬化的许多免疫学特征也提示了病毒介导的过程。

细菌性肺炎衣原体也与此有关——已知与细菌感染一些周围神经系统脱髓鞘疾病有关（临床知识拓展14.7）。然而，还没有明确的致病因子被证实，也没有从人体组织中分离出微生物。

临床知识拓展14.7　吉兰-巴雷综合征

吉兰-巴雷综合征是一种周围神经病变，也称为急性炎症性脱髓鞘性多发性神经病（AIDP），其临床特征是上升性无力。这意味着下肢首先受到影响，逐渐扩展到躯干和上肢更多的近端肌群。如果无力到达呼吸肌，可能危及生命。许多病例的病因尚不清楚，有时可由感染引起，30%的病例在发病前出现弯曲菌肠炎（由空肠弯曲菌引起）。其发病机制被认为与分子模拟有关，即感染机体的细胞表面抗原类似外周髓鞘的表面抗原，从而导致自身免疫性炎性脱髓鞘。与多发性硬化不同，它仅限于周围神经系统。

要点

- 多发性硬化的病因尚不清楚，但人们普遍认为它是遗传因素和环境因素相互作用的结果，可能由病毒感染引发。
- 多发性硬化不能以孟德尔式的简单方式遗传，但同卵双胞胎的一致性是异卵双胞胎和兄弟姐妹的5倍，多发性硬化患者的一级亲属的患病风险是普通人群的20倍。
- 与人类白细胞抗原（HLA）亚型的相关性最强，而在欧洲人群（风险最大）中，与HLA-DR15亚型的关联性最为一致。
- 多发性硬化患病率随着与赤道距离的增加而增加。迁移研究表明，青春期前的位置决定了成人患病的风险。这可能反映了遇到某种特定病毒的风险增加，但也有其他因素，包括阳光照射和维生素D状况。

多发性硬化动物模型

许多中枢神经系统脱髓鞘的实验模型已经建立（或多或少类似多发性硬化），并有助于我们了解其发病机制。动物模型可分为四类：

- 自身免疫性。
- 病毒介导性。
- 化学诱导性。
- 遗传性。

自身免疫模型

应用最广泛的中枢神经系统脱髓鞘模型是实验性自身免疫性脑脊髓炎（EAE）。该系统用于评估潜在的疾病修饰疗法。实验动物注射的是来自中枢神经系统组织的匀浆或含有髓鞘碱性蛋白（MBP）或蛋白脂质蛋白（PLP）的蛋白提取物。

这诱导T细胞介导的免疫应答（通常在大鼠或小鼠中，但有时在包括非人类灵长类动物在内的其他物种中）。它会导致脑和脊髓炎症并有血脑屏障功能障碍，通常伴随脱髓鞘。特别是，免疫应答是由辅助性T细胞介导的，这与多发性硬化中所见的免疫应答类型相同，并伴随临床症状和轴突变化，包括传导阻滞。对该模型的考证显示，由于它产生了一种单相型的、接种疫苗后的脱髓鞘疾病，因此它与急性播散性脑脊髓炎更相似（临床知识拓展14.8）。

病毒模型

已知许多中枢神经系统病毒可在人类中导致脱髓鞘（如PML中的JC病毒；临床知识拓展14.4）。利用这一现象已经开发出几种动物模型。在这些模型中使用某些病毒感染少突胶质细胞，这些病毒要么直接具有细胞毒性，要么诱导针对少突胶质细胞产生细胞介导的免疫应答。

临床知识拓展14.8 急性播散性脑脊髓炎

急性播散性脑脊髓炎是一种儿童自限性中枢神经系统疾病，表现为脑膜炎（头痛、发热、颈部僵硬），通常发生在病毒感染或接种疫苗后2~10天。影像学检查显示双侧半球白质改变与静脉周围脱髓鞘和水肿相对应（图14.12）。临床过程通常是良性的，可完全恢复，且总是单相型的。一种被称为急性出血性白质脑炎（AHL）或Hurst病的超急性亚型，特征是广泛的出血性病变，伴有迅速的炎性浸润和明显的脑水肿。这种亚型更具攻击性，通常是致命的。

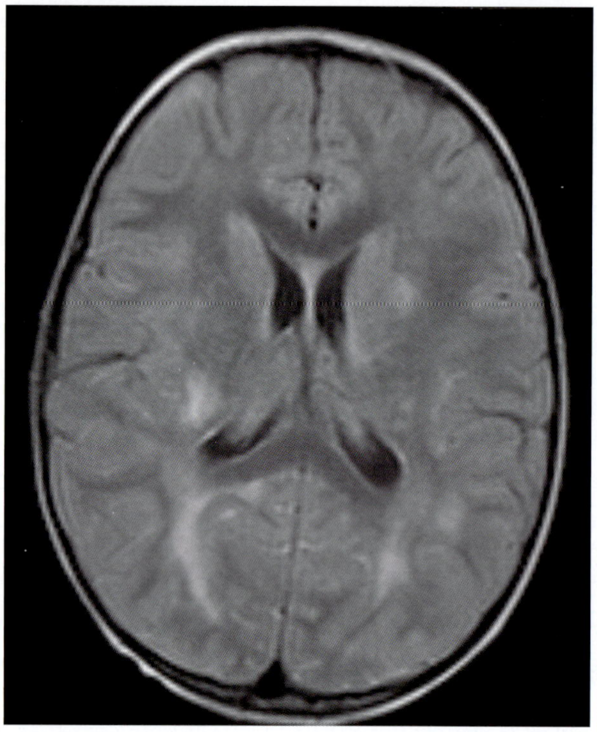

图14.12 一名2岁8个月男童急性播散性脑脊髓炎（ADEM）的轴向MRI FLAIR图像。双侧脑白质广泛分布有斑片状信号改变，包括内囊的弥漫性受累。
图片由Andrew MacKinnon博士提供。

化学诱导模型

在实验动物中，还可以通过全身或靶向给予针对少突胶质细胞具有细胞毒性的物质来诱导脱髓鞘。例如：①双环己酮草酰二腙，一种铜螯合剂，口服后可导致少突胶质细胞死亡；②溴化乙锭，一种DNA结合剂，可注射到脑白质通路，如脊髓或小脑脚。

化学诱导的脱髓鞘是单相型的，通常在几周内完成髓鞘再生。因此，这些方法能够系统地研究脱髓鞘、清除髓鞘碎片和髓鞘再生的过程，包括OPC的聚集。

要点

- 多发性硬化脱髓鞘动物模型有助于研究多发性硬化的发病机制，并检测潜在的疾病修饰疗法。主要类型为自身免疫性、病毒介导性、化学诱导性和遗传性。
- 多发性硬化最常见的动物模型是实验性自身免疫性脑脊髓炎（EAE）模型，在该模型中，实验动物被注射髓鞘提取物以触发免疫反应。

遗传模型

在许多模型中，实验动物（通常是啮齿动物）具有髓鞘基因突变。这些基因突变的动物包括髓鞘碱性蛋白（如Shiverer蛋白）和蛋白脂质蛋白（如Rumpshaker蛋白、Jimpy蛋白）。髓鞘成分基因敲除的动物也存在。但是，具有髓鞘基因突变的动物通常表现出异常的原发性髓鞘形成（髓鞘形成障碍），因此与人类脑白质营养不良更相似（见临床知识拓展14.1）。

发病机制

我们对多发性硬化发病机制的理解源于对动物模型的发现和对人类疾病的观察结果。多发性硬化患者的钆增强MRI扫描表明，血脑屏障的破坏（见第五章）可能是急性病变的早期事件。病理学研究证实脑血管通透性增加，其与内皮细胞的免疫激活和白细胞从血流进入脑组织有关。

内皮细胞被包括γ干扰素在内的促炎性细胞因子激活，从而导致MHC Ⅱ类分子上调和参与白细胞-内皮细胞相互作用的细胞表面蛋白改变，促进白细胞黏附和渗出。内皮细胞之间紧密连接的改变导致血管通透性增加，体液和免疫细胞进入脑组织，引起局部水肿（肿胀）。

炎症细胞

内皮细胞活化并破坏血脑屏障后，主要由巨噬细胞和淋巴细胞组成的混合炎性渗透物进入大脑。

巨噬细胞

巨噬细胞（和具有相似的谱系的活化小胶质细胞）是脱髓鞘的主要细胞介质。这些细胞主动剥离其髓鞘的轴突，并消化其脂质和蛋白质成分。髓鞘碎片在活化的巨噬细胞内聚集，形成泡沫状外观（图14.13）。

巨噬细胞的数量与病变活动性有关。随着髓鞘碎片的清除和炎症的消退，巨噬细胞逐渐从急性斑块的中心消失，但在病变的周围（活动的）边缘仍然明显，巨噬细胞在周围白质中继续扩张。

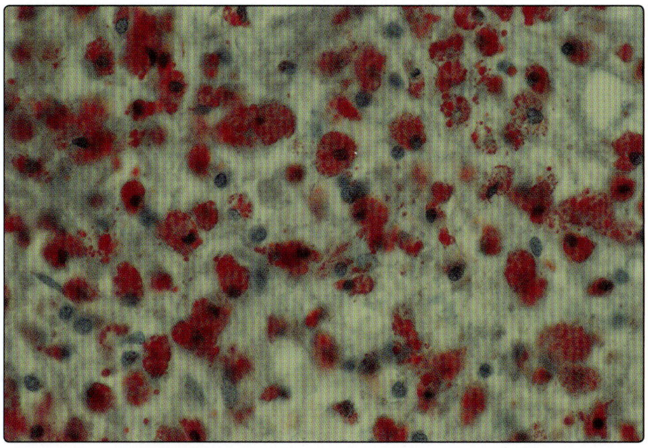

图14.13　活动性多发性硬化斑块中的泡沫状巨噬细胞。油红O染色，突出脂质。

引自Ellison，D and Love，S：Neuropathology 2e（Mosby 2003），已授权。

T淋巴细胞

多发性硬化的活动性病变中富含T淋巴细胞，可分为：①表达细胞表面分子CD4的辅助T细胞；②表达CD8的细胞毒性T细胞。CD4和CD8有助于T淋巴细胞识别已被抗原呈递细胞（APC）加工并“呈递”给它们的髓鞘成分，包括活化的小胶质细胞和巨噬细胞（图14.14）。

$CD4^+$辅助T细胞产生包括白细胞介素-1和2（IL-1和IL-2）、肿瘤坏死因子（TNF）和γ干扰素在内的细胞因子，它们是关键的炎症介质。这些分子起着多种作用，包括细胞黏附分子的上调（促进白细胞聚集）和小胶质细胞及巨噬细胞的活化。

$CD8^+$细胞毒性（“杀手”）T细胞在急性多发性硬化病变中也大量存在，可能在损伤中枢神经系统组织中发挥更直接的作用。

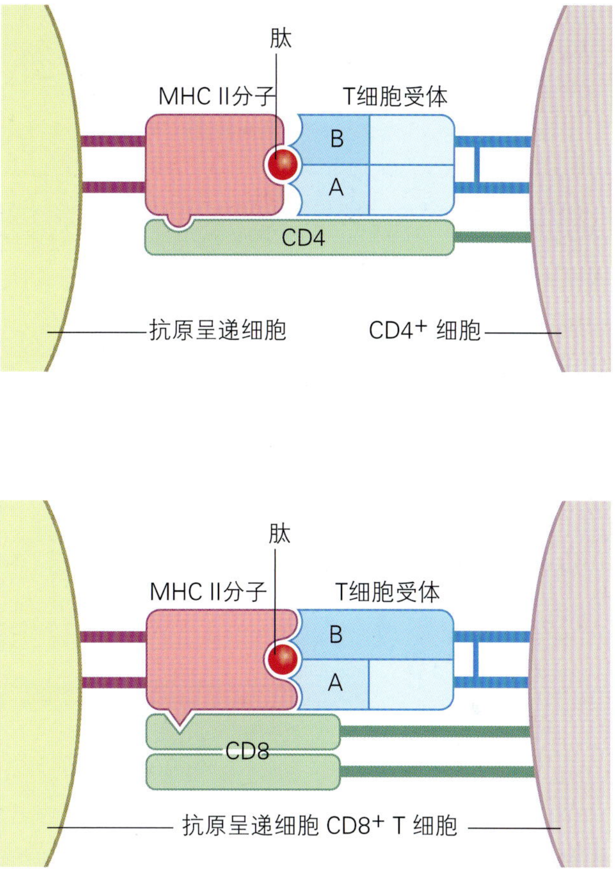

图14.14　$CD4^+$（辅助性）和$CD8^+$（细胞毒性）T淋巴细胞的抗原识别。抗原肽（如髓鞘成分）首先由抗原呈递细胞处理并呈递。

B淋巴细胞

多发性硬化患者脑脊液中IgG寡克隆区带的存在，证实了B淋巴细胞（及其衍生的产生抗体的浆细胞）的作用。

髓鞘特异性自身抗体的结合破坏髓鞘并激活补体级联，导致一种叫作调理素蛋白质的附着，这

要点

- 多发性硬化患者的钆增强MRI扫描表明，血脑屏障的破坏是急性多发性硬化斑块的早期事件。
- 内皮细胞活化（如γ干扰素等抗炎细胞因子）后，以巨噬细胞和淋巴细胞为主的慢性炎症浸润。
- 巨噬细胞（和活化的小胶质细胞）是脱髓鞘的主要介质，参与主动剥离和消化髓鞘及其成分。
- T淋巴细胞（$CD4^+$辅助T细胞和$CD8^+$细胞毒性T细胞）参与细胞介导的髓鞘损伤，而B细胞（和浆细胞）产生髓鞘特异性自身抗体。

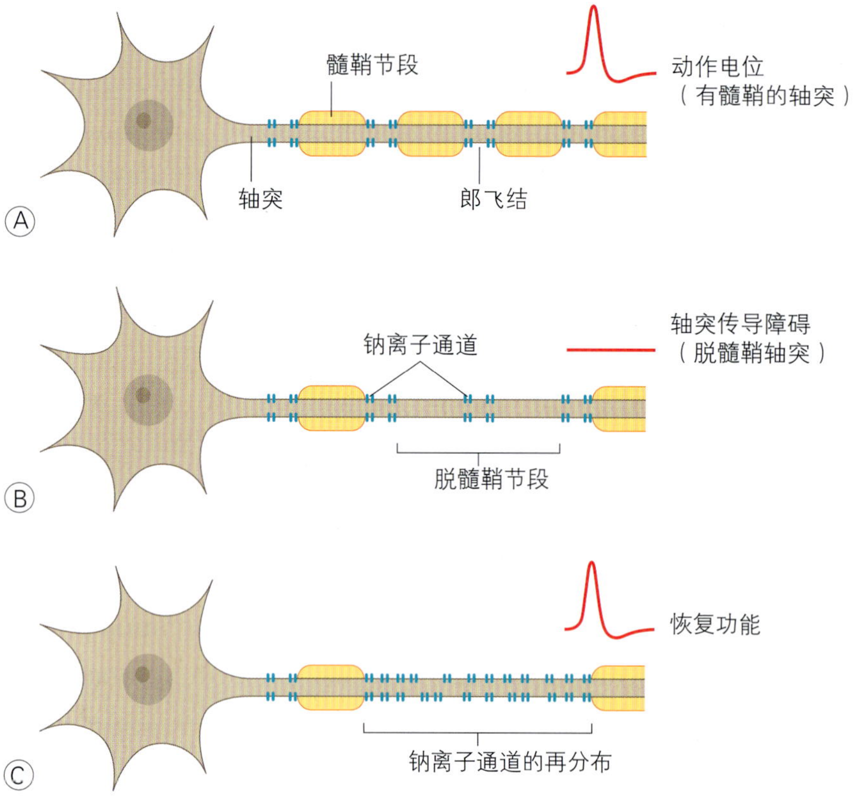

图14.15 脱髓鞘轴突传导阻滞及功能恢复。参见正文解释。

种蛋白质吸引巨噬细胞和小胶质细胞。巨噬细胞通过巨噬细胞膜上的补体受体识别并结合调理后的髓鞘，导致受体介导的内吞作用。因此，破坏的髓鞘碎片被巨噬细胞内化并被消化。

对轴突传导的影响

在有髓纤维中，电压门控离子通道集中于郎飞结（图14.15A）。这意味着脱髓鞘后，轴突的裸露部分无法传递动作电位，导致传导阻滞（图14.15B）。由于沿结间体区域重新分布或插入新的电压门控钠通道，部分功能有可能恢复（图14.15C）。但是，这只允许连续（而不是跳跃式）传导，这种传导相当慢且低效能（见第六章）。

脱髓鞘轴突内兴奋性和离子通道表达谱的改变也可产生异位动作电位。这可能导致“阳性”现象，如疼痛的感觉或刺痛（感觉异常）。过度兴奋的轴突节段也可能对机械变形敏感，这解释了莱尔米特现象（上文讨论过）。

活动性斑块的类型

对死后脑组织（及活体患者的诊断性脑组织活检）的研究提供了早期（活动性）多发性硬化斑块中存在4种不同模式的证据，每种类型都有不同的病理生理机制（图14.16）。在特定患者中，所有的斑块都属于同一类型。

多发性硬化的基本机制（模式Ⅰ）的特点是T细胞介导的免疫应答与巨噬细胞相关的脱髓鞘，约占多发性硬化20%。在许多患者中，T细胞的基本反应是由特异性抗体和对中枢神经系统髓鞘的补体介导攻击（模式Ⅱ）来补充的，这似乎是最常见的类型，占所有病例的50%以上。这以Devic病为代表，在这种特殊的情况下，抗体是针对水通道的水通道蛋白-4产生的（临床知识拓展14.5）。

模式Ⅲ被称为远端少突胶质细胞病，因为靶点是与轴突密切接触的髓鞘远端（轴旁）环（图14.17）；少突胶质细胞的细胞体保持完整，但其加工有一种“逆死性”现象，并伴有随后脱髓鞘。在这种斑块中也存在线粒体功能障碍的证据，其特征与缺氧或缺血性细胞死亡相似（见第十章）。模式Ⅲ以Balo病为代表，其中多波缺氧型损害造成洋葱皮样外观（临床知识拓展14.6），约占整个病变的25%。

很少（少于5%的病例）存在导致原发性少突胶

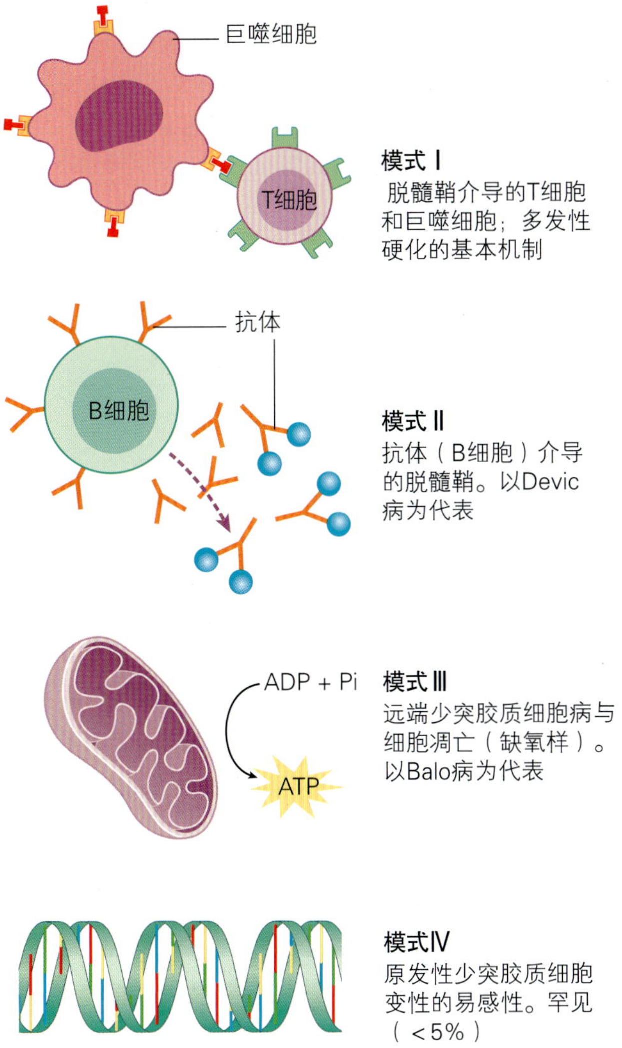

图14.16　多发性硬化中活动性斑块的亚型。

要点

- 对死后脑组织和活体患者的诊断性脑组织活检的研究提供了多发性硬化斑块有4种不同类型（或模式）的证据。
- 多发性硬化的基本机制（模式Ⅰ）以T细胞介导的免疫应答（20%）为特征，另外50%的病例以抗体介导的攻击（模式Ⅱ）为补充。
- 模式Ⅲ（25%的病例）被称为远端（逆死性）少突胶质细胞病。在这种病中，远端少突胶质细胞加工缺失，细胞体相对保留。模式Ⅳ罕见（<5%），与促进少突胶质细胞凋亡的突变有关。
- 在这4种模式中，脱髓鞘均可导致：①传导功能障碍，与虚弱和麻木等“阴性”神经症状相关；②异位动作电位，导致包括疼痛和感觉异常在内的“阳性”症状。

质细胞变性的遗传倾向，其次是继发性脱髓鞘（模式Ⅳ）。

多发性硬化的神经退行性变

在多发性硬化的进展期，逐渐出现白质萎缩，脑室扩张，大脑皮质变薄（图14.18）。这与永久性神经功能障碍的累积有关，由轴突损伤和皮质神经

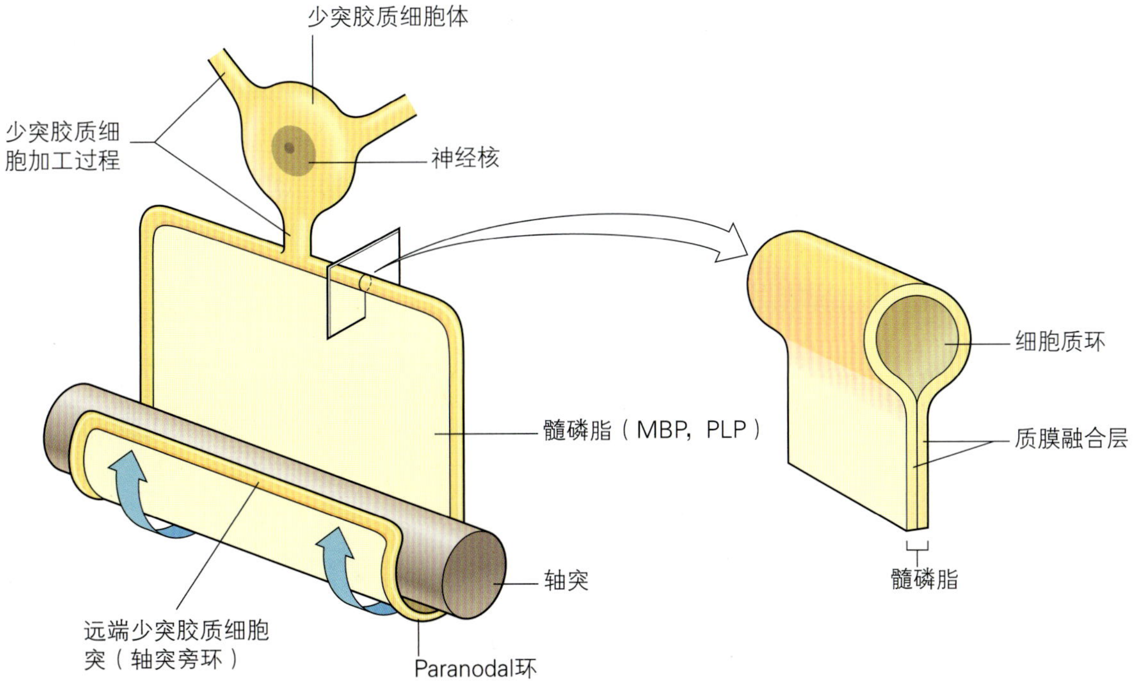

图14.17　涉及轴突部分的少突胶质细胞加工。图示远端少突胶质细胞加工（轴突旁环）。这是“逆死性”少突胶质细胞病的靶点，是Ⅲ型多发性硬化斑块的特征性发现。

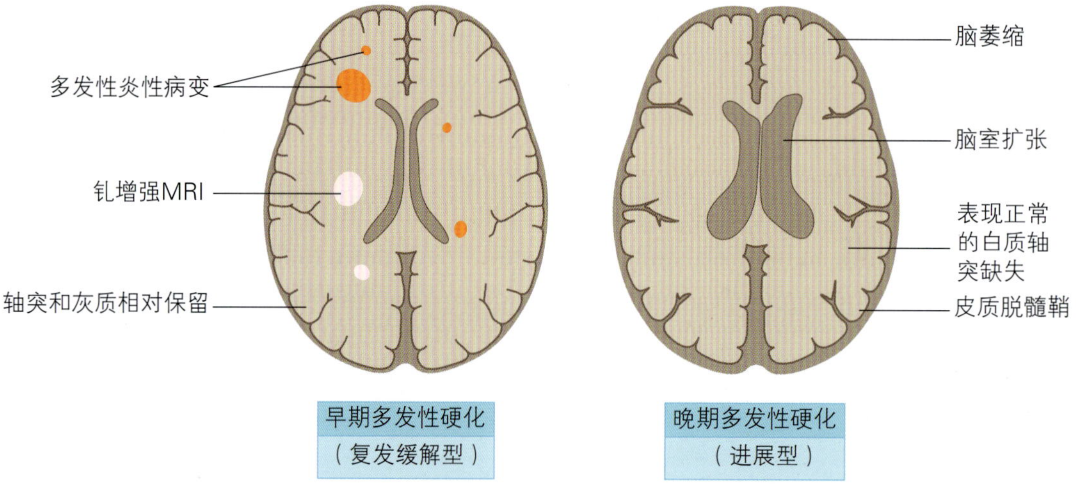

图14.18 多发性硬化中的神经退行性变。在大多数患者中，多发性硬化早期阶段的特征是相对良性的复发-缓解过程，伴有急性炎症性脱髓鞘和离散性临床复发，通常有非常好的功能恢复。大多数患者转变为神经功能衰退的进展阶段，其特征是轴突缺失（即使是表现正常的白质），以及大脑皮质中的斑块和神经元缺失。多发性硬化的退行性阶段与脑萎缩和脑室扩张有关。

元丢失所致。

轴突损伤

轴突破坏和横断发生在急性多发性硬化斑块和慢性活动性斑块的外围边缘。一般来说，轴突损伤的程度与炎症的强度有关，但在正常出现的白质（NAWM）中也存在轴突缺失。

破坏的轴突（轴突肿胀）可以用银染色或免疫组织化学法来显示轴突蛋白，如神经丝蛋白。β淀粉样前体蛋白（β-APP）的免疫标记是一种显示轴突破坏的敏感方法，也可用于创伤性颅脑损伤（见第九章）。

近年来，进行性轴突损伤已逐渐成为研究热点，目前认为其是导致长期神经功能障碍的重要原因。轴突损伤和神经元损伤可能是导致患者向继发性进行性疾病过渡时出现累积性缺陷的原因。

轴索损伤的机制

多发性硬化斑块中轴突缺失的确切原因尚不清楚，但可能反映了对神经元和轴突的“旁观者”损伤。这是指由细胞毒性分子介导的损伤，包括抗炎细胞因子、一氧化氮和在炎症反应过程中由活化的巨噬细胞、淋巴细胞和星形胶质细胞释放的其他毒性物质。

谷氨酸介导的兴奋性毒性（见第八章）也与轴突钙超载有关，轴突钙超载是最终的共同途径。在炎症性实验模型中，轴突变性可由一氧化氮触发（已知一氧化氮存在于多发性硬化斑块中，是在过量的谷氨酸刺激下产生的）。此外，多发性硬化患者脑脊液中存在抗神经元抗体，提高了更直接的、免疫介导的轴突损伤的可能性。

脱髓鞘轴突的缺失

在某些情况下，脱髓鞘轴突在急性炎症反应中存活，但随后退化。慢性脱髓鞘轴突缺失的一个原因是缺乏来自少突胶质细胞的正常营养支持，包括持续神经元生存所必需的可溶性介质和营养分子。

代谢活跃的脱髓鞘轴突似乎是最危险的，能量消耗是重要因素之一。这可能部分源于脱髓鞘导致的钠离子通道沿结间体节段重新分布（图14.15）。这允许脉冲传导可以通过裸露的轴突节段，但使轴突传导效率降低，并增加轴突能量需求。

如果ATP产生不足（以应对增加的代谢需求），那么ATP依赖性钠钾泵活性降低可能导致钠离子在轴突内积聚。这会导致钠-钙交换泵（其依赖于钠梯度）的受损，随后轴突游离钙浓度升高，触发细胞死亡途径。因此，抑制电压门控钠离子通道或钙离子通道的药物可用作多发性硬化中潜在的神经保护剂。

皮质脱髓鞘

大脑皮质也含有有髓鞘轴突，大多数多发性硬化患者出现皮质斑块（图14.19）。长期多发性硬化的病理研究表明，超过25%的皮质可能含有斑块，斑块有3种类型：

- Ⅰ型病变累及大脑皮质下半部分，跨越皮质-皮质下连接处，影响灰质和白质。
- Ⅱ型病变是围绕小血管周围皮质脱髓鞘的小病灶。它们是最不常见的，可能对皮质病理学的贡献相对较小。
- Ⅲ型病变由大的、融合的软膜下脱髓鞘区域组成，影响皮质的浅表半部分，通常跨越几个相邻的脑回。

皮质斑块与慢性炎症无关，因此其在病理制备标本中不那么明显。由于血脑屏障没有相关的损害（它们不会出现在T2加权MRI扫描或钆对比增强扫描中），因此很难用临床成像来识别它们。

皮质斑块的病理学研究显示相关的轴突变性、树突密度降低和神经元凋亡，导致进行性多发性硬化患者的皮质神经元密度降低超过20%。尽管未观察到与皮质脱髓鞘相关的慢性炎性浸润，但存在明显的小胶质细胞活化，并且这些细胞（或其释放的细胞毒性炎症介质）可能是神经元损伤的原因。

要点

- 在多发性硬化进展期，由于轴突和神经元的缺失，出现逐渐的白质萎缩，脑室扩张和大脑皮质变薄。
- 这种疾病的退行性因素与炎症性脱髓鞘的关系较小，可能由兴奋性毒性、细胞病变炎症介质、抗神经元抗体和少突胶质细胞营养支持缺失（在慢性脱髓鞘轴突的情况下）引起。
- 除了白质病变，多发性硬化还存在皮质脱髓鞘，在晚期病例中可影响高达25%的皮质带。这与小胶质细胞活化和细胞因子释放有关，而不是炎症，并且在标准的神经影像学中是看不到的。

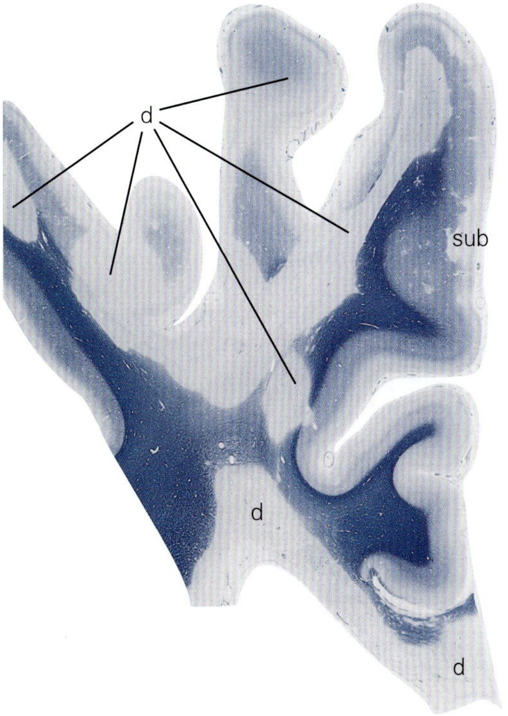

图14.19　多发性硬化的皮质脱髓鞘。本图显示了在皮质-皮质下连接处、大脑皮质和皮质下白质内的大量脱髓鞘斑块（d）。还显示了软膜下脱髓鞘的明显区域（sub）。（大脑半球显微图；该组织被勒克司坚牢蓝染色，用于显示髓鞘）。
引自Ellison，D and Love，S：Neuropathology 2e（Mosby 2003），已授权。

附录
解剖术语

解剖学描述是基于解剖学姿势（附录图1）的，以保证身体各个部位之间的关系始终保持不变。例如，不管是站立位还是卧位，解剖学上，眼总是位于鼻的上方。在第二章中已经讨论过神经系统的轴（或“神经轴”），以及头侧、尾侧、背侧、腹侧等术语的用法（图2.8）。 其他一些关键方向术语在附录图2和附录图3中标出。

区分以下结构：“浅”（意思是更接近皮肤表面）和“深”。例如，头皮在颅顶的浅部，大脑皮质在软脑膜的深部。

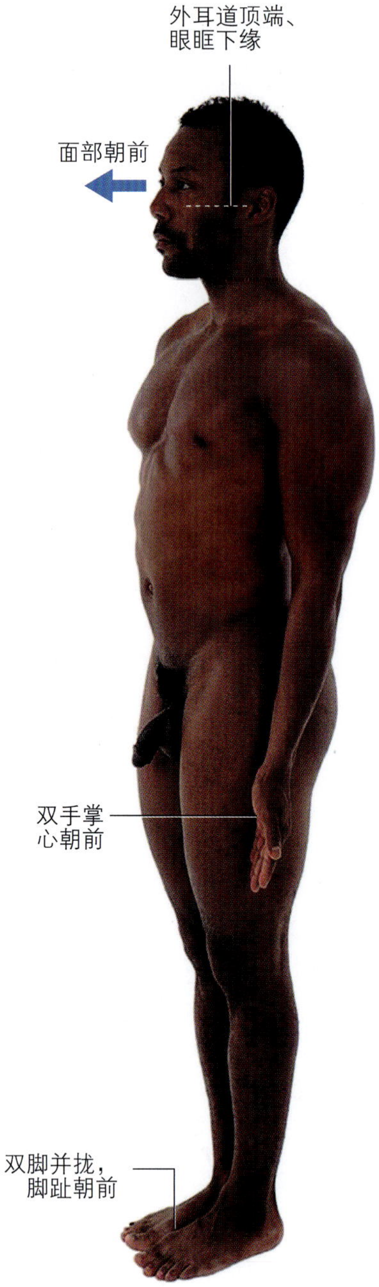

附录图1 解剖位置。
引自Drake，R et al.：Gray’s Anatomy for Students 2e（Churchill Livingstone 2009），已授权。

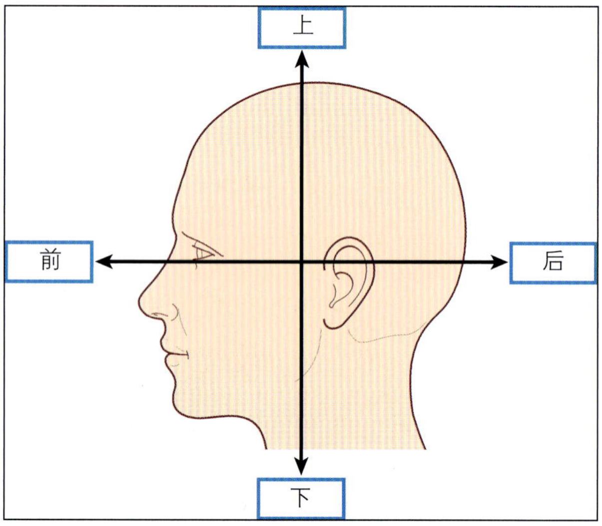

附录图2 解剖术语上、下、前、后。

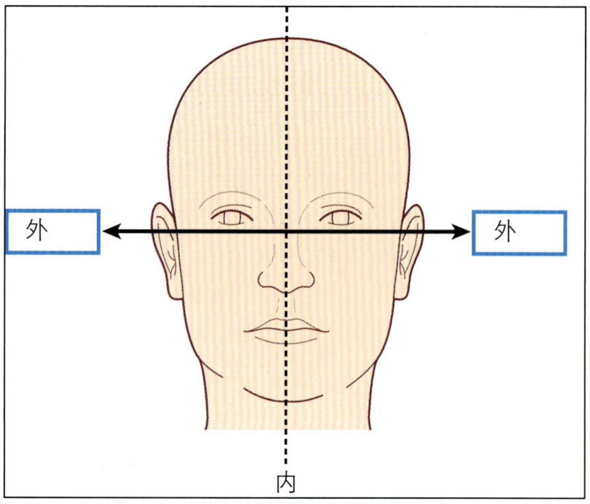

附录图3 解剖术语内、外。

一些解剖学上有用的其他术语，如描述关节运动/位置的词语，这里不讨论。

附录图4描述了3个标准平面，这些用于MRI和CT扫描大脑时：

- 横切（或水平）面是横截面与长轴成直角（附录图5）。
- 矢状面就像一个目标明确的箭头，将大脑分为左右两半（附录图6）。
- 冠状面就像光环或花环一样围绕大脑（附录图7）。

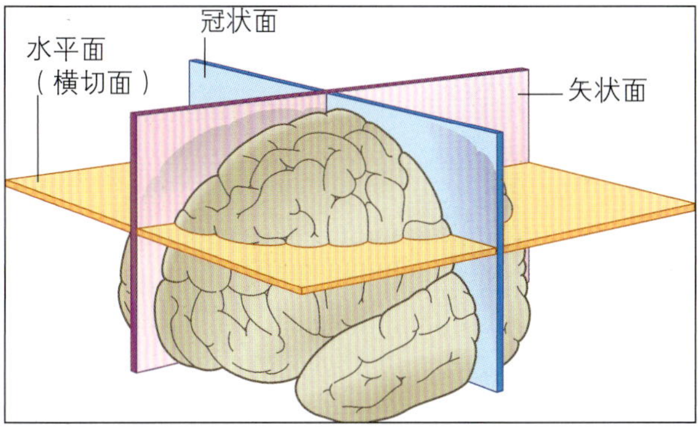

附录图4 剖面解剖图。这些是标准的“参考平面”，用于横截面解剖和医学成像。

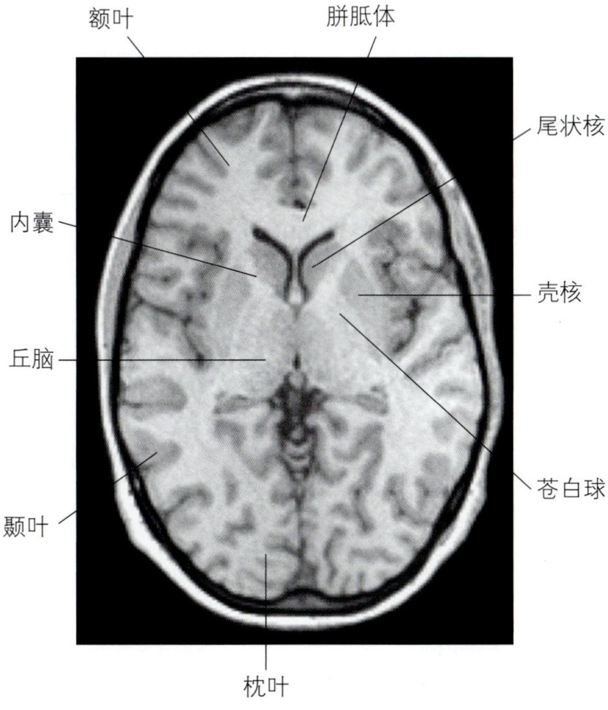

附录图5 脑水平面MRI扫描。
图片由Gemma Northam博士提供。

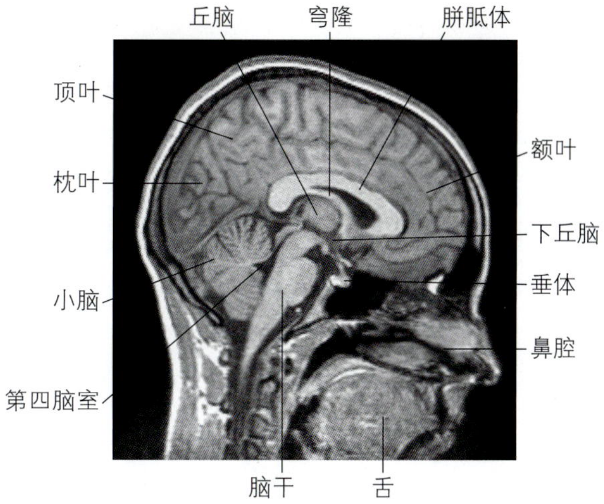

附录图6 大脑矢状面MRI扫描。
图片由Gemma Northam博士提供。

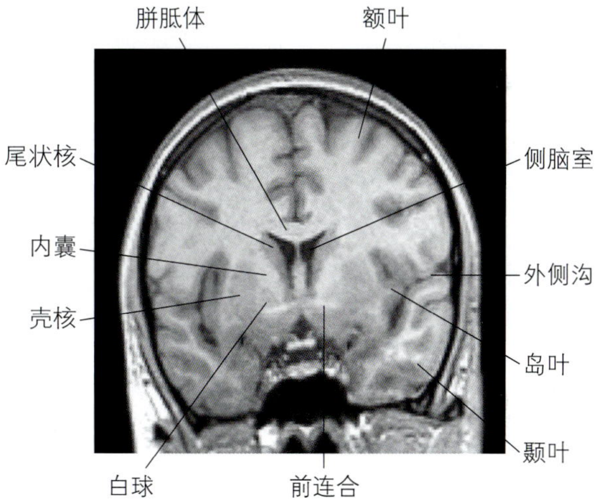

附录图7 脑的冠状面MRI扫描。
图片由Gemma博士提供。

要点

- 解剖描述是基于标准解剖学姿势的，也就是说身体各个部分之间的位置没有变化（如眼总是在鼻上方，即使是平卧位）。
- 标准解剖术语（如上、下、前、后）用于描述身体内部的结构。
- 术语头侧、尾侧、背侧和腹侧（很少用于临床医学）并不意味着大脑里的结构与脊髓一样。这是因为神经系统的轴在中脑平面由水平变为垂直（见第二章，图2.8）。
- 三个标准截面（矢状面、水平面和冠状面）用于解剖和医学成像（如MRI、CT扫描）。